Borderline
– weder tot noch lebendig

J. Erik Mertz

Borderline
– weder tot noch lebendig

Einzelheiten aus der subtilen Hölle des neuen Menschen

J. Erik Mertz

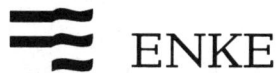 ENKE

Die Deutsche Bibliothek – CIP-Einheitsaufnahme

beantragt, vollständiger Eintrag kann bei der
Deutschen Bibliothek abgerufen werden

© 2000 Ferdinand Enke Verlag im Georg Thieme Verlag,
D-70469 Stuttgart – Printed in Germany
Satz: Photocomposition Jung, F-67420 Plaine
Druck und Verarbeitung: Druckerei Bitsch, Birkenau

ISBN 313-125951-5

Inhalt

1 Seltsame Begegnungen

Es begann mit ... banalen Alltagserfahrungen

Ausgangspunkt der hier vorgelegten Analyse waren verstreute und wenig sensationelle Alltagserfahrungen des Autors. Psychisch intakte und psychologisch interessierte Erwachsene sollten also die Erfahrungsseite dieser Analyse im wesentlichen direkt nachvollziehen können. Besonders wache und lebendige Geister werden hier ohnehin zahlreiche eigene, seltsam irritierende zwischenmenschliche Erfahrungen wiederentdecken und zu ihrer großen Erleichterung auch bestätigt finden. Die unguten Ahnungen allerdings, die mit diesen irritierenden Erfahrungen regelmäßig einhergehen, bewahrheiten sich ebenfalls.

Erfahrungen, die es „nicht gibt"

Es handelt sich hier um alltägliche Erfahrungen, mit denen man selbst nichts Rechtes anfangen kann, die man deshalb eher verdrängt und vergißt, zumal sie von unseren Psychoexperten bislang nicht klar beschrieben und systematisch analysiert wurden. Die Fachliteratur und damit zusammenhängend auch die Ratgeberliteratur lassen uns hier im Stich. Diese Erfahrungen, die es angeblich nicht gibt, weil sie im wissenschaftlich-professionellen Denken keine nennenswerte Rolle spielen, haben es jedoch in sich. Über diese nicht vorgesehenen und teilweise tabuisierten Erfahrungen gelangen wir nämlich zu ausgesprochen revolutionären Einsichten, mit denen wir kurioserweise eben jene etwa hundertjährige wissenschaftlich-professionelle Denktradition zum Einsturz bringen, die von diesen an sich ungemein wertvollen Erfahrungen einfach nichts wissen wollte. Vielleicht kommen wir sogar zu einem neuen Menschenbild, und das dank lächerlicher Alltagserfahrungen, die prinzipiell auch vielen Laien direkt zugänglich sind.

Nicht verstehen können

Seltsame Erfahrungen? Gemeint sind persönliche Grenzerfahrungen der alltäglichen und eher subtilen Art, die gewöhnlich mit diffusen Mißempfindungen und undefinierbaren intellektuellen Irritationen einhergehen. Derlei Grenzerfahrungen passieren auch einem Kommunikationsprofi immer dann, wenn er einen anderen Menschen und dessen Lebensäußerungen in keiner Weise verstehen kann, trotz intensivster Bemühungen, trotz aller Lebenserfahrung und vielfach erprobter Menschenkenntnis. Das ist eine kränkende Niederlage insbesondere für all jene, die psychotherapeutisch im weiteren Sinne tätig sind und deren Spezialität ja gerade darin besteht, andere Menschen auch dann noch zu verstehen, wenn der Laie rein gar nichts mehr versteht. Psychoprofis werden ja nicht dafür ausgebildet und bezahlt, daß sie ... absolut nichts verstehen.

Verstehen

Verstehen ist ein personabhängiges Erkenntnisverfahren, denn verstehen kann ich immer nur das, was ich selbst in analoger Weise mit eigenen Sinnen erfahren habe, was also in meinem persönlichen Erfahrungsschatz schon enthalten ist, und sei es in rudimentärer Form. Verstehen kann ich also nur das, was ich bin. Meine Verstehensmöglichkeiten entwickeln sich im direkten und intensiven Umgang mit anderen Menschen, dabei kommt sozusagen mein Erfahrungsschatz ganz nebenbei in Kontakt mit dem Erfahrungsschatz des jeweils anderen. Ich muß in diesem Fall keine Erklärung für die Lebensäußerungen der anderen Person konstruieren oder von irgendwo herholen, ich muß kein Drittes, kein Fremdmaterial einführen, ich selbst bin dann das Dritte, ich selbst bin das diagnostische Instrument und trage die Erklärung für die Lebensäußerungen des anderen sozusagen schon in mir. Das, was ich selbst erfahren und bei mir selbst verstanden habe, kann ich analog auch beim Anderen verstehen, von gleich zu gleich. Ich verbessere dieses diagnostische Instrument, das ich bin, durch unmittelbare und intensive zwischenmenschliche Erfahrungen. Private und professionelle Entwicklung kommen dadurch teilweise zur Deckung.

Erfahrung

Der direkte Kontakt ist mit komplexen sinnlichen Erfahrungen verknüpft, dabei lösen allein schon die körperliche Präsenz des anderen und die Art, wie er sich im gemeinsamen physischen Raum der Begegnung bewegt, „in uns" ganz unweigerlich und kontinuierlich eine Vielzahl von primär sinnlich codierten und sehr bedeutungsvollen Antworten aus. Hat man unter Nähebedingungen reichlich Erfahrung gesammelt und verarbeitet, so liefert der innere Resonanzkasten auch starke und klare Antworten auf höchst subtile Prozesse, die „im" anderen ablaufen und an der Verhaltensoberfläche nur feine Spuren hinterlassen. Schließlich werden auch einigermaßen treffsichere Wahrnehmungen aus größerer Distanz möglich.

Persönliches Wissen

Restbestände dieser ältesten aller Wissensformen, dem eigentlichen Erfahrungswissen, kommen vor allem in den frühen Mutter-Kind-Interaktionen zum Tragen und lassen sich anhand dieser Interaktionen besonders leicht veranschaulichen. Die manchmal äußerst wirkungsvoll praktizierte „Privatwissenschaft" einzelner Mütter, die sich ihrer Sache mitunter sehr sicher sind und auch sehr konsequent vorgehen, konnte von dem dafür zuständigen objektivwissenschaftlichen Apparat bislang nicht einmal adäquat beschrieben, geschweige denn schlüssig erklärt werden: Dieser uralte und „volkseigene" Wissensbestand erweist sich in mancher Hinsicht als haushoch überlegen, er umfaßt zwischenmenschliche Kompetenzen, die weit außerhalb der Reichweite der bisher betriebenen objektiven Wissenschaft liegen. Die Mutter gibt ihr Erfahrungswissen, wenn alles einigermaßen gut geht, an den Nachwuchs weiter. Dieses persönliche Wissen geht nicht zugrunde, weil man älter wird, es ist und bleibt das Fundament der heranwachsenden Person. Dieses Erfahrungswissen ist dann quasi Person geworden.

Die „Basis-Ausbildung" wird regelmäßig durch Mütter bzw. Primärversorger vermittelt, und zwar nach universellen Basisstandards, die durch kulturspezifische Einflüsse ausgeformt und teilweise auch extrem deformiert werden. Weil aber Mütter auch Söhne haben, können auch Mannspersonen diese eigentliche „erfahrungswissenschaftliche" Karriere einschlagen. Wer persönlich stark genug ist, kann dann seine Privatwissenschaft fortsetzen und pflegen, um sie dann später, beispielsweise als Psychotherapeut, mit dem Leistungskatalog des wissenschaftlich-professionellen Instrumentariums zu vergleichen und beide vielleicht miteinander zu verbinden. Probleme ergeben sich vor allem dann, wenn das professionelle Erfahrungsspektrum wesentliche Elemente oder Aspekte der persönlichen Erfahrung ausschließt.

Etwas bahnt sich an ...

Die Erfahrungen, von denen hier berichtet wird, haben natürlich eine lange und komplexe Vorgeschichte, aber irgendwann vor mehr als zehn Jahren kam in meinem Leben eine zunächst kleine und leise Lawine von Mikroereignissen ins Rollen: Sehr spezifische und zugleich sehr diffuse Mißempfindungen und Irritationen im alltäglichen Umgang mit anderen Menschen, Störmeldungen sozusagen, die ich in den Jahrzehnten zuvor offenbar regelmäßig nicht weiter beachtet und verdrängt hatte, schienen sich zu häufen und traten immer deutlicher in mein Bewußtsein. Diese Mißempfindungen und Irritationen wurden ausgelöst durch ganze bestimmte Menschen in meiner alltäglichen Umgebung, meist eher unauffällige, manchmal sogar auffällig unauffällige Menschen, denen ich in allen nur erdenklichen Lebensbereichen begegnete. Das waren mehr oder weniger angepaßte und realitätstüchtige Personen, die sich im sozialen Getriebe und in beliebigen Berufsfeldern gelegentlich sehr effizient bewegen konnten und auch in Führungspositionen und zwischenmenschlich brisanten Tätigkeitsfeldern anzutreffen waren, wo sie vielleicht sogar überrepräsentiert sein mögen. Darunter befanden sich, zu meiner Verwunderung, eine ganze Reihe von psychotherapeutisch tätigen Menschen.

Zoomen

Sehr schnell stellte sich heraus, daß diese massiven Störmeldungen, die sich gelegentlich zu einer lärmenden Kakophonie von Mißempfindungen aufschaukelten, nur im Kontakt mit ganz bestimmten Menschen auftraten, im Kontakt mit anderen Menschen jedoch überhaupt nicht. Diese Zuordnung wurde zunächst noch ein wenig verdunkelt durch die Erfahrung, daß die Intensität dieser Störmeldungen bei ein und derselben Person erheblichen Schwankungen unterworfen war. Später fiel mir auf, daß ich die Intensität dieser diffusen Mißempfindungen über mein persönliches Distanzmanagement teilweise selbst regulieren konnte: Ging ich auf Nähe, so wurden die geheimnisvollen Störmeldungen sofort stärker, blieb ich dann längere Zeit auf Nähe, so wurden dadurch auch die Störmeldungen auf Dauer gestellt. Das alles hatte also etwas mit interpersonaler Nähe bzw. mit einem zumindest einseitig eröffneten Nähefeld zu tun.

Das Jüngste Gericht

Die erste und naheliegendste Frage lautete ganz einfach: Welche Verhaltensweisen lösen eigentlich diese Störmeldungen aus? Damit befindet wir uns schon auf der Jagd nach Konkretionen. Ganz frühe Beobachtungen, die mir besonders deutlich in Erinnerung geblieben sind, konzentrieren sich auf stimmliche Phänomene, beispielsweise auf einen Tonfall, der in einer körperlich spürbaren Weise „nicht stimmte" und mich, ganz unprofessionell (Profis stehen über diesen Dingen und verstehen und verzeihen alles) auf die Palme brachte. Eine noch ziemlich ahnungslose Medizinstudentin aus dem weiteren Bekanntenkreis, die gerade etwas über Verhaltenstherapie gelesen hatte, fragt mich, der ich bis zu diesem Zeitpunkt noch ziemlich arglos war: „Und welche Art von Verhaltenstherapie machst eigentlich du?". Ein Thema, über das ich mich damals liebend gerne unterhalten hätte, wenn, ja wenn die Frage nicht in diesem seltsamen Tonfall dahergekommen wäre. Da war nämlich nichts zu spüren von jener gewöhnlichen Freude über neu erworbenes Wissen, das es einem erstmalig erlaubt, so richtig mitzureden und, zumindest versuchsweise, fachliche Urteile zu fällen. Das, was da mitschwang, war etwas ganz anderes, etwas situativ vollständig Inadäquates. Die Studentin mußte im dem Augenblick, als sie zu ihrer Frage ansetzte, eine phantastische Umdeutung der Gesprächssituation vorgenommen haben, mit der sie sich selbst in eine gottähnliche Richterrolle katapultierte, um von dort aus eine Art Jüngstes Gericht zu veranstalten. Die vollkommen unmodulierte Totalität dieser quasi hörbaren Situationsumdeutung wäre für sich genommen ein eher komisches Ereignis, aus dem man vielleicht gewisse persönliche Unsicherheiten angesichts eines womöglich überlegenen Gegenübers herauslesen würde, vielleicht ein infantiles Moment im Sinne einer ungeschickten und überzogenen Selbstbehauptung oder die einfache Nachahmung eines Elternteils, der mit vernichtenden Urteilen operiert. Wie dem auch sei, das „Jüngste Gericht" schien aus dem Nichts zu kommen, wurde von der Studentin urplötzlich ohne äußeren Anlaß abgerufen und in dem bis dahin eher wohlwollend neutralen Kommunikationsgeschehen installiert.

Entkörperter Haß?

Mit Humor konnte ich das, zumindest spontan, nicht mehr bewältigen, denn diese Situationsumdeutung der Studentin wurde begleitet von einem ebenfalls subtilen und zugleich massiv spürbaren, geradezu ätzenden Haßaffekt. Dieser beinahe vollständig entkörperte Haß hat nur sehr entfernt etwas mit jenem mühsam unterdrückten Haß zu tun, den die meisten von uns bei anderen und auch bei sich selbst schon erlebt haben. In dieser an sich unverfänglichen Alltagssituation reagierte ich sofort auf diesen feinen Haß, den ich ganz unmittelbar als Angriff und Zumutung empfand, und zwar mit einem spontanen und, wie ich jetzt weiß, sehr gesunden Wutanfall, den ich jedoch auf halber Strecke abbremsen mußte: Andere, nicht sehr wahrnehmungsstarke und, trotz des gezeigten persönlichen Interesses, innerlich ziemlich distanzierte Anwesende hatten nichts gemerkt und waren durch meinen heftigen, halb unterdrückten Wutanfall, der aus dem Nichts zu kommen schien, sichtlich irritiert. Die Frage „Und welche Art von Verhaltenstherapie machst eigentlich du?" war ja an sich ziemlich harmlos. Der kleine Vorfall war den anderen Gesprächsteilnehmern auch nachträglich nicht vermittelbar, kein Wunder, damals konnte ich selbst meine eigene „Entgleisung" nicht so recht entschlüsseln. Ich war mir lediglich sicher, etwas Seltsames und Wichtiges wahrgenommen zu haben.

Jüngstes Gericht, Fortsetzung

Später unterzog sich diese Medizinstudentin einer psychotherapeutischen Behandlung, in der ihr nahegelegt wurde, ihre ohnehin leicht verwahrlosten Kinder in fremde Obhut zu geben, und zwar wegen situativ bedingter Überforderung in ihrer Rolle als Mutter. Zwei ihrer Kinder kamen unter mysteriösen Umständen zu Tode, ihren damaligen Partner erpreßte sie laufend mit suizidalen Manövern, andere wußten zu berichten, daß diese Studentin in Gruppensituationen immer wieder durch ihr extrem manipulatives Verhalten auffalle. Ihr weiteres Leben war durch krasse Brüche gekennzeichnet, vor allem durch den eigenartig rücksichtslosen Versuch eines „totalen Neuanfangs", dem sie schon ihre Kinder geopfert hatte. Das seien die Kinder eines kranken Vaters, der seinerseits alleine an ihrem ganzen Unglück schuld sei, sie wolle nun Kinder von einem gesunden Mann. Sofern man das aus der Entfernung beurteilen kann, war das wohl eine eher fragwürdige, zumindest oberflächliche Therapie, die diesen „Neuanfang" begleitete und die extreme Ablehnung und konsequent durchgezogene Abschiebung der eigenen Kinder unter dem Deckmantel der „situativ bedingten Überforderung" gnädig verhüllte, um dann einen zweiten Anlauf, diesmal mit einem „gesunden Mann" und „gesunden Kindern", wohlwollend zu unterstützen. Ich habe die ganze Angelegenheit längst aus den Augen verloren, aber die Medizinstudentin hat später Karriere in der Psychiatrie gemacht, nicht als Patientin, sondern als Ärztin.

Dr. Jekyll und Mr. Hyde

Eine andere, ebenfalls sehr frühe und diesmal rein visuell codierte Erinnerung bezieht sich auf einen Sozialpädagogen, der vorübergehend in einer Klinik arbeitete, an der ich schon länger beschäftigt war. Er schien sich nur für Hypnose zu interessieren und für sonst nichts und niemanden, auch als Person trat er nicht weiter in Erscheinung. Sein Gastspiel in dieser Klinik war ein kurzes, wahrscheinlich deshalb, weil er seine ziemlich irreale Grundhaltung nicht lange und gründlich genug verbergen konnte: Er interessierte sich nicht für die Patienten und die spezifische Aufgabenstellung der Klinik, nicht für das laufende Programm und auch nicht für all die Personen, die als Team über Jahre hin das Ganze aufgebaut hatten, sondern eben nur für Hypnose. Die Klinik jedenfalls samt lebendem Inventar war für ihn nur ein austauschbares Objekt, an dem er sein Lieblingsspielzeug, einen begrenzten Apparat von hypnotischen Verfahren, anzuwenden bzw. auszuprobieren gedachte.

Ich hatte, obwohl man sich laufend über den Weg lief und in Sitzungen zusammensaß, mit dem neuen Kollegen eigentlich nicht näher zu tun, aber eines Tages wurde ich als Unbeteiligter und aus einiger Entfernung zufällig Zeuge einer bemerkenswerten Unterhaltung zwischen ihm und einem anderen Mitarbeiter, wobei ich nur das Gesicht des hypnosebegeisterten Kollegen, und das auch nur schräg von der Seite, sehen konnte. Ich war gefesselt von dem, was sich da vor meinen Augen abspielte: Der immer blasse und glatte, als Persönlichkeit eigentlich unkenntliche neue Kollege schien, ganz im Gegensatz zu seinem sonstigen Auftreten, ein unglaublich lebhaftes Gespräch zu führen, das all das in Vollendung zu enthalten schien, was man sich gewöhnlich unter interpersonalem Rapport vorstellt. Ich war fasziniert, konnte meinen Blick von diesem mimischen Spektakel einfach nicht lösen, denn es war überaus beeindruckend, wie er auf Körperbewegungen und Gestik seines Gesprächspartners reagierte. War es möglich, daß der neue Kollege sich als lebendige Person wochenlang und in so vielen Situationen vollständig zum Verschwinden bringt, um sich dann bei passender Gelegenheit derart perfekt in Szene zu setzen? Kann man das, was man gewöhnlich als lebendige Persönlichkeit beschreibt, nach Belieben voll aufdrehen und wieder vollständig abschalten?

Der lebhafte Austausch der beiden Gesprächspartner war irgendwann zu Ende und der neue Kollege wandte sich ab, um den Raum zu verlassen. Ich sehe, wie sich sein Gesicht plötzlich, während er sich abdreht und für seinen Gesprächspartner schon nicht mehr erkennbar, radikal verändert: Das gerade noch lebhaft bewegte Gesicht fällt schlagartig in sich zusammen und verwandelt sich in ein absolut ausdrucksloses, starres und in gewisser Weise totes Gesicht. Diese totale Verwandlung vollzieht sich, und das ist entscheidend, im Bruchteil einer Sekunde, wie ein Licht, das plötzlich ausgeschaltet wird. Ich erschrak mächtig, etwas derartiges hatte ich noch nie erlebt, zumindest nicht bewußt. Was war das? Ich hatte noch zwei oder drei schlechte Träume, in denen ich mich anscheinend mit dieser seltsamen Wahrnehmung beschäftigte, aber dann wurde ich wieder vom Alltag eingeholt und war mit anderen Dingen beschäftigt. An den ersten, etwas unappetitlichen Traum kann ich mich noch vage erinnern: Ich träumte ein Gesicht, das eitrige Ränder entwickelte, sich entlang dieser Ränder allmählich vom Kopf abzulösen begann und schließlich herunterklappte, wobei es, nur noch von einem Hautfetzen gehalten, am Kinn hängen bleib. Der Traum wurde beherrscht von der Angst, daß dieser Gesichtsverlust eine vollkommen leere Fläche freigeben könnte.

Institution, befallen von einer unbekannten Seuche

Schauplatz dieser Geschichte ist eine, zumindest auf den ersten Blick, ganz gewöhnliche, einigermaßen effiziente und allgemein anerkannte sozialpsychiatrische Einrichtung. Die Mehrzahl aller Mitarbeiter, die jemals in dieser Einrichtung gearbeitet hatten, und das waren wegen des häufigen Personalwechsels recht viele, wurden während ihrer Tätigkeit in dieser Einrichtung unweigerlich von diffusen Irritationen und Mißempfindungen befallen: Unruhe, Ärger und Hilflosigkeit, Unsicherheiten, Selbstzweifel, Ängste, Mißtrauen, unklare Gefühle des Bedrohtseins und entsprechende Alpträume, Schlafstörungen, Erschöpfungszustände und eine Vielzahl von Krankheiten des psychosomatischen Typs waren an der Tagesordnung. Das alles mündete ein in ein tiefempfundenes Gefühl innerer Leere und Sinnlosigkeit und einen dazu passenden, wenig inspirierten, eher robothaften Arbeitsstil. Die Arbeitsatmosphäre wurde beherrscht und durchdrungen von einem allgegenwärtigen, meist subtilen Zynismus. Die Mehrzahl der Mitarbeiter, ohnehin stark beansprucht von der sozialpsychiatrischen Arbeit an sich, mußte einen Großteil ihrer Lebenskraft aufwenden, um sich in dieser kleinen subtilen Hölle, die ihr Arbeitsplatz war, selbst zu schützen und, auf welchem Wege auch immer, ein inneres Gleichgewicht aufzubauen und aufrechtzuerhalten. Die meisten hätten diesen Arbeitsplatz am liebsten sofort verlassen, wurden aber durch eine anhaltend schlechte Arbeitsmarktlage daran gehindert. Auch junge, unverbrauchte Kräfte wurden schnell von dieser unguten Atmosphäre erfaßt, es handelte sich also keineswegs um einen klassischen Burnouteffekt.

Die Quelle des rätselhaften Übels

Der Erzeuger dieser Effekte war leicht zu identifizieren, alle Mitarbeiter wußten es: Es war der Leiter dieser Einrichtung, ein hochintelligenter Psychiater. In seiner Abwesenheit entwickelte sich immer wieder sehr schnell eine annähernd normale Arbeitssituation, so daß die Mitarbeiter sich ein wenig von dieser Dauerbelastung erholen konnten. Manche Kollegen waren unentwegt und überwiegend damit beschäftigt, dem unguten Einfluß zu entkommen, indem sie irgendwelche Tätigkeiten suchten oder erfanden, mit denen sich eine zumindest räumliche Distanz zu dieser Quelle des Übels herstellen ließ. Damit keine Mißverständnisse aufkommen: Diesem Psychiater konnte keineswegs ein autoritärer Führungsstil im üblichen Sinne oder ähnliches nachgesagt werden, auch bestand kein gravierender fachlicher Dissens zwischen ihm und den Mitarbeitern. Die destruktiven Wirkungen erzielte er auf ganz andere Weise, vor allem durch ein endloses Feuerwerk von abrupten und vollkommen unvermittelten Brüchen: Dienstliche Abmachungen etwa wurden durch die nachträgliche Einführung neuer und sachfremder Bedingungen gebrochen, ein auffällig freundliches Entgegenkommen kurz darauf oder auch mit einiger Verzögerung wieder negiert durch plötzliche, vollkommen unbegründete und teilweise hochgradig irrationale Angriffe gegen die gleiche Person. Oft behauptete er, Dinge gesagt zu haben, die er tatsächlich nie angesprochen hatte, oder etwas partout nicht gesagt zu haben, was er im Beisein vieler Mitarbeiter tatsächlich mehrfach und sehr nachdrücklich angeordnet hatte. Dieses ständig lauernde Hintergrundchaos konnte also jederzeit, und zwar in vollkommen unberechenbarer Weise, über die Mitarbeiter hereinbrechen. Die meisten Mitarbeiter gewöhnten sich an dieses chaotische Regime, aber diese Gewöhnung hatte natürlich ihren Preis.

Anonyme Steuerungszentrale

Dieser Mann war dort, wo er die Kontrolle hatte und keine für ihn bedrohlichen Zeugen anwesend waren, von einer sehr elementaren, persönlichen Unberechenbarkeit und Beliebigkeit. Gegenüber Außenstehenden konnte er sich außerordentlich verbindlich und zuverlässig zeigen, nach innen hatte er das nicht mehr nötig: Er benutzte offenbar die Amtsautorität der Position und die Anonymität der institutionellen Mechanismen, um mit deren Hilfe als Person deutlicher in Erscheinung zu treten, um sich selbst auszudrücken und, wenn man so will, auszuleben. Der krankmachende Effekt dieser seltsamen Selbstverwirklichung hatte nichts zu tun mit Autorität, mit alltäglicher Machtpolitik, zwanghafter Kontrollsucht oder den üblichen persönlichen Divergenzen, die sich eigentlich überall immer wieder ergeben. Es war die Person dieses Psychiaters selbst, die all jene Mißempfindungen und psychosomatischen Krankheiten bei seinen Mitarbeitern hervorrief. Es war unmöglich, sich auf diesen seltsamen Menschen einzustellen. Man bewegte sich grundsätzlich auf dünnem Eis, das jederzeit einbrechen konnte ... und dann plötzlich wieder tragfähig schien. Das Interessante daran: Dieser so wirkmächtige Mensch, der sich selbst derart massiv zur Geltung brachte, blieb als Person dauerhaft unkenntlich, quasi ohne Gesicht. Die krankmachenden Aktionen schienen aus einem anonymen Handlungszentrum heraus unaufhörlich hervorzuquellen und keinen personalen Sinn zu machen, keine personale Bedeutung zu haben. Der Mann war zwar offensichtlich imstande, seine Beliebigkeitsproduktionen zu kontrollieren, zu variieren und an äußere Anforderungen anzupassen, er war anderseits vollkommen außerstande, die Wirkung dieser seltsamen Aktionen auf andere zu reflektieren oder seine Aktionen, wie auch immer, persönlich zu qualifizieren, d. h. ihnen irgendeine erfahrungsmäßig nachvollziehbare, persönliche Bedeutung zu verleihen. Der Mann war die Beliebigkeit selbst, ein anonymes Chaos in menschlicher Gestalt.

Unterwerfung und heroische Umdeutung

Das teilweise durchaus wahrnehmungsfähige und klinisch einigermaßen erfahrene Team, darunter einige erfahrene klinische Psychologen und konsiliarisch tätige Ärzte, paßte sich an diese offensichtlich pathologische und chaotische Beliebigkeit des Leiters an und zog sich auf die Position zurück, daß der Leiter eben irgend einen diffusen und unbekannten „Sprung in der Schüssel" habe, ein wenig „eigen" sei, man müsse sich halt gegen diesen Menschen „abgrenzen", hieß es da, und wenn es ganz unerträglich werden sollte, eben das Weite suchen. Das waren ziemlich durchsichtige Versuche, einen illusionären Restbestand an persönlicher Würde über die Runden zu retten, vor sich selbst und anderen, während man tatsächlich die fortlaufenden Verrücktheiten des Chefs über sich ergehen ließ. Die Teammitglieder hatten aber nicht nur unter diesem chaotischen und destruktiven Dauerbeschuß zu leiden, sie mußten außerdem, nachdem alle Bemühungen um eine substantielle Veränderung der Situation immer wieder an den geschickten Ausweichmanövern des Leiters scheiterten, gute Miene zum bösen Spiel machen, wurden vom Leiter unter subtilen Drohungen auch dazu gebracht, bei diesem verrückten Spiel aktiv mitzumachen, also ihr eigenes Leiden noch zu vermehren. Die Teammitglieder sahen sich außerdem „gezwungen", zumindest gegenüber Außenstehenden, so zu tun, als sei alles in Ordnung, „mußten" also dieses kranke und destruktive Binnensystem nach außen hin aktiv verteidigen. Schließlich wurde diese qualvolle Situation von den Mitarbeitern in eine Art Wettbewerb umgemünzt, bei dem es darum ging, möglichst unbeschädigt und gut gelaunt über die Runden zu kommen, was dann unter den Betroffenen als Demonstration der „persönlichen Souveränität" gehandelt wurde. Die Fähigkeit, mit dem Leiter „geschickt umzugehen" und dabei persönliche Vorteile herauszuholen, wurde zum „Nachweis" besonderer „psychologischer Kompetenz". Wer jetzt noch „Probleme" mit dem Leiter hatte, war dann in jedem Fall „selbst schuld", in gewisser Weise „schwach" und „unfähig". Die Mitarbeiter hatten sich also zutiefst verstrickt und kompromittiert, ohne wirklich zu wissen, in was sie sich da verstrickt hatten.

Das entwürdigte Opfer ist unglaubwürdig

Flüchtige Gastspiele externaler Team-Supervisoren konnten, falls sie die destruktive Logik dieses durch und durch pathologischen Feldes überhaupt auch nur ansatzweise durchschauten, regelmäßig nichts ausrichten. Außerhalb der Institution kursierten zwar immer wieder diffuse Gerüchte über die fraglichen „Zustände" innerhalb dieser Institution, aber der fachliche Ruf der Institution und das Image des Leiters wurden davon kaum berührt. Ein Mitarbeiter, der eine korrekte Beschreibung der inner-institutionellen Realität geäußert und auf dieser Beschreibung beharrt hätte, wäre letztendlich für „verrückt" erklärt worden, insbesondere deshalb, weil das bloße Ertragen solcher seltsamen Realitäten mit derart peinlichen Prozessen der Selbstunterwerfung und Selbstentwürdigung assoziiert ist, daß der Berichterstatter, ganz unabhängig von der Realitätshaltigkeit seines Berichts, sich und damit seinen Bericht durch diese peinliche Selbstbezichtigung vollkommen „diskreditiert" hätte. Das Opfer, insbesondere auch der sich bewußt selbst Opfernde, ist zunächst immer „irgendwie" im Unrecht. Das kranke Feld jedenfalls mit seinen zum Teil auf äußerst subtilen Kanälen vermittelten, massiv destruktiven Effekten blieb unverändert in Kraft, erreichte, direkt und auf Umwegen, auch die Klienten, und dies mit gelegentlich katastrophalen Endresultaten.

Der Krake

Die äußerst beliebigen Aktionen dieses Psychiaters, die von der wahrnehmungsstärkeren und psychisch intakteren Teammehrheit mit chaotischen Reaktionen und einer Flut von hilflos defensiven Ausgleichsbewegungen beantwortet wurden, konnten also keiner erkennbaren Person, keinem bekannten personalen Muster oder irgendwelchen persönlichen Zwecken zugeordnet werden und mußten deshalb insgesamt als vollkommen zwecklose, zutiefst sinnlose Aktionen empfunden werden. Die Erfahrungen, die das Team im Umgang mit diesen destruktiven Aktionen machte, erschienen den Betroffenen als völlig sinnlose Erfahrungen, die sie auch psychologisch nirgends einordnen konnten. Während die Mitarbeiter überwiegend mit massiven Störempfindungen und Krankheiten auf diese expansive Sinnlosigkeit reagierten, schien sich der Chef selbst in diesem Meer von Sinnlosigkeit außerordentlich wohl zu fühlen, er bewegte sich in diesem nervtötenden Chaos wie ein Fisch im Wasser, hier war er in seinem Element. Innerhalb der weitgehend rationalen Mechanismen einer durchschnittlichen sozialpsychiatrischen Einrichtung hatte sich also ein überwiegend subtiler, anonymer und hochgradig irrationaler Mechanismus unbekannter Bauart wie ein parasitärer Fremdkörper etabliert und war tief in die persönliche Existenz der Mitarbeiter eingedrungen, etwa in Gestalt von körperlichen Krankheiten oder als Alptraum. Es ist schwer, sich gegen einen derartigen subtilen Mechanismus zu wehren, wenn niemand dessen innere Logik und Arbeitsweise durchschaut.

Wer oder was spricht hier eigentlich?

Per Zufall konnte ich einmal, in einer geselligen Situation, ein Ehepaar (beide im Vorruhestandsalter) beobachten, das merkwürdige Umgangsformen pflegte: Die Frau schien ihren Mann, und das äußerst routiniert, wie eine Art Haustier zu behandeln, während der Mann die Rolle des Haustiers mit letzter Perfektion ausfüllte, indem er nämlich den ganzen Abend lang ausschließlich damit beschäftigt war, sich von seiner Frau in regelmäßigen Abständen mit Eßbarem versorgen zu lassen, ohne von den Menschen um ihn herum in erkennbarer Weise Notiz zu nehmen. Die Frau selbst plapperte ständig vor sich hin, wobei ihre Gesprächsbeiträge in einem höchst vagen und manchmal kaum erkennbaren Zusammenhang mit den Beiträgen ihrer Gesprächspartner standen, meist griff sie irgendein beliebiges „Stichwort" auf bzw. das, was sie für ein Stichwort hielt, wobei sie dieses Stichwort immer konkretistisch, d. h. gegenständlich auffaßte und als isoliertes Item behandelte.

Gleichgültig ob diese Konnotationen in den Beiträgen der wechselnden Gesprächspartner inhaltlich expliziert waren oder durch irgendwelche Qualifikatoren wie Tonfall, Mimik etc. mitgeteilt wurden, diese Frau griff sich immer nur ein konkretistisch aufgefaßtes Stichwort heraus und produzierte nun, anknüpfend an diesen Gesprächsnucleus, eine schier endlose Kette von ebenfalls isolierten Erlebniseinheiten und Daten, die in einem gleichbleibend aufgeregt vergnüglichen Tonfall hervorsprudelten: Diskrete Ereignisse, Detailbeobachtungen, wörtlich wiedergegebene Äußerungen anderer, Äußerungen anderer zu den Äußerungen Dritter und so fort. Eine konkretistische Perle folgte auf die andere, unvermittelt und in atemberaubendem Tempo aneinandergereiht wie auf einer Perlenschnur, die sich, jeweils ausgehend von einem Auslöser-Stichwort, unaufhaltsam, ohne inneren Zusammenhang und ohne erkennbares Ziel entwickelte. Oft brachen die Gesprächspartner ihre Kommunikationsversuche plötzlich ab, saßen nur noch hilflos und gelangweilt da, aber die Sprechkünstlerin sprudelte, völlig unbeeindruckt, weiter munter vor sich hin.

Der Sprechautomat

Ich war fasziniert von dem, was ich da beobachten konnte, und wollte es selbst einmal ausprobieren: Aber auch mir, trotz klinischer Vorerfahrung, gelang es nicht einmal ansatzweise, mit dieser Frau ins Gespräch (im üblichen Sinne) zu kommen oder das, was man einen persönlichen Kontakt nennt, herzustellen. Mir fiel auf, daß ihre Art der Konversation gänzlich unfokussiert blieb. Diese Frau schickte ihre Gesprächsbeiträge in die Welt hinaus als ob sie selbst ein

10

Lautsprecher wäre: Ich selbst jedenfalls fühlte mich in keiner Weise angesprochen. Alle Anzeichen, daß es sich um einen hörbaren inneren Monolog handeln könnte, fehlten ebenfalls, d. h. die Frau führte allem Anschein nach auch kein lautes Selbstgespräch, sondern, zumindest aus ihrer Sicht, „Gespräche" mit anderen. Ich konnte trotz intensiver Bemühungen die Person, die diese munteren „Gesprächsbeiträge" hervorbrachte und eigentlich „hinter" diesen Sprechakten steckten mußte, beim besten Willen nicht entdecken. Stattdessen wurde ich von diffusen, gleichwohl massiven Imaginationen überwältigt, die darauf hinausliefen, daß hier „etwas" spricht, eine Art von Sprechautomat, der durch Stichworte in Gang gesetzt wird.

Dieses Paar, so hieß es dann auf meine vorsichtigen Nachfragen, sei schon immer so gewesen, solange man zurückdenken könne ... eigenartig eben. Was andere, auch klinisch Vorgebildete, als irgendwie „eigenartig" empfanden und offenbar leicht abhaken konnten, irritierte mich massiv: Ich war mir, zunächst rein intuitiv, ziemlich sicher, daß dieses Phänomen wesentlich mehr und etwas radikal anderes war, als eine belanglose Variante des „ganz normalen Wahnsinns". Der Ehemann hatte Karriere gemacht in einem bürokratischen Apparat, die Frau hatte Kinder. Was passiert mit dem Nachwuchs, der vom allerersten Anbeginn an in und mit einem derartigen „Sprechautomaten" heranwächst und dieser Kommunikationsform unter intensivsten Nähebedingungen ständig ausgesetzt ist, also während der formativen Entwicklungsphase, in der sich die Person selbst herausbildet?

Das Kind des Sprechautomaten: Versteinerte Zeit

Etwas tiefere Einblicke lieferte mir, allerdings unfreiwillig, ein jüngerer Psychologe, der aus der eben beschriebenen, etwas „eigenartigen" Ehe hervorgegangen war. Er war seit Jahren an einer Beratungsstelle beschäftigt und stellte sich zunächst als auffällig unauffällige, durchaus kontaktfreudige, offensichtlich sozial integrierte und zweifellos realitätstüchtige Person dar. In einer unverfänglichen und entspannten Situation erwähnte der Psychologe seine Eltern, was ich wiederum zum Anlaß nahm, um eher beiläufig nach dem Charakter dieser „eigenartigen Beziehung" zu fragen. Seine Eltern wirkten auf mich recht distanziert, so mein etwas ungenauer Einstieg, und hätten wohl miteinander nicht mehr allzuviel zu tun. Der junge Kollege denkt kurz nach und behauptet dann mit großer Bestimmtheit, seine Eltern hätten sehr wohl eine gute Beziehung und nach wie vor auch Geschlechtsverkehr (was ich eigentlich gar nicht so genau wissen wollte). Nachdem ich bei diesem Paar nicht die geringste Spur einer Beziehung wahrgenommen hatte, eher das Gegenteil davon, nämlich Hinweise, die auf eine vollständige Beziehungsunfähigkeit hindeuten, war ich natürlich neugierig, auf welche Wahrnehmungen sich die „Beziehungshypothese" dieses Psychologen und Sohnes denn stützen konnte. Ob er jemals beobachtet hätte, daß die Eltern Zärtlichkeiten austauschen? Nein. Der Kollege denkt angestrengt nach, kramt in seinen Erinnerungen und korrigiert sich: Doch, die Eltern hätten nach wie vor eine gute, ja sogar erotische Beziehung, er wisse das ganz genau. Woher er das weiß? Er könne sich genau erinnern, einmal, als er vom Sport nachhause gekommen sei, eine kleine Unordentlichkeit in seinem Bett bemerkt zu haben, eine „Druckstelle" im Plumeau. Ich hakte noch ein letztes Mal nach: Ob er aufgrund dieser früheren Beobachtung wirklich sicher sei, daß die Eltern auch jetzt noch eine gute, auch zärtliche Beziehung zueinander hätten? Er überlegte kurz und meinte dann mit aller Bestimmtheit: Ja. Das Interessante an dieser Herleitung, die immerhin von einem realitätstüchtigen und beraterisch tätigen Psychologen produziert wird: Erstens, eine Druckstelle im Bettzeug steht hier stellvertretend für erotische Beziehung bzw. Geschlechtsverkehr (konkretistische Gleichsetzung von Druckstelle und Geschlechtsverkehr bzw. von Geschlechtsverkehr und Beziehung). Zweitens, die Geschichte mit dieser Druckstelle beschreibt ein Ereignis, das, wie sich später herausstellte, schon mindestens zehn, wenn nicht fünfzehn Jahre zurücklag. Kurzum, aufgrund einer mehr als zehn Jahre zurückliegenden Druckstelle im Bettzeug wird hier umstandslos auf eine gute (auch erotische bzw. sexuelle) Beziehung in der Gegenwart geschlossen. Die beiden Ereignisse, die so gut wie gar nichts miteinander zu tun haben, werden via Luftlinie über mehr als ein Jahrzehnt hinweg miteinander verknüpft. Drittens, der Psychologe hat regelmäßig Kontakt zu seinen Eltern, müßte also eigentlich über aktuelle Erfahrungswerte verfügen. Ein eigenartiges Schlußverfahren und eine eigenartige Psychologie, zumal für einen praktizierenden Psychologen.

Anwesend und doch abwesend

Vor Jahren einmal, bekam ich die Gelegenheit, einen Abteilungsleiter kennenzulernen, der mir wegen seiner Bereitschaft aufgefallen war, auch psychisch Kranken mit „nicht vorzeigbarem" beruflichen Werdegang eine Chance zu geben. Er lud mich anläßlich einer tatsächlich erfolgten Einstellung zu einer Betriebsbesichtigung ein. Dabei kam es, obwohl es sich um einen vielbeschäftigten Mann handelte, überraschend zu einem mehrstündigen Gespräch. Zunächst bekam ich einen längeren Vortrag über seine ganz besondere, einmalige Führungsphilosophie zu hören. Da er einen Psychologen als Gesprächspartner vor sich hatte, versuchte er in aller Ausführlichkeit auch sich selbst, seine persönliche Entwicklungsgeschichte und seine Herkunftsfamilie darzustellen, was ihm jedoch, trotz heftiger Bemühungen, auf seltsame Weise mißlang.

Seine Selbstdarstellung, so mein erster Eindruck, verließ niemals, auch nicht andeutungsweise, die sachliche Ebene. Zwei Motive beherrschten seine Schilderung: Die beständige, mit ungeheurer Energie betriebene persönliche Vorteilssuche und, noch stärker, der mit existentieller Dringlichkeit vorgetragene Versuch, sich selbst und seine Umwelt bis ins kleinste Detail zu kontrollieren, zu beherrschen. Der Mann war intelligent und konnte offensichtlich unterscheiden: Er behandelte mich mit äußerster Vorsicht und machte keinerlei Anstalten, mich als seinen Gesprächspartner in welcher Form auch immer zu kontrollieren oder zu manipulieren. Mein Verstand sagte mir „zwanghafter Perfektionismus", aber gleichzeitig hatte ich wieder diese diffusen Störempfindungen, die mir anzeigten, daß etwas ganz anderes der Fall sein könnte. Mein Gesprächspartner hielt mit merkwürdiger Konsequenz und über einen Zeitraum von mehr als drei Stunden eine bestimmte Gesprächsebene ein, die ich damals nicht näher definieren konnte, eine Erzählweise, die noch etwas ganz anderes transportierte als bloße Sachlichkeit. Je länger nämlich die Unterhaltung andauerte und je mehr er von sich erzählte, desto flacher und grauer erschien mir der Mann. Die Person, die ich bei dieser Begegnung ursprünglich anzutreffen gedachte, schien umso unkenntlicher zu werden, je mehr sie sich selbst offenbarte. Lediglich ein kleiner Zwischenfall durchbrach die zunehmend unerträglicher werdende Monotonie dieses paradoxen Scheiterns.

Ein kreischender Gott

Der Abteilungsleiter kommt immer wieder auf sein Lieblingsthema zurück, seinen Führungsstil. Er betont sein Verständnis für angeblich „schwierige" Mitarbeiter (er selbst sei als Jugendlicher auch schwierig gewesen), er könne diese Menschen besonders gut führen und habe noch nie Probleme mit ihnen gehabt, sofern sie innerhalb eines überschaubaren Zeitrahmens ein geldwertes Leistungsniveau erreichten. Er selbst beherrsche alle Arbeitsvorgänge, die in seiner Abteilung vorkämen, und sei deshalb ohnehin eine absolute Autorität für seine Untergebenen.

Noch ganz ruhig, erklärt er mir: Wenn er etwas anordne, dann sei dies Gesetz. Plötzlich entgleist er in ein schwer zu beschreibendes, ein entsetztes, panisches und markerschütterndes Kreischen: Wenn er etwas anordne, dann sei das Gesetz, er mache die Gesetze und niemand sonst, er verlange bedingungslosen Gehorsam, er sei Gott für seine Leute. Er schreit: "Ich bin Gott". Einige Mitarbeiter, angelockt vom Geschrei, blicken kurz durch die halb geöffnete Bürotür. Der Abteilungsleiter hat sich dann schlagartig wieder beruhigt, wechselt das Thema als ob nichts geschehen wäre und scheint mein Gesicht nach Zeichen der Irritation oder was auch immer abzusuchen (ich tue ebenfalls so, als ob nichts Besonderes geschehen wäre). Das Gespräch zieht sich noch längere Zeit hin. Als ich beim Verlassen der Abteilung durch die Büros gehe, kommt es mir vor, als herrschte hier eine etwas gedrückte und ängstliche Atmosphäre, was kein Wunder wäre in Anbetracht der ständigen Präsenz „Gottes". Wieder an der frischen Luft, dachte ich zunächst, die Sache wäre ausgestanden und abgehakt. Ich war lediglich ein wenig enttäuscht und erschöpft, ich hatte das Gefühl, ein paar Stunden meines Lebens vollkommen sinnlos vergeudet zu haben. Die Begegnung mit „Gott" zeigte aber ganz unerwartet einige sehr interessante Nebenwirkungen, die erst nach mehreren Tagen ganz abklingen sollten.

Die Begegnung mit „Gott" klingt nach

Am gleichen Abend noch befand ich mich in einem merkwürdig unausgeglichenen Zustand, eher unzugänglich für die Menschen in meiner unmittelbaren Umgebung und gleichzeitig unfähig, mich auf irgendeine Sache, etwa ein Buch, zu konzentrieren. Kleine Einschlafstörung, unruhiger Schlaf. Aber damit war die Angelegenheit noch lange nicht ausgestanden. Am folgenden Tag bemerkte ich bei mir selbst ein seltsam gesteigertes Bedürfnis nach Kontakt, nach vielen Menschen. Ein diffuser Hunger nach Menschen, seltsam vor allem deshalb, weil ich gerade zu jener Zeit tagtäglich mit zahlreichen Menschen beruflich und privat, tlw. sehr intensiv und befriedigend zu tun hatte. Dieser plötzlich auftretende und von einer kaum merklichen Unrast begleitete, gesteigerte Kontakthunger hatte sich wie ein subtiler Fremdkörper in dem gewöhnlichen Auf und Ab meines alltäglichen Lebensgefühls eingenistet. Ich ließ mir nichts anmerken und man hat mir wohl auch nichts angemerkt, ich selbst spürte aber deutlich, daß mit mir irgend etwas nicht in Ordnung war.

Ich konnte zunächst keinen systematischen Zusammenhang entdecken zwischen diesem subtil gestörten Lebensgefühl und den aktuellen Vorkommnissen meines gewöhnlichen Alltags, die Mißempfindungen hatten etwas Fremdartiges und Neues an sich. Was war los? Meine Gedanken kehrten nach einigen Fehlspekulationen wie von selbst zu jener seltsamen Begegnung mit dem Abteilungsleiter-Gott zurück, einer Erfahrung, die offenbar weiterwirkte, obwohl ich dieses Erlebnis innerlich schon längst, so glaubte ich wenigstens, abgehakt hatte. Anscheinend war das eine unvollständige, unerledigte Erfahrungsgestalt: Eine in gewisser Weise, nämlich im persönlichen Kontext, weitgehend sinnlose Begegnung, vergleichbar etwa jenen formalen und repräsentativen, d. h. letztendlich unpersönlichen Kontakten, die im öffentlichen und institutionellen Leben eine so außerordentlich wichtige Rolle spielen. Die Personen treten hier primär als Figuren auf, als austauschbare Funktionsträger, wobei sie sich bevorzugt als unverwechselbare und unersetzliche Persönlichkeit darstellen, die sie ja qua Funktion gar nicht sein dürfen. Die anhaltende Irritation resultierte allem Anschein nach aus der extremen Diskrepanz zwischen dem betont persönlichen Charakter dieser Begegnung und der vollständigen Abwesenheit all jener Erfahrungen und Empfindungen, die für eine persönliche Begegnung eigentlich typisch sind. Die radikale Enttäuschung einer im Grunde genommen existentiellen Erwartung, die über mehrere Stunden aufrechterhalten wird, nämlich die Erwartung, in einer ausgesprochen persönlich angelegten Begegnung auch tatsächlich einer wirklichen Person zu begegnen, und sei es nur ansatzweise, kann offensichtlich nicht einfach auf intellektuellem Wege erledigt, d. h. weggesteckt und abgehakt werden.

Hat ein bösartiges Mutterintrojekt ein hörbares Eigenleben?
Ein Psychoanalytiker als Bauchredner

Seltsame Erfahrungen der eben beschriebenen Art kann man beispielsweise auch in der Begegnung mit Psychoanalytikern machen, obwohl sich werdende Psychoanalytiker einer Lehranalyse unterziehen müssen, einem anscheinend eher langwierigen und mühseligen Prozeß, bei dem u.a. die Person des Analysanden selbst, so möchte man meinen, einer gründlichen Prüfung unterzogen wird. Ein Mann aus dem weiteren Bekanntenkreis war mir durch die Art und Weise aufgefallen, wie er die Beziehung zu seiner Mutter schilderte, wobei sich der Subtext dieser Beziehungsschilderung als lebenslanger und mit aller Härte geführter Kampf entziffern ließ, der trotz einer zwischenzeitlich etablierten räumlichen Distanz der Kontrahenten bis zum bitteren Ende ausgefochten wurde. Dieser Kampf wurde vom Sohn, der sich zu der Zeit schon einer Lehranalyse unterzog, anscheinend nahtlos und unnachgiebig bis zum Tod der Mutter fortgeführt. Der Sohn war an der Versorgung der sterbenden Mutter, die einen qualvollen Tod starb, aktiv beteiligt. Während der Sohn jedoch von seinen Pflegeleistungen erzählte, die er als menschlich tiefe, persönlich bereichernde und psychologisch höchst ergiebige Erfahrung schilderte, hatte ich immer wieder den Eindruck, allerdings nur diffus, daß er seine Mutter in gewisser Weise zu Tode gepflegt hätte. Das klang aus dem Munde des Psychoanalytikers in spe so, als ob das qualvolle Sterben der Mutter eine Art verdiente Strafe wäre, eine Strafe, die vom Sohn mit einem (unüberhörbaren) Unterton stiller Genugtuung registriert wurde. Der Bericht vom Tod der Mutter wurde von sehr subtilen und doch ganz unüberhörbaren Triumphgefühlen begleitet, als hätte er seine Mutter nun endgültig besiegt.

Dauer-Euphorie und Gigantomanie

Später, als erfolgreich praktizierender Psychoanalytiker, berichtete er insbesondere von seinen weiblichen Patienten ausschließlich in einem ungewöhnlich gehässigen Ton, der schon kein Unterton mehr war: Sie, die weiblichen Analysanden, kämen immer nur in Behandlung, um ihn als Behandler zu nerven und seine Toilette zu verschmutzen. Bemerkenswert auch eine sich im

Lauf der Jahre allmählich steigernde Gigantomanie, etwa ein zunehmend aufgeblähtes Schriftbild, so daß er schließlich kaum mehr als ein dutzend Wörter
auf eine DIN A4-Seite brachte. Sein Leben fand in einer Art fragilen Dauereu-
phorie statt, die von einer stets lauernden Mißstimmung in Gang gehalten
wurde, die jederzeit in eine bodenlose Depression umkippen konnte. Er gehört
zu jenen Menschen, die in den seltenen Augenblicken relativer Ausgeglichen-
heit und Zufriedenheit ganz selbstverständlich an Suizid denken, weil sie
diese Augenblicke quasi festhalten und auf ewig stellen möchten.

Ein hohles Podest

Ich selbst wurde von diesem Psychoanalytiker bei unseren seltenen und eher
zufälligen Begegnungen immer wieder auf ein imaginäres Podest gesetzt und
diffus idealisiert, gleichzeitig nahm er immer wieder Anläufe, um mich von
diesem erfundenen und ziemlich überflüssigen Podest wieder hinabzustoßen.
Auf den ersten Blick mag dies wie eine unbearbeitete narzißtische Problematik erscheinen, aber das täuscht: Das Podest, auf dem er saß und auf das er
auch mich hieven wollte, war leer, es diente nicht der Selbstbewahrung, es war
(wie ich später herausfand) der Versuch, überhaupt irgend jemand zu sein,
und zwar in Form von inhaltsleerer Überlegenheit (abstrakte Höhe) und konkretistisch vorgestellter (bloßer) Größe. Nachdem mehrere beiläufig und eher
humorvoll vorgetragene Versuche, ihn auf diesen verdeckten Mechanismus
aufmerksam zu machen, nicht die gewünschte Wirkung zeigten, machte ich es
mir auf dem Podest gemütlich, was mir durch den Psychoanalytiker auch einigermaßen leicht gemacht wurde: Er wußte anscheinend nicht, was er da tat,
und mußte es doch unaufhörlich tun.

Der Tiefsee-Taucher und sein Tauchgerät

Der Psychoanalytiker verfügte anscheinend über keine Möglichkeiten, andere
Personen, z. B. mich, einigermaßen korrekt, d. h. realistisch wahrzunehmen
und einzuschätzen. Niemals konnte er eine wirklich gute eigene Wahrnehmung, eine präzise Einschätzung eines anderen Menschen oder eine treffende
Selbsteinschätzung ins Gespräch einbringen. Wie er eine Lehranalyse überstehen, als Psychoanalytiker erfolgreich arbeiten bzw. überhaupt irgend eine
Art von Psychotherapie betreiben konnte, war mir ein Rätsel. Er behauptete
von sich, er würde die Psychoanalyse „leben", ja „atmen", und sagte das so,
als wäre er ein Tiefseetaucher, der am Meeresboden festhängt und von seinem
Sauerstoffgerät schwärmt.

Ein kleiner Dämon mischt sich ein

Einmal, in einer ausgesprochen unverfänglichen und ganz besonders entspannten Gesprächssituation, in der er für einen Augenblick sehr zufrieden
mit sich selbst zu sein schien und dies auch äußerte, passierte etwas sehr Seltsames: Vergleichbar einem Rülpser, der einem unkontrolliert entfleucht, brach
unvermittelt ein hämisches Gelächter von zwei bis drei Sekunden aus ihm hervor. Ein seltsam fremdes Lachen, das ich noch nie bei ihm gehört hatte und das
anscheinend nicht zu ihm gehörte. Die Stimme schien in gewisser Weise aus
dem Nichts zu kommen. Es war, so kam es mir vor, die Stimme einer bösen
alten Frau, die jenen Ausnahmezustand der entspannten Zufriedenheit ziemlich prompt und nicht gerade wohlwollend zu kommentieren schien. Ich
erschrak ein wenig, insbesondere deshalb, weil der Psychoanalytiker, in dem
ja die Quelle dieses hämischen Gelächters saß, von diesem merkwürdigen

Ereignis offenbar vollkommen unberührt blieb, als handelte sich um etwas ganz Selbstverständliches, etwas vollkommen Vertrautes. Wir waren plötzlich zu dritt. Jemand anderes hatte sich ins Gespräch eingemischt.

Nach einer kurzen Pause, in der ich mir nicht allzuviel anmerken ließ, versuchte ich wieder festen Boden zu gewinnen. Es war mir nicht möglich, das seltsame Ereignis einfach zu übergehen, und so fragte ich vorsichtig an, ob die (verstorbene) Mutter wohl neidisch auf das Wohlergehen ihres Sohnes sein könnte (eigentlich eine unhöfliche Frage und eine unverschämte „Deutung" dazu), worauf ich zu meiner Überraschung eine zwar etwas genuschelte, aber immerhin klare Bestätigung meiner Vermutung erhielt. Das Mutterintrojekt war jedoch genauso schnell wieder verschwunden wie es aufgetaucht war, und das Gespräch lief anschließend weiter, als ob nichts gewesen wäre. Es hatte ganz den Anschein, als wäre der Psychoanalytiker quasi besessen von einem fest umrissenen personartigen Introjekt, dessen Eigenleben normalerweise sicher kontrolliert und verborgen wird. Diese Kontrolle lockert sich unter besonderen, vermutlich eher entspannten und als ungefährlich eingeschätzten Bedingungen. Dabei kann es vorkommen, daß sich das Introjekt auch spontan äußert und mit seinen Artikulationen die sonst gut kontrollierte Verhaltensoberfläche punktuell durchbricht ... sogar bei einem erfolgreich praktizierenden Psychoanalytiker.

Szenen aus der Gesangspädagogik. Ein subtiles Strangulationsverfahren

Eine junge Frau nimmt zwei Jahre lang Gesangsunterricht bei einem einigermaßen erfolgreichen Gesangslehrer mittleren Alters, der von seinem Umfeld regelmäßig als ausgesprochen freundliche, warmherzige und spontane Person eingeschätzt wird. Die Schülerin scheint Fortschritte zu machen, man kann ihre Stimme deutlich aus einem Chor heraushören, denn die Stimme bekommt zunehmend etwas „Glockenreines". Der Unterricht nimmt sogar freundschaftliche Züge an, was von der Schülerin dankbar aufgenommen wird, denn die Schülerin sucht, ganz altersgemäß, nach ergänzenden bzw. weiterführenden erwachsenen Vorbildern und bewundert deshalb ihren Lehrer, der sich gelegentlich ausgesprochen kameradschaftlich, wie ein guter Freund verhält. Erste Irritationen ergeben sich, als der Lehrer seine Schülerin auf seltsame Weise ins Vertrauen zieht: Der Gesangslehrer ist anscheinend glücklich verheiratet, hat mehrere Kinder, interessiert sich aber für sehr junge Frauen bzw. Mädchen und weiht seine Schülerin, ohne sie direkt zu belästigen, in dieses durchaus reale und sexuell aufgeladene Interesse ein, womit letztere nichts Rechtes anzufangen weiß. Die Schülerin rationalisiert diesen Vorgang, trotz heftiger Irritationen, und stuft die Selbstoffenbarung des Lehrers als etwas schrägen Vertrauensbeweis ein.

Die Suche nach dem verlorenen Vibrato

Die Schlußphase des insgesamt zweijährigen Unterrichts wird durch folgende Szene eingeläutet: Im Verlauf einer Gesangsstunde „bemerkt" der Lehrer „plötzlich", daß mit der Stimme seiner Schülerin etwas nicht stimmt. „Das Vibrato", so der Lehrer, „fehlt". Der Lehrer zeigt sich besorgt und mit Hilfe diverser Übungen machen sich beide auf die Suche nach dem „plötzlich fehlenden" Vibrato. Vergebens. Der Lehrer macht Andeutungen, daß die Schülerin womöglich nie über ein „richtiges" Vibrato verfügt habe und schürt auf diese Weise diffuse Ängste. Zuhause setzt die Schülerin ihre verzweifelte Suche nach dem nun schmerzlich vermißten Vibrato fort und gelegentlich, wie durch Zufall, taucht das „verschwundene" Vibrato wieder auf, um dann plötzlich wieder auf unbestimmte Zeit zu verschwinden.

Ein signifikanter Alptraum

Die junge Frau schläft in der folgenden Nacht sehr unruhig und hat erstmals einen bestimmten Alptraum, der sich von nun an allnächtlich und wochenlang wiederholen sollte: Eine bis zur Unkenntlichkeit vermummte und geschlechtslose Gestalt verfolgt unentwegt und unentrinnbar die Träumerin und dringt auch durch verschlossene Türen hindurch in das Haus und ihr Zimmer ein, schwebt über ihrem Kopf und versucht ihr mit einem Messer die Kehle durchzuschneiden. Dieser nur geringfügig variierte identische Alptraum wird als überaus quälendes Ereignis erlebt, das über mehrere Wochen hin ihren ganzen Tagesablauf überschattet. Die junge Frau verteidigt zu diesem Zeitpunkt noch ihren Lehrer und rationalisiert weiterhin: Der Lehrer sei vielleicht pädagogisch noch etwas unerfahren, bezüglich des Vibrato wäre ihm lediglich ein verzeihlicher Fehler unterlaufen.

Scheitern lassen

Der Gesangsunterricht wird fortgesetzt, und trotz des plötzlich fehlenden Vibratos, als ob nichts wäre, bereitet der Lehrer seine Schülerin weiterhin auf diverse Prüfungen vor. Noch kurz vor den Prüfungsterminen ist die Schülerin „vibrato-los" und insgesamt völlig unzureichend vorbereitet, ein Eindruck, der sich auch anderen Personen im Umfeld der Schülerin, allesamt gesangspädagogische Laien, aufdrängt. Niemand will sich einmischen, auch nicht eine Logopädin, die zwischenzeitlich von der Schülerin konsultiert wurde. Die Schülerin selbst vertraut ihrem Gesangslehrer immer noch und läßt sich von ihm in die Prüfungen schicken, und zwar mit ziemlich katastrophalen Resultaten.

Die Schlußattacke

Kurz bevor sich die Schülerin, schon halb ernüchtert, ihrerseits für einen Abbruch des Unterrichts entscheidet, taucht der Lehrer überraschend bei seiner Schülerin zuhause auf, um seinerseits das ganze Unternehmen abzubrechen. Mit Krokodilstränen in den Augen offenbart er seiner Schülerin, daß er den zweijährigen Unterricht nur „aus Sympathie" durchgeführt habe, die Schülerin sei in Wirklichkeit stimmlich und gesanglich „vollkommen unbegabt", insgesamt „unmusikalisch" und habe „keine künstlerischen oder kreativen Fähigkeiten". Diese abschließende Attacke mit ihren vollständig unrealistischen Entwertungen traf die Schülerin ganz und gar unerwartet und erwies sich für sie als nicht verstehbares, d. h. nicht integrierbares Ereignis von grenzenloser Sinnlosigkeit. Sie konnte sich keinen Reim auf die Angelegenheit machen. Insbesondere ihr Lehrer hatte sich plötzlich in eine seltsam verrätselte Figur verwandelt. Dieser kaum noch verhüllte Schlußangriff auf die persönliche Integrität der Schülerin schien aus dem Nichts zu kommen.

Massive destruktive Effekte

Die (Ex-)Schülerin befand sich nun in einem Zustand, der sich vielleicht am besten als diffuse und zugleich massive vitale Lähmung beschreiben läßt. Sie wurde außerdem von einer tiefgreifenden, ebenfalls diffusen und namenlosen Verunsicherung erfaßt, die sich nicht auf ihre gesanglichen oder künstlerischen Potentiale beschränkte, sondern vor allem ihre Vorstellung von zwischenmenschlichen Beziehungen erschütterte und das Vertrauen in ihre eigene interpersonale Wahrnehmungsfähigkeit unterminierte. Der Lebensfaden, der sich bis dahin mehr oder weniger kontinuierlich entwickelt hatte, war für einige Zeit auf geheimnisvolle Weise abgerissen, wie abgeschnitten: Die letzten zwei Lebensjahre erschienen der Schülerin plötzlich als vollkommen vergeudete, ganz und gar verlorene Zeit, ein leerer Raum, angefüllt mit Täuschungen, Selbsttäuschungen und subtilen Zerstörungen, insgesamt ein Erfahrungskomplex, der wie ein schwer zu fassender Fremdkörper in ihr Leben eingebrochen war und sich dort festgesetzt hatte (und sich erst allmählich im Verlauf der kommenden zwei Jahre auflösen sollte).

Systematische Strangulation

Das „fehlende Vibrato" war, wie sich nachträglich rekonstruieren ließ, von ihrem Lehrer systematisch installiert worden, mit gesangspädagogischen Mitteln, die auf eine per Atemtechnik vermittelte, psychomotorische Selbststrangulation der Schülerin hinausliefen. Die freie, vollständige Atemtätigkeit etwa wurde im Unterricht über einen Zeitraum von zwei Jahren nach und nach durch eine pathologische Atemtechnik überlagert und dadurch in erheblichem Umfang unterdrückt. Außerdem zeigten die Stimmorgane deutliche, später objektivierte Schäden, die ebenfalls auf diese seltsame gesangspädagogische Methode zurückgeführt werden konnten. Der Gesangslehrer hatte insgesamt einen destruktiven Stimmaufbau praktiziert, der gar keine Anstalten machte, „von unten", d. h. beim schon Vorhandenen (Gesunden) anzusetzen, stattdessen wurde ganz gezielt eine pathologische Atemtechnik im Sinne eines subtil destruktiv wirkenden, funktionellen Fremdkörpers installiert. Dieses verdeckte Strangulationsprogramm war nichts anderes als ein mit subtilen Mitteln vollzogener Anschlag auf die Lebendigkeit des Opfers, eine gespenstische Form der Körperverletzung.

Zerstörung der Person bei lebendigem Leib

Das intelligente Erstickungsprojekt fungierte zudem als Vehikel für ein wesentlich umfassenderes und beharrlich verfolgtes Projekt, nämlich den ebenfalls subtil vorgetragenen Versuch, eine intakte Person systematisch zu zerstören. Eine außerordentlich versierte Logopädin war jedenfalls mehr als zwei Jahre lang in sehr intensiver Weise damit beschäftigt, die ursprünglich vorhandene gesunde Stimmfunktion der jungen Frau und ein ursprünglich intaktes Körpergefühl, das ebenfalls in diffuser und massiver Weise gestört war, wiederherzustellen.

Nachschlag: Das mitmenschliche Umfeld verdoppelt das Trauma

Die junge Frau behielt die seltsamen Erfahrungen, die sie mit ihrem ehemaligen Gesangslehrer gemacht hatte, zunächst für sich. Später versuchte sie, anderen Personen in ihrem Bekanntenkreis davon zu erzählen, stieß aber durchgängig auf Unverständnis. Andere Personen, die jenen Gesangslehrer kannten und mit ihm zu tun hatten, reagierten auf die Erzählungen der (Ex-)- Schülerin samt und sonders ungläubig und beschuldigten nun ihrerseits die junge Frau: Sie würde nur Lügenmärchen verbreiten, sie sei eben enttäuscht und wolle ihren (Ex-)Lehrer nachträglich nur schlecht machen (Der Mann galt ja gemeinhin als lieb und nett, warmherzig und spontan). Zahlreiche Freunde und Bekannte der jungen Frau nahmen diese anscheinend unerwünschten Nachrichten zum Anlaß, um die Überbringerin der unbequemen Nachricht nunmehr ihrerseits auf sehr indirektem Wege zu exkommunizieren, d. h. mit subtilen Attacken einzudecken, an den Rand zu drängen und auszuschließen: Eine zweite, sicherlich leichtere, aber zunächst ebenfalls schwer verdauliche Traumatisierung bahnte sich an, bedingt einerseits durch die eklatante Unfähigkeit des Umfeldes, die Authentizität dieses zunächst „unglaublichen" Erfahrungsberichtes, erzählt von einem eigentlich ziemlich vertrauten Menschen, auch nur einigermaßen korrekt einzuschätzen, anderseits durch die hartnäckige Weigerung des Umfeldes, die vermeintliche Authentizität, Warmherzigkeit usw. jenes Gesangslehrers auch nur ansatzweise in Zweifel zu ziehen.

Das Opfer weiß und kann mehr als alle Psychoexperten

Die junge Frau mußte ihre Selbst- und Menschenkenntnis erheblich ausweiten und vertiefen, um mit der letztendlich unerwarteten und zunächst sehr befremdlichen Reaktion ihres eigenen Bekanntenkreises fertigzuwerden. Vor allem hat das Opfer gelernt, Menschen von der Art jenes seltsamen Gesangslehrers relativ schnell und mit einiger Sicherheit zu identifizieren. Schaden macht klug. Ein Opfer, das sich dieser Erfahrung stellt und den Traumatisierungsprozeß, vielleicht mit etwas fachlicher Hilfestellung, einigermaßen rekonstruieren kann, hat jedenfalls in dieser Sache den meisten oder fast allen Psychoprofis einiges voraus, denn dieser subtil destruktive Menschentypus ist in der psychotherapeutischen Welt praktisch nicht existent und der traumatische Mechanismus, mit dem er auf seine menschliche Umgebung einwirkt, weitgehend unbekannt.

Ein Mann schaut zu, wie sein Hund zerfetzt wird.
Es macht ihm nichts aus

Ein Familienvater mittleren Alters, Akademiker und seit vielen Jahren mit relativ untergeordneten Tätigkeiten im öffentlichen Dienst beschäftigt, ist mit einem jungen, aber ausgewachsenen und ausgesprochen gutmütigen Schäferhund unterwegs. Zwei abgerichtete Dackel schießen aus einem Vorgarten heraus, umkreisen diesen Mann mit seinem Hund und versuchen den Schäferhund zu attackieren. Der Schäferhund bellt zurück und hält die angreifenden Dackel auf Abstand. Der Mann hat seinen Schäfer an der Leine. Aus Gründen, die von Außenstehenden nicht nachvollzogen werden können, reißt er seinen Hund plötzlich hoch und hält ihn mit aller Kraft in dieser Stellung. Der Schäferhund tanzt auf zwei Hinterbeinen wie ein Tanzbär, die Dackel können nun ungehindert angreifen und attackieren erfolgreich die ungeschützten Körperpartien ihres Opfers. Er hält seinen Schäferhund in dieser unglücklichen Stellung beharrlich fest und stranguliert ihn nun seinerseits mit der Leine. Die Dackel steigern ihre Attacken, während der Mann seinen eigenen Hund noch heftiger stranguliert. Das geht eine ganze Weile so. Die Hunde machen viel Lärm, und das ruft den Dackelbesitzer auf den Plan, der schließlich seine Dackel zurückruft. Der Beamte zieht sich schließlich mit seinem zerschundenen und ziemlich „neurotisierten" jungen Schäferhund zurück, der von da an sofort außer Rand und Band gerät, sobald er einen kleinen Hund, selbst in größerer Entfernung, entdeckt.

Hund = Mensch

Eine spätere Befragung ergibt, daß der Mann seinen Schäferhund hochgerissen hat, „weil" er „keinen Ärger" mit dem ihm unbekannten Dackelbesitzer haben wollte, das wäre schädlich für seine „Karriere". Weitere Nachforschungen ergeben aber, daß er weder Karriere gemacht und noch irgendwelche Karriereaussichten hat. Er wird unter vier Augen mit seiner seltsamen Argumentation konfrontiert, versteht aber nichts und lernt auch nichts daraus. Einige Monate später wiederholt sich dieses seltsame Muster, aber diesmal geht es um seine eigene Tante, eine Dame im fortgeschrittenen Alter, die vor ihrem Haus von einem stark alkoholisierten Nachbarn angegriffen wird. Der angetrunkene Nachbar, ein Holzstück in der Faust, ergeht sich laut schreiend in wüsten Drohungen, er werde die Frau „mit dem Knüppel totschlagen". Dies geschieht im Beisein des Mannes, den wir schon als Schäferhundbesitzer kennengelernt haben. Der merkt, daß es kritisch werden könnte, und verläßt ganz unauffällig den Ort des Geschehens. Er verschwindet still und leise im Haus, unbemerkt im ganzen Trubel (er „geht auf die Toilette", wie er später erklärt), und kommt lange, lange nicht mehr zurück. Die brenzlige Situation wird von anderen Anwesenden und Hinzukommenden reguliert. Später wird der Mann gebeten, sich als Zeuge zur Verfügung zu stellen. Der Beamte behauptet nun hartnäckig, er wisse von nichts, er habe nichts gesehen und nichts gehört. Erst unter erheblichem Druck, diesmal auch seitens der eigenen Frau, gibt er zu, die gegen seine Tante gerichtete Drohung mitbekommen zu haben. Als Begründung für seine Lüge gibt er an, er wolle keinen „Ärger" haben, das würde seiner „Karriere im Amt" schaden. Er zeigt nicht das geringste Anzeichen von Scham oder schlechtem Gewissen, auch später nicht. Er registriert lediglich, daß andere mit ihm unzufrieden sind. Er versucht, zumindest dann, wenn ihn andere unter Druck setzen, das zu tun, was andere von ihm erwarten. Auch heute noch, wenn kein Druck von außen kommt, versucht er vermeintlichen „Ärgernissen" aus dem Weg zu gehen, die aller Wahrscheinlichkeit gar nicht eintreten werden, um auf diesem Wege eine „Karriere" abzuschützen, die nie stattfinden wird ... auch wenn dabei sein Hund zerfetzt oder seine Tante totgeschlagen werden sollte.

Stilles Zentrum

Das persönliche Umfeld, darunter auch einige psychologisch durchaus versierte Menschen, merkt (zumindest bewußt) nichts: Der Mann funktioniert im Alltag sehr unauffällig. Lediglich seine Familie, Frau und Kinder, zeigen zunächst sehr subtile Symptome einer tiefgreifenden emotionalen und interpersonalen Verwahrlosung, die ganz allmählich über viele Jahre hinweg immer deutlichere Formen annimmt. Mitten in diesem emotionalen Verwahrlosungszenario und vollkommen unberührt von dem wachsenden Elend um ihn herum, sitzt dieser Familienvater wie ein ruhender Pol, der sich nie verändert und eigentlich „nichts Besonderes tut". Die Kinder beginnen zunehmend, ihre eigene Mutter zu attackieren und verstricken sich in destruktive Konflikte, sparen dabei den Vater vollkommen aus, von dem sie anscheinend absolut nichts erwarten. Als ob die Kinder, in einer Angelegenheit von existentieller Bedeutung, von der Mutter im Stich gelassen worden wären und diese nun dringend zur Ordnung rufen wollten. Mutter und Kinder spielen sozusagen verrückt, während der Ehemann und Familienvater diesen weitgehend diffusen und namenlosen Konflikt von außen als Unbeteiligter zu beobachten scheint. Dieser subtile und zugleich sehr prägnante, innerfamiliäre Verwahrlosungsprozeß wurde vom menschlichen Umfeld lange Zeit nicht deutlich wahrgenommen, z. B. nicht einmal von einem psychoanalytisch ausgebildeten und therapeutisch tätigen Sozialpädagogen, der regelmäßig in dieser Familie verkehrt. Niemand hat etwas gemerkt. Alles war in Ordnung, mehr oder weniger. Der globale Verwahrlosungsprozeß manifestiert sich inzwischen in destruktiven Interaktionen zwischen Mutter und Kindern, und immer noch sitzt der Familienvater, wie eh und je, als unbeweglicher Pol mitten im ganzen Geschehen, vollkommen unbehelligt von den anderen Familienmitgliedern und dem zunehmend besorgten Umfeld der Familie. Der Mann tut eigentlich nichts, zumindest ist er nicht an den destruktiven Interaktionen beteiligt, die um ihn herum ausgebrochen sind. Alle scheinen ganz sicher zu wissen, daß von diesem Mann nichts zu erwarten ist und alle scheinen nicht zu wissen, daß sie das wissen.

Das Fallbeil: Ein Lehrer beginnt ein neues Leben und kennt seine eigenen Kinder nicht mehr

Eine Frau berichtet: Ihr Mann, Lehrer von Beruf, habe sich von einem Tag auf den anderen, buchstäblich über Nacht, nach einer mehr als zehnjährigen problemlosen Ehe von ihr und den gemeinsamen Kindern, beide im Grundschulalter, getrennt, und zwar nach eigenem Bekunden für immer. Er sei jetzt mit einer jüngeren Frau zusammen, die ein Kind von ihm erwarte. Von diesem wohl schon seit längerer Zeit bestehenden Verhältnis, so die verlassene Frau, habe sie absolut nichts bemerkt. Beide Kinder besuchen die gleiche Schule, in der auch ihr Mann unterrichtet, sie laufen also dem eigenen Vater praktisch täglich über den Weg. Seit jenem Tag, an dem er plötzlich von zuhause ausgezogen ist, grüßt der Vater seine eigenen Kinder nicht mehr, er ignoriert sie konsequent, schaut durch sie hindurch, als wären sie nicht vorhanden. Das geht schon seit mehr als einem Jahr so. Der Mann hat offenbar nicht die geringsten Probleme damit, er macht einen ausgeglichenen und zufriedenen Eindruck, er fällt sozial nicht weiter auf und erfüllt seine Rolle als Lehrer anscheinend einwandfrei.

Die fehlende Erklärung

Die verlassene Ehefrau spekuliert derweil über Motive und Gründe, die ihren Mann zu diesem Schritt getrieben haben könnten, kommt aber zu keinem vernünftigen Resultat. In ihrer Ehe gab es ja bis dahin keine nennenswerten größeren Konflikte: Die totale Trennung kam buchstäblich aus heiterem Himmel. Ihr Mann hat jeden Kontakt abgebrochen und will sich unter gar keinen Umständen zu seiner Entscheidung äußern, auch ihr und den Kindern gegenüber nicht. Über Drittpersonen erfährt sie gelegentlich Einzelheiten aus dem „neuen Leben" ihres Mannes. Sie steht vor einem großen Rätsel. Auch Verwandte und Personen aus dem Bekanntenkreis der Familie, mit denen der Mann ebenfalls nichts mehr zu tun haben möchte, können sich das Verhalten des Mannes nicht erklären. Alle suchen nach Erklärungen, übersehen aber dabei, daß sowohl bei der Ehefrau als auch bei den beiden Kindern gewisse, eigentlich zu erwartende Reaktionen vollständig fehlen, aus denen man schließen könnte, daß hier tatsächlich eine psychische Traumatisierung der verlassenen Personen stattgefunden hat. Die zurückgelassene Familie ist irritiert, sicherlich, muß sich natürlich aufgrund der plötzlich eingetretenen Veränderung lebenspraktisch umstellen und sucht nach Erklärungen, mehr ist aber auch beim besten Willen nicht erkennbar. Der plötzliche Abgang des Ehegatten und Vaters scheint für die Zurückgelassenen gar nicht so problematisch zu sein, problematisch ist vielmehr das Fehlen einer „Erklärung": Ehefrau und signifikante Personen aus dem unmittelbaren Umfeld suchen, zusammen mit den verlassenen Kindern, unentwegt nach dieser ominösen „Erklärung". Die verlassenen Familienmitglieder zeigen, auch noch ein Jahr nach der Trennung, nicht die leisesten Zeichen einer Traumatisierung. Die fehlende Erklärung wird zum Familienthema, strukturiert das weitere Leben der verlassenen Restfamilie und wird ins weitere Umfeld exportiert: Das Rätsel verselbständigt sich, macht die Runde als psychologisierendes Klatschthema und beschäftigt schließlich als faszinierende Denksportaufgabe eine Unzahl von völlig unbeteiligten Menschen.

Die Psychotherapeutin sitzt im Biergarten und ihr Bräutigam ist ein Psychopath

Es ist Hochsommer, eine Psychotherapeutin sitzt im Biergarten und erzählt. Sie habe alles erreicht, was sie in ihrem Leben je erreichen wollte, beruflich wie privat. Das einzige, was ihr noch gefehlt habe, sei eine Partnerschaft. Vor wenig mehr als einem Jahr hätte sie sich in einen Mann verliebt, der ihr ziemlich attraktiv, intelligent und ausgesprochen einfühlsam vorkam und zudem als Selbständiger sehr erfolgreich war. Auch er ein vielbeschäftigter Mensch wie sie, auch er alleinlebend und ungebunden. Beide hätten, so die Psychotherapeutin, perfekt zueinander gepaßt und die Beziehung sei von Anfang an so harmonisch verlaufen, daß die Verliebten nach einigen Monaten begannen, ernsthafte Heiratspläne zu schmieden. Während sie sich kurz vor der Verwirklichung eines vollständigen und glücklichen Lebens wähnte, wurde ihr von einem Bekannten beiläufig zugetragen, daß mit ihrem Bräutigam in spe etwas nicht in Ordnung sei: Der Mann sei keineswegs ungebunden, sondern vermutlich verheiratet. Die erfolgreiche Psychotherapeutin und Braut in spe hielt das für ein dummes Gerücht, vielleicht eine Verwechslung, und „vergaß" die ganze Angelegenheit zunächst. Einige Wochen später, in einer ganz besonders glücklichen Phase ihrer Beziehung, begannen ihre Gedanken immer häufiger und bald unkontrollierbar um jenes lächerliche Gerücht zu kreisen. Sie schämte sich deswegen, wollte ihren Bräutigam nicht mit ihrem absurden Mißtrauen belästigen und beschloß, einzig und allein um diesen „Zwangsgedanken" zu erledigen, heimlich nachzuforschen, ob an dem Gerücht etwas dran wäre.

Objektive Ermittlungen

Sehr schnell fand sie heraus, daß das Gerücht stimmte: Der Mann war tatsächlich verheiratet, hatte Kinder und führte ein mehr oder weniger gewöhnliches Familienleben, Hinweise auf eine bevorstehende Trennung oder Scheidung, so schien es, gab es ebenfalls nicht. Neben seinem familiären Leben führte er offenbar eine Parallelexistenz, er residierte nämlich als vermeintlicher Junggeselle mit ausreichendem Abstand zu seinem Familiensitz in einer größeren Wohnung, die er sich auch als Büro eingerichtet hatte. Einigermaßen schokkiert und verwirrt, aber trotzdem noch voller Vertrauen in die bis dahin so liebevolle Beziehung, konfrontierte die Psychotherapeutin ihren Bräutigam mit den Ergebnissen ihrer Nachforschungen und forderte eine Erklärung. Statt eine Erklärung zu liefern, drehte sich der geliebte Bräutigam auf der Stelle um, verließ den Ort des Geschehens und hat nie mehr von sich hören lassen. Die Ex-Braut, nunmehr vollends verwirrt und alleingelassen mit einer ziemlich seltsamen Erfahrung, versuchte sich nun endgültig Klarheit zu verschaffen und stellte weitere Nachforschungen an. Das Resultat: Der Mann führte nicht nur ein Eheleben mit Kindern und eine aussichtsreiche Beziehung mit seiner

22

Braut, der Psychotherapeutin, sondern noch mindestens zwei weitere ausgesprochen romantische und gleichermaßen heiratsträchtige Beziehungen mit Bräuten, die ebenfalls als durchaus intelligente, emanzipierte und erfolgreiche Frauen imponierten. Der Mann wurde offenbar nicht von finanziellen Interessen getrieben, auch sexuelle Motive schienen hier nicht im Vordergrund zu stehen.

Ein Jahr später, an einem lauen Sommerabend ...

An einem warmen Sommerabend, ein Jahr nach dem letzten Gespräch, sitzt die Psychotherapeutin wieder im Biergarten und schimpft, immer noch ziemlich aufgeregt und verwirrt, über ihren „kranken, kaputten, zynischen" Ex-Bräutigam, den sie einen „Psychopathen" nennt (eine ganz richtige Bezeichnung, hier jedoch in einer diffus abwertenden Bedeutung gebraucht). Immer noch, mit beinahe kindlichem Staunen, räsoniert sie über die strategische Intelligenz und schauspielerische Geschicklichkeit des Ex-Bräutigams, beides Fähigkeiten, die ihr gleichermaßen unheimlich sind. Zu einer weitergehenden Analyse ist sie nach wie vor nicht fähig: Sie hat nicht die leiseste Ahnung, wie sie beispielsweise in Zukunft einen geschickten „Psychopathen" dieses Kalibers mit psychologischen Mitteln identifizieren könnte (noch bevor er anderweitig „auffliegt"). Danach befragt, wie sie denn den Bräutigam während der glücklicheren Phase ihrer „Beziehung" wahrgenommen habe, muß sie nach heftigen Ausweichmanövern zugeben, daß ihr absolut nichts Pathologisches oder auch nur Störendes aufgefallen sei, ganz im Gegenteil. Liebe macht eben blind, meint sie, und auch Psychotherapeuten seien nur Menschen.

Phantom-Liebe und Phantom-Therapie

Ob sie da nicht ein Phantom geliebt habe, eine Schöpfung ihrer eigenen Einbildung, eine fiktive Person, die als solche niemals existiert hat? Die Psychotherapeutin weicht wieder aus und wird, als der Nachfragende insistiert, zunehmend zornig. Dieser Gedanke gefällt ihr ganz und gar nicht. Wir dagegen sollten uns vielleicht schon mit diesem Gedanken vertraut machen: Psychotherapeuten nämlich, die reine Phantome (anstelle von realen Personen) „lieben", ohne daß ihnen dabei etwas aufstößt, behandeln in ihrer therapeutischen Praxis vielleicht gar keine realen Personen, sondern ebenfalls Phantome (und zwar nach allen Regeln der psychotherapeutischen Kunst). Wer seine eigenen Hirngespinste in dieser Weise projizieren und „lieben" kann, wird solche projizierten Gehirngespinste mit der gleichen Leichtigkeit und Begeisterung auch „therapieren" können. Insbesondere solche Gespenstertherapien sorgen dann dafür, daß unter anderem genau jenes Phänomen, das unsere Psychotherapeutin nicht ganz zu Unrecht als „Psychopathie" bezeichnete, bis auf weiteres nicht entschlüsselt werden kann. Der oben beschriebene „Psychopath" jedenfalls hat sich als begnadeter Erfüllungsgehilfe bewährt, der gleichzeitig die unterschiedlichsten Hirngespinste mehrerer Bräute perfekt zu bedienen wußte. Er wäre durchaus auch in der Lage, komplexe „therapeutische" Hirngespinste vorbildhaft zu bedienen und somit für grandiose Therapie-„Erfolge" jeglicher Art zu sorgen. Welche Rolle spielt dieser Typus des intelligenten „Psychopathen" in der (vor allem veröffentlichten) „Erfolgs"-Geschichte der modernen Psychotherapie? Eine interessante Frage. Liebe übrigens macht in Wirklichkeit nicht blind, sondern eher, wenn man so will, sehend, während es sich bei jener Liebe, die blind macht, gar nicht um Liebe handelt, sondern um etwas ganz anderes. Eine Person, die man gar nicht wahrnimmt, kann man weder lieben noch therapieren: Das hat sich selbst unter versierten Psychotherapeuten offenbar noch nicht so richtig herumgesprochen.

Alltag und psychotherapeutische Praxis

Natürlich war mir dieser besondere Menschentypus, der mir im Alltag zunehmend auffiel, schon zuvor im professionellen Kontext als Patient bzw. Klient begegnet und hatte, wie ich rückblickend rekonstruieren konnte, dieselben Irritationen und namenlosen Mißempfindungen ausgelöst, die mich auch im alltäglichen Umgang späterhin zunehmend plagen sollten. Ich denke dabei zum Beispiel an einen erfolgreichen und intelligenten jungen Mann, den wir als Jungmanager bezeichnen können, da man ihm schon die Verantwortung für gut hundert Mitarbeiter übertragen hatte.

Der Jungmanager: Ein Raum, angefüllt mit Haß

Der Jungmanager betritt den Praxisraum, grüßt mich kurz per Handschlag, setzt sich, schlägt die Beine übereinander und lehnt sich zurück. Die demonstrative Lässigkeit „stimmt nicht", Bewegungen und Haltung haben etwas außerordentlich Starres an sich. Er starrt mich an, sein Mund ist leicht geöffnet, so daß seine Zähne sichtbar werden. Er läßt diesen Gesichtsausdruck, der sonst nichts verrät, einrasten und hält ihn über die ganze 45-Minuten-Distanz unverändert durch. Der eingefrorene Gesichtsausdruck bleibt unbestimmt und ließe sich, wenn überhaupt, noch am ehesten als verächtlich oder gehässig deuten. Was ihn in die Praxis führe, was sein Anliegen sei? Er antwortet immer wieder derart offensichtlich ausweichend, daß ich seine Antworten, kaum daß er sie geäußert hat, sofort wieder „vergesse": Er produziert ausschließlich vollkommen inhaltsleere Worthülsen, bedeutungslose Pseudoantworten. Er antwortet nicht, er teilt sich nicht mit. Ein Rapport kommt nicht zustande, nicht einmal ansatzweise, auch keine Arbeitsbeziehung, die kann nicht einmal verhandelt werden, denn der „Ratsuchende" liefert nicht die leiseste Andeutung eines Anliegens, einer Frage, einer emotionalen Reaktion jenseits dieser fixierten, diffus gehässigen Grundhaltung. Er redet zwar, legt aber keinen Wert auf das Gesagte, es scheint ihm auch gleichgültig zu sein, ob ich seine in gewöhnliche Sprachhülsen verpackte Null-Botschaften beantworte, durchschaue oder auch nur gehört habe.

Atmosphärisches

Das alles mag man deuten wie man will, wesentlich aufschlußreicher erscheint mir rückblickend eine starke Empfindung zu sein, die sich im Verlauf dieser seltsamen Begegnung sehr schnell aufgebaut hat: Eine Empfindung, als ob der ganze Raum mit Haß angefüllt sei, einem quasi entkörperten Haß, der weit über das hinausging, was sich im Gesichtsausdruck des Patienten eher schwach und unbestimmt ankündigte. Ich hatte große Mühe, mich von dieser seltsam diffusen und trotzdem penetranten Atmosphäre zu befreien, die alles, was in diesem Raum geschah, vollständig einzuhüllen, zu erdrücken und zu ersticken drohte. Natürlich kann sich ein Raum nicht mit Haß füllen: Derartige Fehlwahrnehmungen (hier: des projektiven Typs) sind das Resultat kognitiver Zuordnungsprobleme. Die Quelle einer durchaus korrekten primärsinnlichen Wahrnehmung kann z. B. nicht genau geortet werden. Der Jungmanager wollte jedenfalls nichts von sich preisgegeben, hat aber trotzdem innerhalb kürzester Frist eine Fähigkeit demonstriert, die ihm zwar in seiner Managerkarriere von unschätzbarem Nutzen sein mag, mit der er sich aber zugleich aus

der menschlichen Gemeinschaft weitgehend ausschließt: Die Fähigkeit nämlich, allein durch seine Anwesenheit, durch schiere und anscheinend mühe-
lose Präsenz vollkommen unerträglich zu sein, ohne „eigentlich" etwas Besonderes dafür tun zu müssen. Der Mann hat ja nichts anderes getan, als starr
dazusitzen, um mich mit einem fixierten Gesichtsausdruck zu beobachten und
sinnlose Sätze von sich zu geben.

Beliebige Ziele: Ein isolierter Tötungsimpuls

Ein anderes, ebenfalls lange zurückliegendes Erlebnis, das ich aus meinem
klinischen Erinnerungsspeicher wieder hervorkramen konnte, bezieht sich auf
einen Mann von 35 Jahren, verheiratet und Vater eines etwa einjährigen Knaben. Der Patient klagt über Zwangsgedanken: Er habe es sich angewöhnt,
sein Kind beinahe täglich in einer kleinen Wanne zu baden. Während er den
Säugling versorge, überkäme ihn regelmäßig der Gedanke, er könne seinen
Sohn umbringen, begleitet von Vorstellungen, in denen er das Kind in der
Wanne ertränkt. Er habe keine Kontrolle über diese Tötungsgedanken und
-vorstellungen, für die er auch keine Erklärung finden könne. Das alles sei
beunruhigend, weil er ja sein Kind sehr gern habe. Die Beziehung zu seiner
Frau sei ebenfalls sehr liebevoll und diese liebe ihr Kind auch, es gäbe keinerlei Probleme in der Familie, alles sei vollkommen in Ordnung und immer in
Ordnung gewesen. Im Verlauf des Gesprächs ergibt sich folgendes: Er selbst
sei niemals zuvor von vergleichbaren Zwangsgedanken befallen worden,
seine eigene Biographie wäre problemlos glücklich verlaufen und könne keine
Anhaltspunkte für eine Interpretation dieses Tötungsimpulses liefern. Auch
irgendwelche besonderen Ereignisse wären nicht vorgekommen, weder aktuell noch in den letzten Jahren. Alles sei vollkommen normal, in Ordnung eben.

Alle Versuche herauszufinden, was diese Tötungsvorstellungen für den Patienten selbst bedeuten, jenseits der von ihm angegebenen diffusen „Beunruhi-
gung", scheitern: Der Patient weist alle auf seine Person abzielenden Verste-
hens- und Erkundungsversuche weit von sich, und er tut dies in sehr durch-
sichtiger und zugleich sehr konsequenter Manier. Er will einerseits nichts von
sich erzählen und läßt sich andererseits nur widerstrebend befragen. Schließlich
bleibt nichts übrig als eine Konstellation mit zwei Unbekannten, dem rätselhaften Tötungsimpuls einerseits und einem Säugling andererseits (ein eher
unbeschriebenes Blatt), auf den dieser Impuls beharrlich gerichtet bleibt.
Nachdem ich mir nicht vorstellen konnte (und kann), wie ein Säugling aus
eigener Kraft einen zwanghaft wiederkehrenden Tötungsimpuls in einem liebevollen Vater hervorrufen sollte, bleibt als einziger Gegenstand des
Gesprächs bzw. der vermeintlichen Therapie ein vollkommen isolierter und
anonymisierter Tötungsimpuls, der buchstäblich in der Luft hängt und
anscheinend von nirgendwoher in das Leben des Patienten eingedrungen ist.
Wir beide, Patient und Therapeut, starren also gemeinsam auf ein quasi para-
psychologisches Phänomen. Ich lasse den Patienten gewähren, in der (wie sich
noch zeigen sollte) vergeblichen Hoffnung, daß er sich als Person schon noch
ein wenig offenbaren und signifikante Informationen nachliefern würde, allein
schon im Interesse seines Kindes, das ja diesen subtilen Tötungsimpulsen weiterhin täglich ausgesetzt bleibt.

Die graue Fläche hat ein signifikantes Loch

Während der nächsten zwei Sitzungen an den beiden darauf folgenden Tagen
ändert sich nichts an der berichteten Symptomatik, aber der Patient selbst

samt seiner Biographie und seinem Umfeld wird in meiner Wahrnehmung immer flacher, grauer und zunehmend unkenntlich, der Patient beginnt sozusagen allmählich aus seiner eigenen Geschichte und seiner eigenen Therapie zu verschwinden und läßt mich, seinen Therapeuten zurück, gewissermaßen allein mit diesem seltsamen Tötungsimpuls (Ich wäre ja der Psychologe, ich müßte doch eigentlich Bescheid wissen, ich sollte etwas tun). Nach der dritten Sitzung, die schon mit genau jenen Irritationen und Mißempfindungen angefüllt war, die mich später auch im Rahmen alltäglicher Begegnungen weit außerhalb des klinischen Kontextes zunehmend plagen sollten, bot sich mir das Gesamtbild einer grauen anonymen Fläche, entleert von allen mir bekannten oder überhaupt denkbaren personalen Inhalten, Erfahrungen und Zusammenhängen. Darüber schwebte ein von allen sinnvollen Kontexten isolierter und somit herrenloser Tötungsimpuls. Nachdem ich längere Zeit über diese anonyme Fläche sinniert hatte, fiel mir auf, daß diese blasse Flächigkeit doch eine signifikante Information enthielt, und zwar in Gestalt einer auffälligen Lücke. So flach und grau alle Schilderungen und Reaktionen des Patienten auch immer gewesen sein mögen, die Art und Weise, wie er seine Frau beschrieb, war noch eine Spur flacher und grauer, er schien sie durch seine Schilderung geradezu in ein Super-Nichts verwandeln zu wollen: Dieses Fehlende, dieses Loch in der mir mitgeteilten Erfahrungswelt, war eindeutig und kurioserweise das bei weitem prominenteste Segment seiner Selbstdarstellung und verlieh dieser großen grauen Fläche eine gewisse Prägnanz. Er hatte es durch seine besondere und sehr seltsame Erzählweise tatsächlich geschafft, die eigene Frau erzähltechnisch quasi zu (ver)„nichten" (D. Wyss 1975). In der vierten Sitzung schließlich versuchte ich sehr behutsam, die Beziehung zu seiner Frau anzusprechen, was er aber kategorisch ablehnte, ein Gespräch zu dritt schloß er grundsätzlich aus: Das sei sinnlos, seine Frau habe mit der ganzen Sache nichts zu tun, in seiner Familie sei alles normal und in Ordnung. Andere, und seien es noch so dürftige Ansatzpunkte für ein persönliches Gespräch kamen nicht zum Vorschein und eine „Metakommunikation" über diesen globalen Stillstand wurde vom Patienten auch nicht zugelassen. Ich sollte etwas gegen diesen Tötungsimpuls tun, ohne den Patienten weiter zu behelligen.

Ein isolierter Suizidimpuls: Der Patient hält ein ganzes Dorf auf Trab

Ein junger Mann taucht zum Erstgespräch auf, und zwar in Begleitung eines Freundes (ein weiterer Freund des Patienten sitzt im Wartezimmer). Beide treten zusammen ein und sprechen abwechselnd. Die freundliche Begleitung, wie sich schnell herausstellt, repräsentiert nur einen kleinen Ausschnitt aus jenem Freundes- und Bekanntenkreis, der sich äußerst tatkräftig um den Patienten kümmert. Alle sind vorrangig damit beschäftigt, durch ihre Präsenz, durch Gespräche und gutes Zureden zu verhindern, daß der Patient sich suizidiert. Das geht schon seit gut zwei Monaten so und die Gruppe derjenigen, die direkt und indirekt mit dieser Rettungsaktion befaßt sind, ist kontinuierlich angewachsen und umfaßt nunmehr fast die ganze Dorfgemeinschaft. Der Patient selbst übt einen handwerklichen Beruf aus und wohnt noch bei seinen Eltern, die eine kleine Landwirtschaft betreiben. Alles begann mit einem allmählichen Rückzug: Der Patient fehlte immer häufiger bei der Arbeit und zog sich nach und nach von seinem Freundeskreis zurück. Schließlich hielt er sich fast nur noch in seinem Zimmer auf, zeigte leichte Verwahrlosungserscheinungen und ließ seine Umgebung völlig im Unklaren über seine Motive, womit er ein großes Rätselraten auslöste. Dann machte er Andeutungen, daß er Suizid-gedanken hege, was die oben beschriebene, sich ständig ausweitende Rettungsaktion in Gang setzte, die den drohenden Suizid durch eine Rund-um-die-Uhr-Betreuung praktisch zu verhindern schien, den (inzwischen gemeinsamen) Suizidgedanken jedoch immer größer und mächtiger machte und zum Gemeineigentum eines größeren Kollektivs werden ließ.

Die kollektive Verwaltung eines gemeinsamen Suizidgedankens

Fast eine komplette Dorfbevölkerung war damit befaßt, den vom Patienten in die Welt gesetzten, anschließend quasi eingemeindeten Suizidgedanken zu verwalten. Zwei Vertreter dieser Verwaltungsgemeinschaft, d. h. der Patient selbst und ein Freund, saßen mir nun gegenüber und erzählten mir abwechselnd und anscheinend gleichberechtigt (!) von diesem gemeinsamen dörflichen Anliegen. Auffällig war zunächst, daß dieser offensichtlich kollektivierte Suizidgedanke in einer Weise berichtet wurde, als handle es sich um einen ziemlich gegenständlich aufgefaßten Fremdkörper, der aus unerklärlichen Ursachen und auf unbekanntem Wege durch das Medium des designierten Patienten in die Gemeinschaft eingedrungen sei, ganz wie eine rätselhafte Besessenheit, eine Marienerscheinung, eine Art psychologisches Ufo. Der Patient selbst, ruhender Pol des ganzen Spektakels, machte einen äußerst gelassenen Eindruck und berichtete sehr sachlich: Sein Bericht war offensichtlich nicht im eigentlichen Sinne als Selbstbericht angelegt, sondern erzählte recht gekonnt das kollektive Gesamtgeschehen aus einer seltsamen, leicht privilegierten Perspektive, etwa wie ein Starreporter, der als Frontberichterstatter direkt aus dem Kampfgebiet berichtet. Das ganze Dorf befand sich im Kriegszustand mit einem Suizidgedanken. Sein Begleiter dagegen wirkte eher aufgeregt und umtriebig, schien sich aber in seiner Aufgeregtheit zu gefallen, von einer echten Sorge um den suizidgefährdeten Freund war dabei aber nichts zu spüren. Die psychologischen Mutmaßungen, die innerhalb des Retterkollektivs kursierten, bewegten sich auf dem Niveau einer durchschnittlichen Talkshow, die sich mit menschlichen Erfahrungen befaßt, ich bekam also nur Unsinnsproduktionen von allergrößter Beliebigkeit aufgetischt. Beide, der Patient und der das Retterkollektiv repräsentierende Begleitschutz versuchten in schöner Einhelligkeit das dörfliche Suizidspektakel auf die Praxis auszuweiten und mich in das Retterkollektiv einzuspannen. Ein Rekrutierungsversuch, sozusagen. Zunächst setzte ich den Begleiter vor die Tür.

Der Suizidgedanke schwebt in einem Vakuum

In dieser und weiteren vier, schnell aufeinander folgenden Sitzungen setzte ich mich dann mit dem Patienten selbst auseinander, was schließlich zu einem seltsamen Endresultat führte: Je mehr ich mich mit dem Patienten beschäftigte, je näher ich ihm zu kommen schien, desto unkenntlicher wurde er als Person. Sein Leben schien nur aus Konkretionen, d. h. Dingen, Einzelereignissen, Gedanken usw. zu bestehen, die stellenweise immer wieder einen personalen Zusammenhang anzudeuten schienen, der jedoch bei näherer Betrachtung ein ums andere Mal wieder zerfiel, sich sozusagen in Luft auflöste. Der ursprüngliche soziale Rückzug wurde vom Patienten mit aller Konsequenz als sinnloses Ereignis dargestellt, ebenso der Suizidgedanke, der in seiner ganzen Zusammenhangslosigkeit wie eine rätselhafte Ikone unbeschädigt aufrechterhalten wurde. Während die sonstigen „Bestandteile" dieser Person auffällig unkoordiniert durch den psychischen bzw. kommunikativen Raum schwebten, wurde der eigenartig abstrakt wirkende Suizidgedanke in identischer, nie abgewandelter Form vom Patienten festgehalten, als ob sich seine persönliche Existenz von nun an widerstandslos um diesen Suizidgedanken herum (und sonst nichts) anordnen sollte. Der implizite Vorschlag des Patienten lief hinaus auf eine dauerhafte suizidale Lebensordnung. Auch nach der fünften Sitzung schien es noch immer so, als wollte er an dieser suizidalen Idee, die als annähernd punktförmiger Partikel in einem personalen Vakuum schwebte, auf alle Ewigkeit festhalten. Der Patient schien keine authentischen Beziehungen im eigentlichen Sinne zu haben oder jemals gehabt zu haben, weder zu den Mitgliedern des Retterkollektivs noch zu irgendwelchen Verwandten. Dieser Patient jedenfalls, der sich zunächst aus dem Kollektiv zurückzieht, um sich dann per Suizidgedanken wieder ins Spiel zu bringen, demonstriert eine Beliebigkeit und Willkür der Symptomproduktion, die aus jedem nur erdenklichen biographischen oder personalen Bedeutungsmuster herausfällt. Eine Psychologie aber, die derartige außerbiographische Ereignisse beschreiben könnte, ist noch nicht in Sicht.

Kranke Normalität? Abnorme Gesundheit?

Die seltsamen Begegnungen, die ich skizziert habe, beschreiben Alltagserfahrungen mit einem weitgehend angepaßten, sozial wie beruflich effizienten Menschentypus, der von der Mehrheit seiner Mitmenschen als mehr oder weniger normal wahrgenommen bzw. eingeschätzt wird und nur selten als Patient in den psychotherapeutischen Institutionen und ihren Statistiken auftaucht. Der eine oder andere psychotherapeutische Experte wird gelegentlich von diffusen Ahnungen befallen, daß es einen massenhaft auftretenden besonderen Menschentypus geben könnte, der sich gerade dadurch auszeichnet, daß er nur selten die Schwellen der therapeutischen Institutionen überschreitet, zumindest nicht als Patient, und trotzdem vielleicht als schwerwiegend gestört, z. B. als dauerhaft psychotisch eingestuft werden müßte.

Wir haben es mit einem Phantom zu tun, dessen schattenhafter Status sich einer gesamtgesellschaftlichen Verleugnungsanstrengung verdankt, d. h. wir alle tragen unseren Teil dazu bei, daß dieser Menschentypus in einem seltsamen Halbdunkel verborgen verbleibt. Diese kollektive Verdunkelungsanstrengung wird unter anderem auch gesteuert von einer gemeinsamen Hintergrundideologie, die zu den zentralen Heiligtümern des modernen Alltagslebens und der modernen Psychopathologie bzw. Psychotherapie zählt. Diese Ideologie und die daraus abgeleitete Praxis definieren psychische Gesundheit bzw. Krankheit anhand einer ziemlich groben Faustregel: Wer sich anzupassen weiß und sozial wie beruflich effizient funktioniert, kann nicht allzu krank sein ... und muß deshalb einigermaßen gesund sein. Dieses „Anpassungs-Effizienz-Kriterium der psychischen Gesundheit" kommt z. B. routinemäßig in der Therapieerfolgskontrolle zum Einsatz. Nicht nur die Alltagserfahrung, auch die psychotherapeutische Erfahrung weiß seit langem und so sicher wie man nur etwas sicher wissen kann, daß einerseits schwerste psychische Krankheit (z. B. ein umfassender und chronischer psychotischer Prozeß) weitgehend konfliktfrei mit perfekter Anpassung und beruflich-sozialer Effizienz einhergehen kann, daß andererseits ausgesprochen gesunde, vollständige und widerstandsfähige Persönlichkeiten unter gewissen Umständen sich sehr unangepaßt verhalten „müssen", beruflich-soziale Ineffizienzen entwickeln und auch katastrophal scheitern können.

Unter bestimmten Umständen sind glatte Anpassung und Effizienz tatsächlich erste Hinweiszeichen auf das Vorliegen einer schwerwiegenden psychischen Krankheit. Aus der Tatsache, daß es sich bei den „seltsamen Begegnungen" um Begegnungen mit einem eher unauffälligen, d. h. angepaßt-effizienten Menschentypus handelt (chronische Nichtpatienten sozusagen), läßt sich noch lange nicht schlußfolgern, daß wir es hier mit psychisch einigermaßen intakten Personen zu tun hätten. Wir haben allen Grund zu der Annahme, daß die Seltsamkeit dieser seltsamen Begegnungen beispielsweise mit einem verdeckten psychotischen Prozeß zusammenhängen könnte. Ganz fern am Horizont unserer psychopathologischen bzw. psychotherapeutischen Denkwelt mag die etwas ungemütliche Erkenntnis heraufdämmern, daß unsere psychotherapeutischen Institutionen in Wirklichkeit nur einen winzigen Bruchteil der tatsächlich vorhandenen Gesamtmasse an schwerer und schwerster Psychopathologie zu Gesicht bekommen, daß also die Institutionen ihren eingeengten Blick starr auf die Spitze des Eisbergs fixiert halten, während ihnen der gewaltige, eindeutig psychopathologische (z. B. auch psychotische) Sockel vollkommen entgeht. Anders gesagt: Die institutionelle Psychopathologie hat es womöglich nur mit einem winzigen und untypischen Ausschnitt aus dem Gesamtspektrum schwerer und schwerster Formen von Psychopathologie zu tun. Vielleicht brauchen wir genauere Kenntnisse über die institutionell nicht erfaßten, womöglich repräsentativen psychischen Krankheitsformen, um die nicht repräsentativen Formen, die in den Institutionen auftauchen, besser erklären und korrekt systematisieren zu können.

Die Fachliteratur: Ein Zerrspiegel

Die seltsamen Alltagsbegegnungen, wie sie oben skizziert wurden, begannen sich jedenfalls zu häufen und machten mir einiges Kopfzerbrechen. Als besonders irritierend erwies sich der dumpfe Eindruck, daß manche dieser offensichtlich angepaßten und effizient funktionierenden Personen in schwer faßbarer Weise so unendlich viel kränker zu sein schienen als manche Psychotiker, die mir im klinischen Kontext begegnet waren. Von Selbstzweifeln getrieben, suchte ich bei anderen Menschen, auch Kollegen, eine Bestätigung meiner Wahrnehmungen und Beobachtungen und bekam zunächst nur äußerst dürftige Rückmeldungen. Ich griff schließlich auf die Fachliteratur zurück, um meine eigenen Erfahrungen und das, was mir gelegentlich aus zuverlässiger Quelle zugetragen wurde, besser einordnen zu können. Ich landete sofort und automatisch im Borderlinefeld. Die seltsamen Begegnungen hatten natürlich etwas mit dem Borderlinephänomen zu tun. Bei dem Menschentypus, der die zuvor beschriebenen diffusen Irritationen und massiven Mißempfindungen auslöste, handelte es sich allem Anschein nach um Borderlinepersonen. Sehr schnell stellte sich jedoch heraus, daß die gängigen Darstellungen der Borderlineproblematik die sehr spezifischen Erfahrungen, die ich und andere im Verlauf jener seltsamen Begegnungen gemacht hatten, nur in sehr bruchstückhafter, verzerrter Form oder überhaupt nicht enthielten. Einige qualvolle Monate lang versuchte ich ernsthaft und mit aller Gewalt, meine eigenen Erfahrungen in die gängigen Erklärungsmuster buchstäblich hinein zu pressen, aber das war nicht möglich, ohne diese überwiegend subtil vermittelten, zugleich jedoch massiven und prägnanten Erfahrungen erklärungstechnisch aufzulösen und damit „zum Verschwinden zu bringen". Eins wußte ich sicher: Es ist nicht die Aufgabe von Theorien bzw. Erklärungssystemen, signifikante Erfahrungswerte zu pulverisieren, zu zerstören. Erklärungssysteme müssen ganz im

Gegenteil dabei behilflich sein, solche signifikanten Erfahrungen anzubahnen, zu ordnen und in einen sinnvollen Zusammenhang zu bringen. Die Theorie hat der Erfahrung zu dienen und nicht umgekehrt.

2 Das totalsimulative Phänomen

Das Borderlinephänomen: Kritischer Überblick

Weder-noch: Der ewige Grenzfall

Borderline heißt nichts anderes als Grenzfall. Das fragliche Phänomen läßt sich nicht eindeutig zuordnen, es zeigt gleichzeitig Merkmale von zwei eigentlich exklusiv gedachten Krankheitseinheiten. Die Experten haben also ein differential-diagnostisches Problem, und das ist zunächst nichts Ungewöhnliches, weder in der Theorie noch in der Praxis. Borderline heißt also im Klartext: „Ein Patient, der sich partout nicht in unser wunderbares Klassifikationsschema hineinpressen läßt". Liegt das nun am Patienten oder am Klassifikationsschema? Einerseits eine Peinlichkeit, anderseits ein Bekenntnis: Die Namensgebung als öffentliches Eingeständnis, daß das Klassifikationssystem mit einem sehr grundsätzlichen Defekt behaftet sein könnte und daß der Borderlinepatient diesen theoretischen Defekt sozusagen immer wieder berührt und offenlegt. Das Borderlineproblem läßt sich allerdings nicht als gewöhnliches differential-diagnostisches oder klassifikatorisches Problem behandeln, es ist das differential-diagnostische bzw. klassifikatorische Problem schlechthin. Das Borderlinephänomen greift nämlich eine Stufe tiefer an, es ist ein sehr direkter und massiver Angriff auf die zentrale Differenz der modernen Psychopathologie: Neurose vs Psychose. Diese traditionelle Differenz trennt nicht nur den Gegenstandsbereich der Psychopathologie in zwei erfahrungsmäßig ermittelte Ereignisklassen, die man sich als tatsächlich existierende und grundverschiedene Krankheitseinheiten vorstellt. Die Neurose-vs-Psychose-Dichotomie liefert auch den Grundriß, auf dem zwei große und komplexe professionelle bzw. institutionelle „Welten" errichtet sind, die Welt der Psychotherapie im engeren Sinne und die Welt der Psychiatrie als Fachgebiet der Medizin.

Neurose vs Psychose: Realität und Realitätsverlust

Die Neurose-Psychose-Dichotomie liefert nicht nur den Grundriß der psychiatrisch-psychotherapeutischen Welt und ihrer institutionellen Ordnung, diese Dichotomie ist aufs engste verknüpft mit dem Realitätsbegriff der modernen westlichen Zivilisation. Kommt es zu einer grundsätzlichen und allgemeinen Bestimmung der Differenz Neurose-vs-Psychose, so wird diese regelmäßig am unterschiedlichen Realitätsbezug des Neurotikers bzw. Psychotikers festgemacht: Während der Neurotiker sich durch eine „ungestörte Realitätswahrnehmung" auszeichnet und „im allgemeinen seine krankhaften subjektiven Erfahrungen und Phantasien nicht mit der äußeren Realität verwechselt", kann beim Vorliegen einer Psychose „der Realitätsbezug erheblich gestört" sein (H.-J. Möller 1997). Hier treffen sich Psychopathologie und Alltagsverständnis: Mit der Psychose entfernt sich der Betroffene aus einer gemeinsamen Erfahrungswelt, seine psychotische Erfahrungswelt verstößt gegen die gemeinsamen Realitätsstandards, er lebt ganz oder teilweise in einer anderen Welt, einer eigenen Realität. Die ungebrochene Faszination des Borderlinephänomens, das uns ja zunächst als Grenzfall, d. h. als psychopathologisches

Zwitterphänomen entgegentritt, resultiert nicht zuletzt aus der Ahnung, daß es der Borderlinekranke auf noch ungeklärte Weise schafft, seine psychotische Eigenrealität dauerhaft an unsere gemeinsamen Realitätsstandards anzupassen und beides (psychotische Eigenrealität und Beherrschung der gemeinsamen Realitätsstandards) miteinander zu kombinieren. Die Entschlüsselung des Borderlinephänomens steht und fällt jedenfalls mit unserer Definition des Psychotischen und dem Realitätsbegriff, den wir dabei zur Anwendung bringen. Kurzum, das Borderlinephänomen stellt nicht nur die Psychopathologie auf eine harte Probe, es prüft auch unseren gemeinsamen Realitätsbegriff.

Realität. Welche Realität?

Unsere gemeinsamen gelebten Realitätsstandards werden von einer objektiven bzw. objektivistischen (wenn man so will wissenschaftlichen oder verwissenschaftlichten) Vorstellung von Realität beherrscht: Erst durch die Gegenüberstellung von objektiven und subjektiven Erfahrungsweisen innerhalb dieser (verwissenschaftlichten) objektivistischen Superstruktur rückt unsere ganz gewöhnliche, dezidiert nicht-psychotische subjektive Eigenrealität plötzlich in die etwas ungemütliche Nachbarschaft der psychotischen Eigenrealität und kann dann, aus der Perspektive der objektiven Superstruktur, kaum noch von ihr unterschieden werden. Die objektivistische Superstruktur umklammert beide Formen der Subjektivität, die psychotische und die gesunde, und verdächtigt bzw. diskreditiert sie gleichermaßen als minderwertige ("nur subjektive"), eben nicht-objektive Erfahrungsmodi. Anders ausgedrückt: Im Rahmen der objektivistischen Superstruktur erscheinen beide Erfahrungsmodi, die psychotische und die gesunde Subjektivität als enge Verwandte, d. h. als mehr oder weniger unsichere und tendenziell irreale Formen der Subjektivität, wobei es den Anschein hat, als ob sich der psychotische Modus noch weitergehender als der nicht-psychotische von dieser objektivistischen Superstruktur abgelöst und teilweise sogar vollständig von ihr emanzipiert hätte. Experten und Laien neigen also gleichermaßen dazu, das Psychotische zu definieren als besonders krasse Abweichung von den Realitätsstandards der objektivistischen Superstruktur. Wir werden also den fundamentalen, erfahrungsmäßig und funktional sicher vorhandenen, aber zunächst schwer zu bestimmenden Unterschied zwischen psychotischer Eigenrealität und nicht-psychotischer Eigenrealität herausarbeiten müssen. Ohne einen hieb- und stichfesten Begriff von menschlicher Subjektivität und eine darauf aufbauende realistische Ich-psychologie ist dem Borderlinephänomen und der Psychose jedenfalls nicht beizukommen. Letztendlich, und hier stehe mit meiner Meinung nicht ganz alleine da, stellt das Borderlinephänomen, eben weil es die gängigen Realitätsstandards attackiert, vielleicht sogar unser modernes Menschenbild und damit unser Weltbild in Frage.

Der ewige Grenzfall in einer wuchernden Grauzone

Auch bei flüchtiger Durchsicht der Borderlineliteratur fällt auf, daß die schärfsten und interessantesten Analysen der Borderline Persönlichkeitsstörung diejenigen sind, die sich um eine Abgrenzung zur Psychose hin bemühen. Im Zuge dieser Abgrenzungsversuche werden immer wieder grundsätzliche Schwächen des gängigen Psychosebegriffs aufgedeckt, aber leider nicht behoben. Die Entschlüsselung des Borderlinephänomens, so scheint es, steht und fällt mit unserer Definition des Psychotischen, d. h. des „Verrückten", „Irren", „Wahnsinnigen". Die Mängel der traditionellen Neurose-vs-Psychose-Dichotomie haben im Kernbereich der Psychopathologie nicht nur eine ständig wachsende psychopathologische Grauzone entstehen lassen, dominiert von historisch wechselnden Leitbegriffen wie Charakterneurose, Psychopathie und (aktuell) Persönlichkeitsstörung, sondern auch eine tiefgreifende Konfusion im Grundsätzlichen erzeugt. Die sogenannten Persönlichkeitsstörungen werden etwa als eigenständige dritte Großkategorie aufgefaßt, wobei (z. B. im ICD der WHO) die umfassende Persönlichkeitsstörung alleine oder auch gleichzeitig mit einer Neurose bzw. Psychose auftreten darf. Die Borderlinekrankheit wird hier etwa als Subtyp der Impulsiven Persönlichkeit aufgefaßt (H.-J. Möller 1997). Persönlichkeitsstörungen, einschließlich der Borderlinekrankheit, dürfen anderseits auch umstandslos unter Neurose einsortiert werden, ganz im Sinne jener Charakterneurose der älteren psychoanalytischen Tradition (M. Ermann 1995). Die jüngere, ichpsychologisch inspirierte Psychoanalyse kann sich anderseits ein Kontinuum vorstellen, das sich entlang ihrer Konstruktionen (Abwehrmechanismen, Objektbeziehungen etc.) zwischen Neurose und Psychose erstreckt und die Borderlinestörung als eigenständiges Phänomen zum Verschwinden bringt: Das „Borderline" genannte Ereignis sitzt dann irgendwo in der Mitte einer Ergänzungsreihe und zeigt neurotische und zugleich psychotische Merkmale in unterschiedlichen Mischungsverhältnissen (S.M. Abend et al. 1983). Im international sehr einflußreichen US-amerikanischen DSM-IV (1996) kommt es schließlich zur Demontage der Neurose, die hier als eigenständige Kategorie keine erkennbare Rolle mehr spielt. Wir haben zwar die Auswahl, aber keine ausreichend soliden Kriterien um eine begründete Entscheidung zugunsten einer dieser interessanten Alternativlösungen zu treffen. Uns fehlt nämlich ein einigermaßen brauchbarer Psychosebegriff, eine genauere Bestimmung dessen, was den Kern des psychotischen Prozesses ausmacht.

100 Jahre Borderline: Ist die Psychoanalyse eine verdeckte Borderline-Psychologie?

Die Borderlinekrankheit gehört anscheinend zum Grundbestand menschlicher Möglichkeiten, und so kommt es, daß auch die moderne Psychotherapie i.e.S. schon in den Frühstadien ihrer systematischen Entwicklung immer wieder und ganz unvermeidlich mit dem Borderlinephänomen konfrontiert war. Unter den frühen Patienten Freuds finden sich zahlreiche Borderlinekranke. Rückblickend kann nicht einmal ausgeschlossen werden, daß es sich bei den hysterischen Frauen aus bürgerlichen und großbürgerlichen Kreisen, die den Aufstieg der Psychoanalyse als Prototyp der modernen Psychotherapie finanzierten, inhaltlich-methodisch inspirierten und entscheidend formten, tatsächlich überwiegend um Borderlinekranke handelte. Die Psychoanalyse selbst müßte dann von ihren Ursprüngen her als eine Art Borderline-Psychologie interpretiert werden, die den spezifischen Bedürfnissen und Möglichkeiten dieser Borderlineklientel wohl oder übel entgegenkommen und die Eigentümlichkeiten dieser Klientel in ihrem theoretisch-methodischen Apparat zwangsläufig aufnehmen und generalisieren mußte, so daß wesentliche Elemente der Borderlinestruktur unbemerkt in die universell angelegten psychopathologischen, psychologischen und anthropologischen Grundlagen des Freud'schen Entwurfs eindringen und sich dort festsetzen konnten.

Wenn wesentliche Elemente der Borderlinestruktur sich unbemerkt in den professionellen Arbeitsmitteln und Erkenntniswerkzeugen festgesetzt haben und dort als fehlerhafte Generalisierung, d. h. falsche Universalie schon stillschweigend enthalten sind, so entsteht eine zunächst unauflösbar erscheinende begrifflich-konzeptionelle Konfusion, die es praktisch unmöglich macht, die reale Borderlinestruktur „dort draußen in der Welt" korrekt wahrzunehmen und sicher zu identifizieren. M.a.W.: Das, was in meiner Theorie als selbstverständliche Universalie schon enthalten ist, kann ich dort draußen in der Welt nicht mehr als fragwürdige Besonderheit identifizieren. Das ist vor allem deshalb von Bedeutung, weil psychoanalytisches Gedankengut späterhin das psychopathologische Denken überhaupt stark beeinflussen und sich auch in der objektiv-wissenschaftlichen Psychopathologie und ihrem Borderlinekonzept niederschlagen wird.

Neurose vs Wahnsinn, Psychotherapie vs Irrenwesen

Obwohl viele Hysterikerinnen der Jahrhundertwende auch unübersehbar psychotische („wahnsinnige") Symptome zeigten und aus heutiger Perspektive als Borderlinekranke klassifiziert werden müßten, wurde diese Patientengruppe dem sich allmählich herausbildenden spezifisch psychotherapeutischen Gegenstandskatalog zugeschlagen, durchgängig als neurotisch klassifiziert und in deutlicher Abgrenzung zum psychotischen Spektrum behandelt. Borderlinekranke wurden also grundsätzlich so behandelt als ob sie Neurotiker wären. Anders ausgedrückt: Die Psychoanalyse selbst hat sich von Anbeginn an bevorzugt in jener Grauzone zwischen Neurose und Psychose bewegt, in der auch der Borderlinekranke zuhause ist.

Die Herstellung von Grauzonen

Es lag im Interesse des Gründers (Freud), das neuartige Dienstleistungsangebot für einen möglichst großen Kreis von potentiellen Kunden offen zu halten: Eine scharfe Abgrenzung der neurotischen Welt zum Psychotischen hin stand offenbar nicht auf der Tagesordnung, weshalb der kooperative Borderlinepatient umstandslos dem neurotischen Spektrum zugeordnet wurde. Die Grenze des Neurotischen zum psychisch Gesunden hin wurde ebenfalls vollständig unterminiert, und zwar durch eine in ihrer Radikalität nicht mehr steigerbare theoretische Pathologisierung des psychisch Gesunden selbst, wobei dieses Gesunde laut Freud nur noch als flüchtige und durch irgendwelche glücklichen Zufälle zustande gekommene Variante der a priori durch und durch kranken menschlichen Grundverfassung aufgefaßt werden durfte (pathomorphes Denken). Zu den potentiellen Kunden der Psychoanalyse zählte also insbesondere der psychisch gesunde Mensch, der seinerseits, nicht anders als der schwer leidende Neurotiker, einem mit borderlinespezifischen, d. h. tendenziell psychotischen Elementen durchsetzen Neurosenkonzept unterworfen wurde.

Rituelle Transformationen

Diese Ausgangsbedingungen des Freud'schen Entwurfs sind eine der Hauptursachen für ausgesprochen verhängnisvolle Entdifferenzierungsprozesse, die in der modernen Psychotherapie und der von ihr stark beeinflußten modernen, auch wissenschaftlichen Psychopathologie zumindest im Sinne einer systematischen Unschärfe bis heute nachwirken. Die psychoanalytische Redekur ist von ihren theoretischen Grundlagen her und auch in ihrem konkreten Procedere an sich unfähig und unwillig, einen intelligenten und kommunikativ einigermaßen geschickten Psychotiker (praktisch absolut analysefähig) als solchen, d. h. als Psychotiker zu identifizieren. Sollte ein derartiger Patient als das identifiziert werden, was er tatsächlich ist, so beruht diese Erkenntnisleistung des Psychoanalytikers regelmäßig auf außer-psychoanalytischen, nicht-psychoanalytischen Faktoren. Die Psychoanalyse und die moderne Psychopathologie enthalten diesen Fall „eigentlich" nicht, zumindest nicht in ausreichend systematisierter Form, sondern nur als kurioses, eher belächeltes Ausnahmeereignis. Dieser Fall ist traditionell nicht vorgesehen, weil der intelligente und kommunikativ geschickte Psychotiker sich in seiner spezifischen Vorgehensweise kaum noch vom praktizierenden Durchschnitts-Psychoanalytiker oder einem strikt objektiv-wissenschaftlich operierenden Psychiater unterscheidet. Man amüsiert sich allenfalls über den ungeschickt objektivierenden Psychotiker, der die professionelle Erkenntnistechnik zu offensichtlich karikiert. Dem geschickt objektivierenden Psychotiker, der die professionellen Objektivierungen seines Behandlers gut beherrscht, schreibt man anderseits vielleicht eine günstige quasi-neurotische Prognose zu.

Freud selbst hat sein Kunstprodukt Psychoanalyse und die darin transportierten Normalisierungsrituale auch gegen massive und sehr persönliche Eigenerfahrungen abgeschottet, was sich am Fall Wilhelm Fließ demonstrieren läßt, seinem besten Freund, Diskussions- und Briefpartner über viele Jahre.

Freuds bester Freund ... ist psychotisch und mißbraucht das eigene Kind?

Die Freud'sche Psychoanalyse ist im wesentlichen, insbesondere was die „infantile Sexualentwicklung" anbelangt, in einem Zeitraum entstanden als Freud in intensivem persönlichen Austausch mit einem intelligenten Psychotiker stand, einem Mann, der aller Wahrscheinlichkeit nach den eigenen Sohn, vermutlich in den ersten drei Lebensjahren, mißhandelt und sexuell mißbraucht hat (J.M. Masson 1995). Es handelt sich um Wilhelm Fließ.

Freud als Theoretiker der „kindlichen Sexualität" hat schließlich eine Position bezogen, die sich mit der impliziten Sexualtheorie des W. Fließ als einem, wenn man so will, experimentellen Praktiker der „kindlichen Sexualität", weitgehend decken dürfte und seine eigene ursprüngliche Verführungstheorie (Mißbrauch erzeugt traumatische Neurosen) aufgegeben, und zwar gegen alle Erfahrungswerte, mit denen er schon während seines Studienaufenthalts in Paris ganz unvermeidlich konfrontiert war (J.M. Masson 1995). Letztendlich, wir können das Endresultat kaum anders interpretieren, scheint sich Freud in dieser Frage eher den psychotischen Phantasmen eines mißbrauchenden Sexualpraktikers (W. Fließ) angenähert zu haben, der sich als passendes, psychotisch komplementäres Gegenstück zu seinen Vergewaltigungspraktiken womöglich ein frühkindliches aggressives Sexualmonster polymorph-perversen Zuschnitts konstruiert, das seinerseits die nähere Umgebung völlig hemmungslos sexuell in Besitz nehmen und zu diesem Zweck verführen möchte, was lediglich durch eine gewisse Unreife der körperlichen Ausstattung einschließlich der sexuellen Vollzugsorgane ein wenig behindert wird. Der mittels adultomorpher und pathomorpher Denkfiguren sexualisierte und pervertierte Säugling jedenfalls stellt eine tendenziell mißbrauchsorientierte Fiktion dar, die auf den Säugling projiziert wird. Derartige Projektionen kennen wir aus der psychotischen Erfahrungswelt und sie machen eigentlich nur innerhalb dieser Erfahrungswelt Sinn. An der mißbrauchsfreundlichen Tendenz dieser psychoseförmigen Projektion ändert sich auch dann nichts, wenn der nur theoretisch Projizierende den Mißbrauch aus anderweitigen, moralischen Gründen ablehnt.

In dieser seltsamen Gedankenwelt von S. Freud, die sich in ihrem Kern von der Gedankenwelt eines Sexualpraktikers vom Typus W. Fließ kaum noch unterscheiden läßt, ist es dann nicht weiter verwunderlich, daß sogar angesehene wissenschaftlich bzw. ärztlich-psychotherapeutisch tätige Männer wie W. Fließ dieser polymorph perversen Urgewalt des Kindes bei Gelegenheit, vielleicht aufgrund einer gewissen „moralischen Schwäche", erliegen. Diese theoretisch-fiktive Aufladung der kindlichen Erfahrungswelt mit sexuellen Motiven, die der deutlich andersartigen Erfahrungswelt des kranken Erwachsenen entstammen, hatte tatsächlich katastrophale Folgen: Die neu entstandene Dienstleistungsbranche Psychotherapie versuchte späterhin mit aller Macht und nach allen Regeln der Kunst, den kindlichen Mißhandlungs- und Mißbrauchsopfern, die als Erwachsene in Behandlung kamen, das Erlittene auszureden, die tatsächlich gemachte Erfahrung zu derealisieren und dadurch im Patienten eine Art artifizielles „wissenschaftliches" Depersonalisations-Syndrom zu installieren und zu verewigen. Während unzählige Opfer systematisch in eine tendenziell wahnsinnige, d. h. psychosenförmige Position manövriert wurden, verschwand die massenhafte Realität von Kindsmißhandlung und Kindsmißbrauch für weit mehr als ein Halbjahrhundert im wissenschaftlich-professionellen Halbdunkel.

Die Urszene des Borderlineproblems

Fest verankert und gleichzeitig versteckt im Fundament der Freud'schen Entwurfs finden wir also ein sehr spezifisches Element des Borderlineproblems, das Thema der Kindsmißhandlung und des Kindsmißbrauchs, und zwar in Gestalt einer Theorie der „kindlichen Sexualität". Das Mißbrauchsmotiv tritt hier allerdings in einer verhüllten, weil psychotisch verdrehten, geradezu ins Gegenteil verkehrten Version auf. Freud läßt den Vergewaltiger als kausale Figur weitgehend von der Bildfläche verschwinden, stattet aber im Gegenzug das Kind mit einer polymorph-perversen Sexualität aus, so daß spätere, alptraumhaft verzerrte Erinnerungsfetzen der Mißbrauchsopfer ganz folgerichtig als kindliche Wunschphantasien „gedeutet" werden müssen. Im Klartext: Das Kind „wünscht" mit Erwachsenen „sexuell" zu verkehren, d. h. vergewaltigt zu werden. Der Psychotiker konstruiert sich hier ein gleichwertiges Sexualobjekt, das so ausgestattet ist wie er selbst, nämlich pervers und destruktiv. Diese Art von Projektion und der tatsächliche Mißbrauch, der von derartigen Projektionen gesteuert wird, repräsentieren jedenfalls kein primär moralisches, sondern ein psychosenimmanentes Problem.

Der wahrscheinlich vom eigenen Vater mißbrauchte und schwer mißhandelte Sohn des besten Freud-Freundes W. Fließ, Robert Fließ, wurde später selbst Psychoanalytiker und hat sich intensiv mit schweren psychotraumatischen Prozessen auseinandergesetzt. Seinen Vater ordnet er offenbar (ich zitiere hier Masson 1995), einem Psychotikertypus zu, der gesellschaftlich vollkommen (!) angepaßt sei, „auf die Außenwelt den Eindruck einer normalen Person" mache (!) und „sogar ein bedeutender Wissenschaftler sein" könne (!). Robert Fließ spricht von der „unglaublichen Häufigkeit" (!) dieser Form der Psychose (!) und geht davon aus, daß alle (!) schweren Neurosen auf extrem traumatischen, frühkindlichen Gewalt- und Mißbrauchserfahrungen beruhen, die regelmäßig (!) von genau diesem Psychotikertypus ausgingen, d. h. von zumindest einem Elternteil bzw. von Dritten, die durch einen psychotischen Primärversorger dieses Typs dazu angestiftet werden.

Freud war also schon sehr früh, und zwar in Gestalt seines jahrelang besten Freundes W. Fließ sehr direkt, sehr intensiv und sehr persönlich mit genau jenen Faktoren konfrontiert, die die Essenz des Borderlineproblems ausmachen. Freuds Reaktion auf diese wohl damals schon seltsamen Erfahrungen mit Fließ ist paradigmatisch für alles, was die nächsten hundert Jahre folgen sollte, seine Grundhaltung nimmt die offizielle, d. h. wissenschaftlich-professionelle Haltung 20. Jahrhunderts vorweg. Freuds Antwort kann als konsequente Nullreaktion beschrieben werden, die Erfahrung mit W. Fließ geht nämlich nirgends in erkennbarer Weise in das Freud'sche Theoriegebäude ein. Was wir bei Freud völlig vermissen, ist das „Erfassen aus der Beziehung", d. h. das Pendant zu jenem „Praecoxgefühl" bzw. „Praecoxerlebnis", welches dem authentischen Behandler das Vorhandensein eines psychotischen Prozesses signalisiert (J. Glatzel 1981): Auch die beziehungsmäßige Erfassung des „schizoiden Psychopathen" äußert sich nämlich in einem charakteristischen „Gefühl" bzw. „Erlebnis", das wir später als „psychoallergischen Reflex" bezeichnen und näher analysieren werden. Das brauchte uns nicht weiter zu interessieren, wenn nicht der Freud'sche Entwurf selbst einen erheblichen, in Einzelheiten kaum noch nachvollziehbaren Einfluß ausgeübt hätte auf die Entwicklung der wissenschaftlichen Psychopathologie und das psychopathologische Denken überhaupt, insbesondere auch auf die Formulierung des Borderlineproblems und den Umgang mit Borderlinepatienten. Ein Borderline-Binnenzirkel baut sich hier vor unseren Augen auf: Aktuelle Patienten vom W. Fließ-Typus werden mit Hilfe von Theoriewerkzeugen beschrieben, erklärt und behandelt, die ebensogut aus der psychotischen Werkstatt eines Vertreters dieses Typus stammen könnten! Die Krankheit erklärt sich gewissermaßen selbst und als Relaisstation dieses zirkulären Selbsterklärungsmechanismus fungiert Freud und die psychoanalytische Theorie, die ein zentrales Element dieser Krankheit unbesehen in sich aufgenommen hat.

Der Borderlinediskurs wurde und wird nach wie vor von psychoanalytischem Gedankengut stark beeinflußt, wenn nicht beherrscht. Das W. Fließ-Phänomen und die damit zwangsläufig einhergehenden seltsamen Begegnungen mit ihren diffusen Irritationen und Mißempfindungen treten nach wie vor mit einer „unglaublichen Häufigkeit" (R. Fließ) auf und werden nach wie vor, noch hundert Jahre später, mit ebenso unglaublicher Hartnäckigkeit ignoriert, auch und gerade von psychoanalytisch orientierten Experten. Die Männerfreundschaft Freud-Fließ darf als Urszene und Nucleus des wissenschaftlich-professionellen Borderlineproblems betrachtet werden: Alle zentralen Faktoren des Borderlineproblems, mit denen wir uns noch heute herumschlagen müssen, sind hier schon präsent und voll in Aktion. Aus dieser Urszene heraus, die ja die letzten hundert Jahre unbeschädigt und unangefochten überstanden hat, entfaltete sich nach und nach das wissenschaftlich-professionelle Borderlinefeld in seiner ganzen Komplexität und Konfusion. Diese Urszene wurde jedoch niemals wirklich angetastet.

Ein kleiner Zeitsprung: Kernberg

Wir machen einen kleinen Zeitsprung in das Jahr 1975. Das ganze Feld der theoretischen und praktizierten Psychopathologie (Psychiatrie, Psychotherapie, Psychoanalyse) hat sich inzwischen, zumindest dem äußeren Erscheinungsbild nach, radikal gewandelt. 1975 veröffentlicht der Psychoanalytiker Otto Kernberg mit „Borderline-Störungen und pathologischer Narzißmus" die bedeutendste Einzelleistung im gesamten Borderlinediskurs. Kernberg beschreibt die Borderline Persönlichkeitsstruktur (borderline personality orga-nization) als eigenständige Krankheit „zwischen Neurose und Psychose", die eine dritte Großkategorie im Kernbereich der Psychopathologie begründet, gleichrangig neben der neurotischen und der psychotischen Persönlichkeits-struktur bzw. „Persönlichkeitsorganisation". Die Antisoziale Persönlichkeit etwa wird als eine mögliche Manifestation der Borderline Persönlichkeitsstruk-tur verstanden, als eine Variante innerhalb des Borderline Gesamtspektrums. Die Borderline Persönlichkeitsorganisation wird dabei derart großzügig defi-niert (laut J.G. Gunderson 1984), daß sie als Grundstörung „alle Hauptformen der Charakterpathologie" (Persönlichkeitsstörungen) und bis zu 40% der „psychiatrischen Population" hervorbringt, wobei mindestens „15% der Gesamtbevölkerung", und zwar unabhängig davon, in welcher Form sich die zugrundeliegende Borderlinestruktur im Einzelfall manifestiert, tatsächlich als borderlinekranke Personen aufgefaßt werden müssen. Vieles spricht dafür, daß die von Kernberg auf psychoanalytischem Wege ermittelten Endresultate der Realität entsprechen. Die wahrscheinlich richtigen Endresultate bedeuten aber nicht, daß die Theorie, in diesem Fall das psychoanalytische Instrumenta-rium Kernbergs, richtig sein müßte. Der weltweite Erfolg des Kernberg-Kon-zepts beruht vielleicht auf seiner, wenn man so will, hohen Trefferquote, denn das Konzept trifft, allerdings in ziemlich spektakulärer Weise, gewisse schwer faßbare Realitäten, die eher geahnt werden als gewußt sind.

„Kernberg geht von der Annahme aus, daß frühe orale Traumata (die er nicht weiter spezifiziert) im Kinde eine exzessive Enttäuschungsaggression auslösen, welche im Rahmen einer phasenadäquaten Entwicklung nicht zu bewältigen ist. Die Borderline-Entwicklung ergibt sich ... dann aus der spezifi-schen Art und Weise, in der das Kind dieser Aggression zu begegnen ver-sucht." (C. Rohde-Dachser 1991). Beim Versuch, diese überwältigende Erfah-rung zu verarbeiten, entsteht eine „relativ spezifische und auffallend stabile pathologische Ichstruktur" (Kernberg 1975). Die borderlinespezifische Ich-pathologie wird hauptsächlich auf der Ebene der Ich-Abwehrmechanismen formuliert: Der „archaische" Mechanismus der Spaltung liegt hier, so Kern-berg, allen anderen Abwehrmechanismen zugrunde und dient v.a. dem Aggressionsmanagement, d.h. dem Versuch, das Gute durch aktive Abspal-tung vor den eigenen archaischen Aggressionen zu retten. Auf dieser Basis (ich vereinfache hier grob und interpretiere sehr freizügig) entsteht dann durch Generalisierung dieser strikten Gut-Böse-Dichotomie die umfassende Schwarz-Weiß-Erfahrungswelt des Borderlinekranken und eine damit korre-spondierende, ebenfalls umfassende Ichstruktur.

Niemand scheint der Realität der Borderlinekrankheit insgesamt in all ihren Erscheinungsformen näher gekommen zu sein als Kernberg, er steht, und wir spüren das immer wieder sehr deutlich bei der Lektüre seiner Arbeit, kurz vor der Auflösung des Borderlinerätsels, schreckt aber vor dem letzten Schritt zurück. Um diesen letzten Analyseschritt zu tun, müßte er gewisse teilweise verdeckte psychopathologische, psychologische und anthropologische Vor-aussetzungen der psychoanalytischen Orthodoxie auflösen, die trotz aller neofreudianischen (v.a. ichpsychologischen) Über- und Anbauten auch in sei-nem Denken wirksam geblieben sind. Die Erkenntnis des eigentlichen Bor-derlinedilemmas, in dem der Patient selbst feststeckt, wird also überlagert von einem anderen, wissenschaftlich-professionellen Dilemma, in dem der Psy-choanalytiker feststeckt. Beide Dilemmata zusammen ergeben jene Konfu-sion, die insbesondere für die psychoanalytische Borderlinetradition so bezeichnend ist. Der Psychoanalytiker, der die Borderlinekrankheit korrekt entschlüsselt, müßte zu diesem Zweck die Psychoanalyse verlassen und damit sich selbst als Psychoanalytiker auflösen. Und das wäre wohl zu viel verlangt.

Der Marktführer: Die Borderline Persönlichkeitsstörung des DSM-IV (1996)

Das Borderlinesyndrom (Borderline Persönlichkeitsstörung) der stark psycho-analytisch beeinflußten US-amerikanischen Psychiatrie, wie es im Diagnostic and Statistical Manual of Mental Disorders der American Psychiatric Association (DSM-IV 1996) beschrieben wird, beherrscht inzwischen die Borderline-forschung, die therapeutische Praxis und die eher populären Darstellungen der Borderlineproblematik, und das nicht ganz zufällig. Das Syndrom erfaßt tatsächlich die besonders auffälligen, störenden und zugleich relativ einfach objektivierbaren Oberflächensymptome, die regelmäßig zum Anlaß und Gegenstand einer stationären psychiatrischen Behandlung werden, verfehlt aber die ganze Vielfalt der ebenfalls relativ einfach objektivierbaren Erschei-nungsformen, mit denen diese Persönlichkeitsstörung in der ambulanten psy-chotherapeutischen Situation vorstellig wird. Das statisch formulierte Konzept der Borderline Persönlichkeitsstörung des DSM-IV blendet also den höchst signifikanten Prozeßaspekt der Borderlinekrankheit vollkommen aus, der hier nur noch als diffuse Instabilität überlebt, und reduziert die unüberschaubare Vielfalt der objektivierbaren Erscheinungsformen auf ein relativ einfach objektivierbares Syndrom, das insbesondere den Bedürfnissen und Hand-lungszwängen der stationär-psychiatrischen Situation entgegenkommt. Trotz aller Defekte, die diesem Konzept anhaften, hat sich dieses griffige Syndrom als brauchbare Arbeitsgrundlage in einem insgesamt konfusen und unüber-schaubaren Diskurs durchgesetzt, es steuert als Leitbild die Borderlinefor-schung und fungiert regelmäßig als betont wissenschaftlicher Bezugspunkt, wenn eine Popularisierung der Borderlinethematik versucht wird.

Instabilität und Impulsivität als falsche Leitmerkmale

Das DSM beschreibt die Borderlinekrankheit als „tiefgreifendes Muster von Instabilität in zwischenmenschlichen Beziehungen, im Selbstbild und in den Affekten sowie von deutlicher Impulsivität". Bei den Schlüsselbegriffen Insta-bilität und Impulsivität handelt es sich um pragmatische Reduktionismen, sie greifen einseitig jenen Pol der borderlinetypischen Gesamtdynamik heraus, der besonders auffällt, meist mit krisenhaft dramatischen Zuspitzungen asso-ziiert ist und oft zu stationär-psychiatrischen Behandlungen führt. Das bei zahlreichen Borderlinekranken absolut vorherrschende komplementäre Moment der Hyperstabilität, der Erstarrung und Festgefahrenheit, auch im tatsächlich gezeigten und relativ einfach objektivierbaren Verhalten, führt trotz seiner meist eindeutig pathologischen Qualität (z. B. extremer Leidens-druck, Suizidgefahr) so gut wie nie zu einer stationär-psychiatrischen Behandlung. Diese hyperstabile Seite der Gesamtdynamik bleibt quasi in der ambulanten psychotherapeutischen Situation hängen. Im Extremfall wird die stationär-psychiatrische Institution die Rückführung der krisenhaft zugespitz-ten Instabilität und Impulsivität in diesen hyperstabilen Ausgangszustand als Behandlungserfolg werten, sie muß sogar zu dieser Bewertung kommen, wenn sie ihr eigenes zentrales Instabilitäts-Impulsivitäts-Kriterium wirklich ernst nimmt: Der Patient wäre also von seinen instabilen und impulsiven Ver-haltensmustern weitgehend geheilt, fällt jedoch womöglich in jenen hyperstabilen Zustand zurück, aus dem er sich ursprünglich per Instabilität bzw. Impulsivität befreien wollte.

Ambulante und stationäre Welt: Kein Austausch

Der ambulante Behandler wiederum kennt (hoffentlich) den hyperstabilen Borderlinepatienten und seine Ausbruchsversuche, mit denen er sich selbst immer wieder in die Nähe einer stationär-psychiatrischen Krisenintervention manövriert. Die ambulante Perspektive zeigt uns also, ganz anders als die stationär-psychiatrische Sichtweise, unter anderem auch einen primär hyperstabilen Borderlinepatienten, der sich selbst aus Gründen, die eine genauere Untersuchung verdienen, aktiv und gezielt sekundär destabilisiert, weil er sozusagen unter einem Impulsmangel leidet und eben nicht an mangelhafter Impulskontrolle. Die unterschiedlichen Welten des stationären Irrenwesens und der ambulanten Redekur stehen sich noch immer ein wenig feindselig gegenüber, ein fruchtbarer Austausch findet anscheinend nicht statt. Der ambulante Sektor kennt zwar das Problem der primären Hyperstabilität des Borderlinekranken, die verzweifelte Festgefahrenheit, die Erstarrung der Person, ja der gesamten Existenz, kann diese Erkenntnis aber nicht als konkurrierende Denkfigur gegen die stationäre Perspektive durchsetzen und ist deshalb widersinnigerweise gezwungen, das Problem der Hyperstabilität so zu behandeln, als ob eine mangelhafte Impulskontrolle vorliegen würde.

Die Allerweltsbeziehung des DSM-IV (Kriterium Nr. 2)

Das DSM-IV betont zurecht die borderlinespezifischen Probleme, die sich im Kontext personaler Beziehungssituationen ergeben. Der diagnostische Kriterienkatalog wird folgerichtig von zwei Beziehungssymptomen angeführt. Kriterium Nr. 2 nennt „ein Muster instabiler, aber intensiver zwischenmenschlicher Beziehungen, das durch einen Wechsel zwischen den Extremen der Idealisierung und Entwertung gekennzeichnet ist". Auch diese Definition enthält einen schweren und verhängnisvollen Fehler: Nicht alles, was zwischen zwei Menschen passiert, verdient den Namen Beziehung. Extreme Idealisierung und extreme Entwertung haben mit Beziehungen eigentlich auch nichts zu tun, das sind zumindest massive Beziehungshindernisse, wenn nicht gar deutliche Zeichen dafür, daß eine Beziehung im engeren Sinne eben nicht vorhanden ist. Wenn eine Interaktion zwischen zwei Menschen stattfindet, so heißt das noch lange nicht, daß es sich um eine interpersonale Beziehung im üblichen Sinne handelt: Wir wissen mit Sicherheit aus unserer Alltagserfahrung, aber auch aus wissenschaftlichen und anderen Fremdquellen, daß Menschen keineswegs zwangsläufig wie Menschen behandelt und Personen nicht unbedingt immer als Personen wahrgenommen werden müssen, daß also zwei Menschen interagieren können und sich dabei womöglich interpersonaler Formen bedienen, aber in Wirklichkeit etwas ganz anderes abwickeln, etwa ein anonymes Geschäft, einen ebenso anonymen bürokratischen oder juristischen Akt oder eine anonyme medizinische Intervention. Wir vergegenwärtigen uns in diesem Zusammenhang beispielsweise die Experimente des Dr. Mengele oder eine lang andauernde schwere Folter vom Beziehungstypus, bei der der Folterer ein ziemlich seltsames „persönliches Interesse" an der „Person" des Opfers zeigt. Kurzum, das DSM differenziert nicht zwischen personaler Beziehung und personaler Nichtbeziehung oder Pseudobeziehung (etwa vom Typus der Gegenstandsmanipulation), es ist stumpf gegen diese fundamentale Differenz, die am Anfang und im Zentrum jeder ernstzunehmenden Psychologie und Psychopathologie steht.

Beziehung vs Beziehungs-Situation

Es gibt zahlreiche und gewichtige Hinweise aus den unterschiedlichsten seriösen Quellen, die den Borderlinekomplex mit einer weitgehenden oder gar vollständigen Dialog- bzw. Beziehungsunfähigkeit in Verbindung bringen und der Begriffsmagie einer stets gegebenen, selbstverständlich vorausgesetzten Allerweltsbeziehung gemäß DSM krass widersprechen. So mächtig die Ideologie auch sein mag, die hinter derartigen Sprachspielen steckt: Eine Nichtbeziehung bleibt immer eine Nichtbeziehung, auch dann noch, wenn sie in den Formen einer Beziehung daherkommt, d. h. sich als Beziehung perfekt maskiert. Keine Macht der Welt kann „keine Beziehung" in „eine Beziehung" verwandeln. Dieser begriffliche Entdifferenzierungsprozeß wird zusätzlich verschleiert durch die Verwendung des Terminus „instabil" („Ein Muster instabiler, aber intensiver ... Beziehungen"), der den besseren Terminus „oberflächlich" verdrängt hat, der seinerseits den wahrscheinlich korrekten Terminus „unecht" ersetzt hat: Eine unechte und zugleich intensive Beziehung, die zudem zwischen extremer Idealisierung und Entwertung oszilliert, hat offensichtlich kaum noch etwas oder nichts mehr gemein mit dem, was wir sowohl professionell als auch im Alltagsverständnis unter interpersonaler Beziehung verstehen. Anstelle von instabilen und intensiven Beziehungen, sollten wir vernünftigerweise von „instabilen und intensiven Verhaltensmustern innerhalb von interpersonalen Beziehungssituationen" sprechen (Betonung auf Situation) und grundsätzlich offen lassen, ob es hier tatsächlich zu einer interpersonalen Beziehungsaufnahme im eigentlichen Sinne kommt oder nicht.

Das diagnostische Kriterium Nr. 1 (DSM-IV): Die panische Angst vor dem Verlassenwerden

Die eben genannte veränderte Beziehungsdefinition des Kriteriums Nr. 2 hätte natürlich Auswirkungen auf die Bedeutung des diagnostischen Kriteriums Nr. 1, nämlich ein „verzweifeltes Bemühen, tatsächliches oder vermutetes Verlassenwerden zu vermeiden". Unser grundlegendes Beziehungskonzept entscheidet nun darüber, was wir unter Verlassenwerden zu verstehen haben und wie wir mit dieser panischen Angst vor dem Verlassenwerden umgehen müssen. Auch hier verfügen wir über zahlreiche Erfahrungswerte und Minikonzepte (mit begrenzter Reichweite) aus seriösen Quellen, die uns ziemlich nachdrücklich darauf hinweisen, daß es sich bei diesem Verlassenwerden, das den Borderlinekranken so sehr umtreibt, keineswegs um irgend eine derjenigen Varianten des Verlassenwerdens handelt, die uns aus dem authentischen Beziehungsspektrum bekannt und vertraut sind. Verlassenwerden bedeutet nämlich in der Erfahrungswelt des Borderlinekranken häufig, daß ein anderer Mensch vollständig verschwindet, indem er sich in Nichts auflöst, während das Nicht-Verlassenwerden beispielsweise auch durch die konkretistisch registrierte, bloße (objektive) Präsenz und Greifbarkeit des Anderen gewährleistet sein kann, ohne daß dabei eine Beziehung im personalen Sinne gegeben oder gemeint sein müßte. Wo keine personale Beziehung stattfindet, kann auch niemand wirklich verlassen werden: Es ist dann etwas ganz anderes der Fall. Borderlinepatient und Behandler, die von einer Angst vor dem Verlassenwerden reden, bedienen sich hier offenbar gemeinsam einer irreführenden, weil falschen Sprache. Wir dürfen nicht selbstverständlich davon ausgehen, daß Patienten ihre verzerrten Erfahrungen und Befindlichkeiten immer korrekt artikulieren bzw. artikulieren können. Es gibt außerdem Erfahrungen, die sich grundsätzlich nur schwer benennen und beschreiben lassen. Wir hätten es also im Falle der vermeintlichen Angst vor dem Verlassenwerden mit einer schwerwiegenden und folgenreichen Form des Pseudoverstehens, der fachlichen Pseudoverständigung zu tun.

Verlassenwerden und aktive Total-Nichtung des Gegenübers

Der Borderlinekranke wird nicht nur von anderen verlassen, was er oft panisch fürchtet und passiv erleiden muß, der Borderlinekranke zeigt seinerseits auch eine große Routine in der aktiven Total-Nichtung (siehe: D. Wyss 1975) anderer Menschen, z. B. seines Therapeuten, den er ganz und gar und mit letzter Konsequenz als tote Sache oder als beliebiges Objekt behandeln kann, so daß sich der Betroffene (Therapeut) als hilflose Zielscheibe dieser aktiven Nichtungsprozedur auf verlorenem Posten wähnt, von Gott und der Welt verlassen und an buchstäblich allem zweifelnd, was ihm bisher irgendeine Form von existentieller Gewißheit verschafft hat. Diese Erfahrungstatsache kann auch im Rahmen der üblichen psychoanalytischen Übertragungs- und Gegenübertragungs-Interpretationen nicht adäquat entschlüsselt werden und macht den Borderlinekranken oft zu einem ziemlich unbequemen und streckenweise fast unerträglichen Patienten. Gleichzeitig behauptet der Patient oft, intensive Beziehungen zu haben, die sich jedoch bei näherer Betrachtung als überwiegend fiktive Beziehungen darstellen. Nicht selten sucht der Borderlinekranke die Distanz, um das Bild einer anderen Person in sich zu rekonstruieren, weil dieses Bild durch die reale Präsenz dieser Person angegriffen wird und zu zerfallen droht. Der Zusammenhang zwischen Beziehungsdarstellung und tatsächlicher Beziehung ist im Borderlinekontext, milde ausgedrückt, ein außerordentlich undeutlicher und fragwürdiger: Die Beziehungsschilderungen des Borderlinekranken sind prinzipiell unzuverlässig und dürfen nicht einfach für bare Münze genommen werden.

Die Retourkutsche

Die panische Angst vor dem Verlassenwerden könnte also durchaus die Angst davor sein, daß einem selbst genau das passiv geschehen könnte, was man an anderen aktiv praktiziert. Die meisten Menschen neigen ohnehin zu der Vorstellung, daß alle anderen Menschen so ähnlich oder genau so funktionieren wie sie selbst und daß das eigene Elend auch das Elend der ganzen Welt sein könnte. Diese sozusagen aktive Komponente des Verlassenwerdens wird vom Borderlinekranken meist nicht spontan artikuliert bzw. beklagt, denn der Patient selbst leidet natürlich nicht unter seinen eigenen aktiven Manövern. Das vom Borderlinekranken aufgemachte Drohszenario der wechselseitigen Total-Nichtung (Verlassen und Verlassenwerden) verleitet den Kranken zu den in der therapeutischen Praxis wohlbekannten Präventivschlägen und prophylaktischen Manövern, mit denen er dem potentiellen Angreifer zuvorkommen will. Die Angst vor dem Verlassenwerden hat also eher etwas zu tun mit der Kontrolle eines menschlichen Objekts bzw. der Befürchtung, daß dieses Objekt sich der Kontrolle entziehen könnte. Objektive Kontrollmacht ist aber nicht wesentlich für zwischenmenschliche Beziehungen. Bloße Kontrolle (Kontrolle und sonst nichts) ist, wie sich noch zeigen wird, das Erkennungsmerkmal der gegenstandsmanipulativen Pseudobeziehung und diese wie-

42

derum eine aktive Form der Nichtbeziehung. Im Rahmen einer Nichtbeziehung gibt es kein Verlassen und kein Verlassenwerden.

Kriterium Nr. 7 (DSM-IV): Chronische Gefühle von Leere.
Das Allerweltsgefühl ist gar kein Gefühl

Chronische Gefühle von innerer Leere sind zwar als subjektive Erlebenssymptome gut abfragbar, mündlich oder per Fragebogen, und werden vom Borderlinekranken häufig spontan berichtet, stellen aber ein äußerst fragwürdiges Kriterium dar. Erstens, das Gefühl innerer Leere muß zumindest in der Perspektive der ambulanten Borderlinetherapie keineswegs chronisch sein, es ist erheblichen Schwankungen unterworfen, und zwar in Abhängigkeit von bestimmten v.a. äußeren Bedingungen, die sich ihrerseits als außerordentlich aufschlußreich erweisen. Zweitens, es handelt sich bei dem besagten Gefühl innerer Leere aller Wahrscheinlichkeit nach gar nicht primär um ein Gefühl, sondern um einen kognitiven Prozeß, der auf bestimmten Beobachtungen des Betroffenen basiert, d.h. um einen Gedankenkomplex, der allerdings sekundär mit diffusen Gefühlen assoziiert sein kann. Drittens, ein Gefühl von innerer Leere repräsentiert zunächst eine universelle Erfahrung, die potentiell alle Menschen, auch die gesündesten, hin und wieder überkommen kann. Das borderlinetypische Leere-„Gefühl" ist aber keineswegs, wie es das Kriterium Nr. 7 suggeriert, eine lediglich gesteigerte und chronifizierte Form dieses Allerwelts-Leeregefühls, sondern etwas ganz und gar Anderes und sehr Spezifisches.

Konkretistische Fiktion

Der Borderlinekranke, wir greifen wieder etwas vor, artikuliert hier eine einfache objektive Beobachtung, die er in zahllosen interpersonalen Situationen und in der Konfrontation mit genuin authentischen Realitäten gemacht hat, daß nämlich zahlreiche andere Menschen mit größter Selbstverständlichkeit über etwas Geheimnisvolles verfügen, das ihm selbst, dem Borderlinekranken, vollständig fehlt bzw. abhanden gekommen ist. Unter „Gefühl der Leere" ist hauptsächlich diese indirekt über einen kognitiven Kontrasteffekt ermittelte Mangelhaftigkeit der eigenen Person gemeint, eine Mangelhaftigkeit, die dem Betroffenen je nach Umständen und aktueller Verfassung in unterschiedlichem Maße gegenwärtig ist und sich seinen eigenen Verständnismöglichkeiten prinzipiell entzieht. Das Fehlende hat etwas zu tun mit Identität (Ich), authentischer Personalität und Biographie. Borderlinekranke, die diesen auf objektiven Beobachtungen beruhenden kognitiven Vergleich nicht ziehen bzw. nie gezogen haben, erleben dieses Gefühl innerer Leere bzw. diesen Hauptaspekt des beklagten Erlebnissymptoms nicht. Die Tiefendimension der vom Borderlinekranken beklagten inneren Leere, die sich zunächst als bloß intrapsychisches subjektives Gefühlsereignis darstellt, in Wirklichkeit jedoch eher eine objektive Beobachtung artikuliert, zeigt keinen erkennbaren Zusammenhang mit dem, was wir gemeinhin unter einem Gefühl innerer Leere verstehen. Mit dem Leeregefühl artikuliert der Borderlinekranke eine objektive Beobachtung und zugleich einen heftigen, sehnsüchtigen Wunsch: Andere sind im Besitz einer geheimnisvollen Sache, die der Kranke nicht besitzt, und der Kranke möchte in den Besitz dieser Sache kommen, weiß aber nicht, wie er das anstellen soll und ist an dieser Aufgabe vielleicht schon vielfach gescheitert. Auch hier benutzen beide, Patient und Experte, eine inadäquate, letztendlich falsche Sprache und kommen über eine Pseudoverständigung nicht hinaus: Erstens, eine realpsychisch-funktionale Leere, die tatsächlich gefühlt werden könnte, existiert so nicht, es handelt sich, zweitens, bei diesem subjektiven Erlebenssymptom keineswegs primär um ein Gefühl.

Die korrekte Definition des Kriteriums

Die korrekte Definition dieses Kriteriums müßte sich an folgenden Eckdaten orientieren: Der Borderlinekranke beobachtet, daß zahlreiche andere Menschen etwas „besitzen", und stellt im direkten Vergleich fest, daß er diese Sache nicht besitzt. Für diese Sache konstruiert er sich dann einen fiktiven Platzhalter in Gestalt eines bloß gedachten, konkretistisch vorgestellten Vakuums, d. h. eine gewissermaßen konkrete Leerstelle. Er leidet dann daran, daß er sich nicht in den Besitz dieser begehrten Sache bringen kann, weshalb die fiktive Leerstelle unbesetzt, d. h. leer bleibt. Das Gefühl innerer Leere beschreibt also ein quälendes Gefühl (sekundär), das aus dem Wissen (primär) um ein fiktives, borderline-konkretistisches Vakuum resultiert, welches aufgrund ständig scheiternder Aneignungsversuche leer bleiben muß. Die korrekte Definition des Kriteriums Nr. 7 müßte also folgendermaßen lauten: „Konkretistische Vorstellung eines inneren Leerraums, der eigentlich mit psychischen Inhalten, z. B. Erfahrungsoptionen, angefüllt sein sollte, die dem Kranken völlig fehlen. Da der Kranke diese Inhalte ausschließlich aus Fremdquellen, z. B. der Beobachtung anderer Menschen ermittelt hat und aus eigener (subjektiver) Erfahrung nicht kennt, fällt es ihm schwer, die Inhalte genauer zu bezeichnen (diffuse Qualität)".

Der exemplarische Borderlinefall

Der Leser wird sich vielleicht fragen, warum er hier keine exemplarische Darstellung eines Borderlinefalls geliefert bekommt, warum die neuen Erkenntnisse, die hier präsentiert werden sollen, nicht anhand einer derartigen Falldarstellung veranschaulicht werden, so wie es der Leser von anderen klinischen Arbeiten gewohnt ist. Die Frage ist einfach beantwortet: Es gibt keinen exemplarischen Borderlinefall. Die Erscheinungsformen der Borderlinekrankheit sind derart vielfältig und widersprüchlich, daß sie für sich genommen schon eine eigene Lebenswelt konstituieren, die hinsichtlich ihrer Vielgestaltigkeit mit der Lebenswelt der intakten bzw. neurotischen Bevölkerungsmajorität durchaus konkurrieren kann. Und so wie wir diese Bevölkerungsmajorität in keiner exemplarischen Falldarstellung unterbringen, d. h. zusammenfassen und veranschaulichen können, so muß uns das analoge Vorhaben auch beim Borderlinekollektiv mißlingen. Außerdem entziehen sich, wie noch gezeigt werden soll, Welterfahrung und Lebensweise des Borderlinemenschen überhaupt, zumindest im wesentlichen, unseren imaginativen, intellektuellen und sprachlichen Darstellungsmöglichkeiten, übrigens auch den Ausdrucksmöglichkeiten des Borderlinekranken selbst. Dieses aus der Substanz des Borderlinegeschehens resultierende, sehr grundsätzliche Darstellungsproblem wird durch entdifferenzierende professionelle Sprachrituale lediglich verschleiert, aber nur selten erkannt bzw. anerkannt und eigentlich nie, und sei es nur ansatzweise, analysiert.

Fundamentale Darstellungsprobleme

Sollte der Leser also bei Durchsicht der inzwischen reichlich verfügbaren Borderlineliteratur irgendwo einer exemplarisch gemeinten und leicht verständlichen Schilderung der Borderlineperson begegnet sein, dann ist er mit absoluter Sicherheit einer professionellen Fiktion aufgesessen und mithin in die Irre geführt worden. Es gibt einfach keine wirklich gute Darstellung der Borderlinepersönlichkeit und es fehlt sogar an den elementarsten Voraussetzungen, um überhaupt geeignete Darstellungsmittel entwerfen zu können. Auch Selbstzeugnisse von Borderlinekranken (z. B. S. Kaysen 1994, G. Mell 1996) bieten kaum klärende Anhaltspunkte, demonstrieren eher eine nur mühsam überspielte Hilflosigkeit gegenüber der eigenen Krankheit und eine quälende Sprachlosigkeit vor allem dann, wenn es darum geht, die eigene borderlinespezifische Erfahrung einem Nichtborderline-Publikum zu vermitteln, was nie so recht gelingen mag und vielleicht auch gar nicht möglich ist. Bei der Suche nach einem wirklich exemplarischen Borderlinefall sind wir ja schon auf den institutionell bedingten Unterschied von stationärer und ambulanter Perspektive gestoßen, wobei letztere naturgemäß mit einem wesentlich breiteren Borderlinespektrum konfrontiert ist und ihren exemplarischen Borderlinefall deutlich anders definieren müßte. Lassen wir einige der jeweils exemplarisch gedachten Borderlinefälle der Borderlineliteratur einmal Revue passieren, Musterfälle, die sich zwangsläufig aus den unterschiedlichen Perspektiven der Autoren ergeben.

Mastersons schöne neue Borderlinewelt

Beginnen wir mit dem Psychoanalytiker J. Masterson (1992) und seinem Erfahrungsbericht aus den 70er Jahren, der dem Leser die Borderlinekrankheit anhand von sechs Fallbeschreibungen veranschaulicht. Mastersons Liste exemplarischer Fälle: „Eine 27jährige blonde, braunäugige, attraktive, verheiratete Chefsekretärin beklagte sich ..." (Fall 1), „Mary, eine 35jährige verheiratete College-Professorin mit einem fünfjährigen Kind, war depressiv und beklagte sich ..." (Fall 2), „Jean, eine große, schlanke, attraktive, verheiratete Frau von 27 Jahren kam auf Drängen ihres Mannes, weil sie angeblich frigide war ..." (Fall 3), „Phyllis, eine 35jährige, große, blonde, blauäugige, auffallend schöne Schauspielerin klagte ..." (Fall 4), „Tom, ein 31jähriger verheirateter Rechtsanwalt, klagte über Gereiztheit, Schlaflosigkeit und Depressionen, die er auf das Verhalten seiner Frau zurückführte ..." (Fall 5), und schließlich „Betty, eine kleine, dünne, bleiche Brünette, die mit 31 Jahren eine erfolgreiche Innenarchitektin war, klagte über ihre Beziehung zu Bert ..." (Fall 6).

Der Borderlinekranke als Psychotherapeut

Betty als „kleine, dünne, bleiche Brünette" kann mit der „großen, blonden, blauäugigen, auffallend schönen Schauspielerin" natürlich nicht konkurrieren und landet auf einem der hinteren Plätze in Mastersons Hitparade exemplarischer Borderlinefälle. Für diesen kleinen Niveaueinbruch werden wir jedoch reichlich entschädigt durch Mastersons bemerkenswerte Einlassungen über Borderlinekranke, die selbst psychotherapeutisch tätig sind und andere Borderlinekranke behandeln, sowie über die Anziehungskraft, die der psychotherapeutische Beruf insbesondere auf Borderlinekranke ausübt: „Das stellvertretende emotionale Engagement, zu dem es in der Therapie kommt, anscheinend innerhalb sicherer Grenzen und ohne daß Risiken eingegangen werden müssen wie in engen emotionalen Beziehungen außerhalb, macht die Behandlung dieser Patienten (gemeint sind Borderlinepatienten, J.E.M.) für Therapeuten, die selbst Borderline-Persönlichkeiten sind, attraktiv. Wenn diese Therapeuten sich selbst keiner Analyse unterzogen haben, sind sie auch nicht in der Lage, ihre eigenen unbewußten Mechanismen, die die Therapie zunichte machen, zu erkennen". Nach Masterson müssen wir also mit einem überproportional hohen Anteil von borderlinekranken Psychotherapeuten rechnen, insbesondere in jenen Bereichen der Psychotherapie und Psychiatrie, die sich mit Borderlinekranken befassen. Eine Art von unfreiwilligen Kommentar zu diesem Borderlinedetail liefert uns C. Rohde-Dachser, die 1979 eine später ergänzte, mehrfach neu aufgelegte und für den deutschen Sprachraum bis heute maßgebliche (psychoanalytisch orientierte) Borderlinemonographie veröffentlicht hat.

Zwei exemplarische Fälle von C. Rohde-Dachser: Ein erfolgreicher Eheberater und ein erfolgreicher Pädagoge

Rohde-Dachser (1991) berichtet: „Herr Y, ein 35jähriger, erfolgreich in einem beratenden Beruf tätiger Patient, der wegen Impotenz in der Ehe zu mir in die Behandlung kam, zeigte in der Psychoanalyse Spaltungsoperationen in manchmal geradezu groteskem Ausmaß. So hielt er mehr als hundert Sitzungen an der Überzeugung fest, daß sein Penis, von dem er zwar wisse, daß er ihn habe, nicht zu seinem übrigen Körper gehöre, und daß seine Frau ihn verlasse, wenn sie sich seinem Penis zuwende. Dann wiederum schilderte er das Gefühl, nur aus dem Kopf zu bestehen, der mit meinem Kopf eine Verbindung aufnehme. Er erlebte mich trotz meiner weitgehenden Zurückhaltung als ein 'beherrschend präsentes Objekt' ..., auf dessen Gegenwart er über eine lange Periode der Analyse mit einer Art Totstellreflex reagierte, währenddessen er wie aufgebahrt auf der Couch lag ... Manchmal konnte er in solchen Situationen das Gefühl beschreiben, daß er als ein kleines Kernchen irgendwo in seinem Körper sitze und in diesem fremden Körper sprungartig den Standort wechsle. Einer seiner Träume lautete: 'Ich komme mit meiner Frau zu mir in die Eheberatung. Als ich (als Ehemann) kurz das Sprechzimmer verlasse, nütze ich (als Berater) die Gelegenheit und betrüge mich mit meiner Frau' ...".

Einen anderen, ebenfalls exemplarischen Patienten beschreibt die Autorin folgendermaßen: Dieser „Patient, ein hochgebildeter und in seinem pädagogischen Beruf erfolgreicher Mann, hatte für den Bereich der Sexualität eine Art Privatlogik entwickelt, nach welcher Frauen beim Koitus ein Martyrium erlitten. Nach seiner Vorstellung nahmen Frauen dieses Martyrium aus 'Barmherzigkeit' den Männern gegenüber in Kauf, die immer die 'Täter' seien. In seiner Beweisführung spielte die Haarfarbe der beteiligten Männer und Frauen eine grosse Rolle; die Einordnung in 'gut' und 'böse' richtete sich nach solchen Kategorien. Da der Patient mit niemandem sonst über diese Vorstellungen sprach, hatte er sie niemals einer Korrektur unterziehen müssen und er war damit auch nicht sozial auffällig geworden. Mit den Widersprüchen zwischen seiner Privatlogik und der Realität konfrontiert, konnte der Patient ... das Vorhandensein dieser Widersprüche einräumen, meinte aber gleichzeitig, er 'dürfe' nicht anders denken, weil er sonst vielleicht 'alles' bei sich in Frage stellen müßte".

Ein erfolgreicher Eheberater also und ein erfolgreicher Pädagoge: Es könnten genauso gut erfolgreiche Ärzte, Psychiater, Psychologen und Psychotherapeuten (z.B. Borderline-Experten) sein oder auch erfolgreiche Paare, Eltern und erfolgreiche Mütter. Erfolg. Welcher Erfolg? Wir erinnern in diesem Zusammenhang an den weniger spektakulären Fall W. Fließ, zu seiner Zeit ein erfolgreicher Arzt und Wissenschaftler, oder an den ziemlich spektakulären Fall des ebenfalls sehr erfolgreichen Psychiaters und Psychiatrieprofessors J.N. Rosen, der sich mit seiner „direkten Psychoanalyse" weltweit eine erstaunliche Reputation erwarb, insbesondere auch in psychoanalytischen Kreisen, und 1971 von der American Academy of Psychotherapy zum „Mann des Jahres" gekürt wurde. Rosens ungewöhnliche Erfolgsgeschichte, die sich über (viel zu) viele Jahre hinzog, wurde 1983 mit großer Verspätung von Staats wegen abrupt beendet. Er hatte zahllose Patienten in vielfältiger Weise mißhandelt und womöglich mißbraucht (J.M. Masson 1993). Seine direkte Psychoanalyse war wohl etwas zu direkt.

Der Allerwelts-Erfolg als Tarnkappe des intelligenten Psychopathen

Sehr interessant, dieser seltsam enge Zusammenhang zwischen Borderlinekrankheit und Erfolg. Bei dem, was in der psychotherapeutischen Literatur beharrlich als Allerweltserfolg konstatiert wird, handelt es sich nämlich sehr häufig um genau jene Art des Erfolgs, mit der, wie alle Welt weiß, intelligente Psychopathen zu brillieren wissen. In der Fachliteratur zum Borderlinephänomen ist all das sicher Gewußte plötzlich vergessen und Erfolg ist wieder, Psychopath hin oder her, einfach nur Erfolg. Gesetze und sonstige gesellschaftliche Normen sind keine psychopathologischen Kriterien, trotzdem hat man sich daran gewöhnt, Psychopathen, die nicht gegen irgendwelche aktuell geltenden Gesetze oder Normen verstoßen oder sich dabei nicht erwischen lassen, aus der Kategorie des Psychopathischen zu entlassen und umzutaufen, jetzt heißen sie beispielsweise „erfolgreicher Eheberater" oder „erfolgreicher Pädagoge".

Szenenwechsel: Der exemplarische Borderline der Notfall-Psychiatrie

Aus einem Kompendium der Notfallpsychiatrie (W.R. Dubin & K.J. Weiss 1993) erfahren wir etwas über die weniger erfolgreiche Seite der Borderlinekrankheit: „Patienten mit einer Borderline-Persönlichkeitsstörung rufen ausnahmslos negative Reaktionen beim Klinikpersonal hervor. Diese Patienten, häufig Frauen, haben einige oder alle der folgenden Symptome ..." (es folgt eine Auflistung gemäß DSM-III-R). „Die oft aggressive Haltung dieser Patienten dem Personal gegenüber, ihre Weigerung, Hilfe anzunehmen, sowie häufig gehässige Drohungen machen den Umgang mit ihnen schwierig. Wiederholt aufgenommenen Patienten begegnet das Personal manchmal schon von vorneherein mit Furcht und Ablehnung. In gewisser Weise ist die Diagnose einer Borderline-Persönlichkeitsstörung stigmatisierender als die einer Schizophrenie ... Im Umgang mit dem Borderline-Patienten muß sich der Arzt in der Kontrolle seiner eigenen Gefühle üben; die Manipulation und Aggressivität von Seiten des Patienten sind gewaltige Barrieren, die einer therapeutischen Beziehung entgegenstehen. Der Arzt darf das Verhalten ihm gegenüber nicht persönlich nehmen. Diese Patienten können sich in der Regel selbst nicht leiden und geben dieses Gefühl weiter, indem sie andere der schlechten Behandlung beschuldigen ... Um bei dem Patienten überhaupt etwas zu erreichen, beginnt man am besten damit, ihm Grenzen aufzuzeigen ... Die Probleme, die der Patient üblicherweise mit anderen Leuten hat, wiederholen sich in der therapeutischen Situation mit dem Arzt ... Personalangehörige müssen sich regelmäßig umfassend gegenseitig unterrichten, da Borderline-Patienten dazu neigen, sie gegeneinander auszuspielen ('splitting')".

Das antisoziale Kontinuum

Die Autoren skizzieren im Anschluß daran kurz die Antisoziale Persönlichkeit und nähern sich dann aus einer vielleicht etwas groben Erfahrungsperspektive dem Borderlinekonzept Kernbergs: „An dieser Stelle sei darauf hingewiesen, daß bei Patienten mit Persönlichkeitsstörungen in der Regel ein 'Mischbild' vorliegt und die oben dargestellten 'Prägnanztypen' (Borderline, Antisoziale usw.) selten in 'Reinform' erkennbar sind ... Wenn der Patient intoxikiert oder aggressiv ist und von der Polizei eingeliefert wurde, sollten die Polizisten so lange bei dem Patienten bleiben, bis er unter Kontrolle gebracht wurde. Falls der Patient allein zur Aufnahme gekommen ist, sollte man bei zunehmender Aggressivität und Unruhe die Polizei verständigen ... Die Art des Umgangs mit dem Patienten (gemeint ist der Antisoziale Patient, J.E.M.) ist der für Borderline-Patienten vergleichbar ... Obgleich Patienten mit einer Persönlichkeitsstörung in ihren sozialen Bezügen oft sehr auffällig sind, sind sie doch nur selten psychotisch oder gar geschäftsunfähig ... Ein Arzt, der Patienten mit Persönlichkeitsstörungen behandelt, kann leicht zu dessen Zielscheibe werden. Es gibt Patienten, die gegen ein vermeintliches Unrecht von seiten des Arztes aus einer allgemeinen 'Lebenswut' heraus handeln...".

Vorläufiges Zwischenergebnis

Wir haben also zunächst Mastersons schöne neue Borderlinewelt, die uns noch einigermaßen gemütlich vorkommen mag, außerdem Rohde-Dachsers Pädagogen und Eheberater, deren erfolgreiche Fassade etwas Unheimliches (offenbar Psychotisches und ziemlich Destruktives) verbirgt, und schließlich das auch physisch bedrohliche Borderlineszenario der Notfallpsychiatrie, die uns von fließenden Übergängen ins extrem destruktive Spektrum des Antisozialen zu berichten weiß. Was sollen wir uns nun unter einer Borderline Persönlichkeitsstörung vorstellen? Zweimal im 20. Jahrhundert kam die Borderlineforschung der gesuchten Borderlinewahrheit sehr nahe, einmal 1934 und dann noch einmal 1979, sie hat aber in beiden Fällen den Faden wieder verloren und bis heute nicht mehr gefunden.

1934: Der Totalsimulant betritt die Bühne. Helene Deutsch und die Als-Ob-Persönlichkeit

Die Als-Ob-Persönlichkeit

1942 veröffentlicht Helene Deutsch die etwa zwanzigseitige klinische Studie „Some Forms of Emotional Disturbance and Their Relationship to Schizophrenia", eine Zusammenfassung früherer Texte aus den Jahren 1938 und 1934 („Über einen Typus der Pseudoaffektivität ('als ob')"). Die Studie von 1942 beschreibt die Als-Ob-Persönlichkeit, einen klinischen Typus mit vermeintlichem Seltenheitswert, den manche, aber nicht alle Experten heutzutage dem Borderlinespektrum oder seinem Umfeld zuordnen würden. Charakteristisch für die Als-Ob-Persönlichkeit sind Pseudoemotionalität, unechte Beziehungsformen und ein grundlegendes Defizit an authentischer Personalität bzw. Identität, das sie durch Identifikation mit und Imitation von externalen Modellen zu kompensieren versucht.

Die ungewöhnlich prägnant formulierte klinische Studie, eigentlich eine richtungsweisende und sensationelle Arbeit, wird nach wie vor vollkommen unterschätzt. Aktualität, das zeigt sich auch hier, ist keine Frage des Erscheinungsdatums. Helene Deutsch war Psychoanalytikerin der Gründergeneration und Freuds „inoffizielle Assistentin", verzichtet aber bei ihrer Darstellung der Als-Ob-Person auf eine hermetische Erzählweise, die nicht nur in der psychoanalytischen Tradition weit verbreitet ist. Dabei wird der Gegenstand so beschrieben, als ob er von Natur aus und schon immer den Fiktionen der eigenen Theorie gehorcht hätte. Der Gegenstand der Untersuchung, nämlich ein spezifisches Segment des Borderlinespektrums, wird von der Autorin als vor- bzw. außerpsychoanalytische Erfahrungsgestalt (das gibt's!) durch die psychoanalytischen Theoriekonstruktionen nicht einfach aufgelöst und dadurch unkenntlich gemacht, er bleibt weitgehend erhalten, so daß wir unsere eigenen klinischen Beobachtungen und Erfahrungen in ihrem Bericht durchaus wiederfinden können. H. Deutsch hatte sich schon früh für die „pathologische Lüge" interessiert, für Betrüger und Hochstapler, und damit einen klassisch psychiatrischen Typus, nämlich den Psychopathen ins Visier genommen, einen der historischen Vorläufer des Borderlinetypus.

Manche Traditionslinien innerhalb der Borderlineforschung zählen diesen Aufsatz von 1942 zu den frühen Standardarbeiten, er wird immer wieder erwähnt, teils aus historischen Gründen, weil der Aufsatz schon früh jene differential-diagnostischen bzw. klassifikatorischen Probleme zwischen Neurose und Psychose, die uns bis heute zu schaffen machen, in sehr prägnanter Weise zusammenfaßt, teils wegen psychodynamischer Details, die von der psychoanalytisch orientierten Borderlineliteratur gelegentlich aufgegriffen werden. Der Stand der (Borderline-)Dinge hat sich im Grundsätzlichen seit dem 1942 von H. Deutsch skizzierten Grundriß des Borderlineproblems eigentlich nicht mehr geändert. Eine kleine Wiederauferstehung des Als-Ob-Typus unter seinem angestammten Namen und eine Würdigung der Autorin verdanken wir der umfangreichen Überblicksarbeit von Meissner (1989), einem ziemlich eigenwilligen und in Europa wenig beachteten US-amerikanischen Psychoanalytiker (und Jesuiten), der uns ein breit angelegtes Gemälde des Borderline Gesamtspektrums liefert.

Die Kategorie des Als-Ob

Der Name Helene Deutsch ist untrennbar verbunden mit dem Als-Ob-Begriff, der laut H. Deutsch schon zuvor von Anna Freud benutzt wurde, um die quasi reale Qualität gewisser Phantasieprodukte pubertierender Mädchen zu kennzeichnen. Bei H. Deutsch steht „Als-Ob" für nicht näher bestimmte psychische bzw. verhaltensmäßige Simulationen. Das ganze Forschungsfeld der Psychosimulation befindet sich auch weit außerhalb der Borderlinekontextes in einem ziemlich beklagenswerten Zustand, einem Zustand der Verwahrlosung, nicht zuletzt deshalb, weil ein einigermaßen präziser, psychopathologisch brauchbarer und allgemein anerkannter Simulationsbegriff bislang noch nicht zur Verfügung steht. Ein brauchbarer Simulationsbegriff, der moralisierende Denkfiguren etwa vom Typus der absichtlichen Täuschung überschreitet, setzt einen realistischen Begriff des Authentischen voraus. Der Simulationsbegriff macht nur Sinn, wenn es etwas Nichtsimulatives, also Authentisches gibt und wenn diese Differenz psychologisch bzw. psychopathologisch bedeutsam ist und ernstgenommen wird. Auch H. Deutsch tut sich schwer, jene Verhaltensweisen und Erfahrungsmodi, die man üblicherweise pseudo, unecht, fassadär, simulativ, imitativ, oberflächlich oder als-ob nennt, in ihren theoretischen Bezugsrahmen einzubauen.

Das hysterische Kontinuum

Die Als-Ob-Persönlichkeit ist zwar von der Bildfläche verschwunden, ohne jemals eine größere Rolle gespielt zu haben, hat aber in Gestalt der Hysterischen Persönlichkeit bzw. der Histrionischen Persönlichkeitsstörung (DSM-IV, 1994, dt. 1996) eine offizielle Nachfolgerin gefunden, die sich vom Original lediglich dadurch unterscheidet, daß hier das theatralische bzw. dramatische Moment der Als-Ob-Produktionen hervorgehoben wird. H. Deutsch beschreibt das Hinübergleiten der eher blanden Als-Ob-Person („bland" bedeutet: frei von massiven Symptomen) in einen produktiveren, eher histrionischen bzw. impulsiven Zustand. Der gesamte hysterische Komplex, der ja die Emanzipation des psychotherapeutischen Sektors eingeläutet und die Entwicklung der modernen Psychopathologie vorangetrieben hat, scheint in einem Dornröschenschlaf zu liegen: Die klassischen Konversionssymptome, an denen sich die Psychoanalyse und mit ihr die Psychotherapie einstmals hocharbeiteten, sind selten geworden und der Hysterische Komplex selbst scheint keine wirklich interessante bzw. repräsentative Psychopathologie mehr zu bieten. In Wirklichkeit dürfte es sich bei der Mehrheit von hysterischen Patienten, die um die Jahrhundertwende den Aufstieg der Psychoanalyse begleiteten, um Borderlinekranke handeln.

Die Borderlinekrankheit und ihre wechselnden historischen Container

Nicht nur die Borderlinetheorien wandeln sich unaufhörlich, auch das Gesamtspektrum der Borderlinekrankheit zeigt im historischen Längsschnitt eine erstaunliche Wandlungsfähigkeit, wobei die Borderlinekranken aus Gründen, die wir später noch eingehender analysieren werden, ihre Krankheit bevorzugt in gesellschaftlich vorgegebenen Formen unterbringen und diese Formen ausbauen und weiterentwickeln. Die borderlinekranke Zeitgenossin Freuds zum Beispiel benutzte eine bereits bestehende, allgemeine hysterische Form um ihre Krankheit zu agieren und zu vergesellschaften, um sie quasi zu inter-agieren. Das klassische Krankheitsbild der Hysterie tritt heutzutage kaum mehr in Erscheinung, aber nicht etwa, weil die Borderlinekrankheit selbst einem historischen Wandlungsprozeß unterworfen wäre (die Krankheit bleibt sich immer gleich), sondern einzig und allein deshalb, weil die moderne Gesellschaft jene allgemeine hysterische Form, u.a. auch im Zusammenhang mit einer Veränderung des Frauenbildes und der Lebensbedingungen ihrer weiblichen Mitglieder, relativ zügig überwunden hat und inzwischen einfach nicht mehr benötigt. Die Hysterie als allgemeines Muster entstammt einem mit extremer individueller Ohnmacht assoziierten Abhängigkeits- und Unterdrückungsszenario, das zumindest in dieser traditionellen Form bzw. in dieser Allgemeinheit nicht mehr existiert. Das allgemeine Hysteriemuster ist also überflüssig geworden, die Borderlinekrankheit sucht und findet jetzt unter spätmodernen Bedingungen ganz andere, allgemein vorgesehene und akzeptierte Formen bzw. Behälter, in denen sich die Krankheit quasi einnisten kann. Auf die Phase der Rebellion innerhalb des Unterdrückungskontextes (d.h. ohne diesen Kontext zu verlassen), die zunächst nur in der Maske der Krankheit allgemein akzeptiert wurde (hysterische Rebellion), folgt als nächster allgemeiner Schritt die individuelle Aneignung des eigenen, bis dahin stark fremdbestimmten Körperobjekts, wobei die borderlinespezifische Ausgestaltung dieser allgemeinen Form überwiegend anorektisch-bulimische Züge (Bodyshaping) und überhaupt autodestruktive Züge annimmt (Körperdressur, Extremvarianten des Piercing usw.).

Formlose Krankheit

Nach erfolgreicher Rebellion innerhalb des Abhängigkeitskontextes und Aneignung des eigenen Körpers steht eine neue selbstbestimmte Art der

Beziehung auf dem allgemeinen Emanzipationsfahrplan: Diesen allgemeinen Behälter füllt die Borderlinekranke mit ihrer speziellen, stets scheiternden Borderlinesehnsucht aus, die von völlig erfahrungsleeren, exzessiven Beziehungsfiktionen gesteuert wird. Der kulturelle Behälter, der sich aktuell anbietet und das 21. Jahrhundert beherrschen wird, nämlich das Single-Dasein und dessen Begleitphänomen und Nachfolger, d. h. die aus einer pseudoautistischen Position betriebene informationstechnologische Surrogat-Beziehung, kommen der Borderlinekrankheit sehr weit entgegen und werden deshalb nicht nur zahllose Borderlineindividuen aufnehmen und quasi verschlucken, d. h. aus dem Blickfeld, dem Zugriff und den Statistiken der mit Psychopathologie befaßten Institutionen entfernen, sondern auch erhebliche Verschiebungen in der institutionell erfaßten Binnenstruktur des Borderline Gesamtspektrums herbeiführen. Mit dem Zerfall der allgemeinen Beziehungskultur und der Expansion informationstechnologischer Beziehungssurrogate bleibt der Borderlinemehrheit langfristig eigentlich nur noch ein einziger, allgemein akzeptierter Großcontainer: Die allfällige Suche nach dem Ich bzw. nach Techniken, die eine Konstruktion von Identität ermöglichen. In diesem allgemeinen Container wird sich die große Masse an Borderlinekranken letztendlich ansammeln, denn schon jetzt wird er von Borderlinekranken und ihren spezifischen Bedürfnissen und Möglichkeiten bzw. Unmöglichkeiten dominiert. Der Borderlinekranke hat sehr grundsätzliche Schwierigkeiten, sich selbst und seiner Existenz überhaupt irgend eine Form zu geben. Die Gesellschaft kommt dieser in gewisser Weise formlosen oder formschwachen Krankheit, die womöglich gar keine eigenen prägnanten Manifestationsformen kennt, mit Gestaltungvorschlägen quasi entgegen. Der Kranke nimmt den einen oder anderen aktuellen Vorschlag dankend an, besetzt die allgemeine Form und füllt und gestaltet diesen Behälter auf seine besondere Weise aus. Die allgemeine hysterische Form jedenfalls hat ausgedient, die Borderlinekranke weicht auf andere allgemeine Formen aus.

Die Prinzessin als Marionette. Ein ungewöhnliches Aufzucht-Szenario

Eine der von H. Deutsch beschriebenen Als-Ob-Patienten war das einzige Kind aus einer der „ältesten Familien des europäischen Hochadels" (Übersetzungen aus dem Englischen J.E.M.; die nachfolgende Beschreibung hält sich tlw. wortwörtlich ans Original). Die Patientin, wir nennen sie einfach Prinzessin, wurde kurz nach der Geburt von den Eltern getrennt und durch eine Dreiergruppe von häufig wechselnden Kinderschwestern und Gouvernanten aufgezogen, die um die Gunst der Eltern und des Kindes konkurrierten. Alle realitätsgerechten Verhaltensweisen, auch die erwünschten Gefühlsäußerungen (z. B. Liebe und Ehrerbietung gegenüber den Eltern), wurden dem Kind antrainiert, das Kind selbst in regelmäßigen Abständen den Eltern zwecks formaler Begutachtung der Verhaltensfortschritte und Planung weiterer Trainingsschritte vorgeführt. Das Verhalten der Prinzessin hatte späterhin eine gewisse Ähnlichkeit mit dem Resultat eines „Dressuraktes" und blieb „wie die Leistungen eines Zirkustieres abhängig von der Anwesenheit eines Dompteurs". Gewisse Formen von Pseudozärtlichkeit wurden eingesetzt um das von den Eltern befohlene und ferngesteuerte Verhaltenstraining zu optimieren. Die Eltern existierten in der Erfahrungswelt der Prinzessin nur als fiktive Figuren. Anstelle der authentischen Beziehungserfahrung, die ja völlig fehlte, entwickelte die Prinzessin „Phantasien über ihre Eltern", einen „Elternmythos", in den sie alle Informationen über die Eltern einbaute, deren sie habhaft werden konnte. Die Eltern wurden so zu gottähnlichen Figuren, an deren Macht sie teilhaben konnte. „Ein Verlangen nach Liebe" war in diesen Phantasien der Prinzessin niemals enthalten. „Die ganze Kindheit hindurch gab es keine einzige Person, von der sie Liebe empfangen hätte und die als signifikantes Objekt ihrer eigenen Liebesbedürfnisse geeignet gewesen wäre".

Ein totales Trainingsprogramm, durchgeführt in einem personalen Vakuum

Wir haben zunächst ein in diesen Kreisen sicherlich nicht ganz unübliches, durchaus standesgemäßes Aufzuchtprogramm, das in seiner ständischen Anonymität quasi durch die Eltern hindurch an die prinzipiell als austauschbar gedachten Pflegepersonen weitergegeben wird, die ebenfalls als marionettenhafte Figuren dieses anonymen Programms agieren. Letztere vollstrecken dann das Programm weisungsgemäß am Kinde, das seinerseits als Objekt und Marionette eines psychologisch unendlich weit entfernten abstrakten, d.h sinnlich nicht direkt faßbaren Programms aufwächst, wobei sich dieses Programm zunächst nur in seinen seltsamen objektiven Konkretionen manifestiert: Prinzipien, Praktiken und Figuren, dazu gehören auch das Pflegepersonal als Primärversorger, die Eltern und die Prinzessin selbst als Zielscheibe und programmkonforme Skulptur. Vollzogen wird das Programm anscheinend nach allen Regeln der damaligen pädagogischen Kunst. Die Eltern haben offenbar alles getan, um aus dem Kind etwas Standesgemäßes zu machen, und dabei war ihnen sicherlich das Beste, wie es so schön heißt, nicht gut genug. Alle sonstigen Merkmale dieser quasi-experimentellen Situation verlieren aber an Bedeutung angesichts eines einzigen Faktors: Das Szenario scheint zwar mit zahlreichen Figuren (hierarchisiertes System von Funktionsträgern und Vollstreckern) bevölkert zu sein, wir können jedoch nirgends eine lebendige (authentische) Person entdecken. Es handelt sich allem Anschein nach um ein personenleeres Szenario und das ist zunächst entscheidend.

Anmerkung zum Protokoll: Zwei Filter und ein traumatisches Kontinuum

Dieses gespenstische Bild einer Kindheit könnte einerseits weitgehend der Realität entsprechen, auch wenn wir es als Ergebnis einer psychotherapeutischen Rekonstruktion des individuellen Rekonstruktionsversuchs der Patientin bewerten und deshalb zwei Interpretationsfilter in Rechnung stellen müssen. Daß die reale Szenerie andererseits durchaus menschlich reichhaltiger gewesen sein könnte, läßt sich keineswegs ausschließen, und hier interessiert uns vor allem das lebendig personale Potential des Pflegepersonals, weil ja die Eltern ohnehin nicht präsent waren. Gehen wir allerdings davon aus, daß die authentische Beziehungsfähigkeit der Prinzessin sehr früh, zum Beispiel schon in der pränatalen Phase erloschen ist, so wird sich späterhin nicht die leiseste Erinnerungsspur eines lebendig personalen Anderen oder einer signifikanten Trennungserfahrung aufspüren lassen, auch dann nicht, wenn derartige Beziehungsgelegenheiten reichlich zur Verfügung standen. Die Frage lautet dann: Frühkindliche Deprivation (postnatal) oder (pränatal installierte) Beziehungsunfähigkeit des Kindes?

Glatter Verlauf, Monotonie

Die Patientin wurde jedenfalls kurz nach der Geburt von ihrer Mutter bzw. ihren Eltern getrennt und durchaus standes- und zeitgemäß in fremde Hände gegeben. Diese abrupte Trennung von Mutter und Kind müßte innerhalb des psychisch gesunden Erfahrungsspektrums von beiden Beteiligten als mehr oder weniger schmerzhafter Verlust erlebt werden und vermutlich beide Parteien mehr oder weniger traumatisieren. Beide, Mutter und Kind, erwarten ja im gesunden Normalfall allein schon aufgrund wechselseitiger körperlich-sinnlicher Gewöhnungsprozesse ganz selbstverständlich eine gemeinsame Fortsetzung der pränatalen Bindungsgeschichte. Da die Trennung von Mutter und Kind kurz nach der Geburt in diesem konkreten Fall kein nachweisbares typisches Trennungstrauma bei der Patientin hinterlassen hat, muß das an sich äußerst problematische bzw. traumatische Aufzuchtregime nicht unbedingt jene traumatische Wirkung entfaltet haben, die man ihm sonst zuschreiben würde. Die in diesem totalen Trainingsprogramm enthaltenen, eigentlich traumatischen Faktoren fallen dann womöglich in ein gleichartiges, ebenfalls umfassendes und weit vorgelagertes traumatisches Erfahrungsschema des Kindes. Laut H. Deutsch lassen sich in der Kindheitsbiographie der Prinzessin überhaupt keine authentischen Nähebeziehungen, nicht einmal entsprechende Beziehungsversuche entdecken, auch keine abgewiesenen bzw. gescheiterten. Die zu einer Traumatisierung erforderliche Erfahrungs- bzw. Leidensfähigkeit, also die Fähigkeit sich diesbezüglich überhaupt traumatisieren zu lassen, könnte also ganz oder partiell erloschen sein. Dabei wird das vorgelagerte Trauma als zentrales und konstituierendes Element in die Persönlichkeitsstruktur eingebaut. Bei einer derart fundamental traumatischen Person trifft das spätere, eigentlich als traumatisierend vorgestellte Ereignis auf eine gleichartige und schon analog deformierte Persönlichkeitsstruktur, weshalb dann das spätere, eigentlich traumatische Ereignis von dieser Person nicht unbedingt als Trauma oder überhaupt als etwas Besonderes erlebt oder verarbeitet werden muß ... und deshalb u.U. mühelos weggesteckt werden kann. Es ergibt sich dann ein glatter Verlauf. Dieser glatte Verlauf scheint hier im Falle unserer Prinzessin tatsächlich vorzuliegen: Die Mutter der Prinzessin scheint keine Probleme mit der oben beschriebenen Trennung von ihrem Neugeborenen zu haben und zeigt auch späterhin kein nennenswertes persönliches Interesse an ihrem Kind. Außerdem spielen in der Psychoanalyse der Prinzessin irgendwelche Trennungserfahrungen bzw. die in diesem Zusammenhang eigentlich zu erwartenden spezifischen psychotraumatischen Erinnerungsspuren, Motivkonstellationen und Verhaltensbereitschaften keine erkennbare Rolle.

Der Selbstbericht als Selbstdiagnose

H. Deutsch schildert uns ihre Patientin so, als ob diese nach der Geburt grundsätzlich keine authentische Beziehung zu wem auch immer aufgenommen hat bzw. aufnehmen konnte, also eine Situation des totalen schon immer Getrenntseins als umfassende Existenzform. Die vollständige Abwesenheit eines identifizierbaren Trennungstraumas, das eigentlich aufgrund der abrupten Trennung gleich nach der Geburt usw. zu erwarten wäre, läßt sich vielleicht am besten erklären aus einer pränatalen Konstellation, die nach der Geburt bruchlos fortgesetzt wird. Die alles entscheidende, traumatisch prägende Trennungserfahrung könnte durchaus schon lange vor der nachgeburtlichen Trennung und lange vor dem Einwirken des ebenfalls traumatischen Aufzuchtregimes stattgefunden und somit schon viel früher seine volle Wirkung entfaltet haben. Die schon pränatal vollendete, quasi präformierte traumatische Struktur wird durch die postnatalen Lebensbedingungen allenfalls moduliert und ausgeformt, so daß nichts wesentlich Neues hinzukommt. Anders ausgedrückt: Aufzuchtprogramm und Persönlichkeit der Prinzessin weisen die gleiche Grundstruktur auf. Die durch vereinzelte Pflegepersonen wahrscheinlich eingebrachten (authentisch) personalen Verunreinigungen des anonymen Programms wurden von der Prinzessin nicht registriert, nicht beantwortet und haben bei ihr keine erkennbaren Spuren oder Erinnerungen hinterlassen. Das personenleere Szenario, wie es die Prinzessin in ihren Kindheitserinnerungen entwirft, ist wohl in dieser grausamen Totalität ein Eigenprodukt der Erinnernden selbst und muß letztendlich als zentrales Element einer Selbstdiagnose akzeptiert werden.

Die Fassade: Imitative Anpassung und Beherrschung der objektiven Realität

Zunächst, so Helene Deutsch, haben wir es im Fall der Als-Ob-Person mit einem durchaus „realitätstüchtigen" Menschen zu tun, der „äußerlich" vollkommen „normal" funktionieren kann: „Es gibt nichts, was auf irgendeine psychische Störung hinweist, das Verhalten hat nichts Ungewöhnliches an sich, die intellektuellen Fähigkeiten scheinen intakt zu sein, die emotionalen Äußerungen sind wohlgeordnet und angemessen". Die Als-Ob-Person kann „begabt" sein und „großes Verständnis für intellektuelle und emotionale Probleme aufbringen", ihre „Beziehungen" sind „gewöhnlich intensiv und tragen alle Merkmale von Freundschaft, Liebe, Sympathie und Verständnis". Die Als-Ob-Persönlichkeit kann also realitätstüchtig, vollkommen angepaßt und unauffällig sein und sozial wie beruflich effizient funktionieren. Wie reagiert nun die menschliche Umwelt auf die Als-Ob-Persönlichkeit und deren Fassade?

Die authentische Antwort auf das Als-Ob-Angebot: Eine Art psychoallergischer Reflex

Die Als-Ob-Leistung mag zunächst glaubwürdig erscheinen und von der menschlichen Umwelt für bare Münze genommen werden, aber „etwas Unfaßbares und Unbestimmbares schiebt sich zwischen diese Person und ihre Mitmenschen", ein diffuses Gefühl, daß „irgendetwas nicht stimmt", „selbst der Laie bemerkt bald etwas Seltsames". Das ist die ganz unvermeidliche authentische Reaktion auf eine extreme Diskrepanz in den Lebensäußerungen einer anderen Person, die objektiv betrachtet alles richtig macht und doch zugleich, in unserer authentischen Wahrnehmung, auf eine zunächst ganz und gar unverständliche, unerklärliche und unbeschreibliche Weise alles falsch macht.

Diese Irritationen samt den dazugehörigen diffusen Mißempfindungen können in der alltäglichen Begegnung immer wieder blitzartig einschießen oder als Störfrequenz den Kontakt mit der Als-Ob-Person ständig überlagern. Die Störmeldungen werden vor allem dann ausgelöst, wenn wir ein auch nur ansatzweise authentisches Beziehungsfeld zur Als-Ob-Person hin aufmachen, also auf interpersonale Nähe gehen: Das geht auch einseitig. Insbesondere authentische, aber naive Kontaktpersonen, die mit dem Als-Ob-Phänomen nicht vertraut sind bzw. gar nicht wissen, daß es existiert, erleben unter dauerhaften und intensiven Nähebedingungen das extrem diskrepante Kommunikationsangebot der Als-Ob-Person als mehr oder weniger subtilen und dennoch traumatisierenden Angriff auf die eigene persönliche Integrität und gehen deshalb ihrerseits auf Distanz. Sie brechen den Kontakt ab, nehmen eine mißtrauische Haltung ein oder kontern selbst mit (sekundären) Als-Ob-Reaktionen bzw. schalten auf einen (sekundär) simulativen Modus um. Naive

Kontaktpersonen versuchen fast immer, die wahrgenommene Als-Ob-Qualität mit Hilfe von Umdeutungsoperationen zu verleugnen und insgesamt zu annullieren, d. h. zum Verschwinden zu bringen. Die massiven Irritationen und Mißempfindungen werden regelmäßig weg-erklärt. Mit diesen Manövern versucht die authentische, aber naive Person, die den Als-Ob-Mechanismus nicht kennt, jene irritierenden und tlw. lähmenden binnenpsychischen Prozesse in den Griff zu bekommen, die durch die diffus wahrgenommene Als-Ob-Qualität des Kontaktangebotes provoziert werden. Hier, bei Helene Deutsch, finden wir also jene Irritationen und Mißempfindungen wieder, die uns schon im Kontext der „seltsamen Begegnungen" beschäftigt haben.

Das authentische Vakuum. Gibt es eine total simulative Person?

Dem Analytiker, so H. Deutsch, „wird bald klar", daß bei der Als-Ob-Person „alle Gefühlsäußerungen rein formal" sind und daß dabei alle „innere Erfahrung vollkommen ausgesperrt bleibt". Gefühle werden im „objektiven" Sinne „formal" richtig und situationsadäquat geäußert, aber die eigentlich dazugehörigen „inneren Erfahrungen" fehlen. Ohne diese binnenpsychischen Prozesse bleibt das geäußerte Gefühl als bloß „äußerliches" Gefühl unvollständig und wird von der Als-Ob-Person selbst nicht in der Weise empfunden, wie es die äußere Form vermuten läßt. Die Als-Ob-Person äußert Gefühle, die sie so nicht empfindet. Wie werden solche Pseudoemotionen nun produziert, was sind die „inneren" Erfahrungen und Prozesse, die ihnen zugrundeliegen? Hier bricht H. Deutsch ihre Analyse der Pseudoemotionalität auf halber Strecke ab. Das Fehlen der „inneren Erfahrung" wird nun von H. Deutsch als Denkfigur quasi eingefroren und zu einem konkretistisch vorgestellten Vakuum umgearbeitet, das jetzt einem theoriestrategischen Zweck dient: Das Vakuum fungiert als technischer Platzhalter. Dieser fiktive Container dient dann hauptsächlich einem Zweck, er soll nämlich späterhin die fehlenden und womöglich, z. B. via Psychoanalyse, neu zu erzeugenden „inneren" Erfahrungen aufnehmen.

Pseudovakuum und Tiefensimulation

Helene Deutsch verfällt hier selbst, beim konkret vorgestellten Vakuum, in ein durchaus borderlinetypisches konkretistisches Denkmuster. Das angebliche Vakuum existiert nicht wirklich, zumindest nicht realpsychisch, d. h. weder subjektiv-erfahrungsmäßig noch funktional, es handelt sich bei diesem angeblichen Vakuum lediglich um eine unglückliche Metapher, eine bloße Fiktion, die auf die Als-Ob-Person projiziert und dort deponiert wird. Das vermeintliche Vakuum ist, anders als es uns H. Deutsch suggerieren möchte, tatsächlich angefüllt mit „innerer Erfahrung", die der geäußerten Pseudoaffektivität realpsychisch vollständig entspricht. Die Als-Ob-Persönlichkeit, die äußerliche Pseudoaffekte produziert, operiert auch intrapsychisch („innen") auf der gleichen Funktionsebene, nämlich auf der Als-Ob-Ebene: Ein passender und mnemotechnisch günstiger Begriff hierfür wäre Tiefensimulation. Ganz allgemein formuliert: Hinter den Als-Ob-Produktionen, etwa den Pseudoemotionen, steckt weder ein authentischer Prozeß (nicht nachweisbar) noch ein Vakuum (rein fiktiv), sondern ein subjektiv-erfahrungsmäßig und funktional gleichartiger Als-Ob-Prozeß. Dieser Gedankengang klingt banal, ist es aber nicht: In der Theorie tendiert man dazu, das Unechte, die Fassade als bloß Äußerliches zu betrachten, das wie ein Hindernis überwunden werden muß, um schließlich zum Eigentlichen und Inneren, eben zum authentischen Kern der Person vorzudringen.

Psychoanalytische Jagdszenen: Bösartige Regression

Wird dieses Konzept in der therapeutischen Praxis allzu konsequent oder ungeschickt verfolgt, so treibt man den Als-Ob-Patienten und den Borderline-patienten überhaupt u.U. direkt in einen manifest psychotischen Zustand. Im Borderlinekontext wird auffällig häufig über bösartige Regressionen berichtet, und das könnte damit zusammenhängen, daß jener angeblich obligatorische authentische Nucleus zumindest nicht aktualisierbar und nicht erreichbar, wahrscheinlich gar nicht vorhanden ist. Dringt man zu heftig in die Borderline-Innenwelt ein, auf der Suche nach diesem authentischen Nucleus, der wahr-scheinlich gar nicht existiert, so bringt man seine Patienten in eine buchstäb-lich unmögliche Situation: Der Patient macht sich auf die verzweifelte Suche nach etwas, von dem angeblich seine Heilung abhängt, das aber gar nicht vor-handen ist und deshalb auch nie gefunden werden kann. Die letztendlich ver-gebliche, gemeinsame Suche nach dem authentischen Nucleus beschwört damit ganz unweigerlich eine buchstäblich heillose Krise herauf (siehe: bösar-tige Regression). Die auf den authentischen Nucleus fixierten professionellen Heilungsfiktionen dramatisieren und verschärfen also den Krankheitsprozeß selbst, gelegentlich mit tödlichen Folgen. Der authentische Nucleus fungiert hier nur noch als Fiktion, die der Therapeut für sein persönliches Gleichge-wicht und sein theoretisches Wohlergehen benötigt. Zahllose Patienten dage-gen kommen offenbar ein Leben lang ohne diesen Nucleus aus.

Der Defekt und der fiktive Notausgang

Die Als-Ob-Persönlichkeit, so Helene Deutsch, „versucht affektive Erfahrung zu simulieren", „emotionale Beziehungen zur Außenwelt oder zum eigenen Ich" „fehlen" vollständig, sind also nicht bloß „unterdrückt" bzw. „blockiert". Das kann kaum anders als folgendermaßen interpretiert werden: Der leben-dige Dialog hat nicht stattgefunden, die entsprechenden Dialog-, Beziehungs- und Liebesfähigkeiten, die ja ohne authentische Emotionalität nicht denkbar sind, konnten sich beim Kind nie entwickeln. Wohlgemerkt, die authentischen Potentiale der Als-Ob-Persönlichkeit sind nicht unterdrückt oder blockiert, es verhält sich eher so, daß ein authentischer Nucleus, der zum Ausgangspunkt eines Heilungsprozesses gemacht werden könnte, nicht mehr existiert. Das authentische Potential ist nicht beantwortet worden und deshalb erloschen, d. h. nicht mehr aktualisierbar, praktisch nicht vorhanden. So H. Deutsch. Damit hätten wir zugleich eine letzte Grenze der authentischen Psychothera-pie erreicht, hinter der sich nur noch die schemenhaften Umrisse einer postmo-dernen Simulationstherapie abzeichnen. Wir müssen uns mit dem Gedanken vertraut machen, daß es die totalsimulative Persönlichkeit, d. h. den Totalsimu-lanten tatsächlich gibt. Mit der Anerkennung eines authentischen Totaldefi-zits, das wir uns nur noch als Dauereinrichtung vorzustellen brauchen, steht auch die Möglichkeit eines authentischen Totaldefekts zur Debatte. H. Deutsch beschreibt ganz offensichtlich einen umfassenden Defekt, hält sich aber mit der Konstruktion eines konkreten Vakuums ein kleines Hintertürchen offen. Der Notausgang ist aber reine Fiktion, die jeder realpsychischen Basis entbehrt, selbst dann, wenn die Als-Ob-Person diese unhaltbare Fiktion in ihr eigenes fiktives Repertoire übernimmt oder selbst konstruiert. Auch professio-nell implementierte und gemeinsam geteilte Fiktionen dieses Typs bleiben immer das, was sie sind, eben unhaltbare Fiktionen.

Die soziologische Dimension der Als-Ob-Persönlichkeit

„Die gleiche Leere und der gleiche Mangel an Individualität, die das emotionale Leben so unübersehbar beherrschen, kommen auch in der moralischen Struktur zum Vorschein. Vollkommen ohne Charakter, gänzlich prinzipienlos ... die Moral der 'Als-Ob-Individuen', ihre Ideale, ihre Überzeugungen sind bloß ein Reflex auf andere Personen, gute oder böse. Wenn sie sich sozialen, ethischen und religiösen Gruppen anschließen, was ihnen sehr leicht fällt, so versuchen sie dadurch ihrer inneren Leere Inhalt und Realität zu verleihen und sich ihrer Existenz auf dem Weg der Identifikation zu versichern ...". „Ein weiteres Charakteristikum der 'Als-Ob'-Persönlichkeit ist die Tatsache, daß aggressive Tendenzen fast vollständig maskiert werden...", wobei diese arglose Fassade „jederzeit in Bösartigkeit umschlagen kann". Die Als-Ob-Person ist steckengeblieben in einer „Entwicklungsphase, in der triebhafte Impulse ausschließlich durch den unmittelbaren Eingriff äußerer Autoritäten im Zaum gehalten werden". Destruktive Tendenzen und Impulse werden, wie wir wissen, von den „äußeren Autoritäten" gewöhnlich „gezügelt", um sie dann im Bedarfsfall gezielt auf diese oder jene, ziemlich beliebige Objekte ausrichten zu können. Die Als-Ob-Persönlichkeit jedenfalls kann einem etwaigen destruktiven Ansinnen der Umwelt prinzipiell keine authentischen, aus der eigenen Lebenserfahrung resultierenden Widerstände entgegensetzen.

Es sind hier, um es einmal ganz unmißverständlich auszudrücken, ausschließlich situative Zufälle, nämlich die günstigen Gelegenheiten oder externalen Kontrollmechanismen der jeweiligen historischen Situation, die aus ein und derselben Als-Ob-Person beispielsweise einen weithin respektierten Moraltheologen oder einen begnadeten Folterer machen. Bei entsprechender Intelligenz und persönlichem Geschick ist auch ein völlig reibungsloser Wechsel vom einen zum anderen möglich. Diese außerordentlich glatten und merkwürdig stillen Metamorphosen, besonders auffällig bei unseren Funktionseliten und großen Teilen der Intelligenz, treten vor allem in Erscheinung als massenhaftes und sehr charakteristisches Phänomen beim Übergang von totalitären zu eher demokratischen Verhältnissen ... und umgekehrt. Bürgerliche Schafe verwandeln sich flugs in reißende Wölfe ... und umgekehrt. Eine nähere Betrachtung der wölfischen Version läßt uns allerdings daran zweifeln, ob es sich bei den Schafen wirklich um Schafe handelt und nicht eher um Wölfe im Schafspelz.

1942

H. Deutsch veröffentlichte ihre Studie im Unglücksjahr 1942, als eine Handvoll seltsamer Männer in Deutschland eine industrielle Massentötungsmaschinerie von noch nie gekannter Perfektion in Gang setzten. H. Deutsch beschreibt in ihrer Studie keineswegs eine relativ belanglose Randgruppe von Hysterikerinnen oder Histrionischen Frauen, in Wirklichkeit definiert sie hier, wir greifen wieder etwas vor, insbesondere die psychische Grundausstattung von Männern wie Hitler, Himmler, Eichmann oder Dr. Mengele, allesamt ziemlich effiziente Repräsentanten der modernen Funktionseliten. Wo stecken die Hitlers und Himmlers, Eichmanns und Mengeles von heute, was treiben sie jetzt und wie kann man sie identifizieren? Um diese Fragen zu beantworten, müssen wir zuvor einige geschlechtsbezogene und schichtspezifische Verzerrungen der modernen Psychopathologie korrigieren. Einer geschlechtsbezogenen Korrektur steht eigentlich nichts mehr im Wege, eine Revision der schicht- und funktionsspezifischen Verzerrungsfaktoren dagegen stößt auf erhebliche und unüberwindlich erscheinende Hindernisse ideologischer Art.

Der antisoziale Tölpel und der ominöse Erfolg

Wir erinnern in diesem Zusammenhang an die Definition der Antisozialen Persönlichkeit im DSM-IV: Der Begriff des Antisozialen beschränkt sich hier auf jene antisozialen Tölpel, die sich bei ihren Normverstößen erwischen lassen. Der intelligente und simulativ geschickte Antisoziale, der zu Macht gekommen ist, wird kurzerhand per definitionem zu einem Ding der Unmöglichkeit deklariert, d. h. die Hitlers und Himmlers werden in einem sehr seltsamen Outplacingverfahren aus dem psychopathologischen Spektrum einfach ausgeschlossen und damit letztendlich in den gesunden Sektor verschoben. Als ob sich die innerhalb der wissenschaftlichen Psychopathologie operierenden Mitglieder der Funktionseliten, stellvertretend für alle anderen Mitglieder gegen jedwedes psychopathologisches Verdachtsmoment grundsätzlich verwahren wollten: Die Funktionselite wäscht sich quasi selbst rein, versucht es wenigstens, und die Wissenschaft ist dabei behilflich. Wer einigermaßen unauffällig und effizient funktioniert, insbesondere in herausgehobener Position, kann nicht wirklich, nicht ernsthaft krank sein, weil er nicht krank sein darf: Der diagnostische Knüppel bleibt im Sack. Die Studie von H. Deutsch aus dem Jahr 1942 jedenfalls hat nichts von ihrer Aktualität eingebüßt.

Helene Deutsch: Die Quintessenz

H. Deutsch weiß etwas von jenen seltsamen Begegnungen, die Ausgangspunkt unserer Überlegungen waren, und definiert den Hauptmechanismus, der die dazugehörigen Irritationen und Mißempfindungen erzeugt: Diese typischen Störmeldungen entstehen in der intakten, vollständigen Person, die über authentische Potentiale verfügt, immer dann, wenn sie auf Nähe geht, d. h. ein Nähefeld zu einer totalsimulativen Person aufmacht. H. Deutsch beschreibt einen Totalsimulanten, kann aber ihre diesbezüglichen Beobachtungen und Analyseresultate weder in ihre psychoanalytische noch in die klassisch psychiatrische Denkwelt einbauen, weil dieser Fall (die totalsimulative Person) schlicht und einfach „nicht zulässig" ist oder als psychopathologisch irrelevantes Ereignis abgetan wird. Die Autorin bricht ihre Analyse des totalsimulativen Phänomens unvermittelt ab, die Fragestellung wird dann meines Wissens nie mehr in dieser Unzweideutigkeit formuliert, geschweige denn mit vergleichbarer Konsequenz analysiert.

Die Frage nach den intrapsychischen bzw. gesamtpersönlichen Produktionsbedingungen einer totalsimulativen Verhaltens- und Erfahrungswelt bleibt letztendlich unbeantwortet: Die Beantwortung dieser Frage wäre allerdings ein Vorhaben, das sich nur mit Hilfe einer einigermaßen präzisen und praktikablen Definition des (inter)personal Authentischen bzw. Simulativen bewältigen läßt. Eine derartiges Analyseinstrument steht uns jedoch bis zum heutigen Tage nicht zur Verfügung.

1979: Die Rückkehr des Totalsimulanten. Rohde-Dachsers Blander Borderline

C. Rohde-Dachsers Blander Borderline

In ihrer Borderlinemonographie, die vorhandene Theorien sichtet und eigene Beiträge liefert, diskutiert C. Rohde-Dachser (1991, Erstveröffentlichung 1979) die „Phänomenologie des Borderline-Syndroms und das Problem der Borderline-Diagnose". In diesem Abschnitt findet sich das knapp dreiseitige Kapitel „Die blanden Formen des Borderline-Syndroms und der 'Borderline-Dialog'". Hier wird eher unfreiwillig und ohne auf H. Deutsch Bezug zu nehmen die Problematik des totalsimulativen Phänomens wieder aufgegriffen und in mancher Hinsicht etwas schärfer gefaßt. Die Autorin beschreibt hier ein Ding der Unmöglichkeit, zumindest aus der Perspektive einer positivistischen Psychopathologik, nämlich ein Syndrom ohne Symptom: „Nicht alle Patienten mit einem Borderline-Syndrom weisen die lärmende Symptomatologie auf, von der bisher die Rede war. Viele von ihnen suchen einen Arzt auf (häufiger einen Psychoanalytiker als einen Psychiater), ohne ihr Anliegen im eigentlichen Sinne namhaft machen zu können. Ihre Klagen wirken diffus und oft wie eine karikaturhafte Übersteigerung der Klagen des 'modernen Menschen'... sie betreffen subtile, gleichzeitig quälende Gefühle der 'Leere', der 'Sinnlosigkeit', der Orientierungslosigkeit in einer undurchschaubaren und bedrohlichen Welt, der inneren Standortlosigkeit, des 'Nichtwissens-wer-ich-bin'. Hinzu kommen meist eine Reihe von uncharakteristischen Beschwerden ... ebenso diverse psychosomatische Beschwerden oder ein unterschiedlich lokalisiertes körperliches Krankheitsgefühl ohne organpathologischen Befund ... Die Lebensgeschichte verrät oft Schwierigkeiten in der Berufsfindung ... Der Patient ... berichtet von wechselnden Partnerbeziehungen, die sich auf chaotische Dreiecks- oder Vierecksverhältnisse ausdehnen können, wobei das Ausmaß seines emotionalen Engagements an diesen Beziehungen für den Zuhörer oft vage bleibt. Statt häufig wechselnder Partnerbeziehungen trifft man auch auf langjährige Partnerbeziehungen, in denen sich ein repetitives Muster von Trennung und Wiederversöhnung eingespielt hat. Oder der Patient schildert eine für ihn hochbedeutsame Beziehung, deren exzessive Ausgestaltung in seiner Phantasie in krassem Mißverhältnis zu ihrem tatsächlich gelebten Anteil steht. Viele dieser Patienten sind sozial erfolgreich und gern gesehen im Kollegen- oder Freundeskreis. Aber die Erfolge verleihen ihnen keine Sicherheit und ein nagender Kontakthunger bleibt bestehen".

Beziehung oder Impuls?

Aus diesem blanden Borderline ließe sich einerseits auf der Ebene abfragbarer subjektiver Erlebenssymptome so etwas wie ein stark abgeschwächtes, (objektiv) symptomatisch abgeflachtes bzw. ins Intrapsychische zurückgenommenes Borderlinesyndrom gemäß den eher beziehungsorientierten und psychoanalytisch inspirierten Vorstellungen der wissenschaftlichen Psychopathologie des DSM-IV zusammenschustern. Anderseits würde man diesen blanden Borderlinetypus in der an Impulsivität und Impulskontrolle orientierten, ebenfalls wissenschaftlichen Psychopathologie des ICD der Weltgesundheitsorganisation wohl kaum als Borderline akzeptieren können. Das DSM befindet sich aufgrund seiner Beziehungsorientierung zunächst näher an der ganzen Wahrheit der Borderlinekrankheit, während die Internationale Klassifikation der Krankheiten (ICD) der WHO, wie sich später noch herausstellen wird, die zentrale Binnendynamik der Borderlinekrankheit im Visier hat, die wiederum vom DSM eher unterschätzt wird. Wie dem auch sei, die blanden Borderlines bleiben nicht unbedingt immer bland: „Die Patienten (blande Borderlines, J.E.M.) enthüllten im engeren therapeutischen Kontakt durchweg eine schwere Borderline-Störung mit tiefreichender Identitätsproblematik", wobei die Behandlungen einen „krisenhaften Verlauf" nehmen und die Patienten sich auch als „ernsthaft suizidal" erweisen können. Womit der Patient dem professionellen Bedürfnis nach handfesten, massiven Symptomen doch noch nachgekommen wäre und nunmehr auch im DSM- bzw. ICD-Schema den für ihn vorgesehen Platz einnehmen darf. Sollen wir diese blande Form nun als Zustand oder als eigenständigen Typus behandeln?

Klinischer Zustand oder Typus?

Es ist immer wieder ein und dieselbe Person, die sich einmal als blander Borderline gemäß einer eher tiefenpsychologischen Interpretation zeigt, ein andermal eher als instabiler, ambivalenter und beziehungsgestörter Borderline gemäß DSM-IV, um schließlich unter Krisenbedingungen in ein betont impulsives Muster gemäß ICD zu verfallen oder gar längerdauernde manifest psychotische Zustände zu entwickeln, womit der Borderlinekranke sich aus dem offiziellen Borderlinespektrum endgültig verabschiedet hätte. Dieselbe Person kann dann z. B. eben diese Abfolge von Metamorphosen prinzipiell auch wieder rückwärts durchlaufen. Diese unterschiedlichen Manifestationsformen des Immergleichen können außerdem an unterschiedliche Situationen gekoppelt sein und mit diesen Situationen wechseln, d. h. in ein und derselben Person problemlos koexistieren. Die Borderlineliteratur ist voll davon: Immer wieder finden wir diese äußerlich tlw. sehr kraß erscheinenden Metamorphosen, auf einer horizontalen Zeitachse (manchmal innerhalb von Sekunden) oder mehr oder weniger stabil an wechselnde Situationen gekoppelt. Die blande Form muß also wohl als Zustand aufgefaßt werden. Welchen Stellenwert hat dieser blande Zustand innerhalb des psychopathologischen Funktionsganzen der Borderlinekrankheit und seiner Schicksale?

Blandmacherei

Ein typisches Problem der ambulanten Psychotherapie: Der Borderlinepatient „agiert" in der therapeutischen Situation, produziert hier womöglich manifest psychotische Symptome, funktioniert aber außerhalb der Therapie als perfekter blander Borderline … und umgekehrt, wobei letzteres vom Therapeuten als Widerstand bzw. mangelnde Kooperationsbereitschaft ausgelegt oder in einen auffällig glatten und vermeintlich erfolgreichen Therapieverlauf umgemünzt werden kann. Hier drängt sich der Gedanke auf, daß zahlreiche Therapieerfolge tatsächlich nichts anderes sind als Bewegungen innerhalb des oben skizzierten, abgestuften Katalogs von Borderlinezuständen. In der Regel dürfte es sich bei den veröffentlichten Therapieerfolgen um mehr oder weniger gelungene Versuche handeln, die instabilen, ambivalenten, impulsiven und psychotischen Borderlinemanifestationen in einen blanden Borderlinestatus zu überführen und diesen dann, z. B. über Selbstkontroll-Mechanismen und externale Stützen, zu stabilisieren. Das Problem dabei: Die blande Borderlineform enthält grundsätzlich (siehe die Ausführungen von Rohde-Dachser) die massiveren und bedrohlicheren Borderlineoptionen, die unter kritischen Bedingungen (z. B. wenn authentische Näheleistungen zwingend und unaus-

60

weichlich gefordert sind) wieder freigegeben, d. h. aktualisiert werden können. Der blande Status enthält also regelmäßig massive Symptomoptionen, während wir massiv-symptomatische Borderlineformen kennen, die definitiv nicht auf einen blanden Status zurückgeführt werden können (besonders auffällig im extrem antisozialen Spektrum).

Objektive Borderlinemuster

Die große Mehrheit der institutionell erfaßten Borderlinekranken scheint sich nach einem längeren, mehr oder weniger blanden Vorlauf mit den bekannten Symptomen in den Institutionen zu präsentieren, während eine Borderlineminderheit sich schon immer in einem mehr oder weniger symptomatischen Zustand befand (z. B. Hyperaktivität, Impulsivität, Destruktivität und Autodestruktivität) und größte Mühe damit hat, einen annähernd blanden Zustand zu installieren und zu konsolidieren. Ein anderes, gar nicht so seltenes Grundmuster wird von jenen Borderlinekranken repräsentiert, die aus einem stabil erscheinenden, aber eher fragilen blanden Zustand heraus ihre „ichdystonen" Symptomdurchbrüche geschickt verwalten, wobei diese exzessiven Durchbrüche indirekt einer Stabilisierung der blanden Ausgangsbasis dienen: Wird der symptomatische Durchbruch blockiert, so zerfällt auch die blande „bürgerliche" Fassade (bei vielen Quartalstrinkern handelt es sich wohl um Borderlinekranke). Die Mehrheit aller Borderlinekranken jedoch dürfte in einem mehr oder weniger blanden Zustand verharren und niemals die Schwelle einer psychotherapeutischen oder psychiatrischen Institution überschreiten, jedenfalls nicht als Patient.

Der Borderline an sich ist bland

Bei Rohde-Dachsers blandem Borderline-Typus handelt es sich also um einen Borderlinezustand unter mehreren möglichen Borderlinezuständen, allerdings einen besonderen. Nicht ausgeschlossen, daß genau dieser blande Zustand den eigentlichen, d. h. funktional zentralen und fundamentalen Borderlinezustand darstellt, aus dem alle anderen bekannten Borderlinezustände hervorgehen bzw. sich relativ umstandslos ableiten lassen. Der blande Borderlinestatus gewährt uns eine ungehindert freie Sicht auf genau das, was uns schon immer interessiert hat: Jene Borderlinegrundstörung, die unaufhörlich jenes außerordentlich bewegliche Symptomchaos generiert, das sich ausnahmslos allen wissenschaftlich-professionellen Ordnungsversuchen entzogen hat und immer entziehen wird. Der blande Borderlinezustand stellt kein exotisches Ausnahmeereignis dar, sondern aller Wahrscheinlichkeit nach den funktionalen Kern und Grundzustand der Borderlineexistenz, und das bedeutet, daß der blande Borderline tatsächlich einen klinischen Typus darstellt, aber nicht einen klinischen Typ unter anderen Borderlinetypen, sondern den eigentlichen Borderlinetypus. Der Borderline an sich ist bland.

Das Kernstück: Der Pseudodialog

Rohde-Dachser: „Offensichtlich ist die Sprache solcher Patienten (Borderlinekranke, J.E.M.) aber allein nicht geeignet, dem anderen die wirkliche innere Befindlichkeit zu vermitteln. Sie ist fassadär und kann das 'wahre Selbst'... nicht kommunizieren. Stattdessen kommt ein Scheindialog zustande, der hilflos stockt, wenn ihm wirkliche Kommunikation abgefordert wird. Der Patient hat kein 'Sprach-Ich'..., das er in eine echte Gegenseitigkeit einbringen könnte. Diese Verarmung der Sprache um ihre wichtigste Funktion wird (von anderen Autoren, J.E.M.) ... als typische Borderline-Sprachstörung bezeichnet. Der Borderline-Dialog spiegele eine Störung der frühen Mutter-Kind-Beziehung wider, wo die Mutter den echten Dialog mit dem Kind abgebrochen hat, bevor dieses ein eigenes Sprach-Ich entwickeln konnte … Mutter und Kind wollen dann gar nicht mehr miteinander sprechen, 'weil sie enttäuscht sind voneinander und sich nichts mehr zu sagen haben'… Der Dialog 'entgleist'… zu einem Sprachritual, und der Patient verinnerlicht diese falsche Sprache und wird 'nicht lernen oder wagen, seine eigenen Bedürfnisse auszusprechen'… Eine solche Sprache ist im Äußerungsakt selbst und im Sprachbezug korrekt, aber gestört in ihrer illokutiven und perlokutiven Funktion … Konkret äußert sich dies darin, 'daß unklar bleibt, ob die Sprache des Borderline-Patienten verbindlich ist: Er steht häufig nicht zu dem, was er gesagt hat; darum wird seine Sprache als unecht empfunden und löst Reaktionen aus, die Kommunikation mit ihm abzubrechen oder zu entwerten, sich hintergangen oder nicht ernstgenommen zu fühlen'… Wo der Kommunikationsstil eines Patienten diesen charakteristischen Effekt erzeugt, liegt der Verdacht auf ein Borderline-Syndrom immer besonders nahe. Gerade bei den blanden Formen des Borderline-Syndroms, die ohne sorgfältige strukturelle Analyse der Gesamtpersönlichkeit nicht endgültig eingeordnet werden können, lassen sich aus solchen Gegenübertragungsreaktionen erste diagnostische Hinweise gewinnen …". Das daran anschließende Kapitel in Rohde-Dachsers Monographie behandelt dann ganz folgerichtig die (therapeutische) Beziehung als diagnostisches Instrument. Um die spezifische Qualität der Borderlinesprache zu entschlüsseln, benötigen wir anscheinend ein Konzept, das uns eine Unterscheidung zwischen authentischen Beziehungs- und Kommunikationsformen und den simulativen Formen erlaubt.

Faktor 1: Das authentische Feld

Um die ganze Angelegenheit auf den Punkt zu bringen: Wie kann ein intelligenter und simulativ geschickter, d. h. im blanden Zustand funktionierender Borderlinekranker mit Hilfe eben dieser falschen Sprache, zum Beispiel in der Rolle eines „erfolgreichen" Psychotherapeuten (Psychiaters, Psychologen etc.), psychotherapeutische Behandlungen mit irgendwelchen Patienten durchführen? Wie geht das und warum bleibt sogar diese kommunikative Absurdität regelmäßig unbemerkt? Es ist schlichtweg falsch, daß die (simulative) Borderlinesprache grundsätzlich „als unecht empfunden" wird und automatisch Reaktionen „auslöst", die darauf hinauslaufen, die Kommunikation mit dem Borderlinekranken „abzubrechen oder zu entwerten, sich hintergangen oder nicht ernstgenommen zu fühlen". Dieser authentische Reflex mit seinen subtilen Irritationen und Mißempfindungen tritt nur in einem authentischen Kommunikations- oder Beziehungskontext auf, in einem eher simulativen bzw. authentisch schwach aufgeladenen Kontext dagegen wird die Borderlinesprache weitgehend wirkungslos verpuffen, die Borderlinesprache wird dann für bare Münze genommen und findet sogar Eingang in die Fachsprache, die das falsche Borderline-Idiom unbesehen übernimmt und in die Formulierungen ihrer objektiv-wissenschaftlichen Kriterienkataloge einfließen läßt. Aus der falschen Sprache des Borderlinekranken wird, ohne Einschaltung eines kritischen Filters, wissenschaftliche Fachsprache.

Faktor 2: Das simulative Niveau

Die Auswirkungen der Borderlinesprache hängen vor allem auch davon ab, auf welchem Niveau sie organisiert ist, insbesondere hinsichtlich ihrer Lebensähnlichkeit. Entscheidend ist das Ausmaß, in dem es der Borderlinesprache gelingt, die authentische Kommunikation glaubwürdig zu imitieren. Simulationen müssen keineswegs immer so primitiv und leicht zu durchschauen sein, daß bei jedem gewöhnlichen Wald- und Wiesen-Psychoanalytiker (-Psychotherapeuten, -Psychiater, -Psychologen) sofort die Alarmglocken läuten. Keine Schande, denn beim Meister selbst, S. Freud, wir erinnern uns, klingelte es jahrelang keineswegs, als er in intensivem Verkehr mit seinem besten Freund W. Fließ stand, einem Mann also, der nach Einschätzung des eigenen Sohnes und späteren Psychoanalytikers ein Psychotiker war, der in der perfekten Maske einer simulierten Normalität auftrat. Auch W. Fließ dürfte sich der falschen Borderlinesprache bedient haben. Und Freud hat jahrelang absolut gar nichts gemerkt, ganz im Gegenteil („bester Freund").

Der allgemeine Verfall authentischer Standards

Hochkarätige Psychosimulationen, neben einem allgemeinen Verfall authentischer Standards, sind die einzig vernünftige Erklärung für den manchmal durchschlagenden Erfolg borderlinekranker Psychotherapeuten, Psychiater usw., denen es sogar regelmäßig gelingt, unbehelligt durch das (vielleicht) etwas engmaschigere Netz der psychoanalytischen Lehranalyse zu schlüpfen. Im Extremfall müssen wir damit rechnen, daß beispielsweise ein borderlinekranker Psychotherapeut Therapieprotokolle veröffentlicht, in denen er seine Arbeit mit ebenfalls borderlinekranken Patienten dokumentiert: Seltsame Botschaften aus einer hermetischen Borderline-Binnenwelt, verfaßt im durchaus gängigen, vollkommen entdifferenzierten Fachjargon, der zwischen simulativen und authentischen (bzw. psychotischen und nicht-psychotischen) Ereignissen und Erfahrungen nicht mehr unterscheiden kann und will. Es gibt übrigens in der Psychotherapie und Psychopathologie gewisse Denktraditionen und ganze Schulrichtungen, etwa das sog. Neurolinguistische Programmieren, die diese Basiskategorien jeder Psychologie und Psychopathologie endgültig über Bord geworfen haben, im festen Glauben, auf jene alles entscheidende Differenzierung zwischen authentischen und simulativen Lebensäußerungen grundsätzlich verzichten zu können. Diese systematisch und gewaltsam entdifferenzierenden Praktiken dienen dann, wie sollte es anders sein, als bevorzugter Tummelplatz für all jene, die über ein besonderes Geschick in der Produktion von und im Umgang mit interpersonalen Simulationen verfügen. Zu den geschicktesten Simulanten dürfte der intelligente und stabile Borderlinekranke gehören, dessen besondere Leistungsfähigkeit in diesem Bereich, wie wir später noch sehen werden, auf ein lebenslanges und umfassendes Simulationstraining zurückzuführen ist.

Simulation der Simulation, Charisma und der wissenschaftlich-intellektuelle Diskurs

Nicht nur Geldscheine oder Picassos, auch authentische Erfahrungs- und Verhaltensmuster können unterschiedlich gut gefälscht bzw. simuliert werden. Identität, Lebendigkeit, Spontaneität, selbst Authentizität, alles kann simuliert werden. Sogar simulative Erfahrungs- und Verhaltensmuster können simuliert werden, etwa beim Versuch, eigene Simulationen zu dissimulieren: Die karikaturhafte, evtl. „spaßhafte" Übertreibung einer Simulation soll uns glauben lassen, der Betreffende verfüge in Wirklichkeit über eine hintergründige authentische Option (ein Manöver, von dem intelligente Borderlines häufig Gebrauch machen). Auch steht nirgendwo geschrieben, daß sich Psychosimulationen unbedingt und immer an der Oberfläche der Person bzw. der psychischen Sphäre zu ereignen haben. Wir hatten es schon im Kontext der Als-Ob-Persönlichkeit angedeutet: Der simulative Prozeß kann nicht nur beliebig tief in die subjektive Sphäre eindringen (Tiefensimulation), er kann letztere auch ganz erfassen und vollkommen durchdringen. Wir müssen auch mit superrealen Simulationen (inter)personaler Ereignisse rechnen, Simulationen von derartiger Perfektion und Glaubwürdigkeit, daß wir beim direkten Vergleich an unseren eigenen authentischen Erfahrungen und Möglichkeiten zu zweifeln beginnen, die uns plötzlich als minderwertige und vielleicht sogar „falsche", d. h. irgendwie simulative (!) Erfahrungen und Optionen erscheinen mögen (einer der Hauptmechanismen, die für die kollektive Produktion von Charisma verantwortlich sind). Der Borderlinedialog, der gar kein Dialog ist, kann übrigens auch in der Maske einer wissenschaftlich-rationalen bzw. typisch intellektuellen Diskursform auftreten: All diese Diskursformen sind im wesentlichen miteinander identisch. Wissenschaftlich-rationale und typisch intellektuelle Diskursformen funktionieren innerhalb eines authentisch-subjektiven Settings ganz im Sinne eines Borderline-Pseudodialogs. Der einzige Unterschied: Viele Wissenschaftler und Intellektuelle können (hoffentlich) diese falsche Dialogform wieder verlassen, der Borderlinekranke, wie sich noch zeigen wird, nicht.

Borderline-Zeit und fehlende Biographie

C. Rohde-Dachser (1991): „Es leuchtet ein, daß ein Patient (gemeint ist ein Patient vom Borderlinetypus, J.E.M.) ... kaum ein Gefühl für sein eigenes historisches Gewordensein in der Zeit und eine entsprechende Zukunftsperspektive entwickeln kann. Wer sich nicht mit seiner Vergangenheit identisch fühlt und sich nicht in die Zukunft hinein entwerfen kann, wird aber auch seinen jeweiligen Standort gegenüber einer sich verändernden Umwelt nur schwer bestimmen können. Gerade diese Fähigkeit bildet aber eine unabdingbare Voraussetzung für die Entwicklung einer stabilen Ich-Identität". Der Borderlinekranke, so die Autorin, kann keine „realistische Zeitperspektive" entwickeln.

Dieser in dürren Worten skizzierte, eher abstrakt wirkende „Verlust der realistischen Zeitperspektive" wird etwas anschaulicher, wenn wir auf einen ähnlichen Gedankengang B. Nitzschkes (1991) zurückgreifen, der seine Erkenntnis, nicht anders als Rohde-Dachser, eher beiläufig behandelt. Der Psychoanalytiker meint: „Immer wieder geht es in den Behandlungs-Analysen um die Deutung eines tiefen Sinnes, eines geheimen, verschwiegenen Wunsches. Dünne Haut und leere Tiefen ohne Geheimnis enthüllen sich bereits dem oberflächlichen Blick. Der postmoderne Analyse-Patient (Nitzschke sinniert hier offensichtlich über seine Borderlinepatienten, J.E.M.) spricht längst unumwunden aus, was Freud seinen modernen Patienten erst noch mit Hilfe mühseliger Deutungen zu Bewußtsein zu bringen suchte. Differenzierte, entwickelte, 'historische', gesellschaftlich modellierte Affekte fehlen dem 'früh' in seiner Entwicklung stagnierten Patienten weitgehend; stattdessen erscheinen 'unhistorische' Affekte in archaischer Gestalt ... Wut, Haß oder eine kaum mehr von der 'Zivilisation' berührte... Sehnsucht nach elementarer Liebe, die gänzlich unfähig ist, den Anderen noch als einen Anderen zu kennen ... Der Andere ist in diesen Fällen entweder ein bedürfnisbefriedigendes Objekt, das keine eigenen Ansprüche stellt ... oder er ist einfach nicht vorhanden ... Es geht nicht mehr um die Aneignung einer zum Teil verlorenen Biographie: es geht ...

wenn dies überhaupt gelingt, wenn dies überhaupt möglich sein sollte … um die erstmals im Verlauf der Behandlung zu gewinnende Biographie". Im Klartext: Der Borderlinekranke verfügt nicht über das, was gemeinhin unter Biographie verstanden wird. Er hat keine Biographie. Wie lebt es sich ohne Biographie?

Gefangen im Hier und Jetzt

In der ausgesprochen erfahrungsnahen und pragmatisch ausgerichteten Borderlinemonographie von J.J. Kreisman & H. Straus (1992) wird das Fehlen von realistischer Zeitperspektive und Biographie mit einem sehr weitgefaßten Konzept von Impulsivität in Verbindung gebracht. Impulsivität wird hier jedoch nicht vorrangig unter dem Gesichtspunkt der Impulskontrolle diskutiert und deshalb auch nicht als reines Selbstkontrollproblem verstanden: „Die Verhaltensweisen der Borderline-Persönlichkeit können sich plötzlich ändern und widersprüchlich sein, da sie normalerweise starken, augenblicklichen Gefühlen entspringen … (bzw., J.E.M.) Wahrnehmungen, die isolierte, unzusammenhängende Schnappschüsse der Erfahrung darstellen. Die Unmittelbarkeit der Gegenwart steht allein da, ohne den Vorteil von Erfahrungen aus der Vergangenheit oder der Hoffnung auf die Zukunft. Aufgrund historischer Muster sind Beständigkeit und Vorhersagbarkeit für den Betroffenen unerreichbar, und er begeht ähnliche Fehler immer wieder". Die Borderlinepersönlichkeit habe kurioserweise einen Zustand erreicht, den „eine ganze Generation in den sechziger Jahren" angestrebt habe, nämlich ein Leben im Hier und Jetzt. „Für den Betroffenen (Borderlinekranken, J.E.M.) gibt es kein Entrinnen aus dem 'Jetzt', auch nicht für eine kurze Pause und Neueinschätzung. Die Wirklichkeit ist … 'ein endloser Augenblick… eine Treppe, die weder nach oben noch nach unten führt, wir bewegen uns nicht, heute ist heute, immer ist heute'… Wer sie (die Borderline Persönlichkeit, J.E.M.) heute ist (und was sie tut) bestimmt ihren Wert … Da die Betroffene sich als statisch wahrnimmt, statt in einem dynamischen Zustand der Veränderung, kann sie jede Abweichung von diesem unbeweglichen Selbstbild als vernichtend empfinden. Umgekehrt kann die Borderline Persönlichkeit Befriedigung in der entgegengesetzten Richtung suchen … durch den häufigen Wechsel von Beruf, Karriere, Zielen, Freunden und manchmal sogar des Geschlechts … Die Identität der Borderline-Persönlichkeit hat etwa die Konsistenz von Wackelpudding: Sie kann in jede beliebige Form gebracht werden, aber sie rinnt durch die Finger, wenn man versucht, sie festzuhalten". Der Borderlinekranke lebt also, wenn wir den Autoren folgen wollen, in einer ausweglosen Situation, einem unentrinnbaren ewigen Hier und Jetzt. Das Borderline-Hier-und-Jetzt setzt sich aus einer endlosen Sequenz fragmentierter Augenblicke, photographischer Schnappschüsse zusammen und konstituiert einen zutiefst diskreten Existenzmodus jenseits aller Kontinuitäten der sinnlichen Erfahrung und der körperlich-materiellen Realität (der Realität schlechthin).

Radikal veränderte Raum-Zeit-Koordinaten

Wir können nun, ohne mit der Masse an vorhandenen Erfahrungswerten und Daten in Widerspruch zu geraten, die unscharfen Definitionen von Rohde-Dachser und Nitzschke präzisieren und korrigieren: Der Borderlinekranke hat nicht die realistische Zeitperspektive an sich verloren, sondern die körperlich fundierte sinnliche, eben lebendig subjektive Zeiterfahrung und damit selbstredend jenen „dynamischen Zustand der Veränderung" (Kreisman & Straus

1992), der anderweitig mit einer etwas unglücklichen Metapher als persönliches Wachstum oder etwas profaner als persönliche Entwicklung bzw. als Biographie im eigentlichen Sinne beschrieben wird. Borderlinekranke sind dabei durchaus imstande und in Ermangelung anderer Möglichkeiten auch gezwungen, eigene Erfahrungen entlang einer im objektiven Sinne realistischen Zeitachse, also innerhalb eines mechanistisch toten Rasters (Uhr, Kalender, objektive Ereignissequenz) korrekt anzuordnen. Der Borderlinekranke lebt also ausschließlich in einer dezidiert nicht-subjektiven, d. h. anonymen und lebensfremden Zeit, er lebt tatsächlich in einer anderen Zeit und damit in einer radikal anderen Erfahrungswelt, die mit unserer Erfahrungswelt nicht mehr vereinbar ist.

Die traditionelle Psychopathologie, die sich insgesamt und letztendlich, implizit oder explizit innerhalb von biographisch (i.e.S.) konzipierten Interpretationsmustern bewegt, muß hier scheitern, ohne daß die Ursachen dieses Scheiterns jemals deutlich genug in Erscheinung treten, um eine grundsätzliche Revision der Psychopathologie anstoßen zu können.

Starke Ahnungen: Das zentrale Angstthema der spätmodernen Gesellschaft taucht auf

Es sind aber nicht nur konzeptionelle und begriffliche Komplikationen für den nunmehr hundertjährigen Stillstand der Borderlineforschung verantwortlich, sondern erwartungsgemäß auch ideologische Hintergrundpositionen von einigem Gewicht, an die wir alle nicht rühren wollen, weil sonst unser praktiziertes Menschenbild, unsere Vorstellung davon, was bzw. wer wir eigentlich sind, plötzlich und heftig ins Wanken käme. Die andersartige Zeiterfahrung und die daraus resultierende andersartige Erfahrungswelt des Borderlinekranken ist offensichtlich identisch, und zwar vollkommen identisch mit der Zeiterfahrung und der entsprechenden Erfahrungswelt ... des Autisten. Die Angst vor dem Autismus sitzt auch in der wissenschaftlich-professionellen Welt derart tief, daß die offensichtliche Identität der beiden Erfahrungswelten seit hundert Jahren grundsätzlich übersehen wird. Wodurch unterscheidet sich der Borderlinekranke vom Autisten? Die Auflösung dieses zunächst etwas versteckten, unscheinbaren Problems liefert uns übrigens eine endgültige Antwort auf die alte Frage nach dem neurotischen bzw. psychotischen Charakter der Borderlinekrankheit und außerdem den Schlüssel zu einem neuen Modell des psychotischen Prozesses.

Das wahre Selbst als konkretistischer Universal-Stöpsel

C. Rohde-Dachser präsentiert in Gestalt des blanden Borderlinetypus ebenfalls eine Persönlichkeit, die aufgrund ihres pseudodialogischen Angebots und ihrer falschen Sprache, d. h. wegen der umfassenden Unfähigkeit zur authentischen Kommunikation und Beziehungsaufnahme eigentlich nur noch als totalsimulative Persönlichkeit aufgefaßt werden kann. Das fiktive Vakuum, mit dem H. Deutsch operiert, wird bei Rohde-Dachser mit einer zeitgeistgemäßeren Konstruktion aufgefüllt, nämlich dem wahren Selbst, dem strahlenden Gegenspieler des bösen falschen Selbst. Dieses wahre Selbst ist angeblich immer vorhanden, schwebt als guter Geist über, unter oder hinter allem und jedem, sitzt jedoch meist ganz, ganz tief innen drinnen im Menschen. Dieser omnipräsente Heilsbringer und Quell aller Menschlichkeit wird nicht ganz zufällig ganz besonders heftig genau dort vermutet, wo das, was damit eigentlich gemeint ist, spurlos verschwunden ist.

66

Credo, quia absurdum est

Dazu Rohde-Dachser (1991): „Die Patienten (Borderlinepatienten, J.E.M.) entwickeln auf der Basis oberflächlicher Identifizierungen nach außen hin eine Fassade angepaßter Verhaltensweisen, hinter der sich das 'wahre Selbst' so vollkommen verbergen kann, daß es keinen Kontakt zur Realität mehr findet … Das von der Realität abgeschnittene 'wahre Selbst' verflüchtigt sich immer mehr zu einer für den Patienten oft kaum mehr faßbaren megalomanischen Phantasie, während die ursprünglich als Schutz des wahren Selbst intendierte 'falsche' Fassade immer mehr Raum gewinnt". An anderer Stelle übernimmt die Autorin das Statement eines Psychoanalytikerkollegen: Die borderlinespezifischen psychischen Spaltungsprozesse bewirkten unter anderem den „Schutz einer geheimen Zone des Nicht-Kontaktes, wo das Subjekt absolut allein … und sein wahres Selbst geschützt ist". Wie sollten wir als Therapeuten dieses verschlossene Geheimnis in Erfahrung bringen? Muß das wahre Selbst etwa unbedingt vorhanden sein, gerade weil es subjektiv-erfahrungsmäßig und funktional so offensichtlich fehlt und auch von anderen nicht mehr wahrgenommen werden kann? Welch seltsame Logik: Es ist da, gerade weil es nicht da ist. Vielleicht sollten wir zunächst einmal die Hypothese zulassen, daß etwas offensichtlich Nichtvorhandenes … tatsächlich nicht vorhanden ist. Sobald wir diesen außerordentlich kühnen Schritt getan haben, tritt wieder das verpönte Bild der totalsimulativen Persönlichkeit in unser Blickfeld und damit das spätmoderne Angstgespenst des Autismus.

Positivistische Symptomlogik und professioneller Symptomhunger

H. Deutsch und C. Rohde-Dachser sind beide Psychoanalytikerinnen von Ruf, beide sind auch mit den klassisch psychiatrischen Gepflogenheiten ihrer Zeit vertraut. Beiden gelingt es in keiner Weise, ihre interessantesten und wichtigsten Erkenntnisse in die sicher beherrschte psychoanalytische bzw. psychiatrische Denkwelt zu integrieren: Als-Ob-Persönlichkeit und blander Borderline bleiben wie seltsame Findlinge in einer feindlichen Landschaft liegen. Besonders deutlich wird dies bei Rohde-Dachsers blandem Borderline, der eigentlich keinen Persönlichkeitstypus, sondern einen elementaren, wahrscheinlich den elementarsten Borderlinezustand beschreibt. Die mit dieser blanden Form assoziierte umfassende Inauthentizität wird übrigens nur deshalb ausschließlich an eben dieser blanden Form festgestellt und thematisiert, weil der Patient hier ausnahmsweise keine massiven aufdringlichen Symptome anbietet: Die umfassende Inauthentizität dient als Ersatz (gleichrangiger Stellvertreter) für das fehlende Symptomfeuerwerk, denn wo starke Symptome angeboten werden, tritt dieser radikale Mangel an Authentizität völlig in den Hintergrund und spielt, wenn überhaupt, nur noch eine marginale Rolle. In Wirklichkeit ist diese totale Inauthentizität das konstituierende Merkmal der Borderlinekrankheit, deren Phänomenologie auf diesem grundlegenden Mangel beruht und sich aus diesem Mangel erklären läßt.

Defizit, defizitbedingte Primärsymptome und der drittrangige Rest

Die Borderlinekrankheit zeichnet sich zunächst und wesentlich, theoretisch wie praktisch-diagnostisch durch ein kapitales Defizit, eine Fehlstelle, eine Lücke aus … und keineswegs durch irgendwelche positiven Symptome. Es gibt positive Symptome, die zwangsläufig und direkt aus diesem Defizit resultieren, aber diese Primärsymptome decken sich keineswegs mit den (Sekundär-)Symptomen der handelsüblichen Kriterienkataloge und lassen sich nicht immer so einfach verifizieren und objektivieren.

Die Spitze des Eisbergs

Die institutionelle Psychopathologie hat es also nur mit der (im grob positivistischen Sinne) symptomatischen Spitze des Eisbergs zu tun, dessen massiver blander Sockel ihrem Zugriff entzogen ist. Es ist aber dieses untergründige Massiv, das die auffälligeren Ereignisse in der deutlich sichtbaren und deshalb institutionell erfaßten Spitze verursacht bzw. hervorbringt. Ohne Berücksichtigung dieses verdeckten Massivs bleiben die historischen Bewegungen innerhalb des institutionell erfaßten, psychopathologischen Gesamtspektrums rätselhaft. Der professionelle Zugriff erreicht nur ein Randphänomen und produziert, bedingt durch seine extrem verzerrte Perspektive auf untypische Fälle (die Spitze des Eisbergs), ganz zwangsläufig fehlerhafte Datenkomplexe und Theorien, die sich dann mit den hauseigenen Mitteln nicht mehr korrigieren lassen.

3 Das authentische Subjekt und seine Beziehungskrankheiten

Die Welt der Psychosimulation

Showdown: 12 Uhr mittags, irgendwo in den USA

1993 veröffentlichte M.M. Linehan eine lernpsychologisch orientierte Borderlinemonographie, die sich zumindest im Bereich der Verhaltenstherapie des Borderlinesyndroms zu einer wichtigen, vielleicht der wichtigsten Arbeit überhaupt entwickeln könnte. Im Abschnitt über „grundlegende Behandlungsstrategien" findet sich unter der Überschrift „Echtheit" ein kurioses Kapitel über Authentizität „als wichtiges Merkmal der Therapeuten", das die Autorin wie folgt einfädelt (alle Übersetzungen: J.E.M.). „Insbesondere Borderline-Patienten verlangen ihren Therapeuten oftmals ein Maß an Authentizität ab, das manchmal nur mit größter Mühe durchgehalten werden kann. Diese Patienten können auch sehr subtile Botschaften identifizieren, für ihre Therapeuten es ist deshalb außerordentlich schwierig, sich hinter einer Rolle zu verschanzen. Einen Borderline-Patienten zu haben ist so, als hätte man zugleich einen Supervisor für eben diesen Patienten: Jede künstliche Reaktion, ungeschickte Intervention, jeder widersprüchliche Kommentar oder Versuch des Machtmißbrauchs wird registriert und kommentiert. Borderline-Patienten artikulieren oft ein Bedürfnis dahingehend, daß ihre Therapeuten 'wirklich' sein sollen. Häufig stoßen sie sich an der Mehrdeutigkeit, die der therapeutischen Rolle anhaftet. Sorgt sich ein Therapeut 'wirklich' oder ist sein Sich-Kümmern nur Ausdruck einer Rolle? Die meisten anderen Patienten tolerieren die künstlichen Grenzen und Barrieren, die aus der professionellen Rolle resultieren, Borderline-Patienten dagegen ertragen diese Einschränkungen nur schlecht". Die Autorin übernimmt hier, und zwar völlig unreflektiert, die typischen Klagen und Unterstellungen des durchschnittlichen Borderlinepatienten.

Die von M.M. Linehan konzipierte Borderlinetherapie „ ... legt großen Wert auf eine 'wirkliche' Therapie im Gegensatz zu einer Übertragungsbeziehung. Statt als Spiegel zu fungieren, der dem Patienten das Durcharbeiten seiner Übertragungsprobleme erlaubt, ist der Therapeut einfach nur er selbst. Der Therapeut baut eine wirkliche Beziehung zum Patienten auf und hilft ihm, sich innerhalb dieser Beziehung zu verändern. Der Grundgedanke dabei: Innerhalb dieser authentischen Beziehung findet Heilung statt. Die Echtheit des Therapeuten dient als Vehikel und enthält die Therapie-Prozeduren, die Veränderung bewirken. Sie (die Echtheit des Therapeuten, J.E.M.) dient dem Patienten außerdem als Gegenkontrolle und Übungsobjekt ... zur Verbesserung seines interpersonalen Verhaltens. Die Authentizität des Therapeuten erzeugt eine gewisse Intimität und Verbundenheit, die bei beiden Beteiligten, Patient und Therapeut, eine Steigerung der Lebensqualität bewirken."

Das authentische Monster und der total authentische Therapeut

Was ist das, ein total authentischer Therapeut? Linehan präzisiert das Bild des total authentischen Behandlers, und zitiert zu diesem Zweck andere Autoren (Übersetzungen: J.E.M.), zum Beispiel: „Er (der total authentische Therapeut, J.E.M.) ... ist ohne Außenseite oder Fassade, er ist jederzeit und ohne Einschränkung identisch mit all dem, was an Gefühl und innerer Haltung jeweils in ihm fließt. Darin enthalten ist das Moment der bewußten Selbstwahrnehmung, d. h. daß dem Therapeuten die Gefühle, die er jeweils erlebt, zugänglich sind, in Reichweite seiner bewußten Wahrnehmung, und außerdem, daß er imstande ist, diese Gefühle zu leben, mit diesen Gefühlen identisch zu bleiben, auch innerhalb des Beziehungsgeschehens, und fähig, diese zu kommunizieren, wenn es angebracht ist. Dies bedeutet, daß er sich auf eine direkte persönliche Begegnung mit seinem Klienten einläßt, er begegnet ihm von Person zu Person. Das heißt: Er ist er selbst, ohne sich selbst zu verleugnen". Dem total authentischen Therapeuten gerät also buchstäblich alles zur total authentischen Begegnung, alles wird totale Intimität und totale Verbundenheit.

Laings nützliche Lügen

Laing („Das geteilte Selbst" 1963, dt. 1979) räsoniert über Schuldgefühle, gesteigerte Selbstbewußtheit und „Fensterscheiben-Gefühle" (bei letzteren handelt es sich primär nicht um Gefühle, sondern um einen Gedankenkomplex, d. h. eine Fiktion, die ein bedrohliches Durchsichtigsein für den Blick anderer umkreist): „In der Tat ist es ein wichtiger Erfolg für ein Kind, die Gewißheit zu erlangen, daß die Erwachsenen keine Mittel besitzen, um zu wissen, was es tut, wenn sie es nicht sehen; daß sie nur zu erraten versuchen können, was es sich denkt, wenn es ihnen nichts erzählt; daß Handlungen, die keiner gesehen hat, und Gedanken, die es 'für sich behalten hat', in keiner Weise für andere zugänglich sind, es sei denn, es selbst verrät alles. Das Kind, das kein Geheimnis für sich behalten kann oder nicht lügen kann ... hat sein volles Maß an Autonomie und Identität nicht erreicht. Zweifellos können in den meisten Situationen gute Gründe gegen das Lügen gefunden werden, aber die Unfähigkeit zu lügen ist nicht eine der besten".

Ich bin überzeugt, daß Laing hier auch aus seiner eigenen, ganz persönlichen Erfahrung schöpft. Ich kann mich sehr deutlich an meine eigene Kindheit und meine eigene Abgrenzungs- und Selbstverwaltungspolitik erinnern, und bei der Mehrzahl der Leser wird es sich nicht anders verhalten. Sogar das Lügen als krasse Form der Psychosimulation ist unter gewissen, ziemlich gewöhnlichen Umständen nicht nur moralisch akzeptabel, es hilft uns auch „Autonomie und Identität" abzuschützen und zu entwickeln. Simulation ist unter anderem auch ein unverzichtbarer und integraler Bestandteil unseres gesunden und ganz persönlichen authentischen Lebensprojekts, mit dem wir in die Welt gehen, uns dieser Welt aussetzen, ohne uns jedoch dieser Welt gänzlich ausliefern zu wollen. Die total authentische Figur ist von einer ganz anderen Welt, jedenfalls nicht von dieser unserer gewöhnlichen Erfahrungswelt, die wir mit einer (Noch-)Mehrheit teilen. Um in einem total authentischen Funktionsmodus aufzugehen, müßten wir zunächst all diese Laing'schen Lügenerfahrungen, die uns in Fleisch und Blut übergegangen und Teil unserer Person geworden sind, irgendwie neutralisieren, auslöschen, zerstören. Sogar dann noch, wenn uns diese wahnwitzige Gehirnwäsche tatsächlich gelingen sollte, würde uns das wenig nützen: Es gäbe keine gewöhnliche mitmenschliche Welt mehr, die uns nach unserer Verwandlung zu total authentischen Monstern noch aufnehmen könnte. Die ganz und gar authentische Person wäre, nicht anders als der Totalsimulant, eine hochgradig pathologische Figur. Eine reale Entsprechung zu dieser Denkfigur der totalen Authentizität findet sich, falls überhaupt, vielleicht am ehesten noch im Bereich der schweren geistigen Behinderungen.

70

Die liebe authentische Gretl und das böse Simulations-Krokodil

Wir dürfen also allein schon aufgrund unserer ganz gewöhnlichen Alltagserfahrung folgendes festhalten: Erstens, die funktionalen Beziehungen zwischen authentischen und simulativen Lebensäußerungen und Optionen sind wesentlich komplexer und außerdem viel interessanter als man sich das üblicherweise vorstellt. Zweitens, die Begriffskomplexe „authentisch" und „simulativ" sind regelmäßig, auch im wissenschaftlich-professionellen Denken bis zur Unkenntlichkeit überladen mit ideologischen und moralischen Implikationen und Konnotationen: Das Authentische ist in keiner Weise identisch mit dem Guten und Schönen oder Gesunden, und das Simulative ist keinesfalls per se etwas Schlechtes oder Böses.

Die entscheidende Differenz: Authentisch vs simulativ. Katastrophale Entdifferenzierungsprozesse

Große Teile der psychopathologischen Theorie und der von ihr gesteuerten Praxis glauben offenbar, ganz ohne eine strenge Differenzierung von authentischen und simulativen Ereignissen auskommen zu können oder zu müssen. Manchmal wird diese Differenz gerade noch zugelassen als intuitive klinische Marginalie, das Verhalten eines Patienten etwa wird zwar als irgendwie „unecht" oder „manipulativ" identifiziert, aber sehr schnell findet man die „eigentliche" Absicht, die dahinter steckt, das „authentische" Motiv. Die Analyse vielgliedriger und tiefreichender simulativer Ketten wird regelmäßig vorzeitig abgebrochen, denn man kann oder will sich partout nicht vorstellen, daß „hinter" einfach identifizierbaren Simulationen weitere Simulationen, „hinter" diesen wiederum weitere Simulationen sowie umfangreiche Simulationskomplexe und womöglich ganze simulative Existenzen stecken könnten. Simulation taucht gelegentlich als eng umgrenzte und selten auftretende Symptomatik auf, die beispielsweise aus der Nachahmung irgendeiner Krankheit resultiert, was eine nur „vorgetäuschte Störung" ergibt, etwa im Sinne der klassischen Rentenneurose oder im Rahmen einer Hysterischen Neurose (der Patient imitiert beispielsweise eine Psychose).

Nicht selten löst man die Differenz (authentisch vs simulativ) durch wortmagische Prozeduren nach und nach auf, bis man sie endgültig zum Verschwinden gebracht hat. Wir erinnern hier an den Borderlinekranken und die fachbegrifflichen Metamorphosen seines ursprünglich „unechten" Beziehungsmodus, der sich, über den Zwischenschritt des „Oberflächlichen" schließlich im „Instabilen" vollends verflüchtigt. Oft verfährt man nach dem Motto „dem Reinen ist alles rein" bzw. „dem Authentischen ist alles authentisch": Hier erscheint dann der simulative Akt als eine irgendwie „entgleiste", „eigentlich authentische" Äußerung der Person wie alle anderen Äußerungen auch, und damit hat sich's. Womit man die kritische Differenz per Handstreich scheinbar abgeschafft hätte. Das Paradebeispiel für die wortmagische Prozedur ist der vielbeschworene „entgleiste Dialog", der bevorzugt dort Anwendung findet wo gar kein Dialog im eigentlichen Sinne mehr stattfindet, sondern nur noch ein Nichtdialog in Form eines Pseudodialogs: Der Dialog, das suggeriert die Sprachfigur, ist wie ein Zug entgleist, den Abhang hinabgestürzt und liegt nun tief unten in einer uneinsehbaren Schlucht, je unsichtbarer, desto entgleister. Und so findet der dialogische Verkehr doch noch statt, auch im Falle einer (authentisch) schon immer dialogunfähigen Person, nämlich als entgleister Dialog. Dieser Geisterzug spukt vor allem in Psychoanalytikerköpfen herum.

Kein Kunstexperte könnte es sich leisten, den Unterschied zwischen einem echten Picasso und einer Fälschung zu ignorieren, auch wenn er noch so gute Begründungen für seine Ignoranz anzuführen weiß. In Psychologie und Psychopathologie jedoch sind analoge Vorgehensweisen gang und gäbe und heben womöglich noch das Ansehen derjenigen, die mit dieser anscheinend moralisch wertvollen Unfähigkeit hausieren gehen. Die unübersehbaren Unsicherheiten der Profession in allen Fragen, die mit Authentizität und Simulation zu tun haben, behindern nicht nur die Borderlineforschung, sie halten auch jenes bipolare Denkschema am Leben, das aus einem ziemlich verdunkelten Hintergrund heraus unseren Umgang mit authentischen bzw. simulativen Ereignissen steuert. Betrachten wir diese mächtige Hintergrundkonstruktion etwas näher.

Ein falsches Hintergrund-Kontinuum

Wenn wir all diese seltsam verschwommenen, massiv verzerrten und mit Fremdmaterial überladenen Vorstellungen von Authentizität und Simulation auf eine abstraktere Ebene projizieren, so ergibt sich ein klares bipolares Denkschema, das nicht nur unsere Alltagserfahrung beherrscht, sondern auch in der wissenschaftlich-professionellen Welt immer wieder implizit oder explizit zur Anwendung kommt. Das authentisch-simulative Spektrum des modernen Menschenbildes erstreckt sich zwischen einem authentischen Pol und seinem simulativen Gegenstück. Der authentische Pol wird von der Extremfigur des total Authentischen, d. h. der total authentischen Person besetzt, die zum Beispiel die Gestalt eines total authentischen Therapeuten annehmen kann. Auf dem Gegenpol macht sich eine extrem simulative Figur breit, die in beliebigem Ausmaß simulativ sein kann, ohne jedoch eine Art von authentischer Basis jemals zu verlieren. Als fiktiver und hochgradig ideologischer Kern dieser Ergänzungsreihe läßt sich also ein authentisches Pseudokontinuum isolieren, das vom total Authentischen bis zum minimal Authentischen (nicht elaborierter authentischer Nucleus) reicht. Wir haben aber zahlreiche sehr gute und handfeste Gründe, bei unseren Überlegungen von einer ganz anderen Ordnung auszugehen:

Zwei inkommensurable Welten

Am einen Ende unseres Authentizitäts-Simulations-Spektrums hätten wir die (primär) authentische und zugleich (sekundär) simulationsfähige Person, die wir vielleicht am besten als intakte oder vollständige Person führen sollten. Am anderen Ende unseres neuen Spektrums positionieren wir die total simulative Person, die, warum auch immer, über keine authentischen Potentiale mehr verfügt. Wir verzichten besser auf das alte, ideologisch aufgeladene und bloß fiktive Kontinuum mit seinen absurden Implikationen und gehen stattdessen von einer rational diskutablen und sehr erfahrungsnahen Diskontinuität aus: Das Subspektrum der vollständigen Personen steht, getrennt durch einen echten qualitativen (subjektiv-erfahrungsmäßigen und funktionalen) Sprung, dem Subspektrum der total simulativen Personen gegenüber. Das authentizitätsfähige Subspektrum und das nicht authentizitätsfähige Subspektrum repräsentieren vollständig getrennte inkommensurable Lebenswelten. Innerhalb des authentizitätsfähigen Subspektrums fungiert die simulative Option als Sekundärmodus im Rahmen eines fundamentalen und umfassenden authentischen Primärmodus.

Subjektwissenschaft ohne Subjekt

Menschenbild? Brauchen wir das?

Wer oder was ist authentisch bzw. simulativ? Ich. Ich verhalte mich authentisch bzw. simulativ. Wer oder was ist dieses Ich? Wir betreiben hier keine philosophische Spekulation, brauchen aber dringend eine möglichst eindeutige, praktikable und vor allem realistische Vorstellung von diesem Ich, das sich da authentisch bzw. simulativ verhält, sonst kommen wir mit unserer Analyse nicht weiter. Die Frage nach dem Ich ist zugleich die Frage nach dem menschlichen Subjekt überhaupt. Wenn wir uns für ein bestimmtes Ichmodell entscheiden, legen wir uns gleichzeitig auf ein bestimmtes Menschenbild fest. Unser Menschenbild bestimmt unser Weltbild, mehr oder weniger, und so ganz nebenbei auch unsere alltägliche Lebensführung, mehr oder weniger. Sollte das Ichmodell, für das wir uns entscheiden werden und entscheiden müssen, mit irgendeinem gravierenden Fehler behaftet sein, so würde sich dieser Fehler durch alle weiteren Erkenntnisprozesse und Aktivitäten hindurch endlos fortpflanzen und eine Lawine von verzerrten Erfahrungswerten, Datenmustern und Erkenntnissen hervorbringen. Das gilt für uns in unserem Alltagsleben und genauso für den Wissenschaftler.

Ich und Nicht-Ich. Kleine Übung für Anfänger

Lehnen Sie sich zurück und vergessen Sie einfach alles, was Sie jemals über das Ich oder menschliche Subjektivität gehört oder gelesen haben. Beobachten Sie in aller Ruhe Ihre linke Hand (es darf auch die rechte sein) ... Nachdem Sie nun Ihre Hand ausführlich betrachtet haben, atmen Sie am besten kurz durch, denn ich muß Ihnen eine unangenehme Mitteilung machen: Das, was Sie gemäß Anweisung eben getan haben, wir greifen hier etwas vor, ist für sich genommen tatsächlich ein psychotischer Vorgang. Jetzt wissen Sie also schon höchst persönlich aus eigener Erfahrung etwas über den Kernmechanismus der Psychose. Wie das?

Zurück in die Ausgangsposition, aber diesmal sollten Sie möglichst viele Erfahrungen aufrufen und parat halten, die Sie mit eben dieser linken Hand gemacht haben. Sie betrachten also wieder Ihre Hand und stellen sich nun die Frage: Ist diese meine linke Hand Ich oder Nicht-Ich? Überlegen Sie in aller Ruhe, ob diese Hand zum Ich gehört oder nicht, Ich ist oder nicht. Zu welcher Entscheidung sind Sie gekommen? Sollten Sie zu dem Ergebnis kommen, daß die linke Hand irgend eine Art von Nicht-Ich sei, dann müßten wir weiterfragen: Wenn diese Hand nicht Ich ist, was ist sie dann? Ein Teil dieser großen weiten Welt dort draußen, außerhalb der Ichsphäre? Ich wäre dann etwas, das in einem Außenweltkörper haust, in einem Nicht-Ich-Fremdkörper herumgeistert? Das entspräche einer subjektiv-erfahrungsmäßigen und funktionalen Totalamputation des Körpers: Ein gespenstisches Ich blickt auf einen Fremdkörper, von dem es per Totalamputation vollständig getrennt wurde.

Ich persönlich bin zu dem Schluß gekommen, daß diese meine linke Hand und alles was sie so tut, ganz und gar und durch und durch ... Ich ist. Was sollte sie auch anderes sein? Die linke Hand ist Ich, auch die Haare auf dem Handrücken und die Fingernägel empfangen hiermit die höheren Weihen der Ichhaftigkeit. Diese linke Hand ist Ich, ganz eindeutig und ohne jede Einschränkung. Diese Hand ist so sehr Ich, daß wir auf jedes Subjekt- oder Ichmodell, das die Ichhaftigkeit unserer linken Hand nicht gebührend berücksichtigt oder in Zweifel zieht, prinzipiell verzichten sollten. Natürlich stehen wir jetzt vor einem kleinen Problem, wir haben es nämlich plötzlich mit zwei Ichs zu tun: Ein Beobachter-Ich sozusagen und ein, wenn man so will, Hand-Ich (stellvertretend für das, was wir gewöhnlich als lebendigen Körper oder Leib bezeichnen). Ist das menschliche Ich womöglich eine schizophrene Veranstaltung?

Exkurs über den Daumen. Der Fehlschlag als Auslöser einer ichpsychologischen Erleuchtung

Das in der obigen Anweisung „Betrachten Sie Ihre linke Hand" enthaltene Denk-, Wahrnehmungs-, Erfahrungsmuster beschreibt einen sehr zentralen und dominanten Ich-Funktionsmodus, dessen Arbeitsweise tatsächlich mit der in der Anweisung enthaltenen Sprachfigur vollkommen übereinstimmt: Ich und „meine" Hand, das Ich und „sein" Körper. Dieses bewußte Standard-Ich (als Funktionsmodus) „besitzt" anscheinend seine Hand, „verfügt" über seinen Körper, „kontrolliert" ihn. Um überhaupt in eine derartige Besitzer- bzw. Anwenderposition zu gelangen, muß dieses Ich jedoch zuvor zwingend eine Außenposition eingenommen haben, eine exzentrische Position relativ zu all den körperlichen „Dingen", die es nun besitzt, beobachtet und beeinflußt, eine exzentrische Position zum „eigenen" Körper bzw. Körperobjekt. Dieses Ich muß also, bevor es zu arbeiten beginnt, sozusagen erst aus dem Körper „hinausfahren", falls es sich nicht schon immer als frei flottierendes Gespenst außerhalb des Körpers aufgehalten hat (eine etwas ungemütliche Vorstellung). Die meisten Menschen, die gelegentlich mit einem Hammer hantieren, erinnern sich vielleicht an den einen oder anderen äußerst lehrreichen Fehlschlag und den dazugehörigen, bläulich verfärbten Daumen. Im Moment des größten Schmerzes und sei's nur für Bruchteile einer Sekunde bricht die gespenstische Außenposition dieses beobachtenden Ich vollständig in sich zusammen und scheint sich geradezu ihr Gegenteil zu verkehren. Jetzt ist es der vor Schmerz aufgeblähte Daumen, der dieses Ich subjektiv-erfahrungsmäßig und funktional in Besitz zu nehmen und zu beherrschen scheint, jetzt heißt die bewußte Erfahrungskonstellation eher „Der Daumen und sein (!) Ich", und das bedeutet: „Der Daumen ist (!) Ich". Die meisten von uns kennen übrigens auch ausgesprochen angenehme und lustvolle Varianten dieses Ausnahmezustandes, den wir als zusammenbrechenden oder zusammengebrochenen Standard-Ichmodus erleben, etwa im erotischen Kontext. Der objektiv beobachtende, exzentrische Ichmodus kennt also einen Grenzzustand, in welchem allem Anschein nach die objektive und exzentrische Konstellation des „Ich und sein Körper" weitgehend aufgehoben wird, ohne daß wir dabei das Bewußtsein verlieren müßten.

Die Banalität ist keine Banalität

Dies alles mag dem Leser vielleicht allzu vertraut vorkommen, wie ein Sammelsurium von sicher Gewußtem, von Allgemeinplätzen eben. Einverstanden! Der Leser sollte aber diese Selbstverständlichkeiten gut memorieren und bei seinen weiteren Überlegungen im Auge behalten, denn die Psychologie und in ihrem Gefolge auch die Psychopathologie des 20. Jahrhunderts waren außerstande, genau diese banalen Erfahrungstatsachen korrekt, d. h. in realistischer Weise zu entschlüsseln und systematisch zu verwerten. Die daraus resultierende kapitale Schwäche der Subjektwissenschaften hat ein riesiges Loch im anthropologischen Fundament der Humanwissenschaften erzeugt, so daß unzählige Experten aus subjektfremden Arbeitsgebieten dazu animiert werden, mit ihrem radikal antisubjektiven Instrumentarium in primärsubjektive Gegenstandsfelder einzudringen und dort nach Herzenslust zu marodieren.

Popper & Eccles: „Das Ich und sein Gehirn"

Sir Karl R. Popper, Philosoph, und Sir John C. Eccles, Gehirnphysiologe, beide unbestrittene Geistesgrößen in ihrem Feld, veröffentlichen 1977 eine gemeinschaftliche Arbeit „The Self and Its brain ...". Ich beziehe mich hier auf die deutsche Fassung von 1989, die unter dem Titel „Das Ich und sein Gehirn" erschienen ist. Dieser Titel ist von den Autoren sehr buchstäblich gemeint. Wir haben ja schon Bekanntschaft gemacht mit dem Ich, das eine Außen- bzw. Gegenposition zu „seinem Körper" einnimmt, und zwar innerhalb der funktionalen Konstellation „Das Ich und sein Körper" (in der subjektiven Erfahrung: „Ich und mein Körper"). Dieses bewußte Standard-Ich ist zunächst ein vollkommen fiktives, weil exzentrisches, d. h. außerkörperliches Ich, das erst im zweiten Schritt wieder (sekundär) nach innen verlagert, d. h. in der (fiktiven) Kopfregion lokalisiert wird, um dann meist von irgendwo „hinter" den Augen heraus auf die Welt und „seinen" Körper zu blicken. Dieses Ich steht also erfahrungsmäßig in krasser Opposition zum „körperlichen" Geschehen und betrachtet letzteres aus der Perspektive einer (nur fiktiv möglichen) exzentrischen, d. h. außerkörperlichen Position, die nachträglich auf die (fiktive) Kopfregion projiziert und dort (fiktiv) fixiert wird. Das bewußte Standard-Ich ist also eine völlig fiktive Veranstaltung, die innerhalb eines völlig fiktiven Bezugssystems stattfindet. Eine überwältigend große Mehrzahl von Menschen weiß sicher und aus eigener Erfahrung, daß diese fiktive Außen- bzw. Gegenposition, etwa bedingt durch vielfältige angenehme und unangenehme, lustvolle und schmerzhafte Ereignisse, in sich zusammenbrechen und in eine Art Körper-Ichmodus kippen kann, in dem diese (fiktive) Gegenposition dann erfahrungsmäßig weitgehend aufgehoben wird. Ein „körperliches" Ereignis, z. B. der schmerzende Daumen, explodiert dann quasi in den Ich-Raum, füllt ihn ganz aus und kommt mit ihm kurzfristig zur Deckung: Der fiktive Ich-Rahmen ist bis zum Rand angefüllt mit „körperlichem" Material. Wir hätten es also innerhalb des bewußten Erfahrungsspektrums mit einem Ichprozeß zu tun, der zwei elementare, vermutlich parallel arbeitende Ichmodi kennt: Eine Art (fiktives) Gespenster-Ich und ein (nicht-fiktives, sinnliches) Körper-Ich.

Ufologie des Ich

Mit Hilfe höchst komplexer, abstrakter Erklärungsmechanismen des wissenschaftlichen Typs gelingt es nun Popper und Eccles, diese meist im (fiktiven) Körper-Innenraum, d. h. in der (fiktiven) Kopfregion lokalisierte und an sich schon (fiktiv) exzentrische, d. h. außerkörperliche Ichposition nunmehr vollkommen und endgültig außerhalb des Körpers zu plazieren. Sie positionieren nämlich das Ich als konkretistisch aufgefaßte Einheit ganz und gar außerhalb des menschlichen Körpers um es wie einen Heiligenschein über dem Kopf des Menschen schweben zu lassen, von wo aus dieses als „selbstbewußter Geist" apostrophierte Gespenst gewisse „offene", d. h. lesbare Regionen „seines" Gehirns abtastet, um in die dort stattfindenden Prozesse einzugreifen und diese zu beeinflussen. Das Gehirn mag sich dabei manchmal relativ zum Ich in einem „nicht-kommunikativen Status" befinden, dann geistert dieses Gespenster-Ich irgendwo in einer „anderen" Welt unbekannten Zuschnitts herum, ohne die geringste Chance, sich in diesem, seinem Heimathirn und dem dazugehörigen Menschenkörper zu manifestieren.

Im Denklabor: Die wissenschaftliche Simulation des psychotischen Prozesses

Wenn das, was laut Popper & Eccles dort oben über unseren Köpfen wie ein Heiligenschein schwebt, unser Ich sein soll, was ist dann der verbleibende Rest, dieses ferngesteuerte Anhängsel des Gespenstes, diese anonyme Marionette, dieser seelenlose Körper? Popper & Eccles beschreiben in Wirklichkeit eine extrem tiefe Form der Entfremdung. Die Autoren haben, sich hauptsächlich auf objektivierendes Bewußtsein, abstrakt-logisches Denken, mechanistisch-tote Modelle und erfahrungsleere Sprachrituale stützend, also mit wissenschaftlichen Mitteln, ein dezidiert psychotisches Szenario von ungewöhnlicher Prägnanz und exemplarischer Bedeutung konstruiert. Es ist ihnen gelungen, den psychotischen Prozeß mit zweifelsfrei wissenschaftlichen Mitteln, d. h. im Rahmen eines sehr streng gehandhabten verbal-begrifflichen Simulationsverfahrens perfekt nachzuahmen und dabei ein eindeutig psychotisches Ichmodell zu generieren: Herstellungsverfahren und Endprodukt, beide sind eindeutig psychotischer Natur.

Ich-Apparat und anonyme Es-Bestie: Das neolithische Modell

Die Psychoanalyse hat nicht nur auf die moderne Psychopathologie insgesamt einen im einzelnen kaum noch nachvollziehbaren Einfluß ausgeübt, sie beherrscht mal vordergründig, mal hintergründig auch den aktuellen Borderlinediskurs. Und weil das so ist, müssen wir uns das Fundament und Herzstück des psychoanalytischen Weltbildes, das Ich und das Es etwas genauer ansehen. Bei diesem seltsamen Gespann handelt es sich geistesgeschichtlich um einen toten Hund, dessen Gebeine schon unzählige Male exhumiert wurden. Das Ich steht in Gegenposition zum Es, wobei das Es vor allem triebhaft körperliche Vorgänge repräsentiert, etwa Müdigkeit und Unternehmungslust, Hunger und Durst, Sexualität, Aggression und Gefühle überhaupt.

Wenn Sie also müde werden oder von Unternehmungslust erfaßt werden, hungrig oder durstig sind, sexuelle Bedürfnisse verspüren, sich über jemanden ärgern oder gerade irgendein anderes heftiges Gefühl empfinden, dann ist Ihr kultiviertes Ich plötzlich mit bedrohlich primitiven, fremden Mächten konfrontiert, die aus den dunklen und unheimlichen Tiefen Ihres Körpers aufsteigen, als es-haft anonymisierte Kräfte rücksichtslos auf Verwirklichung drängen und damit die Integrität Ihres Ich angreifen. Das Motto der Freud'schen Therapie, ja der psychoanalytischen Lebensweise überhaupt lautet dann: Wo Es ist, soll Ich werden. Die triebhafte Körperbestie muß also gezähmt werden. Dieses Denkmuster war sicherlich irgendwann einmal aktuell, aber das dürfte schon sehr weit zurückliegen: Das Muster entstammt ganz eindeutig der Erfahrungswelt des neolithischen Tierhalters bzw. Tierzüchters, es definiert die Lebensaufgabe des Menschen als Selbstzurichtung bzw. Selbstdressur, die allerdings auf intelligente Weise durchgeführt werden soll. Die unheimlich fremden Eigengesetzlichkeiten der triebhaften Körperbestie, dieses anonymen, d. h. vollkommen depersonalisierten Es-Tieres, müssen nämlich bei dem intelligenten Dressurunternehmen in angemessener Weise berücksichtigt und zu diesem Zweck genauer beforscht werden. „Wo Es ist, soll Ich werden" bedeutet dann in entschlüsselter Form: Das zivilisierte Ich soll das wilde Körpertier auf intelligente Weise domestizieren, d. h. in ein pflegeleichtes Haustier verwandeln. Ganz richtig: Das Ich bewegt sich in der Sphäre der menschlichen Zivilisation und das Es in einer imaginären Naturwildnis. Das zivilisierte Ich muß sich also gewisse Grundkenntnisse im Bereich der Tierpsychologie aneignen, damit es das Tier im Menschen domestizieren, beherrschen und womöglich in einen (imaginären) psychoanalytischen Zoo einsperren kann. Der psychoanalytische Zoo überschreitet den neolithischen Grundgedanken, wurde aber von Freud ohnehin als unerreichbares Fernziel und unrealistisches Ideal abgetan: Die Zähmung der wilden Es-Bestie, so Freud, könne niemals vollständig gelingen. Die Psychoanalyse stellt sich also zunächst als eine Art Zoologie oder Technologie der Tierhaltung dar. Aber das ist noch nicht alles.

Metapsychologische Paranoia

Mit der konsequenten Anonymisierung und Bestialisierung des „Körperlichen" konstruieren Freud und Nachfolger ein extremes Entfremdungsszenario von eindeutig pathologischer Qualität. All das, was unser menschliches Leben ausmacht, Müdigkeit und Bewegungsdrang, Hunger und Durst, Sexualität, Aggressivität und Emotionalität, und all die damit assoziierten Erfahrungen sollen plötzlich als anonymisierte Bestialität gegen uns selbst, gegen unser edles Ich gerichtet sein und es attackieren? Ich bin müde, wenn ich müde bin, und bin ich hungrig, so bin Ich hungrig, und sollte ich zornig sein, dann bin Ich zornig … wer oder was sonst ist müde, hungrig und zornig? Ich bin's, immer nur ich (Ich) … und nicht dieses lächerliche „Es". Das Menschenbild der Psychoanalyse ist das eines zutiefst ichgestörten, letztendlich psychotischen Menschen, dem die Ichhaftigkeit der körperlich sinnlichen Erfahrung a priori völlig fehlt oder abhanden gekommen ist. Das Menschenbild der Psychoanalyse beschreibt ein Gespenster-Ich, das der in „seinem" Körper rumorenden Lebendigkeit mißtrauisch, defensiv und feindselig gegenübersteht. Im Mittelpunkt dieser metapsychologischen Paranoia, die unentwegt auf die dunkel bedrohlichen Abgründe des eigenen Fremdkörpers und seiner „unbewußten" Produktionen starrt, sitzt ein seltsam abstrakter Ichapparat, ausgerüstet mit scharfen Abwehrmechanismen und angetrieben von fremden Kräften. Wie soll man auf dieser eh schon durch und durch psychotischen Hintergrundfolie tatsächlich psychotische und andere extrem entfremdete Erfahrungswelten entschlüsseln und erklären können? Auch die nicht psychotische und nicht entfremdete Erfahrung läßt sich in dieser Begriffswelt eigentlich nicht mehr korrekt abbilden. Der Freud'sche Ichapparat ist tatsächlich nichts anderes als eine psychotische oder zumindest psychosenförmige Beeinflussungsmaschine. Wer so funktioniert, wie es die psychoanalytische Ichpsychologie dem gesunden Menschen unterstellt, nämlich im ominösen Ich-Es-Modus, wäre tatsächlich psychotisch. Die Ich-Es-Konstellation ist identisch mit der psychotischen Grundkonstellation.

Flucht in die Psycho-Somatik. Eine Scheinlösung

Den Begriff des Es (das „andere Ich", G. Bittner 1974) hat Freud womöglich von einem seiner Anhänger übernommen, nämlich von Georg Groddeck, einem eigenwilligen und sehr intuitiven Psychosomatiker. Mit dem Ich-Es-Gespann haben wir nicht nur das Herzstück des psychoanalytischen Menschenbildes vor uns (ergänzt durch die Freud'sche Bewußtseinspsychologie), sondern zugleich auch den Nucleus der modernen Psychosomatik. Die psychoanalytisch inspirierten Psychosomatiken und körperorientierten Verfahren versuchen ein Gegengewicht zu schaffen zum Freud'schen Grundentwurf, den wir als ein bis ins Psychotische radikal übersteigertes Entfremdungskonzept kennengelernt haben, und sie versuchen dies, ohne dabei den heiligen

Grundentwurf als Primärkonzept anzutasten ... quasi durch einen sekundären Anbau, eine Art Kolonie, die trotz aller Eigenständigkeit dem heiligen Mutterland ehrfürchtig unterworfen bleibt.

Der psychotisch übersteigerte Grundentwurf Freuds bleibt also unbeschädigt erhalten und trifft auf wenig Gegenwehr: Auch noch die spätmodernen Gesellschaften zeigen einen unvermindert heftigen und anscheinend unstillbaren Hunger nach radikal entfremdeten Selbst- bzw. Menschenbildern, die uns bestenfalls über das Ausmaß der tatsächlich erreichten Entfremdung ein wenig hinwegtrösten mögen (kognitive Dissonanzreduktion) und uns schlimmstenfalls stumpf machen für großformatige Verschiebungen in unseren realen Lebensbedingungen, die ganz allmählich und in subtiler Weise in ein psychosenförmiges bzw. psychosenfreundliches Spektrum hinübergleiten könnten, ohne daß uns das weiter auffallen müßte. Der Wahnsinn sitzt keineswegs nur dort, wo ihn die Beschwörungsformeln und Bannrituale der psychopathologischen Zunft unaufhörlich hineinpressen und deponieren möchten, nämlich in den Köpfen der Patienten. Der Wahnsinn hat sich offenbar längst in den Subjektmodellen der Psychologie und Psychopathologie und damit in den Köpfen der Experten eingenistet. Und dort sitzt er noch heute.

Flucht aus dem Leib-Seele-Dilemma

Der Freud'sche Entwurf jedenfalls betont nicht nur die absolute Höherwertigkeit des „Psychischen", er stellt gleichzeitig auch den uralten und längst überlebten Leib-Seele-Dualismus auf ewig, einen Dualismus, der sich in Gestalt der modernen Psychosomatik ein petrifiziertes Denkmal geschaffen hat. Selbst in der psychoanalytischen Denktradition, etwa in der psychoanalytischen Ichpsychologie und auch schon bei Freud, finden sich kraftlose und inkonsequente Spekulationen über ein sogenanntes Gesamt-Ich, allesamt hilflose und mißlungene Versuche, aus den zwei im Kriegszustand befindlichen Artefakten des psychotischen Grundentwurfs (Ich und Es) eine Supermontage („Synthese") herzustellen bzw. beide in einem geräumigen Super-Ich-Sarg („synthetisches Ich") zu beerdigen, immer sorgsam darauf bedacht, die radikal entfremdete Ich-Es-Substanz nicht zu beschädigen. Eindeutig psychotische bzw. psychosenförmige Ich- bzw. Subjektmodelle gehören zum zähesten, beinahe unverwüstlichen Grundbestand unserer Geistesgeschichte und unserer Zivilisation überhaupt.

Gehirn-Ich und Körper-Ich?

Wenn überhaupt, dann bahnt sich ein stilles Ende der dualistischen Kampfhandlungen dort an, wo von einer „Gehirn-Seele" im Gegensatz zu einer „Körper-Seele" die Rede ist (G.Bittner 1974). Wir denken hier an das Ich, das die linke Hand betrachtet, und an diese linke Hand selbst, die ja ebenfalls Ich ist, womit wir auf der Ebene der subjektiven Erfahrung eine Art „Gehirn-Ich" erleben, das die linke Hand als einen Teil des „Körper-Ich" betrachtet. Die Wiedervereinigung des verfeindeten Pärchens Ich-Es ist hier zumindest andeutungsweise vorgezeichnet: Das Gehirn selbst ist ja, darüber herrscht große Einigkeit, ein Organ des organisch ausdifferenzierten Körpers wie die linke Hand auch. Grob vereinfacht: Ein Organ betrachtet hier quasi ein anderes Organ und alles bleibt in der Familie, denn das „Psychische" ist tatsächlich ein Körpervorgang, allerdings ein sehr besonderer.

Scheinbare Körperlosigkeit

Die wichtigste Besonderheit dieses Körpervorgangs vom psychischen Typus liegt wohl darin, daß er subjektive Erfahrungen generiert, die selbst ganz und gar körperliche Vorgänge sind, auch wenn sie niemals als solche erlebt werden, sondern immer nur als nicht-körperliche, als ob sie nicht körperlicher Art wären. Die subjektive Erfahrung täuscht: Als fundamentalste und folgenreichste Täuschung imponiert die erfahrungsmäßige Entkörperung des „Psychischen", „Mentalen", „Geistigen". Diese Entkörperung ist reine Fiktion, sie ist real nicht möglich. Bei diesem fest eingebauten Programmfehler des Psychischen scheint es sich um einen nützlichen, kreativen Defekt zu handeln: Auf der Basis dieses scheinbar entkörperten Prozesses entsteht nämlich die ganze Welt der menschlichen Fiktion mit ihren schier unbegrenzten Möglichkeiten. Auch das Bewußtsein ist ein Teil dieses scheinbar entkörperten fiktiven Gesamtprozesses.

Das Gehirn als sinnliche Wahrnehmungslücke

Entstehungsgeschichte und Funktionsmerkmale dieses fiktiven Arbeitsmodus haben womöglich etwas damit zu tun, daß das Gehirn selbst als Organ, das an der Produktion der subjektiven Erfahrung wesentlich beteiligt ist, dem Zugriff eben dieser subjektiven Erfahrung weitgehend entzogen ist: Als subjektive Erfahrungswesen können wir die ureigene körperliche Arbeitsbasis unserer Erfahrung nicht vollständig wahrnehmen und bleiben diesbezüglich, also beim Versuch einer Selbstreflexion oder Selbstdefinition, immer auf Fiktionen angewiesen. Ein Vorgang, dessen materielle Grundlage nicht unmittelbar erkennbar ist, bekommt in der subjektiven Erfahrung immer eine (zumindest zusätzliche) gespenstische Qualität: Subjektive Erfahrung, die keinen unmittelbaren, d.h. sinnlichen Zugang zu ihrer eigenen körperlichen Arbeitsbasis hat, erfährt sich selbst ganz unvermeidlich als körperlosen Vorgang und muß sich selbst zunächst in solchen Kategorien reflektieren. Das fiktive, d.h. psychische bzw. bewußte Ich erlebt sich immer nur als vollkommen entkörpertes Gespenst, das sich als scheinbar Nicht-Körperliches in Opposition zum scheinbar Nur-Körperlichen (dem entseelten Körper) befindet: Das Psychische als illusionäres Artefakt erzeugt zwangsläufig das illusionäre Artefakt des Nur-Körperlichen. Beides, reine Psyche und bloßer Körper sind realitätswidrige Fiktionen aus der Werkstatt des fiktiven Arbeitsprozesses selbst. Das Psychische wäre also ein Fabrikat, das keinen direkten vollständigen Einblick in die Fabrikationsstätte hat, von der es unaufhörlich produziert wird. Bildlich: Ein Flugpassagier, der das Flugzeug, in dem er sitzt und das ihn trägt, nicht wahrnehmen kann, muß sich selbst als eine ganz besondere Art von Flugwesen wahrnehmen, als Flugwesen eben, das ohne Flugzeug fliegen kann und nunmehr mit den richtigen Flugzeugen um die Wette fliegt. Jede bewußtseinsorientierte Psychologie sitzt dieser kapitalen, ziemlich verrückten Illusion auf und vervielfältigt nur diesen immanenten Irrtum des Bewußtseins selbst. Die Korrektur dieses Irrtums übrigens erfolgt nicht mit bewußtseinsspezifischen, d.h. fiktiven Mitteln: Der ganz und gar fiktive Bewußtseinsprozeß kann offensichtlich fremde Realitäten nicht-fiktiver Art abbilden, etwa den Körperprozeß, der qua Sinnlichkeit die Illusion der Körperlosigkeit relativiert bzw. annulliert.

Der große bewußtseins-psychologische Irrtum

Wir interessieren uns für den ganzen Menschen, von Kopf bis Fuß, mit Haut und Haar und in lebendigem Zustand. Subjektive Erfahrung ist zunächst immer die Ganzkörpererfahrung eines in sich differenzierten, kontinuierlich agierenden und erfahrungsverarbeitenden Gesamt-Ich. Grob vereinfacht: Ich ist all das, was innerhalb der Hautgrenze passiert, das alles bin Ich. Innerhalb dieses Gesamt-Ich läuft offenbar ein fiktiver Prozeß ab, der ein fiktives Ich generiert, das sich unter anderm auch in Bewußtseinsleistungen artikuliert. Das bewußte Ich ist eine radikal reduzierte und zugleich außerordentlich nützliche und potente Teilfunktion des Gesamt-Ich, eine begrenzte Ich-Funktion. Das Ich ist keineswegs identisch mit dem Bewußtsein bzw. dem bewußten Ich. Der fiktive Prozeß erzeugt nicht nur das Artefakt des Nur-Körperlichen, das Bewußtsein als fiktiver Vorgang erzeugt auch das Artefakt des Nicht-Bewußten (z. B. das Unbewußte): Dem materiellen, z. B. nur-körperlichen Geschehen „fehlt" nun die fiktive, z. B. bewußte Qualität, und es erscheint dann als Defektgeschehen. Diese Denkfigur entspricht einer psychotischen Projektion, und zwar einer mechanistischen Umkehrprojektion: Es ist in Wirklichkeit der fiktive, z. B. bewußte Arbeitsmodus, der auf einem systematischen Defekt beruht und nicht etwa der körperliche Prozeß. Der körperliche Prozeß ist vollständig, er enthält und generiert den fiktiven Prozeß, dem körperlichen Prozeß fehlt nichts, d. h. dem „Unbewußten" fehlt es keineswegs an Bewußtsein. Der Defekt liegt haargenau im fiktiven bzw. bewußten Prozeß, ihm ist die vollständige Körperlichkeit ganz und gar abhanden gekommen, allerdings nicht wirklich, sondern nur fiktiv, illusionär (scheinbare Entkörperung durch reale Entsinnlichung). Diese Illusion hat trotz der grenzenlosen Optionen, die sie generiert, an und für sich Krankheitswert. Beim bewußten Prozeß und dem fiktiven Prozeß handelt es sich um ausgesprochen „verrückte" Arbeitsmodi, aus denen sich keine Psychologie oder Psychopathologie direkt ableiten läßt, die nicht ebenfalls verrückt wäre. Das Bewußtsein bzw. das bewußte Ich als Basisparadigma und Modellgenerator kann immer nur verrückte Theorien und Praktiken hervorbringen. Jede ausgesprochene Bewußtseinspsychologie ist dazu verdammt, den fest installierten Progammfehler des Bewußtseins selbst (die Illusion des rein Psychischen) endlos zu vervielfältigen.

Der strikt objektive Wissenschaftler im subjektiven Feld: Ein Pseudo-Autist

Der strikt objektiv operierende Verhaltenswissenschaftler funktioniert im subjektiven Ereignisfeld, wie sich noch zeigen wird, wie ein Autist, er fungiert als Pseudoautist, der den autistischen Erfahrungsmodus simuliert, und genau wie der Autist scheitert er ständig im subjektiven Feld und er scheitert aus den gleichen Gründen. Die Schwierigkeiten der objektiv-wissenschaftlichen Psychopathologie mit dem autistischen Komplex sind von daher schon vorprogrammiert: Der Pseudoautist kann den Autisten nicht korrekt identifizieren, beide sind sich einfach zu ähnlich. Sollte der autistische Komplex einen wesentlichen funktionalen Aspekt des psychotischen Prozesses darstellen, dann wäre ein weiteres wissenschaft-immanentes Problem vorprogrammiert: Die Realität des Psychotischen kann nicht korrekt identifiziert werden, weil die strikt objektive Perspektive schon ein vollkommen unreflektiertes psychotisches Moment enthält, das dann dort draußen in der Welt nicht mehr als psychotische Realität identifiziert werden kann. Ein Blick, der selbst autistischen bzw. psychotischen Verzerrungen unterworfen ist, kann autistische bzw. psychotische Realitäten nicht klar erkennen. Wie dem auch sei, das Bewußtsein als hochspezialisierte Sonderfunktion ist nun der Schlüssel zu vielen anderen wichtigen Problemkomplexen und zugleich das allergrößte Erkenntnishindernis.

Überwindung der alten Bewußtseins-Psychologie?

Die alte Bewußtseinspsychologie mit ihrer introspektiven Nabelschau ist vor langer Zeit gescheitert. Die Erforschung von Denk- und Wahrnehmungsprozessen (Assoziationen usw.), unter anderem auch im Selbstversuch systematisch erschlossen, brachten der Welt keinen nennenswerten Nutzen. Die alte Bewußtseinspsychologie erlag einerseits den mit immer größerer Heftigkeit geführten Attacken der Behavioristen. In den U.S.A. gründeten sie eine mächtige Bewegung, die ihre teils ausgefeilten, teils unsäglich primitiven Techniken („operantes Konditionieren") in alle Welt exportierte. Einen großen Aufschwung und entscheidenden Durchbruch erlebte der Behaviorismus nach dem zweiten Weltkrieg, als es darum ging, eine ungewöhnlich große Zahl von psychisch traumatisierten Veteranen auf ökonomische Weise zu versorgen (Verhaltenstherapie). Außerdem wurde die alte Bewußtseinspsychologie zu Beginn des 20. Jahrhunderts von einer ganz anderen, neuen Variante der Bewußtseinspsychologie, nämlich der Psychoanalyse, überrollt. Im Gegensatz zum Behaviorismus, der sich als institutionelle, ja sogar staatliche Großlösung anbot (siehe B.F. Skinners Schöne Neue Welt, ein verhaltenstherapeutisch konzipierter, postmoderner Gulag von außerordentlicher Primitivität), war die Psychoanalyse von Anfang an eher als private, bürgerliche Haushaltshilfe konzipiert, was ihr dauerhafte Sympathiewerte in bürgerlichen Kreisen eintrug. Die psychoanalytische Vermarktungspolitik war dabei eine zweischrittige.

Der ewige Exorzismus

Zunächst wurde der Teufel an die Wand gemalt, nämlich das düstere Schreckgespenst des monströsen Es-Tieres, einer anonymen Körperbestie mit wilden Impulsen und unstillbaren Begierden: Das Große Übel, das man schon immer kannte und bekämpft hatte, von dem man aber eigentlich nichts Genaueres wußte, wurde erstmals in betont wissenschaftlicher Manier aufbereitet und zur natürlichen Grundlage der menschlichen Existenz erklärt. Das war entscheidend: Das schon immer bekämpfte Große Übel war durch die ohnehin überall praktizierten Dressur- und Unterdrückungspraktiken gar nicht wirklich unter Kontrolle gebracht oder sonstwie erledigt worden, Es trieb weiter sein Unwesen! Durch alle Ritzen der oft ziemlich primitiven alltäglichen Kontrollmechanismen, durch die dünne Decke des Benimms und der Erziehungsdressur hindurch, überall quollen und sickerten tatsächlich und verifizierbar die üblen Ausläufer jenes wilden Es-Tieres hervor, das noch keineswegs wirklich gezähmt war. S. Freud demonstrierte der bürgerlichen Gesellschaft, auch mittels beeindruckender Krankengeschichten, daß und wie das Große Übel in jedem einzelnen Menschen wütet und was es alles anstellen kann ... wenn nicht die richtige Medizin verabreicht wird. Hat nun der (Er-)Finder dieser neuen (alten) Krankheit auch eine neue Medizin parat, die über die offensichtlich gescheiterte, primitive Alltagsdressur hinausgeht?

Der bloße Körper als bewußtseins-psychologisches Artefakt

Die neue psychoanalytische Medizin basiert auf einer neolithischen Philosophie, die dem potentiellen Anwender ein intelligentes Dressurverfahren nahe-
legt: Die Eigengesetzlichkeit der Es-Bestie, die man ohnehin nie loswird, muß
unbedingt genauestens berücksichtigt werden, um das wilde Tier überlisten
und einigermaßen zähmen zu können. Man muß die Eigensprache des Mon-
sters (Symptome, Träume, Phantasien) im Rahmen einer speziell dafür entwik-
kelten Redekur entschlüsseln und lesen lernen, letztendlich in die Sprache des
wachen Ichbewußtseins übersetzen, damit das rationale Ich die Oberhand
behalten kann. Größtes Hindernis dabei ist die Begrenztheit des Bewußtseins,
das hilflos in den dunklen Abgrund blickt und manchmal selbst dann nichts
erkennen kann, wenn es was zu sehen gäbe. Denn nicht nur unbewußtes
Material, auch unbewußte Mechanismen von allergrößter Heimtücke stellen
sich dem bewußten Ichprozeß in den Weg. Die psychoanalytische Kur lebt von
Bewußtseinserweiterung, sie ist tatsächlich eine Bewußtmachungskur. Das Es
erscheint hier als fremdes unkultiviertes Tier und das bewußte, objektivierende und rationale Ich als dessen zivilisierter Dompteur. Sobald man sich auf
das mit rationalen Instrumenten operierende, objektivierende Bewußtsein als
zentrales, eigentliches Kern-Ich festgelegt hat, entsteht als unvermeidliches
Abfallprodukt ein artefaktischer Restbestand, eine artefaktische Nicht-Ich-
Sphäre, eben das anonymisierte Es.

Das Subjekt als das Anonyme schlechthin

Das Es heißt nicht zufällig Es: Das Es ist tatsächlich das Anonyme schlechthin.
Dieses Anonyme deckt sich aber mit dem realen Subjekt, dem Gesamt-Ich
innerhalb der Hautgrenze. Damit hätten wir es ganz offensichtlich mit einer
mechanistischen Umkehroperation des psychotischen Typs zu tun: Das reale
Subjekt (Ich) wird, und zwar mit erheblicher begriffsmagischer Gewalt, zum
Anonymus erklärt und außerdem bestialisiert bzw. dämonisiert (Es). Diese
anonymisierende, bestialisierende und dämonisierende Perspektive auf das
vollständige Subjekt (reales Ich) ist ein zentrales, wenn nicht das zentrale
Motiv der psychotischen Erfahrung und zugleich auch das Herzstück der Psychoanalyse.

Psychoanalyse als paranoider Lebensentwurf: Die Angst vor dem Ausbruch der eigenen Psychose

Die Psychoanalyse zeigt nicht nur pathomorphe „Tendenzen", sie ist das verrückte Produkt einer verrückten Anthropologie: Der Mensch an sich erscheint
hier als geborener Psychotiker, die menschliche Existenz als unaufhörliche
subakute Psychose. Der intakte, d. h. vollständige und gesunde Mensch wird
grundsätzlich als verkappter Psychotiker halluziniert, dessen Leben sich in
einem fortwährenden Psychosenmanagement erschöpft. Der traurige Höhe-
punkt der psychoanalytischen Lebensform besteht darin, daß zwei Menschen
dieses Psychosenmanagement gemeinsam betreiben („Redekur"). Obwohl
sich Freud zeitlebens für die manifest psychotischen Kranken des stationären
Irrenwesens nicht sonderlich interessierte (heftige, resolute und entwertende
Ablehnung „schwieriger Patienten", gemessen an den rigiden Standards seiner Redekur), gelingt ihm eine ganz erstaunlich korrekte und sehr präzise
Rekonstruktion des Psychotischen im Rahmen seiner Metatheorie. Die Psychoanalyse ist als Kontrollinstrument konzipiert, sie dient der Beherrschung einer

omnipräsenten, untergründig dauervirulenten, quasi anthropologischen Psychose, ihr Geltungsbereich beschränkt sich deshalb allenfalls auf die total psychotische Existenz, alle anderen Anwendungen sind eigentlich mißbräuchlich. Im strengen Sinne ist der Freud'sche Entwurf nur auf eine psychologisierende Paranoia anwendbar, die den stets drohenden Ausbruch einer manifesten Psychose zum Inhalt hat: Die Psychoanalyse beherrschen heißt, die eigene Psychose beherrschen. Die Psychoanalyse wäre also die ziemlich komplexe Rationalisierung einer sehr spezifischen Angst und die Vermittlung dieser Angst an andere Menschen. Diese Angst wird wohl häufig keine ganz unbegründete sein. Ein heroischer Versuch der permanenten Selbstrehabilitation des dauerhaft psychosegefährdeten Menschen.

Das Licht des Bewußtseins erzeugt den dunklen Abgrund des Unbewußten

Der Freud'sche Entwurf ist primär, in Metapsychologie und Methode reinste Bewußtseinspsychologie, völlig rational und völlig objektivierend. Von dieser Basis aus wird dann alles andere, der Rest der Welt sozusagen, definiert und erschlossen. Was ist dagegen einzuwenden? Die alte akademische Bewußtseinspsychologie wird hier keineswegs überwunden, sondern lediglich neu aufgelegt, denn jetzt starrt das immergleiche rationale, vollkommen objektive Bewußtseins-Ich nicht mehr auf irgendwelche Wahrnehmungs- und Denkprozesse, sondern auf die bewußt wahrnehmbaren „Ausläufer" eines unbewußten Nicht-Ich (Es). Das objektive Kontrollbewußtsein der alten Bewußtseinspsychologie beobachtet also nicht mehr vornehmlich sich selbst und seine eigenen Leistungen, d. h. „verwandte" Prozesse, es hat sich ein ganz anderes Objekt gesucht und es gefunden und dadurch lediglich seinen Gegenstandskatalog erweitert. Die Freud'sche Psychologie ist die bruchlose Fortsetzung der alten akademische Bewußtseins- und Assoziationspsychologie, die nunmehr in die dunklen und unheimlichen Abgründe des Unbewußten hineinblickt. Das Dunkle und Unheimliche verrät dabei den Ursprung des ganzen psychoanalytischen Unternehmens, es ist nämlich vor allem das vermeintliche Licht des Bewußtseins, das erst jene artefaktischen Dunkelheiten und Unheimlichkeiten erzeugt, mit denen die Psychoanalyse uns das Gruseln lehrt. Auch nach hundert Jahren Aufenthalt in der psychoanalytischen Geisterbahn ist es den Protagonisten noch nicht aufgefallen, daß das Licht des (auch psychoanalytischen) Bewußtseins eine sehr innige Verwandtschaft zum psychotischen Prozeß aufweist, daß insbesondere der psychoanalytische Blick auf die anonyme Es-Bestie an sich schon ein durch und durch wahnsinniger Blick sein könnte.

Das objektive Kontrollbewußtsein und seine objektive Realität

Es geht hier, wir greifen wieder etwas vor, um unser objektives bzw. objektivierendes Standardbewußtsein in seiner inhärenten Beobachtungs- und Kontrollfunktion, das (wie im Falle der Psychoanalyse) im Rahmen rationaler Verfahrensvorschriften operiert. Dieser quasi-wissenschaftliche Ichmodus entspricht jener Beobachtungstechnik, die wir einsetzen, wenn wir etwa unsere linke Hand beobachten. Dieser Ichmodus, und sei er noch so alltäglich oder wissenschaftlich, taugt nicht als Ideal und Leitperspektive zur Erforschung des intakten, gesunden Erfahrungsprozesses, weder in der Theoriebildung noch als methodischer Primärzugang. Warum nicht? Weil genau dieses objektive Kontrollbewußtsein, wenn es als alleiniger und alternativloser, isolierter Funktionsmodus im intersubjektiven Erfahrungsfeld operiert, absolut identisch ist mit dem psychotischen Funktionsmodus. Unser Standardbewußtsein ist für sich genommen tatsächlich ein psychotischer, zumindest psychosenförmiger Prozeß. Aus dieser psychotischen Perspektive und mit den spezifischen Mitteln dieses psychotischen Funktionsmodus können wir die Gesetzmäßigkeiten des nicht psychotischen Erfahrungsprozesses, d. h. der gesunden Erfahrung, jedenfalls nicht angemessen ermitteln.

Das sog. beobachtende Ich und die Psychose

Das sog. beobachtende Ich, das nicht nur in der psychoanalytischen Theorie und Therapie der Psychosen eine zentrale Rolle spielt, und zwar als Kriterium des Nichtpsychotischen, ist in Wirklichkeit (unter den genannten Bedingungen, d. h. als Monopolmodus) ein psychotisches bzw. psychosenförmiges Ich. Der Zusammenbruch des beobachtenden Ich in einer schweren psychotischen Krise ist eine sekundäre und spät auftretende Folge der Tatsache, daß dieses beobachtende Ich aufgrund seines funktional isolierten Status zu einer gewissen Starrheit und Fragilität tendiert und zu lange in einer Monopolposition operiert hat. Der Zusammenbruch oder Zerfall des sog. beobachtenden Ich beschreibt also nur die auffälligere („verrückte") Entgleisungsform eines ohnehin schon psychotischen Ichmodus, der weitgehend unauffällig geblieben war, solange er noch den jeweils geltenden Standards der Rationalität bzw. den jeweils geltenden objektiven Realitätsnormen gehorchte.

Der Balken im Auge. Falsches Erkennungsmuster

Das authentische (inter)subjektive Geschehen wird jedoch keineswegs von den Gesetzen der Rationalität oder einem objektiven Realitätsverständnis regiert. Trotz fehlender Rationalität i.e.S. und fehlender Objektivität muß der subjektive Prozeß dadurch nicht unbedingt ir-rational i.w.S. oder ir-real werden. Der subjektive Prozeß repräsentiert eine ganz eigene, andere Realität, die einer ganz eigenen, anderen „Rationalität" gehorcht. Diese subjektive Welt kann mit den Mitteln des rationalen und objektiven bzw. objektivierenden Kontrollbewußtseins nicht adäquat erschlossen und auf dieser Ebene nicht angemessen abgebildet werden: Das „Betrachten der linken Hand" oder das „beobachtende Ich" der psychoanalytischen Psychosedeutung sind für sich genommen, d. h. als Monopolmodus, integrale Elemente des psychotischen Ichmodus. Wenn das als allgemeingültig konzipierte Ichmodell gar keinen allgemeingültigen Ichmodus beschreibt, sondern nur einen psychotischen Modus von äußerst begrenzter Gültigkeit, dann läßt sich mit Hilfe dieses extrem pathomorphen Erkennungsmusters der krankhafte psychotische Prozeß dort draußen in der Welt nicht mehr identifizieren. Der real existierende psychotische Prozeß erscheint dann zwangsläufig als ganz normaler, „gesunder" Ichmodus und wird erst dann als psychotisch identifiziert, wenn er gegen die historisch jeweils gültigen Standards von Rationalität und die entsprechenden objektiven Realitätsnormen verstößt. Dieser nunmehr auffällige Verstoß stellt jedoch nur eine sekundäre (wenn nicht tertiäre), also absolut nachrangige und meist sehr spät auftretende Entgleisungsform des psychotischen Prozesses an sich dar. Die real existierende Psychose wäre also durch die gängigen Ichpsychologien mit ihrer Betonung von Rationalität und objektiver Realität im wesentlichen, auch hinsichtlich ihrer Pathogenese, weitgehend unzugänglich geworden. Hier haben wir es mit der vielleicht extremsten Form pathomorpher Logik zu tun, die sich im Bereich von Psychologie und Psychopathologie überhaupt denken läßt, denn sie setzt am Fundament des subjektiven Prozesses an. Natürlich lassen sich Realitäten prinzipiell auch in offensichtlich ungeeigneten Medien bzw. fehlerhaften Denksystemen abbilden, allerdings unter Inkaufnahme eines allgegenwärtigen fundamentalen Verzerrungsfaktors. Solche kategorialen Todsünden auf der systematischen Ebene müßten eigentlich an irgend einem Punkt des wissenschaftlichen Arbeitsablaufs ebenso systematisch wieder korrigiert bzw. zurückgenommen werden, was jedoch nie geschieht.

Der Kern des psychotischen Prozesses. Früherkennung

Die Psychose beginnt in der Regel nicht erst mit dem offensichtlichen Wahnsinn, der auffällig störenden Verrücktheit, sondern lange, lange vorher, die Psychose beginnt haargenau als beliebig rationales, im objektiven Sinne beliebig realitätstüchtiges Kontrollbewußtsein, das allerdings in einer funktionalen Monopolposition operiert. Kurzum, der psychotische Prozeß wäre weitgehend identisch mit dem an sich gesunden Prozeß des objektiven Kontrollbewußtseins, das jedoch im Falle einer Psychose aus dem Funktionsganzen ausbricht, sich verselbständigt und auf das vollständige Subjekt, dem es entstammt und von dem es sich funktional quasi emanzipiert hat, wie auf ein Fremdes, Nichtichhaftes zurückblickt. Das, was den Psychotiker hauptsächlich plagt, quält und verfolgt, ist das vollständige Subjekt, das er (fiktiv) hinter sich gelassen hat, der Psychotiker residiert nun in jenem begrenzten Sonder-Ichmodus, der uns allen vertraut ist: Er blickt nun, bildlich gesprochen, etwa auf seine linke Hand, die erfahrungsmäßig nicht mehr die seinige ist, sondern ein ichfremdes Objekt unter anderen Objekten der Außenwelt. Die Hintergrundreferenzen, die ihm die Ichhaftigkeit seiner linken Hand kontinuierlich bestätigen, sind offenbar ausgeblendet oder waren vielleicht schon immer ausgeblendet. Er steckt also in diesem Modus des objektiven Kontrollbewußtseins fest wie einem Gefängnis. Die reale Grenze des realen Ich, d. h. die primärsinnliche Hautgrenze ist subjektiv-erfahrungsmäßig und funktional zusammengebrochen und das neue, vollständig fiktive Ich bewegt sich nun in seinen neuen, bloß fiktiven und sehr beweglichen Grenzen. Diese neu entstandene Eigenwelt bzw. Eigenrealität läßt sich nur mit spezifisch fiktiven, spezifisch bewußten, spezifisch objektiven und spezifisch kontrollierenden (gegenstandsmanipulativen) Strategien ordnen und bewältigen: Der Psychotiker wird zum existentiellen Wissenschaftler in eigener Sache, es bleibt ihm gar nichts anderes übrig.

Zwei psychotische Leistungstypen: Objektiv normgerechte und objektiv normwidrige „verrückte" Produktionen

Weicht die stets objektive Realitätsbewältigung des Psychotikers von den jeweils geltenden objektiven Realitätsnormen seiner Bezugskultur ab, so gilt er als „verrückt", gelingt ihm eine flächendeckende Anpassung an die geltenden objektiven Realitätsnormen, so könnte er z. B. die unauffällige Existenz eines theoretischen Physikers führen oder vielleicht sogar durch die Konstruktion einer wissenschaftlichen Theorie, etwa einer Relativitätstheorie, auffallen. Es scheint Verstöße gegen die jeweils geltenden objektiven Realitätsnormen zu geben, die zu einer (zumindest partiellen) Umstellung der vorherrschenden objektiven Realitätsnorm selbst führen, zumindest in begrenzten objektiven Realitätssektoren. Den Endprodukten des objektiven Arbeitsmodus ist es prinzipiell nicht anzusehen, ob sie von einer psychotischen oder intakten Person stammen. Es besteht jedenfalls kein grundsätzlicher Unterschied zwischen den Perspektiven einer strikt objektiv operierenden Wissenschaft einerseits, unserem gewöhnlichen objektiven Kontrollbewußtseins anderseits oder der strikten Objektivität des Psychotikers in einer akuten Phase.

Der Psychotiker widerlegt den objektiven Realitätsbegriff

Es ist der Psychotiker selbst, der mit seinen auffälligen objektiv abnormen Entgleisungen, die immer innerhalb des objektiven Modus stattfinden (von der objektiven Normkonformität zum objektiven Normverstoß), die verborgene Wahrheit der Wissenschaft und des Alltagsbewußtseins endgültig auffliegen läßt. Der Psychotiker widerlegt die objektive Methode im existentiellen Selbstversuch und am eigenen Leib, er zahlt meist einen hohen Preis für diese endgültige Widerlegung. Die strikt objektive Psychopathologie versucht ihrerseits mit größter Beharrlichkeit, den Psychotiker bzw. dessen Widerlegung zu widerlegen, und zwar mit den simulativ bzw. symbolisch nachvollzogenen Mitteln des Psychotikers selbst. Die objektiv-wissenschaftliche Psychopathologie versucht den Psychotiker also mit dessen eigenen Mitteln zu schlagen: Der Psychotiker kann's offenbar besser und gewinnt das Duell (das läßt sich auch empirisch nachweisen). Mit Wissenschaft hat dieser Wettbewerb allerdings nichts mehr zu tun.

Das Subjekt als Intersubjekt

Gibt es überhaupt so etwas wie ein Subjekt?

Auf unserer Suche nach einem akzeptablen Modell des Authentischen bzw. Simulativen haben wir die gängigen Ichkonzepte als pathomorphe, tendenziell „verrückte" Phantasmen verworfen und als reales und mithin authentisches Subjekt ein Gesamt-Ich ermittelt, das innerhalb der Hautgrenze haust. Dieses Gesamt-Ich-Modell läßt sich aber auch nicht, zumindest nicht in dieser Form aufrechterhalten. Was fehlt, ist der Aspekt der Beziehung (Ich-Außenwelt-Beziehung). Von besonderer lebenspraktischer und theoretischer Bedeutung in dem hier behandelten Kontext sind jene Erfahrungsgestalten, die sich im Kontakt mit anderen Menschen ergeben. Das menschliche Subjekt entwikkelt sich von Anbeginn an im Umgang mit und in Abhängigkeit von anderen Menschen, die darüber entscheiden, ob die werdende Person leben oder sterben soll, wie sie ernährt und insgesamt versorgt wird und was aus ihr werden soll. Dieses andere Subjekt bzw. diese signifikanten Anderen stecken jedem Menschen buchstäblich und in jeder Hinsicht „in den Knochen". Der Mensch ist von seiner Entwicklung her in gewisser Weise ein zutiefst und unzerstörbar Intersubjektives, ein Intersubjekt sozusagen. Im Ich steckt quasi schon immer ein Du, und zwar als körperlich-sinnliche Grund-„Haltung", als fundamentale „organische" bzw. materielle Ich-Du-Struktur, die als zentrales und tragendes Element einer Ich-Welt-Struktur fungiert. Die isoliert gedachte Subjektivität erweist sich also bei näherer Betrachtung als nachrangige Sonderfunktion dieser umfassenderen fundamentalen Intersubjektivität. Das In-Beziehung-Sein ist tatsächlich die primäre menschliche Seinsweise.

Das klassische Individuum ist ein Autist

Bei der traditionellen Denkfigur des menschlichen Subjekts, das primär innerhalb seiner Hautgrenzen existiert, um von dieser Festung aus mit anderen Menschen in Beziehung zu treten (oder auch nicht), handelt es sich um eine eigentlich unzulässige, extrem pathomorphe Denkfigur: Dieses Subjekt-modell, das der modernen Psychologie und Psychopathologie zugrundeliegt, beschreibt in Wirklichkeit eine pathologische, nämlich eindeutig autistische bzw. autismusförmige Konstellation. Alle beziehungsfähigen Menschen können sich auf einen sekundären autistischen Modus zurückziehen, der Autist kann aber mit seinen autistischen Mitteln keine zwischenmenschliche Beziehung aufnehmen. Das sog. Individuum als primäre Monade, die sekundär zur Welt in Beziehung tritt und zu anderen Menschen Beziehungen aufnimmt (oder auch nicht), definiert in Wirklichkeit eine eindeutig autistische Ausgangslage.

Kontinuierliche Primärbezogenheit und das diskrete Ereignis der Isolation

Weder die Beziehungen zur Welt noch die Beziehungen zu anderen Menschen sind etwas Hinzukommendes, durch das sich die Monade punktuell und passager aus ihrer primären Isolation befreit. Diese Bezogenheit ist eine kontinuierlich ablaufende, ununterbrochene Primärrealität der menschlichen Existenz, wobei sich diese Beziehungsrealität im ebenfalls ununterbrochenen Kontinuum der subjektiven, v.a. sinnlichen Erfahrung niederschlägt. Beziehung wäre also der materielle, körperlich funktionale und subjektiv-erfahrungsmäßige Hintergrund, aus dem die diskrete Figur der Nichtbeziehung hervortritt. Wir bleiben immer in Beziehung zur Welt, die uns umgibt, auch zu den anderen Menschen, die uns umgeben. Die subjektive Verarbeitung und Handhabung dieser Primärbezogenheit steht auf einem anderen Blatt. Wir können diesen breitflächigen Beziehungsprozeß nur punktuell manipulieren bzw. modulieren, v.a. durch diskrete Aktionen, oder scheinbar „aufheben" (fiktiv), aber niemals wirklich unterbrechen. Erklärungsbedürftig ist also zunächst nicht das Kontinuum der Beziehung, sondern das diskrete Ereignis der Nichtbeziehung, das stets voraussetzt, daß ein kontinuierlicher Beziehungsprozeß schon gegeben ist, der, wie auch immer, (sekundär) manipuliert oder fiktiv negiert werden kann. Unsere allererste Frage, insbesondere im Bereich der Psychopathologie, lautet deshalb: Wie und unter welchen Bedingung kann sich ein Mensch aus diesem (lebenslang) unzerstörbaren Beziehungsprozeß manipulativ bzw. fiktiv ausklinken und in den Modus einer scheinbaren Nichtbeziehung verfallen? Eine Teilantwort auf unsere Frage ergibt sich schon allein aus der Unzerstörbarkeit des kontinuierlichen Beziehungsgeschehens: Es ist in Wirklichkeit vollkommen unmöglich, sich real, d. h. materiell auszuklinken. Dieses Ausklinken aus dem kontinuierlichen Beziehungsgeschehen ist reine Fiktion und kann nur fiktiv bewerkstelligt werden. Wir tun dann quasi so, als ob wir nicht in Beziehung wären. Es handelt sich also um ein simulatives Manöver von fundamentaler Bedeutung: Im bewußten Alltagsleben etwa erzeugen wir durch Fokussierung diskrete Zonen der (bloß fiktiven) Nichtbeziehung, Beziehungsfelder also, die aus dem Ganzen unserer bewußten Beziehungserfahrung ausgeblendet werden, während sie subliminal weiter repräsentiert und aktiv bleiben. Die Nichtbeziehung (Isolation) erscheint zunächst als realitätswidrige Fiktion.

Chaos in Beziehungssachen

Die Erfahrungen, die wir uns zunächst vornehmen wollen, sind komplexe Erfahrungsgestalten aus dem Feld der zwischenmenschlichen Beziehung. Wir konzentrieren uns also auf jene zentralen Erfahrungskomplexe, die unter den Leitbegriffen Bindung, Beziehung, lebendiger Dialog, Verstehen, Empathie oder (eher therapietechnisch) Rapport abgehandelt werden. Damit tauchen wir in einen ausgesprochen chaotischen Wissensbereich ein, der bislang noch nicht zufriedenstellend geordnet werden konnte. Aus dem Chaos lassen sich drei, hier idealtypisch verkürzte Denktraditionen extrahieren.

Das verhaltenswissenschaftliche Projekt als ritualisierter Autismus

Zunächst hätten wir eine objektive und verhaltensorientierte Großtradition. Sie erklärt sich das Beziehungsgeschehen als Interaktions- und Anpassungsprozeß isolierter Organismen, die über diskrete Aktionen mit ihrer Umwelt und anderen Organismen in Beziehung treten (oder auch nicht). Die Anthropologie der Verhaltenswissenschaft ist eine letztendlich biologistische, denn der Mensch wird hier als Tier oder verallgemeinerter Organismus behandelt, und eben nicht als Mensch. Es ist dies der unhaltbare und längst in jeder Hinsicht kläglich gescheiterte Versuch, ein (transevolutionäres) Kulturwesen mit naturwissenschaftlichen (evolutionären) Modellvorstellungen zu erklären. Dieser Nichtmensch der Verhaltenswissenschaft wird außerdem grundsätzlich (allein schon aufgrund der Quantifizierungsmanie) in ein Maschinenmodell „übersetzt", das als Inbegriff des Wissenschaftlichen gilt, d. h. so behandelt, als ob er etwas mechanistisch Totes und damit absolut Totes wäre. Der von der Verhaltenswissenschaft propagierte fiktive Organismus fungiert als primär isoliertes Lebewesen, das mittels sekundärer Interaktionen, Lern- und Gewöhnungsprozesse, Prägungen oder was auch immer zu seinen Beziehungen kommt, Beziehungen also in gewisser Weise aus einer Position der Nichtbeziehung heraus herstellt. Das verhaltenswissenschaftliche Beziehungsmodell ist also ein extrem pathomorphes, es beschreibt eine eindeutig autistische Grundkonstellation. Das Projekt der verhaltenswissenschaftlichen Erforschung der subjektiven und intersubjektiven Realität kann insgesamt als kollektives und institutionalisiertes Simulationsprojekt interpretiert werden: Die strikt objektive Gemeinschaft verpflichtet ihre Mitglieder, sich wie Pseudoautisten zu verhalten und aus dieser erkenntnistheoretischen Position heraus die Unfähigkeiten und Leiden des Autisten innerhalb eines strengen Reglements imitativ nachzuvollziehen. Auch der Autist versucht vergeblich herauszufinden, was es mit dem authentischen Beziehungsgeschehen auf sich hat. Wer etwas über das Innenleben des Autisten wissen will, braucht bloß die Geschichte der objektiven Verhaltenswissenschaft zu studieren, denn hier wird seit gut hundert Jahren das qualvolle Scheitern des Autisten (an der ihm absolut unzugänglichen, vollständigen subjektiven Realität) in streng ritualisierten Formen durch ein Großkollektiv perfekt simuliert.

Die Macht der bloßen Einbildung: Der psychologische Konstruktivismus

Außerdem kennen wir eine weitere, wenn man so will, fiktive Tradition, die Interaktions- und Beziehungsentwürfe fokussiert, sich also mit der Realisierung von Einbildungen beschäftigt und den Schwierigkeiten, die sich dabei ergeben. Diese Tradition basiert auf dem philosophischen Konstruktivismus und seiner Übertragung auf psychologische Tatsachen, dem psychologischen Konstruktivismus also. Der philosophische Konstruktivismus, ein Ableger des alten Idealismus und seiner großartigen Gespensterwelt, deckt sich völlig, was sich klinisch leicht veranschaulichen läßt, mit der tatsächlichen, ernsthaft praktizierten Erkenntnistheorie des Autisten oder akut psychotischen Menschen. Das Beziehungsmodell des psychologischen Konstruktivismus beschreibt offensichtlich einen autistisch-psychotischen Prozeß. Der akut psychotische Mensch und der Autist widerlegen den psychologischen Konstruktivismus, denn beide, Psychotiker und Autist, geben sich ganz unzweideutig als ernsthaft praktizierende, existentielle Konstruktivisten zu erkennen und scheitern als solche. Beziehungen können grundsätzlich nicht konstruiert, nicht hergestellt werden: Wenn es dem Systemiker im Feld der zwischenmenschlichen Beziehungen tatsächlich gelingt, irgendetwas zu konstruieren und herzustellen, dann gewiß keine Beziehung, sondern allenfalls diskrete Pseudobeziehungen (Nichtbeziehungen) bzw. wechselseitige Interaktionen vom gegenstandsmanipulativen Typus. Sollte der Systemiker mit realen (authentischen) Beziehungen hantieren, dann sind diese Beziehungen gewiß nicht auf seinem systemischen (mechanistisch-toten) Mist gewachsen.

Chronischer Erklärungsnotstand

Tatsächlich ist es so, daß die aktuell praktizierten (universellen) Subjektmodelle schon ziemlich ausgereifte, beinahe perfekte Modelle des Autismus und der Psychose darstellen: Wer etwas über Autismus und Psychose erfahren will, braucht eigentlich keine klinische Praxis, er kann die Basislogik des autistischen bzw. psychotischen Prozesses aus den gängigen Subjektmodellen herauslesen. Man weiß eigentlich schon alles Wesentliche über den Autismus und die Psychose, man weiß aber nicht, daß man es weiß. Der chronische Erklärungsnotstand der modernen Psychopathologie resultiert aus der strukturellen Identität von praktiziertem Subjektmodell und realem Autismus bzw. Real-Psychose.

Das Mysterium der Begegnung als objektivistisches Überforderungssymptom

Schließlich hätten wir noch die liebenswerte Psychologie und Philosophie der menschlichen Begegnung, die zwar von einer einigermaßen korrekten Anthropologie ausgeht und den ganzen, kompletten intersubjektiven Prozeß anvisiert, sich sogar auf die Begegnung „einläßt", von diesem Beziehungsgeschehen aber sofort überwältigt wird, um sich anschließend nur noch in dieser Überwältigungserfahrung zu suhlen. Das wäre die mystifizierende Tradition, die ihre Spekulationen letztendlich auf intellektueller und persönlicher Überforderung aufbaut. Das Mysterium der zwischenmenschlichen Begegnung ist ein echtes Artefakt, es resultiert nämlich direkt aus einer autistischen Grundposition, von der aus das Beziehungsgeschehen unweigerlich als etwas Besonderes, tendenziell als Wunder erscheinen muß. Beziehung ist aber ein Mysterium nur für den Autisten und den akut psychotischen Menschen und für denjenigen, der eine autistische oder psychotische Perspektive einnimmt, für den Rest der Menschheit nicht.

Beziehungsalltag: Wunder und blaue Wunder

Für die Mehrheit aller Menschen ist Beziehung bzw. Begegnung tatsächlich ubiquitärer, körperlich-materieller Alltag, ein wie auch immer Gewußtes und Gekonntes von allergrößter Selbstverständlichkeit, eine fundamentale und omnipräsente Realität, die ausgeschöpft wird oder auch nicht. Das Besondere und Fragwürdige liegt eher in der Realität der Nichtbeziehung und Nichtbegegnung, diesem faszinierenden Wunder der radikalen Selbstnegation des Beziehungswesens Mensch. Die sonst erfreulich humane Perspektive der Begegnungsphilosophie enthält also einen etwas versteckten, aber ausgesprochen pathomorphen Kern: Der beziehungsfähige Mensch bringt sich selbst in

eine (fiktive) exzentrische Position und blickt von dort aus auf das Beziehungsgeschehen, in das er verwickelt ist. Das, was da staunend auf das Wunder des
Beziehungsgeschehens herabblickt, ist genau jener kleine objektive Homunculus des Autisten, der mit seinem objektiven Radarblick auf die ihm vollkommen fremde, lebendige Außenwelt schaut. In dieser und nur in dieser autistischen Perspektive erscheint das Beziehungsgeschehen als Wunder.

Humanistische Psychologie: Verlogene Anthropologie

Als vielleicht beste Annäherungen an die Realität des Intersubjektiven imponieren einige Konzepte der sogenannten humanistischen Psychologie insbesondere US-amerikanischer Provenienz, die allerdings regelmäßig mit erheblichen Unsauberkeiten in der Behandlung des Authentischen bzw. Simulativen
aufwarten und dadurch unbrauchbar werden. Der faule Kern der humanistischen Psychologie und Lebensphilosophie ist leicht auszumachen, es ist das
Postulat vom obligatorischen authentischen Nucleus, die Illusion eines absolut
unzerstörbaren, wahren Selbst. Diese zentrale Beschwörungsformel war die
tröstliche Antwort der psychotherapeutischen Profession auf die Probleme der
modernen Situation, d. h. auf die hypertrophierenden anonymen Mechanismen, die immer tiefer in den persönlichen Lebens- und Erfahrungsraum eindringen. Die humanistische Psychologie und Lebenslehre wird hier zur säkulä-
ren Religion, zur ideologischen Dienstleistung. Die ständig wachsenden
Authentizitätsbedürfnisse eines breiten Publikums mußten und müssen
gestillt werden. Je anonymer die tatsächlichen Lebensverhältnisse, desto
penetranter der Authentizitätskult.

Globale Verschiebung des Bezugssystems

Diese allgemeinen Authentizitätsbedürfnisse haben sich zwischenzeitlich
aber als weitgehend unerfüllbar herausgestellt, und zwar als derart aussichts-
los, daß man ganz allmählich dazu übergegangen ist, den kategorialen und
existentiellen Unterschied zwischen authentischen und simulativen Lebensäußerungen aufzugeben oder grundsätzlich zu negieren, um diese Frage auf
einer ganz anderen Ebene neu zu definieren, und zwar auf der simulativen
Ebene, wobei Authentizität nur noch als gelungene, d. h. glaubwürdige bzw.
effiziente Simulation vorstellbar ist (Selbstdarstellung, Selbstinszenierung
usw.). Vom Authentizitätskult der humanistischen Psychologie und Lebenslehre hat als kümmerlicher Restbestand eigentlich nur der Irrglaube überlebt,
daß bloße Körperlichkeit oder Emotionalität per se immer etwas Authentisches
sein müßten, so daß extreme autodestruktive Manipulationen am eigenen Körper oder massive Haßaffekte ganz automatisch als besonders „authentische"
Lebensäußerungen klassifiziert werden. Als Ausläufer der humanistischen
Philosophie imponieren eine überwiegend verbale Betroffenheitskultur, die in
den mechanischen Formalismen der Political Correctness erstarrt ist und eine
Offenheit für esoterische Wahngebilde jeglicher Art.

Patchwork Identity: Unstillbare Sehnsucht nach der Fabrik

Die Zeiten haben sich geändert: Jetzt haben wir es mit der falschen Universalie eines total simulativen Individuums postmodernen Zuschnitts zu tun, das
sich auf der Basis einer schizophrenieförmigen Grundverfassung entfaltet
(Patchwork Identity), sich nur noch selbst entwirft (fingiert) und das Fingierte
nur noch, mehr oder weniger geschickt bzw. erfolgreich, darzustellen und zu
objektivieren (materialisieren) braucht. Der Mensch als Selbstdarsteller und

Konstrukteur seiner selbst ... und sonst nichts. Das Authentische wird hier reduziert auf die mechanistisch definierte Einmaligkeit einer vollkommen beliebigen Fragmentmontage (Patchwork). Die Singularität dieser Patchwork Identity entspricht dabei exakt der Singularität einer seriengefertigten Metallschraube, die sich bei näherer Betrachtung ebenfalls als einmaliges Individuum unter anderen Schraubenindividuen erweist. Das Konzept der sich selbst schaffenden Patchwork Identity entstammt der objektiven Soziologie bzw. Sozialpsychologie, die sich das spätmoderne Subjekt aus einer tayloristischen, quasi industriesoziologischen Perspektive neu erfinden möchten. Diese Soziologie geht davon aus, daß das reale menschliche Subjekt sich selbst im gleichen mechanistischen Verfahren konstruiert, mit dem sich die objektivierende Soziologie das menschliche Subjekt konstruiert: Der Mensch als Gemachtes, als Fabrikat. Das Fabrikat der Patchwork Identity, die uns von den Soziologen als lustiger, bunter Fleckerlteppich präsentiert wird, existiert tatsächlich, wir finden diese Fragmentmontagen etwa in den geschlossenen Abteilungen der spätmodernen Psychiatrie. Der an einer Patchwork Identity erkrankte Mensch leidet meist an seinem Patchworkzustand, hat eine unsichere, eher ungünstige Prognose und ist meist völlig beziehungsunfähig, selbst dann noch, wenn er instrumentelle, gegenstandsmanipulative Arrangements mit anderen Menschen aufbaut und betreibt (sog. Netzwerke). Substantielle Erkenntnisse über das menschliche Leben und das tatsächliche Beziehungsgeschehen lassen sich jedenfalls mit Hilfe dieses extrem pathomorphen Patchworkmodells nicht gewinnen.

New Age: Holistischer Terror, faschistoide Erlösungsprogramme und der Neue Mensch

Gleiches gilt für New-Age-Konzepte. Hyperorganismische, archetypische Ganzheiten oder ein informationstechnologisch aufgeblähtes Weltbewußtsein suggerieren das Vorhandensein universeller Beziehungen, die sich bei näherer Betrachtung jedoch als Pseudobeziehungen erweisen, als phantastische Beziehungssurrogate, wie sie auch von akut psychotischen Menschen regelmäßig produziert, d. h. halluziniert und agiert werden. Der holistische Terror basiert auf verkrüppelten Menschenbildern des autistischen Typs und mündet letztendlich in realitätsflüchtige Erlösungsprogramme ein, die streckenweise ganz eindeutig (neo)faschistische Züge annehmen (H. Gess 1994), das läuft dann, wie alle totalitären Vorstellungen vom Neuen Menschen, darauf hinaus, den Menschen von seinem Menschsein zu erlösen und in etwas ganz anderes, Übermenschliches und damit eben in ein Nichtmenschliches oder Unmenschliches zu verwandeln. Intakte Menschen haben kein existentielles Interesse daran, von ihrem Menschsein erlöst zu werden: Diese Erlösungsprogramme machen eigentlich nur Sinn für Menschen, die nichts mehr zu verlieren haben, weil ihnen einige zentrale Humanoptionen schon endgültig abhanden gekommen sind.

Spätmoderne Unterhaltungs- und Selbsttäuschungs-Industrie

Humanistische Psychologie, Patchwork Identity und New Age haben jedenfalls mit alltäglicher, authentischer Erfahrung und gesundem Menschenverstand, mit professionellen oder wissenschaftlichen Vorhaben kaum noch etwas zu tun. Wir haben es eher mit zentralen Segmenten einer spätmodernen Unterhaltungs-, Täuschungs- und Selbsttäuschungsindustrie zu tun, die ihre eigenen Erlebnisparks buchstäblich überall zu installieren versucht, im Alltag, auch in Arbeitszusammenhängen und sogar in wissenschaftlichen Institutionen, um dort beliebige Selbsttäuschungsrituale auf unterschiedlichsten Komplexitätsniveaus zu inszenieren. Diese Selbsttäuschungsevents verlieren auch dann nichts von ihrem verlogenen Charakter, wenn die Beteiligten an die jeweiligen Täuschungen zutiefst glauben, d. h. die Täuschung als Täuschung negieren. Auch eine verleugnete Täuschung bleibt eine Täuschung. Der spätmoderne Glaube sitzt aber nicht allzu tief, es ist eher so, daß man dies oder das unbedingt glauben will und allerhand Anstrengungen unternimmt, um diesen Glauben aufrechtzuerhalten und zu verteidigen. Man täuscht sich also quasi schon im Wesen des Glaubens selbst, der sich praktisch kaum noch von schnell wechselnden Stammtischmeinungen unterscheidet. Gegen Stammtischmeinungen ist natürlich nichts einzuwenden, bloß ... wen interessiert's? Und was sollen wir von den ungeheuer ernsthaften soziologischen Analysen halten, die sich u.a. auch auf derlei leicht abfragbare „Stammtischmeinungen" und leicht beobachtbares „praktiziertes Geschwätz" stützen? Sind diese empirischen Untersuchungen nicht eher reine Effizienzkontrollen, die der wissenschaftlich-professionellen Unterhaltungs-, Täuschungs- und Selbsttäuschungsindustrie lediglich anzeigen, wie tief sie schon ins Alltagsleben vorgedrungen ist?

Der Prozeß des Verstehens als süßlicher Brei

Ablesen läßt sich die Macht dieser wissenschaftlich-professionell untermauerten Unterhaltungs- und Täuschungskultur an zahllosen Details: Einen anderen Menschen zu „verstehen" und das „Verstandenwerden" beispielsweise wird inzwischen durchgängig als grundsätzlich angenehmes, befreiendes Ereignis dargestellt, als drogenförmige Wohltat (v.a. im NLP), während es sich in Wirklichkeit um einen eher schmerzhaften und konfliktträchtigen Prozeß handelt, der durch den allgemeinen Verfall authentischer Standards und die daraus resultierenden Verunsicherungen in seiner Konflikthaftigkeit sogar noch amplifiziert wird. Die meisten Menschen, auch jenseits des psychotherapeutischen Settings, wollen lieber nicht so genau und gründlich verstanden werden: Alltägliches und professionelles Verstehen erweist sich bei näherer Betrachtung zuallererst als ein „Verstehen" von Selbsttäuschungsbedürfnissen, die als vermeintlich authentische Substanz behandelt werden. Die Selbsttäuschung des Klienten wird durch die kapitale Selbsttäuschungsroutine des Behandlers komplettiert: Die ganze psychotherapeutische Literatur ist bis zum Rand angefüllt mit diesen komplexen Täuschungs- und Selbsttäuschungsprozeduren, unentwegt wird etwa Nichteinfühlbares eingefühlt und Nichtverstehbares zutiefst verstanden.

Sinnlichkeit und Fiktion, tertium non datur

Das Gehirn als subjektive Erfahrungslücke und Spekulationsobjekt

Wir verfügen über einen direkten und ziemlich effizienten sinnlichen Erfahrungszugriff auf die Welt, auf andere Menschen und uns selbst, wir „begreifen" im buchstäblichen Sinne viel und machen uns nützliche Begriffe von allem, was uns begegnet. Nur, dieser Prozeß der sinnlichen Erfahrung selbst liegt dauerhaft in einem seltsamen Halbdunkel und ist seit Menschengedenken Gegenstand endloser Spekulationen. Ein zentrales Element dieses sinnlichen Erfahrungsprozesses entzieht sich nämlich unserem direkten sinnlichen Zugriff: Das Gehirn. Wir können uns über diesen, wenn man so will, Gehirnaspekt unserer subjektiven Erfahrung keinen sinnlichen Begriff machen, wir begreifen hier von Haus aus nichts und konstruieren uns deshalb notgedrungen Fiktionen, die unseren subjektiven Mangel an sinnlichem Erfahrungswissen über das Gehirn, das ja am Prozeß der subjektiven, auch sinnlichen Erfahrung wesentlich beteiligt ist, kompensieren sollen. Die Fiktionen, mit denen wir diese sinnliche Erfahrungslücke schließen, sind häufig der sinnlichen Körpererfahrung entnommen, dabei wissen wir jederzeit, zumindest hintergründig, daß diese Körpermetaphern nicht stimmen, daß wir sie also falsch anwenden: Sie haben diese Aussage „begriffen", wissen aber zugleich, daß dieses Begreifen so gut wie nichts zu tun hat mit dem „richtigen" Begreifen, wenn Sie z. B. dieses Buch, das Sie gerade in Händen halten, „begreifen", indem Sie es im buchstäblichen Sinne manipulieren. Ob die Wissenschaft, die qua Wissenschaft grundsätzlich mit Maschinenmetaphern arbeitet, mit ihren mechanistischen Metaphern diesen sinnlich nicht zugänglichen Aspekt der subjektiven Erfahrung besser abbilden kann, sei zunächst dahingestellt.

Der interpersonale Prozeß: Ein Vervollständigungsbad

Der beste Weg, diese sinnliche Erfahrungslücke wenigstens provisorisch mit sinnlichem Erfahrungsmaterial zu schließen, ist zwar kompliziert, aber gangbar, es ist der intersubjektive Prozeß: Im Umgang mit anderen Menschen erlebe ich nämlich den kompletten Erfahrungsprozeß des Anderen einerseits sinnlich von außen, und zwar in Gestalt eines konkreten und kompakten Endprodukts, aus dem die ohnehin nur intrasubjektiv zugängliche sinnliche Erfahrungslücke (Gehirn) des Anderen verschwunden ist (weil für mich, von außen, grundsätzlich nicht zugänglich). Anderseits erlebe ich den nunmehr kompletten (lückenlosen) Erfahrungsprozeß des Anderen per Mit- und Nacherleben gewissermaßen auch in oder an mir selbst.

Der konkrete, sinnlich erfahrbare Andere hilft mir im Verlauf des intersubjektiven Austausches, dieses kleine, aber zentrale Moment der Entfremdung wenigstens annähernd und vorübergehend aufzuheben und zu heilen. Der Andere demonstriert mir in sinnlich erfahrbarer und mehr oder weniger nachvollziehbarer Weise, was ich bin und gewesen sein mag, was Ich selbst bzw. irgend ein Ich sein oder werden könnte: Der intersubjektive Prozeß enthält also unter anderem ein potentiell mächtiges, sinnliches Korrektiv für jene Ichfiktionen, die ganz unvermeidlich aus unserem Nicht-(sinnlich)Begreifen des Gehirns und seiner Arbeitsweise resultieren. Das Nichtbegriffene kann in der Begegnung begriffen werden und kommt auf diesem Wege doch noch, wenn man so will, zu seinem (sinnlichen) Begriff. Im intersubjektiven Geschehen vervollständigen wir uns in ganz elementarer Weise, wir nehmen sozusagen ein Vervollständigungsbad. Die Mehrzahl aller Menschen hat diesen Zusammenhang anscheinend begriffen, ganz unabhängig davon, ob und wie sich dieses Erfahrungswissen in Bewußtsein, Denken und Sprache niederschlägt. Alleine auf uns gestellt blieben wir eher unvollständig und wären unseren Ichfiktionen weitgehend ausgeliefert, ziemlich beliebigen Spekulationen, die uns kaum unmittelbare Gewißheiten verschaffen können. Wir werden uns also auch aus diesem guten Grund auf sinnliche Erfahrungskomplexe konzentrieren, die insbesondere im intersubjektiven Prozeß zum Tragen kommen oder diesen tragen.

Beziehung als Erkenntnisverfahren: Der Königsweg

Beziehung ist keineswegs ein naturwüchsiges und ubiquitäres Zusatzereignis der menschlichen Lebenswelt und bloßer Gegenstand von Untersuchungen und Reflexionen, der intersubjektive Prozeß ist ein Erkenntnisverfahren sui generis, eine Wissenschaft für sich, und im hier behandelten Kontext ganz eindeutig der Königsweg: Unser Leitbegriff heißt Beziehungserfahrung. Es wird wohl so sein, daß alle subjektive Erfahrung und alles, was wir sind und leisten können, auf Beziehungserfahrung beruht, und eben nicht auf bloßer Selbsterfahrung, d. h. der subjektiven Erfahrung des Gesamt-Ich innerhalb der Hautgrenze, und ebensowenig auf der Erfahrung einer für sich stehenden Außenwelt jenseits der Hautgrenze und auch nicht auf einer nachträglichen Kombination dieser isolierten Erfahrungskomplexe. Die fundamentalen subjektkonstitutiven Erfahrungen sind Beziehungserfahrungen des integrativen Typs, d. h. nicht-zusammengesetzte Ich-Du- bzw. Ich-Welt-Erfahrungskomplexe primärsinnlicher Art, wobei die Entwicklung des vollständigen Subjekts wahrscheinlich von einem bestimmten (Außen)Welt-Segment determiniert wird: Dem „signifikanten Anderen".

Die kleinstmögliche Analyseeinheit der Subjektwissenschaft

Das intakte (vollständige, aber unvollkommene) Subjekt ist ein Beziehungsprodukt, außerhalb der Beziehung gibt es kein vollständiges Subjekt. Ohne ein intaktes Subjekt gibt es allerdings auch keine intakte (vollständige, aber unvollkommene) Beziehung. Zwei intakte Subjekte innerhalb eines intakten Beziehungsgeschehens bilden zusammen die kleinstmögliche Einheit einer korrekten, d. h. realistischen und rational begründbaren Anthropologie: Kein Subjekt ohne Beziehung, keine Beziehung ohne Subjekt. Jeder Reduktionismus, der ein Individuum (aktuelle Subjektwissenschaft) oder den abstrakten Beziehungsaspekt (Systemik) aus dieser nicht mehr reduzierbaren Grundeinheit herauslöst und isoliert behandelt, arbeitet ganz unweigerlich mit extrem irrealen und zutiefst pathomorphen Analyseeinheiten, die auch dann, wenn sie zu „synthetischen" Montagen rekombiniert werden, nichts von ihrer Irrealität und pathomorphen Qualität verlieren und demzufolge immer nur irreale und pathomorphe „Synthesen" und die entsprechenden Resultate ergeben.

Einfache Erfahrung. Psychoanalytische Erfahrungssplitter

Als erste Annäherung an das, was wir hier als erfahrungsnahes und relativ vollständiges Modell des intersubjektiven Prozesses propagieren wollen, dürften zunächst einige verstreute und isolierte Erfahrungssplitter gelten, die aus der psychoanalytischen Praxis berichtet werden, jedoch regelmäßig nicht ins psychoanalytische Theoriegehäuse gepreßt werden können. Wir erinnern hier etwa an C. Rohde-Dachser, die zur Analyse des sog. Borderlinedialogs den Boden der Psychoanalyse verläßt und auf eine Sprechakttheorie zurückgreift, als ob die Psychoanalyse nicht wüßte, was einen authentischen Dialog von einem Nichtdialog unterscheidet, als ob sich diese Problematik nicht mit hauseigenen Mitteln beschreiben und analysieren ließe (vielleicht eine implizite, aber korrekte Selbstdiagnose). Die psychoanalytische Tradition zeigt sich als zutiefst zwiespältige, einerseits anerkennt sie die erstrangige Bedeutung subjektiver Erfahrungstatsachen und das dialogische Prinzip, andererseits löst sie die selbst ermittelten Erfahrungswerte in ihrem hyperkonstruktiven Theorieapparat weitgehend wieder auf oder blockiert primärkompetente Erfahrungsprozesse von vornherein durch eine extreme und vollkommen überflüssige Ritualisierung der Interaktion, mit der ein prothetischer Surrogatdialog installiert wird, der sich im Ernstfall kaum noch vom Pseudodialog des Borderlinekranken unterscheiden läßt.

Im orthodoxen Setting etwa (Couch) wird der Patienten flach- und lahm-gelegt, er wird infantilisiert und auf seine fiktionalen, tendenziell psychoti-schen oder psychoseförmigen Produktionen zurückgeworfen, während der Analytiker sich irgendwo außerhalb des Gesichtsfelds seines Patienten als Beobachter versteckt hält und so tut, als ob er, natürlich zum Wohle des Patien-ten, als neutrale, d. h. anonymisierte, letztendlich apersonale Instanz fungieren müßte. Die objektartige Immobilisierung des Patienten und die Als-Ob-Neu-tralität des Analytikers sollen offensichtlich quasi-experimentelle Störfaktoren ausschalten. Das orthodoxe Setting stellt also nichts anderes dar als eine Imita-tion des naturwissenschaftlichen Experimentallabors, wobei die ausgeschalte-ten Störfaktoren genau das umfassen, was eine intakte Beziehung bzw. voll-ständige Personalität eigentlich ausmacht. Eine Rekonstruktion des gesunden Beziehungsgeschehens aus Beobachtungen und Erfahrungswerten, die die-sem Arrangement entstammen, ist nicht unmöglich, stößt aber auf erhebliche Schwierigkeiten: Das künstliche Arrangement ist absichtlich so angelegt, daß die darin zugelassenen Erfahrungen mit der vollständigen interpersonalen Erfahrung so gut wie nichts mehr zu tun haben. Das kommt vor allem jenen Experten entgegen, die ohnehin über keine nennenswerte Primärkompetenz (Menschenkenntnis und Lebenserfahrung) verfügen, so daß diese ziemlich durchsichtige und unpassende Imitation einer Laborsituation grundsätzlich als symbolische Ersatzhandlung fungiert, als Surrogat für eine vollständige, intakte Begegnungssituation. Wer etwas psychotherapeutische Erfahrung hat, weiß, daß extrem pathomorphe Ritualisierungen dieses Kalibers nicht notwen-dig sind, es geht auch ohne.

Einfache Erfahrung. Psychiatrische Grobheiten

Auf der anderen Seite spiegeln sich manchmal in den grobschlächtig wirken-den Erfahrungswerten eher theoriefeindlicher Psychiater, die sich gerne als zupackende, empirische Problembewältiger verstehen, einfache und sehr signifikante Realitäten wider, die in den abstrakten Produktionen mancher Großtheoretiker und in den Kriterienkatalogen der Fachadministratoren unsinniger- und überflüssigerweise wieder aufgelöst werden. Wir erinnern etwa an das weiter oben zitierte notfallpsychiatrische Kompendium, in dem das Borderlinespektrum umstandslos (erfahrungsbedingt und realistischer-weise), d. h. ohne Zuhilfenahme von Zusatzhypothesen, in den Antisozialen Komplex übergeht, und zwar aufgrund einer theoretisch eher schwach aufge-ladenen, quasi alltäglichen (primärkompetenten) Beobachtungs-, Analyse-, Beziehungs- und Umgangsebene (die nichts mit kumpelhafter Anbiederung zu tun hat), eine Grundhaltung, wie sie beispielsweise von manchen Psychia-tern (noch), zumindest im ersten Schritt bzw. im Sinne einer konstanten Hinter-grundhaltung (Handlungsbereitschaft), praktiziert wird. In Wirklichkeit ist die einfache primärkompetente Erfahrung die prinzipiell realistischere, wesent-lich komplexere und fruchtbarere Form der interpersonalen Erfahrung.

Die zwei Fundamentalkategorien der subjektiven Erfahrung

Die primärkompetente Beziehungserfahrung beruht offensichtlich auf einem primärsinnlichen Erfahrungsmodus, der von primärfiktiven Elementen, die nicht aus der primärsinnlichen Eigenerfahrung (Primärkompetenz) stammen, etwa wissenschaftlich-professionellen Theorieprothesen (auf Fremderfahrung basierende Fiktionen), begleitet, gesteuert, überlagert, durchdrungen, defor-miert oder weitgehend blockiert werden kann. Immer wieder stoßen wir, in

Psychologie und Psychopathologie, in der Theorie und in der Praxis, und in beinahe allen Analyseschritten unserer Borderlineuntersuchung auf dieses Spannungsverhältnis zwischen primärsinnlicher Erfahrung und Fiktion.

Wir erfahren die Welt, uns selbst mit eingeschlossen, entweder auf sinnlichem oder nichtsinnlichem Wege ... oder überhaupt nicht. Sinnliche Erfahrung und nichtsinnliche Erfahrung, das sind die Fundamentalkategorien der subjektiven Erfahrung. Tertium non datur. Auch das wieder eine scheinbare Banalität. Damit hätten wir jedenfalls den quasi axiomatischen Nullpunkt unserer Analyse glücklich erreicht. Mit diesem unscheinbaren Instrument läßt sich nunmehr der ganze Komplex um Beziehung und Nichtbeziehung, Authentizität und Simulation in der Weise neu ordnen, daß ein total simulatives Phänomen erstmals denkbar wird und systematisch bearbeitet werden kann. Bei dieser Basisordnung handelt es sich zugleich, was kein Nachteil sein muß, um eine Banalität der alltäglichen Erfahrungspraxis, wie sie uns etwa in folgenden Behauptungen begegnet: Das bildest du dir nur ein, das ist nur Einbildung. Oder: Ich habe etwas mit meinen eigenen Augen gesehen, ich habe es deutlich gespürt. Natürlich ist dieser kleine Unterschied zwischen Einbildung und sinnlicher Erfahrung auch in wissenschaftlich-professionellen Kreisen nicht ganz unbekannt.

NLP-Menschen: Sie reagieren nicht auf die Realität, sondern nur auf Abbildungen

Manche Schulrichtungen, vor allem das sogenannte Neurolinguistische Programmieren (NLP), kennen den Unterschied wohl, lösen ihn aber im Ernstfall vollkommen auf: Ob ein Erinnerungsbild tatsächlich eine sinnliche Eigenerfahrung repräsentiert oder nur eine bloß fiktive Produktion, die vom Betreffenden so erlebt wird, als ob es sich um eine frühere sinnliche Eigenerfahrung handeln würde, spielt hier keine Rolle mehr, weil der Betreffende selbst diese Als-Ob-Erinnerung als Repräsentation einer tatsächlich gemachten, d. h. sinnlichen Eigenerfahrung erlebt ... die Differenz ist dann „egal" (R.B. Dilts 1991). Gelegentlich ist aus dieser Ecke zu hören, das Gehirn könne nicht zwischen sinnlicher Erfahrung und bloß halluzinierter Erfahrung unterscheiden, beides werde gleichermaßen als real erlebt. Oder anders ausgedrückt: „Menschen reagieren auf ihre Abbildung der Realität, nicht auf die Realität selbst" (erster „Glaubenssatz" des NLP, T. Stahl 1992). Es handelt sich hier um ein eindeutig psychotisches Erfahrungsmodell, das uns ganz offen und vollkommen ungeniert als angebliche Universalie angedient wird. Der Mensch an sich bleibt hier eingekapselt in selbst produzierten Abbildungen (fiktiven „Landkarten" usw.) und ohne unmittelbaren Zugang zur Realität jenseits seiner eigenen Konstruktionen und Halluzinationen. Der NLP-Mensch leidet also, streng genommen, an einer Psychose, und zwar an einer außerordentlich schwerwiegenden und chronischen Form der Schizophrenie, denn selbst gewöhnliche Schizophrene „wissen zu unterscheiden zwischen 'ihren' Stimmen und derjenigen des Untersuchers. Es ist also ein besonderes 'Hören', dem in aller Regel keine akustische Qualität zukommt... ein 'schizophrenes' Hören eben. Das Gleiche gilt für die Stimmen, auch sie sind von allen anderen realen Stimmen durchaus zu unterscheiden" (J. Glatzel 1981).

Dieser extrem pathomorphe Alptraum in Gestalt des NLP ist wohl kaum ganz zufällig, quasi aus Versehen zustande gekommen: Wir dürfen durchaus davon ausgehen, daß die Erfinder und Protagonisten des NLP hier nicht unbedingt immer einfach irgend etwas hastig dahinplappern, sondern zum Teil tatsächlich auch aus ihrer ureigenen (psychotischen) Erfahrung schöpfen, die sie jedoch irrigerweise generalisieren und theoretisch sogar noch amplifizieren (der NLP-Mensch fällt z. B., was seine Unterscheidungsfähigkeit betrifft, noch hinter den gewöhnlichen Schizophrenen zurück). Die stetig expandierende psychotische Subkultur kommt hier ganz und gar zu sich, zu sich selbst, im NLP findet sie zu ihrer Sprache, zu ihrem eigenen Denken und entwickelt die allerfeinsten psychosenförmigen Verfahrensraffinessen. Das sog. NLP, wir kommen später darauf zurück, präsentiert sich als hochkarätiges tiefensimulatives Inventar.

Wir widerlegen das sog. NLP durch ein einfaches Experiment

Wir können diesen eindeutig psychotischen „ersten Glaubenssatz" des NLP jederzeit durch ein einfaches Experiment widerlegen: Während dieser seltsame, in seinen psychotischen Denkwelten („Landkarten") gefangene NLP-Experte beispielsweise hurtig an uns vorbeiläuft, stellen wir ihm, ohne Vorwarnung und mit großem Geschick, ein ganz und gar empirisches Bein. Und was passiert dann? Unser NLP-Experte fällt, er fällt plötzlich hin. Auf unser ziemlich reales empirisches Forscherbein, auf diese nackte Realität hat unser NLP-Experte angeblich nicht reagiert, denn auf Realitäten reagiert er grundsätzlich nicht, sagt er. Unsere Fragen an den gestrauchelten NLP-Menschen lauten nun: Auf welche „Abbildung der Realität" hat er nun als wirklich glaubensfester NLP-Mensch in diesem Fall reagiert, welche Landkarte in seinem Kopf hat ihn da zu Fall gebracht? Und: Ist diese, seine Abbildung der Realität nicht ziemlich irrelevant, wär er nicht in jedem Fall hingefallen, ganz unabhängig von seinen lächerlichen Abbildungen, Landkarten usw.? Ist es nicht doch einzig und allein die körperliche Realität unseres empirischen Forscherbeins, die den NLP-Experten zu Fall bringt? Der Realitätsbegriff jedenfalls, den das sog. NLP propagiert, hat ganz gewiß nichts mit unserer gemeinsamen Realität zu tun, die NLP-Realität ist die Realität des psychologischen Konstruktivismus, und die beschreibt eine psychotische Erfahrungswelt.

Die professionelle Selbstermächtigung zur Gehirnwäsche

Das, was eine Mehrheit von Menschen immer wieder, mehr oder weniger gekonnt, an interpersonaler Realität tatsächlich erfährt, erleidet und verarbeitet, um es dann als interpersonalen Erfahrungsschatz anzusammeln und in lebenpraktische Primärkompetenz umzumünzen, liefert das allerbeste, wenn auch unvermeidlich unvollkommene Modell des intersubjektiven Prozesses. Die Modellhaftigkeit dieses Allerweltmodells leidet nicht so sehr an seinen Unvollkommenheiten, sondern an den wissenschaftlich-professionellen Prothesen (Sprachregelungen, Denk- und Handlungsmustern), die schon (zu) tief in die alltägliche Erfahrungswelt eingedrungen sind und das, was mehrheitlich eigentlich schon einigermaßen sicher gewußt und gekonnt ist, zunehmend verdunkeln, lähmen und unwirksam machen.

Im psychotherapeutischen Kontext etwa kann es vorkommen, daß man Wechselpatienten ganz wie Opfer einer Gehirnwäsche behandeln muß: Das vom Patienten zutiefst verinnerlichte (und gescheiterte) psychoanalytische, verhaltenstherapeutische, neurolinguistische oder sonstige Programm, das sich wie ein bösartiger Fremdkörper in der Erfahrungswelt des Patienten eingenistet und breitgemacht hat und ihn wie eine ferngesteuerte Marionette des vorherigen Behandlers agieren läßt, muß zunächst wieder rückgängig gemacht werden, damit der Patient überhaupt und vielleicht erstmals die

Gelegenheit bekommt, das, was mit ihm „los ist", zunächst (so weit wie möglich) in seiner eigenen Sprache zu artikulieren und mit seinen ureigenen Mitteln zu bearbeiten. Dieses vermeintliche Umprogrammierungsrecht, das die Profession so selbstverständlich für sich in Anspruch nimmt und ihr von Klienten und interessiertem Publikum so bereitwillig zugestanden wird, läuft eigentlich immer auf das beileibe nicht harmlose Vorhaben einer Gehirnwäsche hinaus, zumindest dann, wenn die primärkompetenten Möglichkeiten des Patienten zuvor nicht gemeinsam mit ihm überprüft, ausprobiert und ausgeschöpft wurden.

Wir machen's wie der kleine Hans

Wir verlassen dieses traurige Feld mit einem kleinen Hinweis: Eines der bekanntesten Gehirnwäscheprotokolle der psychopathologischen Literatur stammt vom Meister selbst, S. Freud (Gesammelte Werke 1966). Es ist die Geschichte vom „kleinen Hans", der als Kleinkind einer sich jahrelang hinziehenden häuslichen Gehirnwäsche durch seine Eltern unterworfen wird, die ihrerseits als ferngesteuerte Marionetten des Drahtziehers Freud fungieren. Vor allem der zwanghafte Vater imponiert in der Rolle des penetranten Umprogrammierers und Verhörspezialisten, der nicht nachgibt, bis der kleine Sohn die „richtigen", d. h. theorie- und Freud-konformen Statements von sich gibt. Der kleine Hans, schlauer als alle beteiligten Erwachsenen zusammen, durchschaut zunehmend das seltsame psychoanalytische Spiel und beherrscht es dann mit Bravour. Er übernimmt nach und nach die idiotischen Sprachregelungen zum Schein und liefert schließlich dem Vater und zugleich dem Marionettenspieler im Hintergrund eine „Bestätigung" der abstrusen „Theorie", die anscheinend ohne Gehirnwäsche nicht so recht funktioniert. Die psychoanalytische Tradition kennt diesen integralen Faktor ihrer Standardpraxis sehr wohl, behandelt die Gehirnwäsche aber als isolierten, untypischen Kunstfehler (erfahrungsleere, bloß verbale Umprogrammierung). Die psychoanalytische Literatur ist angefüllt mit diesen angeblichen „Kunstfehlern".

Der Trick mit dem Negativmodell

Welche Rolle spielt das Verhältnis von sinnlicher Erfahrung und entsinnlichter Fiktion für die hier diskutierten, zentralen zwischenmenschlichen Erfahrungskomplexe? Um diese Frage zu klären, bedienen wir uns zunächst eines kleinen Tricks. Als Ausgangspunkt unserer Überlegungen benutzen wir nämlich ein Negativmodell, und zwar in Gestalt eines Persönlichkeitstypus, der über die zentralen Beziehungserfahrungen und -fähigkeiten des intakten Menschen ganz offensichtlich und eingestandenermaßen nicht verfügt und nie verfügt hat (und voraussichtlich niemals verfügen wird). In einem ersten Annäherungsversuch stellen wir uns also die Frage: Was passiert eigentlich, wenn diese zentralen zwischenmenschlichen Beziehungsoptionen des authentischen Typs von Anbeginn an ganz entfallen, vollständig und endgültig fehlen? Wie funktionieren hier sinnliche Erfahrung und Fiktion, in welchem Arbeitsverhältnis stehen sie zueinander, was passiert, wenn diese völlig beziehungsunfähige Person in ein authentisch-interpersonales Beziehungsfeld gerät und sich dort zurechtfinden muß, was sich ja unter durchschnittlichen Lebensbedingungen kaum vermeiden läßt?

Autismus als authentischer Totaldefekt

Was hat Autismus mit Borderline zu tun?

Der Autismus ist für unser Vorhaben deshalb so wichtig, weil nur hier, im Kontext des Autismus, der bei weitem wichtigste Faktor der gesamten Psychopathologie, und zwar als isoliertes Ereignis, etwas deutlicher als sonst in unser Blickfeld kommt: Bei diesem wichtigsten Faktor handelt es sich um jenen zentralen Erfahrungskomplex, der unter den Schlüsselbegriffen Bindung, (authentische) Beziehung, (lebendiger) Dialog, Verstehen, Empathie oder (mit Einschränkungen) Rapport abgehandelt wird. Dieser Beziehungsfaktor tritt beim Autismus insofern als isoliertes Ereignis hervor, weil er im Sinne eines Totaldefizits oder eines Totaldefekts vollständig entfällt. Das authentische Beziehungsgeschehen mag als real Existierendes (Potential und Praxis) schwer faßbar sein, wenn es jedoch vollständig entfällt, erfahren wir nicht nur etwas über das, was übrig bleibt (Restfunktionen jenseits des authentischen Modus), die Kompensationsversuche verraten uns auch etwas über die verlorene Funktion. Jenseits der authentischen Option beginnt keineswegs ein psychopathologisches Nirwana: Die wichtigsten Ereignisse im Kernbereich der Psychopathologie finden jenseits dieser Grenze statt. Beim Autisten findet buchstäblich alles, die gesamte Existenz, hinter dieser Grenze statt. Deshalb fungiert der Autismus als natürlicher Mittelpunkt und Basismodell der Psychopathologie.

Zu den tragikomischen Absurditäten der modernen Psychopathologie zählt die Tatsache, daß dieser (authentische) Beziehungsfaktor als Defizit oder Defekt zwar unzähligen Krankheitsbildern zugrundeliegt und den Kernbereich des psychopathologischen Gesamttableaus weitgehend beherrscht, aber erst dann (und keinen Moment früher!) offiziell registriert wird und die ihm gebührende Anerkennung findet, wenn dieser Faktor ganz offensichtlich, auch mit bloßem und ungeschultem Auge erkennbar, vollständig entfällt und sich auch auf Dauer nicht mehr nachweisen läßt.

Dieser wichtigste Faktor, der (authentische) Beziehungsfaktor, beschreibt nicht nur den intersubjektiven Nucleus unserer Existenz und der menschlichen Kultur überhaupt, die vollständige Abwesenheit dieses Beziehungsnucleus definiert auch den axiomatischen Nullpunkt der Psychopathologie: Einerseits funktional, als pathologisches Minusphänomen mit erheblichen Konsequenzen für das menschliche Funktionsganze, anderseits klassifikatorisch, nämlich als individuelle Konstante und Basis eines breiten und vielgestaltigen Spektrums von umfassenden „Persönlichkeitsstörungen", und schließlich existentiell. Wenn sich bei einem Menschen nicht der geringste Hinweis dafür findet, daß dieser Beziehungsnucleus überhaupt jemals vorhanden und in irgend einer Weise wirksam war, ergibt sich ein eigenständiger Existenzmodus, eine besondere, nämlich autistische Lebensform.

Authentizität, Autismus und Psychose

Wenn wir hier den Autismus als Negativ- oder Defektmodell für unsere Zwecke verwerten, so sind wir zwar an einem Extrempunkt menschlicher Erfahrung angelangt, aber nicht, um dort zu verweilen, sondern um uns von hier aus unseren Weg zurück zum Borderlinephänomen zu bahnen. Wegen seiner klaren Phänomenologie, insbesondere seiner eindeutig negativen, d. h. defektartigen Phänomenologie der subjektiven Erfahrung fungiert die Autistische Störung als Leitsyndrom jener wahrscheinlich größten und wichtigsten psychopathologischen Ereignisklasse, die sich eben durch die Abwesenheit der (authentischen) Beziehungsfähigkeit auszeichnet. Es gibt gute Gründe, den Totalausfall der authentischen Beziehungsoption, wie er etwa vom Autisten demonstriert wird, als das primäre Merkmal des psychotischen Erfahrungsprozesses an sich aufzufassen und den Autisten aufgrund seines authentischen Totaldefekts als Primärpsychotiker zu bezeichnen. Der Borderlinekranke als Totalsimulant scheint ebenfalls, wie der Autist, an einem authentischen Totaldefekt zu leiden, verfügt aber, im Gegensatz zum klassischen Autisten, über ein mehr oder weniger entwickeltes beziehungssimulatives Korsett. Der Borderlinekranke ist also, aus einer (authentischen) Beziehungsperspektive betrachtet, sozusagen ein mehr oder weniger simulationsfähiger Autist, ein Borderline-Autist, und der Autist ein untypischer, weil weitgehend simulations-unfähiger Borderline. Beide, Autist und Borderlinekranker, sind Mitglieder des primärpsychotischen Gesamtspektrums, das allein schon rein zahlenmäßig von der Borderlinekrankheit und ihren vielfältigen Erscheinungsformen, die ein eigenes Subspektrum innerhalb des primärpsychotischen Formenkreises bilden, fast völlig beherrscht wird. Indem wir also Daten und Erfahrungswerte aus dem im traditionellen Sinne autistischen Komplex verwerten, verlassen wir zwar das Borderlinefeld für einen Augenblick, bleiben aber im primärpsychotischen Spektrum, das sich eben durch die vollständige und endgültige Abwesenheit der grundlegenden interpersonalen Fähigkeiten vom (authentischen) Beziehungstypus auszeichnet. Mit unseren Überlegungen zum klassischen Autismus behandeln wir also den Kern der Borderlinekrankheit und zugleich den funktionalen Kern des psychotischen Prozesses an sich.

Das autistische Kontinuum

Das wahrscheinlich mächtigste Ordnungsinstrument der Psychopathologie, das „Diagnostische und statistische Manual psychischer Störungen" der American Psychiatric Organization (DSM-IV 1994, dt. 1996), beschreibt die Gruppe der autistischen Frühstörungen als ein eigenes Spektrum von „tiefgreifenden Entwicklungsstörungen", das unter anderem auch die Asperger-Störung umfaßt, die sich zum Borderlinespektrum hin öffnet und umstandslos, d. h. ohne Rückgriff auf irgendwelche Zusatzhypothesen, als früh (formal: zu früh) auffällig gewordene, sich quasi aufdrängende Borderlinekrankheit identifizieren läßt. Das DSM-IV verlegt den Beginn der Borderline Persönlichkeitsstörung unglücklicherweise auf das frühe Erwachsenenalter und definiert die Krankheitskriterien so, daß die Entwicklungsgeschichte der Krankheit, die nicht umsonst als ausgesprochene Frühstörung geführt wird, grundsätzlich nicht mehr zurückverfolgt werden kann, etwa im Kriterium Nr. 4: „Impulsivität in mindestens zwei potentiell selbstschädigenden Bereichen (Geldausgeben, Sexualität, Substanzmißbrauch, rücksichtsloses Fahren, 'Freßanfälle')". Diese adultomorphe Schlagseite der Kriterienkonstruktion hat zur Folge, daß die Wahrscheinlichkeit, eine Borderlinekrankheit vor dem frühen Erwachsenenalter zu identifizieren, um so geringer wird, je weiter wir in die Kindheit zurückforschen, und beim Kleinkind gegen Null geht. Die Borderline Persönlichkeit des DSM-IV, die im frühen Erwachsenenalter plötzlich und unvermittelt die Bühne der Psychopathologie betritt, wird vor Erreichen dieser willkürlich festgelegten Altersgrenze in irgendwelchen anderen, ziemlich beliebigen diagnostischen Containern verstaut. Bei diesem Kriterium Nr. 4 handelt es sich nicht um ein Borderlinekriterium im strengen Sinne, dafür ist es schlicht und einfach viel zu unspezifisch. Um es in ein echtes Borderlinekriterium zu verwandeln, müßte beispielsweise die besondere Psychologik der borderlinespezifischen Selbstschädigung, wenn sie denn auftritt (sie kann auch ganz ausbleiben), expliziert werden. Diese spezifische Borderlinelogik müßte sich dann u.U. auch in den durch die relativ eingeengten Handlungsspielräume bedingten, ganz andersartigen Selbstschädigungsformen des Kleinkindes wiederfinden und objektivieren lassen. Autistische und borderlinespezifische Autodestruktivität gehorchen allem Anschein nach der gleichen Psychologik.

Entwicklungsstörung oder Psychose?

Das DSM-IV registriert sehr wohl das interpersonale Defizit des autistischen Kindes, aber keineswegs auf der Basis eines soliden Wissens um die grundsätzliche Bedeutung des intersubjektiven Prozesses an sich, sondern einzig und allein deshalb, weil es sich hier mit der faktischen Gewalt eines vollständigen Fehlenden unabweisbar aufdrängt und als offensichtlicher Totaldefekt einfach nicht mehr ignoriert werden kann. Im DSM-IV ist die Rede von Kleinkindern und Säuglingen, die „fehlendes Zärtlichkeitsbedürfnis" zeigen, auch von „Gleichgültigkeit oder Aversion gegenüber Zuneigung oder körperlichem Kontakt, Fehlen von Blickkontakt, von mimischen Reaktionen und von sozialem Lächeln sowie fehlende Reaktion auf die Stimme der Eltern". Die Kinder, so das DSM, „können die Erwachsenen als austauschbar behandeln oder sich mechanisch an eine bestimmte Person klammern".

Das DSM-IV will aber die „Tiefgreifenden Entwicklungsstörung" und damit die autistische Kernstörung partout nicht als Psychose gelten lassen, weil es „wichtige Hinweise" gäbe, „daß sich die Tiefgreifende Entwicklungsstörung von der Schizophrenie unterscheidet (obwohl sich bei Personen mit einer Tiefgreifenden Entwicklungsstörung später gelegentlich eine Schizophrenie entwickeln kann)". Anders die eher traditionelle Sichtweise (ICD), die hier ganz zu Recht von frühkindlichen Psychosen spricht und vormacht, wie man das autistische Kerngeschehen ohne Informationsverluste auf eine sehr einfache und allgemeinverständliche Formel bringen kann: „Das Kind nimmt nicht einmal zur Mutter eine personale Beziehung auf" (H.-J. Möller 1997). So ist es. Ein authentisches Totaldefizit, das in seiner umfassenden und unveränderlichen Form einen authentischen Totaldefekt darstellt.

Das Ende der Einheitspsychose

In einer Sackgasse namens Einheitspsychose

Wir gehen davon aus, daß es tatsächlich zwei Grundformen der Psychose gibt. Erstens, eine autistische Grundform, die sich auf dem Fundament eines vollständig ausgebildeten, strukturellen Autismus, d. h. eines autistischen Totaldefekts aufbaut und ein ganz eigenes und vielfältiges Spektrum begründet (Primärpsychose: Autismus und Borderlineautismus). Zweitens, eine andere Grundform der Psychose, die sich auf der Basis eines funktionellen Autismus entfaltet, und demzufolge mit einem mehr oder weniger elaborierten authentischen Nucleus ausgestattet ist. Diese zweite Grundform zerfällt wiederum in zwei idealtypisch gedachte Hauptgruppen: Einerseits die Psychose vom Vulnerablitätstypus (jene klassische Form der Schizophrenie, die das „Praecoxgefühl" auslöst und als bevorzugtes Objekt intensiver psychotherapeutischer Bemühungen fungiert, deren Resultate wiederum bevorzugt veröffentlicht werden), anderseits die traumatische Psychose, bei der ein psychotischer Komplex (mit funktionell autistischem Funktionskern) innerhalb einer weitgehend intakten, d. h. vollständigen Persönlichkeitsstruktur explodiert und die intakte (allenfalls neurotische) Persönlichkeitsstruktur überlagert und durchdringt.

Praecox

Der Psychotiker vom Vulnerabilitätstypus verfügt in stark variierendem Ausmaß über (authentische) interpersonale Beziehungspotentiale und entwickelt sehr früh (vermutlich pränatal) einen, wenn man so will, funktionellen Autismus, durch den im Extremfall die interpersonalen Potentiale aktuell ganz stillgelegt werden können, ohne zu erlöschen. Das authentische Potential verharrt dann in einer Art „Stand-by"-Modus und moduliert womöglich aus dem Erfahrungshintergrund heraus den funktionell autistischen Modus. Die extremen und gewissermaßen existentiellen Spannungen zwischen dem bedrohlich dominanten, psychotischen Erfahrungskomplex (samt seinem funktionell autistischen Kern) und dem hintergründig präsenten bzw. noch virulenten authentischen Nucleus dürfte genau das sein, was der authentische Behandler als „Praecoxgefühl" bei sich selbst registriert. Der Primärpsychotiker dagegen, dessen authentische Potentiale frühzeitig erloschen sind ohne irgendwelche Restbestände zu hinterlassen (der authentische Nucleus fehlt einfach), hat schon alles (Authentische) verloren und deshalb nichts (Authentisches) mehr zu verlieren, er lebt schon immer mit diesem Verlust in einer permanenten Mangelsituation (der Mangel wird durch Kompensationen zugedeckt). Das sehr spezifische innere Drama des Vulnerabilitätspsychotikers findet im Falle des strukturellen Autismus nicht statt, die Spannungen, die der Primärpsychotiker erlebt und seiner Umgebung vermittelt, sind also von ganz anderer Art. Der Primärpsychotiker bewegt sich immer nur innerhalb seines strukturell autistischen Basismodus, was aus der authentischen Außenperspektive ein dynamisch abgeflachtes Bild ergibt: Der Behandler entwickelt kein Praecoxgefühl. Anders beim Psychotiker vom Vulnerabilitätstypus, er kämpft um sein „verschüttetes" (und oft kaum elaboriertes) authentisches Potential, manchmal bis zur totalen Erschöpfung, weil die authentische Beziehungsoption dem Menschen selbst als Inbegriff des Menschlichen gilt und auch so erlebt wird (vor allem dann, wenn diese Option gefährdet erscheint oder nicht aktualisiert werden kann). Der Psychotiker vom Vulnerabilitätstypus kämpft sozusagen um sein Menschsein, das er nicht ganz zu Unrecht mit der authentischen Option identifiziert. Diesen Kampf, der letztendlich zwischen einer autistischen und einer authentischen Option ausgefochten wird, erlebt der authentische Behandler als Praecoxgefühl. Mit dem Nachlassen dieses Kampfes, gleichgültig wer als Sieger hervorgeht oder ob es überhaupt einen Sieger gibt, erlischt auch das Praecoxgefühl beim authentischen Behandler. Sogar dann, wenn man diese fundamentale Differenz zwischen manifesten Psychosen mit authentischem Nucleus (Vulnerabilitätspsychose, traumatische Psychose) und manifesten Psychosen ohne authentischen Nucleus (Autismus, Borderlineautismus) kennen und in die Praxis umsetzen würde, wäre der funktionelle Autismus nicht einfach vom autistischen Totaldefekt zu unterscheiden, man wird also b.a.w. beide Grundformen eher als Gleichartiges behandeln und dem Borderlineautisten oder Autisten, der manifest psychotische Symptome (gemäß dem klassischen Psychosebegriff) entwickelt, eher eine (fiktive) Allerweltspsychose zuschreiben.

102

Die traditionelle Idealpsychose als komplexe Mischform

Die idealtypische Einheitspsychose der aktuellen Psychopathologie orientiert sich eher am Vorbild der Vulnerabilitätspsychose, die durch einen funktionellen Autismus charakterisiert ist, d. h. an der deutlich komplexeren Mischform, aus der sich die autistische Grundstruktur des Psychotischen an sich, des Wahnsinns, wenn überhaupt, nur unter allergrößten Schwierigkeiten ablesen oder extrahieren läßt. Wenn der autistische Komplex den Kern des Psychotischen überhaupt ausmacht, dann hätte die moderne Psychopathologie ihre Grundidee des Psychotischen, d. h. die idealtypische Einheitspsychose im Verlauf ihrer langen Geschichte mit großer Beharrlichkeit anhand eines ziemlich ungeeigneten Vorbilds modelliert. So wie die Dinge stehen, wird die Psychopathologie niemals zu einem klaren Bild des psychotischen Prozesses und seiner Grundformen gelangen können, wenn sie die elementarpsychotische Qualität der autistischen Erfahrung und damit die elementarpsychotische Qualität all jener Phänomene nicht anerkennt, die wir zuvor in einem primärpsychotischen Gesamtspektrum zusammengefaßt haben: Das (wahrscheinlich komplette) Spektrum der tiefgreifenden Entwicklungsstörungen samt frühkindlichem Autismus und das gesamte Borderlinespektrum, wie es sich etwa in Kernbergs Borderlinekonzept schon deutlich abzeichnet.

Grundriß einer neuen Psychopathologie

Der authentische Totaldefekt ist eine andere Bezeichnung für den strukturellen Autismus. Der Borderlinekranke ist ein simulationsfähiger, struktureller Autist. Beide zusammen, Autist und Borderlineautist, bilden das primärpsychotische Spektrum. Autismus ist die elementarste Form der Psychose und der autistische Funktionskomplex bildet den Kern des psychotischen Prozesses. Manifeste Psychosen (traditioneller Psychosebegriff) unterscheiden sich, je nachdem ob sie sich auf einer strukturell oder funktionell autistischen Basis entfalten, wesentlich, und zwar trotz aller grobpositivistisch ermittelten Oberflächenähnlichkeiten. Primärpsychotiker operieren aufgrund ihres strukturellen Autismus lebenslang in einem elementar psychotischen Modus, es handelt sich um eine psychotische Lebensform. Der Borderlineautist ist ein simulationsfähiger Autist, der Autist ein weitgehend simulations-unfähiger Borderlinekranker. Die Psychose beginnt exakt dort, wo der Autismus beginnt, nämlich mit dem funktionellen (Defizit) oder strukturellen (Defekt) Verlust der authentischen Beziehungsfähigkeit, wobei dieser Verlust, aus Gründen, die wir später noch näher bestimmen müssen, regelmäßig mit dem Verlust der vollständigen subjektiven Erfahrungsmöglichkeiten, d. h. der vollständigen Subjektivität assoziiert ist.

Das objektive Leistungskontinuum

Der Autismus, strukturell oder funktionell, ist identisch mit dem Einrasten des objektiven Erfahrungsmodus (siehe: objektives Kontrollbewußtsein, Subjekt-als-ob-Objekt), der auch Leistungen hervorbringen kann, die den kulturell jeweils vorherrschenden objektiven Realitätsnormen durchaus entsprechen. Diese normgerechten Leistungen sind, als nur objektive, durch und durch psychotisch. Objektive Leistungen, die von dieser objektiven Realitätsnorm abweichen („verrückt"), werden von der aktuellen Psychopathologie als „psychotisch" klassifiziert, objektive Leistungen, die der jeweils geltenden objektiven Realitätsnorm entsprechen, werden nicht als „psychotisch" klassifiziert.

Der wissenschaftliche Psychosebegriff ist falsch, denn das objektive Realitäts-kriterium ist ein ganz und gar psychotisches Realitätskriterium, das objektive Realitätskriterium wird vom akut psychotischen Menschen lediglich etwas anders gehandhabt als vom Wissenschaftler oder objektiv-wissenschaftlichen Behandler. Das, was die moderne Psychopathologie als „Psychose" definiert, nämlich das „Verrückte" als Abweichung von der aktuellen objektiven Reali-tätsnorm, ist ein relativ seltenes, funktional und lebensgeschichtlich absolut nachrangiges Ereignis und außerdem vollkommen untypisch für das Psychoti-sche an sich.

Der simulationsfähige Autist als psychotischer Regelfall

Repräsentativ für die gesamte psychotische Welt ist der simulationsfähige Autist, wobei nur eine Minorität dieser primärpsychotischen Subpopulation auffällig wird und eine Minorität dieser Minorität als sog. Borderline Persön-lichkeit identifiziert wird. Die große Masse der simulationsfähigen Autisten wird institutionell und statistisch überhaupt nicht erfaßt. Die Welt der Psychose ist viel umfangreicher und die Zahl der tatsächlichen Psychotiker erheblich größer als allgemein angenommen wird. Der Autismus ist in seiner simula-tionsfähigen Variante ein Massenphänomen der spätmodernen Gesellschaft. Die Entschlüsselung des psychotischen Prozesses wäre also untrennbar ver-bunden mit einer anderen Erkenntnis, daß es sich nämlich bei grob geschätz-ten 20 % der Gesamtbevölkerung (zumindest aller modernen Gesellschaften) um Borderlinekranke handelt, die als strukturelle Autisten dem primärpsycho-tischen Gesamtspektrum angehören. Etwa 20 % der Gesamtbevölkerung wären also in einem sehr strengen Sinne dauerhaft psychotisch. Das eine ist ohne das andere nicht zu haben.

Was ist das Primäre an der Primärpsychose?

Das „primär" in primärpsychotisch bedeutet: Das authentische Defizit (funk-tioneller Autismus) repräsentiert den Kernmechanismus des psychotischen Prozesses. Der authentische Totaldefekt (struktureller Autismus) konstitutiert eine Dauerpsychose, d. h. eine rein psychotische Existenzform, die sich um den Kernmechanismus des psychotischen Prozesses entfaltet. Der strukturelle Autismus repräsentiert den psychotischen Prozeß in Reinform, d.h. ohne authentische Beimengungen: Deshalb „Primär"-Psychose. Die eigentliche Grundform der Psychose wird vom klassischen simulations-unfähigen Auti-sten, die soziokulturell durchsetzungsfähigere und massenhaft auftretende Standardform der Psychose wird vom simulationsfähigen Autisten, d. h. vom Borderlinekranken repräsentiert. Beide, klassischer Autist und Borderline-autist, sind strukturelle Autisten und damit rein psychotische Existenzen, zusammen bilden sie den Kernbestand des „primär"-psychotischen Spek-trums. Zum Kernbestand des „sekundär"-psychotischen Spektrums gehören die Psychosen vom traumatischen und Vulnerabilitäts-Typus: Der Autismus ist hier ein funktioneller, es handelt sich nicht um reine Psychosen, denn authen-tische Potentiale sind, im Gegensatz zum strukturell autistischen Formenkreis, prinzipiell vorhanden. Auf diesem autistischen Primärdefekt (1) jedenfalls bauen sich dann zwangsläufig sekundäre Kompensationen auf, die diesen Defekt mit objektiven und simulativen Mitteln (2) ausgleichen sollen. Bei den „verrückten", objektiv abnormen Symptomen (3), auf die sich die moderne Psychopathologie der Psychose konzentriert, handelt es sich um absolut nach-rangige Tertiäreffekte, die sich auf dem Fundament des autistischen Primärdefekts oder -defizits entwickeln und meist als sehr, sehr spät (wenn überhaupt) auftretende Entgleisungsformen der sekundären (objektiven und simulativen) Kompensationsversuche interpretiert werden müssen. Der psychotische Erfahrungsprozeß („Wahnsinn") entwickelt sich immer auf der Basis eines funktionellen oder strukturellen Autismus (authentische Beziehungsunfähigkeit).

Psychose = Beziehungsunfähigkeit

Das Schicksal des autistischen Komplexes bestimmt weitgehend das Schicksal des psychotischen Prozesses insgesamt. Unsere Faustformel lautet deshalb: Die authentische Beziehungsfähigkeit entscheidet über Wahnsinn und Nichtwahnsinn. Grob vereinfacht: Authentische Beziehungsunfähigkeit ist Wahnsinn. Der Wahnsinn ist identisch mit dem funktionellen oder strukturellen Verlust der authentischen Beziehungsfähigkeit. Authentische Beziehungsfähigkeit, d. h. Authentizität und Beziehung sind keine weichen, ideologieträchtigen Begriffe, zu der sie in der humanistischen Tradition verkommen sind, es sind die härtesten Begriffe der Psychopathologie, was spätestens dann offensichtlich wird, wenn die Realität, auf die sie sich beziehen, schon immer fehlt oder unzugänglich wird: Der Verlust des Authentischen ist identisch mit dem Beginn der Psychose (im strengen, klinischen Sinne). Ein plötzlicher Verlust der authentischen Option bedeutet also den ebenso plötzlichen Beginn der Psychose. Es ist unmöglich, über den psychotischen Prozeß zu reden, ohne zugleich über Authentizität und Beziehung zu reden.

Nachrichten aus den Tiefen der Borderlinewelt

Temple Grandin

1995 (dt. 1997) veröffentlicht Temple Grandin eine autobiographische Analyse der autistischen Störung. Die Autorin ist Autistin und zum Zeitpunkt der Veröffentlichung „Professorin für Tierverhalten an der University of Illinois und weltweit anerkannte Entwicklerin von Viehhaltungsanlagen". Nachdem wir unseren neuen psychopathologischen Bezugsrahmen ansatzweise geklärt haben, suchen wir nun im Selbsterfahrungsbericht von T. Grandin, die sich selbst als eine auf strukturell autistischem Funktionsniveau operierende primärpsychotische Person (Totalsimulant) beschreibt, nach Informationen darüber, wie die Betroffene ihren authentischen Totaldefekt kompensiert und wie sich dabei das Arbeitsverhältnis von sinnlicher Erfahrung und Fiktion beim Aufbau der ichhaften Simulationen und Tiefensimulationen darstellt. Durch jahrelanges intensives Training erreichte T. Grandin ein simulatives Leistungsniveau, das an das simulative Leistungsspektrum der Borderline Persönlichkeit beinahe heranreicht: „Tatsächlich war Temple bei unserer ersten Begegnung ... zunächst derart 'normal' (oder derart geschickt in der Simulation von Normalität), daß es mir schwerfiel, zu erkennen, daß sie autistisch war" (Oliver Sacks im Vorwort zu T. Grandins Bericht).

Signifikante Verzögerung

T. Grandin (T.G.): „Das erste Anzeichen dafür, daß ein Baby möglicherweise autistisch ist, besteht darin, daß es sich bei Berührung versteift und sich dagegen wehrt, gehalten und gehätschelt zu werden. Es kann extrem empfindlich auf Berührungen reagieren, indem es sich entzieht oder schreit ... Wenn ich gehalten wurde, kämpfte ich, um mich zu befreien, aber wenn man mich allein in dem großen Kinderwagen ließ, machte ich selten Theater". Durch diesen Totalausfall des bei Säuglingen besonders stark ausgeprägten Bindungsverhaltens müßte das analoge Bindungsbedürfnis der Mutter eigentlich, sofern diese überhaupt bindungsfähig ist und eine vorgeburtliche Bindung schon bestanden hat, durch das extrem abweisende Verhalten des Säuglings völlig frustriert werden; der Totaldefekt müßte sogar eine massive, panikartige Alarmreaktion seitens der Mutter auslösen. Das Bindungsbedürfnis der Mutter selbst wird ja vom autistischen Säugling in keiner Weise beantwortet und läuft immerzu ins Leere. Trotzdem wird der authentische Totaldefekt des Säuglings, wenn wir uns an die veröffentlichten Fallgeschichten halten, von den Primärversorgern regelmäßig nicht direkt registriert und rückt erst später allmählich ins Blickfeld, nämlich dann, wenn das Kind im objektiven Leistungsvergleich mit Gleichaltrigen deutliche Defizite in wichtigen Kulturtechniken zeigt. T. Grandin: „Meine Mutter erkannte zum ersten Mal, daß es ein schlimmes Problem mit mir gab, als ich nicht wie das kleine Mädchen im Nachbarhaus zu sprechen begann". Bei dieser, wenn man so will, deutlich verzögerten Wahrnehmung des Totaldefekts, der über längere Zeit keine nennenswerten Reaktionen beim Primärversorger auslöst, dürfte es sich um ein höchst interessantes, wenn nicht signifikantes Phänomen handeln, das uns womöglich psychopathologisch relevante Rückschlüsse auf das familiäre Umfeld bzw. die Primärversorger erlaubt. Nicht nur der frühkindliche Autist, auch seine Mutter scheint regelmäßig an einem eher unauffälligen authentischen Totaldefizit oder -defekt zu leiden. Diese unauffällige, weil objektiv realitätstüchtige und simulationsfähige Variante des strukturellen Autismus wäre identisch mit dem blanden Borderlinetypus. Der strukturelle Autismus des frühkindlichen Typs käme dann in der Mehrzahl der Fälle nicht aus dem Nichts, sondern stünde in einem noch näher zu bestimmenden Zusammenhang mit dem strukturellen Autismus der leiblichen Mutter. Gut möglich, daß hier eine kausale Beziehung besteht zwischen dem strukturellen Autismus der Mutter und dem strukturellen Autismus des Kindes, daß es sich also um ein Ereignis handelt, das im wesentlichen nur innerhalb der primärpsychotischen Subpopulation stattfindet.

Praecoxgefühl der Mutter

Intakte Mütter von Säuglingen, die später als Psychotiker vom Vulnerabilitätstypus manifest psychotisch (klassische Psychosedefinition) entgleisen, erleben im Kontakt mit dem Säugling oft sehr schnell eine Art Praecoxgefühl, mit dem sie nichts Rechtes anzufangen wissen. Die massive Irritation wird beliebig weg-erklärt bzw. psychologisierend rationalisiert, wobei das Kind anschließend einer oft heimlich betriebenen, verstärkten Fürsorge unterworfen wird. Diese Mutter grübelt eher im Stillen über ein mögliches eigenes Versagen, entwickelt entsprechende Schuldgefühle, die aufgefangen und permanent abgearbeitet werden in Gestalt einer oft sehr subtilen und diffusen, deutlich verstärkten Sorge um das Gedeihen des Kindes. Diese besondere Sorgehaltung bleibt meist ein Leben lang bestehen und immer abrufbar. Die spätere manifest psychotische Krise des Kindes kommt für die authentische Mutter nicht ganz überraschend, sie hat schon immer etwas geahnt.

Der autistische Mensch, alleine in seiner Welt

Was macht der klassische, simulations-unfähige Autist, wenn er alleine ist? Zum Beispiel folgendes (T. Grandin): „Wenn man mich alleinließ, wurden meine Gedanken zerstückelt und ich geriet in einen hypnotischen Zustand. Ich konnte stundenlang am Strand sitzen und zusehen, wie der Sand durch meine Finger rieselte. Ich studierte die einzelnen Sandkörner, die zwischen meinen Fingern durchrannen. Jedes Sandkorn war anders, und ich war wie eine Wissenschaftlerin, die die Körner unter einem Mikroskop studierte. Während ich ihre Formen und Konturen einer genaueren Prüfung unterzog, versank ich in Trance, die mich für die Anblicke und Geräusche rund um mich unempfänglich machte ... Andere Methoden, um mich gegen die Welt abzuschotten ... bestanden darin, daß ich rhythmisch hin und her wippte oder mich im Kreis drehte". Auch uns sind diese Vorgänge in gewisser Weise sehr vertraut, wir kennen vergleichbare Effekte aus eigener Erfahrung: Es ist eine im Modus des objektiven Kontrollbewußtseins operierende Ichfunktion, die hier mit besonders stark verengten und fixierten Aufmerksamkeitsfenstern spielt. Wenn wir die Feinheiten eines winzigen Areals unserer Hautoberfläche sehr konzentriert studieren oder die Bewegungen einer Fliege, die gerade auf unserem Schreibtisch gelandet ist, dann operieren auch wir (operatives Ich) in diesem autistischen Modus. Der einzige Unterschied zwischen uns und dem Autisten besteht darin, daß wir auch anders können, während der Autist in diesem Modus ein Leben lang gefangen bleibt. Der autistische Erfahrungsmodus ist uns also zunächst keineswegs so fremd. Die geradezu marsianische Andersartigkeit der autistischen Erfahrungswelt beruht nicht auf dem, was der Autist tatsächlich tut und erfährt, sondern auf dem, was er nicht tun und nicht erfahren kann. Durch diesen defektartigen Verlust verändert sich allerdings das Funktionsganze, so daß die verbleibenden, eigentlich gesunden Restfunktionen ebenfalls verändert werden. Die verbleibenden Funktionen müssen die verlorene Funktion kompensieren. Im Falle des strukturellen Autismus, der durch den Totalausfall der authentischen Beziehungsoption und beinahe aller simulativen Beziehungsoptionen charakterisiert ist (klassischer, z. B. frühkindlicher Autismus), konzentriert sich das hypertrophierende objektive Kontrollbewußtsein bevorzugt auf unbelebte Objekte. Der Realitätsbezug des Autisten ist ein ausschließlich objektiver und gegenstandsmanipulativer: Das gegenstandsmanipulative Grundschema wird später, unter dem Zwang der Verhältnisse (sozialer Druck), auf lebendige und (inter)personale Ereignisfelder projiziert und dort (inter)agiert. Der Autist verfügt über kein lebendiges bzw. personales Realitätsschema, die entsprechenden Strategien fehlen komplett. Aus der Arbeitsweise des autistischen Ich erfahren wir ganz nebenbei etwas über die Arbeitsweise unseres eigenen objektiven Kontrollbewußtseins.

Objektives Kontrollbewußtsein. Der objektive Homunculus

Der autistische Mensch operiert, und darauf kommt es an, ausschließlich im Modus dieses gewöhnlichen und an sich gesunden objektiven (objektivierenden) Kontrollbewußtseins. Die autistische Kontrolle zielt dabei ab auf die Herstellung einer sinnvollen Ordnung in all dem kontinuierlich einströmenden Erfahrungsmaterial, das für den Betroffenen „keinen Sinn macht". Der Autist versucht die Muster zu ermitteln, die quasi „hinter" oder „in" der für ihn sinnlosen Erscheinungswelt wirksam sind; er versucht außerdem, seine Erfahrungswelt mittels dieser objektiv ermittelten Muster objektiv zu beherrschen (prognostisch und manipulativ). Die eigene Erfahrungswelt, die ja jenseits der authentischen Beziehungswelt angesiedelt ist, erscheint dem Autisten zunächst als ganz und gar sinnlose Welt. Diese Sinnlosigkeit der autistischen Erfahrungswelt ist das direkte Resultat des authentischen Totalverlusts.

Anders ausgedrückt: Die authentische Beziehung verleiht der Welt und dem eigenen Leben, und zwar in ganz unmittelbarer Weise, einen selbstevidenten Sinn. T. Grandin: „Ich beobachte ständig ... doch ich gehörte nie dazu ... Noch heute findet mein ganzes Denken vom Standpunkt einer Beobachterin aus statt ... Meine Bilder (Vorstellungsbilder, J.E.M.) ähnelten denen anderer Menschen, aber ich stellte sie mir stets als Beobachterin vor. Die meisten Menschen sehen sich selbst in ihren Vorstellungen als Beteiligte (T.G. irrt hier: der intakte Mensch beherrscht beide Optionen, J.E.M.) ... Mein ganzes Leben lang bin ich eine Beobachterin gewesen, und ich habe mich immer wie jemand gefühlt, der die Dinge von außen betrachtet ... Unter Einsatz meiner Visualisierungsfähigkeit beobachte ich mich selbst aus der Distanz. Ich bezeichne das als 'meinen kleinen Forscher in der Ecke' (das ist der objektive Homunculus, J.E.M.), als wäre ich ein kleiner Vogel, der mein Verhalten aus der Höhe betrachtet ... Dr. Asperger bemerkte, daß sich autistische Kinder ständig selbst beobachten. Sie betrachten sich selbst als Objekt des Interesses". T. Grandin beschreibt hier den tatsächlichen Ausgangspunkt der objektiven Wissenschaft, es ist der objektive Homunculus des Autisten. Die objektive Wissenschaft ist die unmittelbare Verlängerung eines psychotischen Erfahrungsmodus. Den objektiven Homunculus kann man sich vorstellen als fiktive Ichposition punktförmiger (ausdehnungsloser) Art, die quasi mitten in einem Apparat von mechanistischen Ordnungsinstrumenten sitzt und von dort aus diese ganze (fiktive) Bewußtseinsmaschine steuert. Dieser objektive Homunculus steuert auch unser eigenes objektives Kontrollbewußtsein. Der Autist ist jedoch in diesem Ichmodus gefangen, er kann ihn nicht öffnen und andersartige Erfahrungen in die operative Ichsphäre „hereinlassen"; alles, was aus dieser Ichsphäre ausgesperrt wird, bleibt für den Betroffenen nicht-Ichhafte, fremde Außenwelt. Zu dieser ausgesperrten Außenwelt gehört übrigens auch der Autist selbst, und zwar als vollständiges Subjekt (innerhalb der Hautgrenze).

Abstrakt-logische Grundordnung und Einübung mechanistisch-konstruktiver Sinngebungsinstrumente

Der Autist lebt insgesamt in einer (seiner) sinnlosen, weitgehend feindlich getönten fremden Welt, zu der auch „seine" Körperlichkeit zählt. Wenn der Autist Sandkörner auf ihre Formen und Konturen hin untersucht, dann trainiert er seine besonderen Ordnungsinstrumente, die einzigen, über die er verfügt, die einzigen, die für ihn „Sinn machen" können. Die Dinge, mit denen der Autist bevorzugt hantiert, bedeuten ihm an sich nichts, sie sind für ihn lediglich Übungsobjekte und mehr oder weniger gut kontrollierte Weltsegmente. Die autistischen Ordnungs- und Sinngebungsinstrumente sind dabei eindeutig mechanistischer Art. Die Welt des Lebendigen dagegen, die Welt des lebendigen Menschen in seiner Körperlichkeit und Sinnlichkeit und erst recht der lebendige Dialog und das authentische Beziehungsgeschehen, all das zeigt eine ausgesprochen nicht-mechanistische Eigengesetzlichkeit und funktioniert ohnehin innerhalb eines massiven Nichtkontroll-Paradigmas, es kann deshalb nicht beliebig kontrolliert werden, ohne daß diese Eigengesetzlichkeit empfindlich gestört oder zerstört wird. All diese schönen Realitäten sind also zunächst keine sonderlich geeigneten Übungsobjekte für den Autisten, denn sie widersetzen sich dem mechanistischen Zugriff des Autisten: Wir leiden unter der Tücke des Objekts, der Autist an der Tücke des Subjekts (auch an der Tücke seiner „eigenen" Subjektivität, die als vollständige Konstellation außerhalb seiner operativen Ichsphäre angesiedelt ist).

Computer-Denken und photographische Optik

(T.G.:) „Vor kurzem besuchte ich einen Vortrag, bei dem eine Sozialwissen-schaftlerin erklärte, der Mensch denke anders als Computer. Bei der anschlie-ßenden Dinnerparty erklärte ich der Wissenschaftlerin ... , daß meine Denk-muster den Arbeitsschritten eines Computers ähnelten und daß ich in der Lage sei, meinen Denkprozeß Schritt für Schritt zu erläutern. Ich war einigermaßen schockiert, als sie mir erklärte, daß sie unmöglich beschreiben könne, wie ihre Gedanken und Emotionen verbunden seien ... Ich speichere Informationen im Kopf wie auf einer CD-ROM. Wenn ich mich an jemanden erinnere, spiele ich in meiner Vorstellung ein Video von dieser Person ab ... Wenn ich lese, über-setze ich die geschriebenen Worte in Farbfilme oder speichere einfach ein Foto der geschriebenen Seite, um sie später zu lesen. Wenn ich das Material wieder abrufe, sehe ich in meiner Vorstellung eine Kopie dieser Seite ... Mein Gedan-ken bewegen sich ... von videoähnlichen, spezifischen Bildern zu allgemeinen Konzepten ... ich bediene mich seit jeher der Visualisierung und der Logik, um Probleme zu lösen ... Normalerweise erscheinen meine Erinnerungen in strik-ter chronologischer Reihenfolge ... Es ist manchmal schwierig, Material schnell abzurufen, weil ich Teile verschiedener Videos (imaginative „Videos", J.E.M.) abspielen muß, bevor ich das richtige Band finde ... Für mich erweitert jede Erfahrung die bildhaften Erinnerungen, die ich aus meiner früheren Erfahrung konstruiert habe, und so wächst meine Welt weiter". Eine Surrogat-biographie, die sich als chronologische Folge von Augenblicksaufnahmen innerhalb eines mechanistischen Raum-Zeitrasters darstellt.

Gegenstands-Kontrolle

Das primäre mechanistische Ordnungs- und Sinngebungs-Instrumentarium operiert hier hauptsächlich im visuellen Medium bzw. mit visuell codiertem Material, nimmt also seinerseits sinnliches Erfahrungsmaterial und sinnliche Prozesse in Dienst und zeigt sich in einer schon sehr fortgeschrittenen, weitge-hend routinisierten und offensichtlich erfolgreichen (objektiv effizienten) Erwachsenenform. Die mechanistische Ordnung wurde einst auf ein Sandkorn projiziert und dort eingeübt und ausgebaut, um dann, zunächst unter dem Druck der Verhältnisse und der menschlichen Umgebung, schrittweise auf andere nicht-mechanistische (lebendige) und nicht-gegenständliche „Objekte" (Subjekte) ausgedehnt bzw. übertragen zu werden. Das mechani-stische Dingmuster wird auch auf solche nicht-Ichhafte Objekte projiziert wie die „eigene" Körperlichkeit und damit auch auf die „eigene" Gesamtpersön-lichkeit, d.h. auf das Subjekt als Ganzes innerhalb der Hautgrenze (das authentische Subjekt wird zum Objekt eines fiktiven Ich), auf Tiere oder andere Menschen, deren radikal fremde Eigengesetzlichkeit zunehmend in die ganz andere Sprache des mechanistischen Kontrollparadigmas übersetzt wird. Die feindlich getönte, fremde Welt, insbesondere die Welt des Lebendi-gen usw. verliert als nunmehr kontrolliertes Fremdes ein wenig von ihrer Bedrohlichkeit, jedenfalls solange, wie es dem Autisten gelingt, seine innere mechanistische Ordnung mit der realen Welt kognitiv zu parallelisieren (mechanistische Mustererkennung), Kausalitäten und Ablaufmuster korrekt zu projizieren (mechanistische Vorhersage) und seine Welt als zusammenge-setzten subjektfreien Weltgegenstand einigermaßen effizient zu kontrollieren (Gegenstandsmanipulation). Die Erfahrungswelt des Autisten wird geordnet durch ein objektives und mechanistisches Zeit-Raum-Raster, das in identischer

Weise auch die Erfahrungswelt des Borderlinekranken ordnet, im Borderlinefall aber durch eine massive Schicht simulativer Strukturen und Prozesse
zugedeckt wird und deshalb (dem Grobpositivisten) nicht gleich ins Auge fällt.

Ein Blick in die Werkstatt des Totalsimulanten

T. Grandins Selbstschilderung gewährt uns einen tiefen Einblick in die Werkstatt des Totalsimulanten, dessen authentische Potentiale erloschen sind. Die
Autorin offenbart und artikuliert das letztendlich unauflösbare, existentielle
Grundproblem des Borderlinekranken stellvertretend für alle Borderlineautisten und für uns, die wir den autistischen Defekt-Wald sozusagen vor lauter
Simulations-Bäumen nicht sehen bzw. identifizieren können. Zahlreiche Borderlinekranke und vereinzelte Experten ahnen längst etwas, finden aber keine
geeigneten Denkfiguren und Analysemuster vor, in denen diese teilweise
penetranten Ahnungen untergebracht und weiterverarbeitet werden könnten.
Bei diesen Ahnungen handelt es sich eigentlich nicht um Ahnungen, sondern
um ein gemeinsames Erfahrungswissen von Borderlinekranken und authenti-
zitätsorientierten Experten, ein Wissen, das von der modernen Psychologie
und Psychopathologie, also seit gut hundert Jahren, „nicht vorgesehen" ist
und deshalb zwangsläufig in der artefaktischen Gestalt einer gespenstischen
„Ahnung" heimatlos durch die spätmoderne Welt geistert.

Objektive Wissenschaft in eigener Sache

Da ein voll ausgebildeter autistischer Funktionskomplex den (strukturellen
oder funktionellen) Kernmechanismus jeder voll entwickelten Psychose darstellt, liefert uns die Selbstanalyse der T. Grandin zugleich auch die Innenan-
sicht des psychotischen Prozesses an sich, der sich hier von einer sozusagen
privatwissenschaftlich-objektiven Arbeitsbasis aus (informelle Wissenschaft)
allmählich und vollkommen bruchlos (!) in ein (auch formell) annähernd
objektiv-wissenschaftliches Projekt transformiert. T. Grandin betreibt echte
und allerfeinste Psychopathologie, wenn auch in eigener Sache. Die Autorin
schildert, wie sie die außerhalb ihrer operativen Ichsphäre lokalisierte vollständige Subjektivität tatsächlich mit formell objektiv-wissenschaftlichen Mitteln (vergeblich) zu erobern versucht. Obwohl sie sich weitgehend innerhalb
der aktuell gültigen objektiven Realitätsnormen bewegt, wird der Surrogat-
charakter der objektiven Realitätssicherung und die Fragilität dieses nur
objektiven Realitätszugriffs an einigen Stellen ihres Selbstberichts deutlich
sichtbar, insbesondere dort, wo es um die authentische primärsinnliche Hautgrenze geht, die in der Erfahrungsperspektive des autistischen Ich aufgehoben ist und nicht mehr als Ichgrenze fungiert. Die Hautgrenze fungiert hier nur
noch als eine Grenze unter vielen anderen Grenzen innerhalb einer nicht-ichhaften Außenwelt, die auch das vollständige Subjekt als Fremdkörper enthält.
Die tiefe innere Verwandtschaft von Objektivität und Psychose ist übrigens
nicht ganz unbekannt (H. Müller-Suur 1980).

Das fiktive Ich-Gespenst und sein Fremdkörper

Der objektive Homunculus und der autistische Nullpunkt

Aus der Perspektive seiner exzentrischen Ichposition fungiert nicht nur die
„eigene" Körperlichkeit des Autisten, d. h. „sein" erfahrungsmäßiger Fremdkörper als Außenwelt, der Autist insgesamt, also als ganzes Subjekt, das sich ja

außerhalb des objektiven Homunculus befindet, ist Teil dieser feindlichen und fremden Außenwelt. Der Autist braucht die Welt nicht. Er ist gewissermaßen autark. All das, was unser Leben ausmacht, im Guten wie im Schlechten, das Subjektsein in seiner ganzen Körperlichkeit, die anderen Menschen und die Welt, all das umzingelt das autistische Individuum, dringt auf es ein, attackiert und bedroht es in seiner extremen Autarkie. Diese breitflächige und unaufhörliche Kampfsituation läßt die ohnehin in einer Monopolposition befindliche bewußte Kontrolloption und die dazugehörigen gegenstandsmanipulativen Fähigkeiten noch zusätzlich hypertrophieren. Der objektive Homunculus und damit das autistische Ich steht in keiner Beziehung zur Welt und bleibt, will es sich nicht auf eine bloß fiktive Welt oder gar eine punktförmige Ichposition zurückziehen, angewiesen auf Surrogatbeziehungen. Der fiktive Homuculus kann seine mechanistischen Konstruktionen auf die Welt projizieren oder diese Welt, gesteuert von derartigen Konstruktionen, manipulativ kontrollieren. Wo die authentische Beziehungsoption entfällt, bleibt ohnehin nur der Kontrollmodus übrig, Kontrollmechanismen steuern dann den Austausch zwischen objektivem Homunculus und dem Rest der Welt, die dort, wo sie nicht projektiv abgedeckt (konstruktiv parallelisiert) oder konkret kontrolliert werden kann, schnell eine bedrohliche Qualität annimmt. Der Autist steht von Anfang an vor einer gigantischen Kontrollaufgabe, seine Rückzugsmanöver lassen sich deshalb als ichbewahrende Komplexitätsreduktions-Manöver interpretieren, d. h. er beschränkt sich auf das, was er tatsächlich gut kontrollieren kann. Akute Nichtkontrolle erlebt der Autist als tendenziell tödlichen Angriff auf seine Integrität (konstruktiver Ichtod). Er beherrscht diese Gefahr u.a. auch dadurch, daß er Außenweltsegmente, die sich seiner Kontrolle weitgehend entziehen oder als nicht sicher kontrollierbar erfahren wurden, prophylaktisch vermeidet: Er kontrolliert also auch Zonen der Nichtkontrolle. Worauf ist diese Welt gebaut, in der es sich derart autark leben läßt? Das Reich der Autarkie ist das Reich der von jeder Sinnlichkeit befreiten, reinen Fiktion.

Fiktion: Das Fundament der autistischen Existenz

Ohne Druck von außen, der als Störung des autarken Regimes erlebt wird, scheint sich der autistische Mensch in seiner fiktiven Welt zu verlieren. Hier ist er zuhause, das ist seine Welt. T. Grandin etwa würde in ihrem Kopfkino von einem hausgemachten Endlosfilm überrannt werden, der aus alten imaginativen Photos und Videos besteht, die in locker verknüpften Assoziationsketten schnell vor ihrem inneren Auge ablaufen, gestoppt und wieder gestartet werden, photographisch flache Bilder, die sich mit anderen Bildern montieren lassen, Bilder, an denen sich komplexe dreidimensionale Manipulationen vornehmen lassen. Es sind womöglich nur ein paar ins Visuelle übersetzte sprachliche Befehle, die eine grenzenlose Entgleisung des autistischen Kopfkinos verhindern. Wir wissen aber schon, daß das autistische Ich nicht einmal in dieses Kopfkino verwickelt ist, es ist auch hier nicht beteiligt, es bleibt unbeteiligt und beobachtet auch dieses faszinierende Geschehen von außen. Das autistische Ich nimmt sogar noch gegenüber seinem „eigenen" visuell-imaginären Material, in dem es selbst gar nicht enthalten ist, eine exzentrische Position ein und betrachtet dieses Material, wenn man so will, wiederum durch ein mentales Objektiv. Der Autist arbeitet mit einem Set von fiktiven Objektiven. Im Zentrum des objektiven Homunculus steckt ein ausdehnungsloser Ich-Punkt. Dieser autistische Nullpunkt beherrscht auch den objektiven Homunculus unseres gesunden Wachbewußtseins. Der Homuculus kann sich auch selbst projizieren: Der Psychotiker kann von einem derartigen Ich-Punkt aus andere (sekundäre) Ich-Punkte „erkennen", die irgendwo innerhalb der fiktiven Ich-Welt-Sphäre positioniert sind (z. B. über dem Kopf schweben oder im rechten Knie sitzen) und womöglich herumwandern.

Das prothetische Ich. Das Instrument erobert seinen Anwender

Das autistische Basis-Ich kann also beschrieben werden als fiktiver, aber stabiler Ichmodus, der sich sogar von seiner fiktiven Welt abhebt und bevorzugt mit visuellem Material und mit visuellen Instrumenten arbeitet. Ein hyperfiktives Ich, das sich der inneren Bilderwelt passiv öffnet und dann, wenn es aktiv wird, mechanistisch manipulativ, d. h. konstruktiv i.e.S. tätig wird. Ausgerüstet mit einem kleinen Satz von sprachlichen Befehlen, die ins Visuelle übersetzt werden, und einem mechanistisch konstruktiven Superinstrumentarium, benutzt und bearbeitet dieses Ich fiktive visuelle Materialien und Prozesse, um seine Erfahrungswelt auf seine ganz besondere Weise sinnvoll zu ordnen. Das autistische Ich wäre also ein hyperfiktives, mechanistisch operierendes Ich, das wir als „Konstruktives Ich" bezeichnen und memorieren sollten.

Sinnlichkeit als Objekt und Instrument

Wichtig ist folgendes: Die autistische Erfahrungswelt entwickelt sich auf einer fiktiven, nichtsinnlichen bzw. völlig entsinnlichten Basis, das Konstruktive Ich nimmt dann, sozusagen im zweiten Schritt, sinnliche Prozesse in seinen Dienst. Sinnliche Prozesse, die vom Konstruktiven Ich nicht kontrolliert und nicht in Dienst genommen werden (können), bleiben Bestandteil einer feindlich getönten, fremden Außenwelt. Der größte und fundamentalste „Teil" des autistischen Subjekts fungiert also, in der Perspektive des Konstruktiven Ich, subjektiv-erfahrungsmäßig und funktional als (Nicht-Ich-)Außenwelt. Damit wird der „eigene" Körper, d. h. das Subjekt als Ganzes (innerhalb der Hautgrenze) für das Konstruktive Ich zum funktionalen „Fremdkörper", der über diverse Kontrollaktivitäten in den Herrschaftsbereich des Konstruktiven Ich gebracht, sozusagen sekundär ver-icht wird: Das vollkommen entsinnlichte konstruktive Skelett setzt dann quasi etwas Fleisch an. Die an sich primäre Sinnlichkeit fungiert hier nur noch als sekundäres Objekt und Instrument eines (krankheitsbedingt) primär nichtsinnlichen, d. h. fiktiven Erfahrungsmodus. Trotz der konkretistischen Prägnanz des hypertrophierten, hauptsächlich visuell codierten Geschehens, fehlt hier genau das, was üblicherweise unter „Sinnlichkeit" verstanden wird (O. Sacks im Vorwort zu T. Grandins Selbstbericht): „Und sie überraschte mich bei unseren Spaziergängen mit ihrer offenkundigen Unfähigkeit, die einfachsten Emotionen zu empfinden. 'Die Berge sind hübsch', sagte sie, 'aber sie vermitteln mir kein besonderes Gefühl, wie Sie es anscheinend empfinden... Sie betrachten den Bach, die Blumen, und ich sehe, welch große Freude Ihnen diese Dinge machen. Das kann ich nicht empfinden".

Das Konstruktive Ich im interpersonalen Ereignisfeld

Zunächst eine Klarstellung: Das Konstruktive Ich des Autisten läßt sich recht gut beschreiben, weil die meisten Menschen über vergleichbare Fähigkeiten verfügen. Auch wir können eine autistische Perspektive einnehmen. Der alles entscheidende Unterschied ergibt sich aus dem jeweiligen Funktionsganzen, in das diese autistischen Ichperspektiven eingebettet sind. Für uns ist das nur eine Sonderfunktion innerhalb eines hierarchisch geordneten Funktionsganzen. Der Autist dagegen steckt in dieser Sonderfunktion fest und muß versuchen, alle anderen subjektiven Funktionen, insbesondere jene, die eine (authentische) Teilnahme am interpersonalen Geschehen ermöglichen, mit den Mitteln dieser Monopolfunktion ersatzweise zu rekonstruieren. Der Bericht von T.Grandin zeigt, daß diese Rekonstruktionsversuche, selbst bei einer hochintelligenten Person und unter ziemlich günstigen Bedingungen, immer nur simulative Surrogate hervorbringen können. (T.G.:) „Da ich keinerlei soziale Intuition besitze, muß ich mich in meinem Verhalten von reiner Logik leiten lassen, so als gehorchte ich einem Computerprogramm. Ich ordne die Regeln (sozialen Regeln, J.E.M) entsprechend ihrer logischen Bedeutung ein. Es ist ein komplexer algorithmischer Entscheidungsbaum ... Meine Entscheidungen beruhen ausschließlich auf Berechnung ... Einer Person mit Autismus beizubringen, wie man sich in Gesellschaft anderer Menschen richtig verhält, ist so, als instruierte man einen Schauspieler für ein Stück. Jeder Schritt muß geplant werden ... Ich kann mich sozial verhalten, aber das ist so, als spielte ich in einem Stück. Wiederholt haben mir Eltern erzählt, daß ihre autistischen Kinder eine großartige Leistung vollbrachten, als sie jemand anderen darstellten. Sobald das Stück vorüber war, kehrten sie in ihre Isolation zurück ... Selbst heute noch sind persönliche Beziehungen etwas, was ich nicht wirklich verstehe". T.Grandin als strukturelle Autistin reflektiert hier die Instabilität des eigenen simulativen Leistungsspektrums, das sich vom stabilen simulativen Korsett des strukturellen Autisten vom Borderlinetypus deutlich unterscheidet: Der Autist versucht vergeblich, sich ein stabiles simulatives Korsett zu erarbeiten, der Borderlineautist wiederum versucht vergeblich, in den Besitz der authentischen Option zu gelangen.

Die subjektive Schranke

Das von einer hyperfiktiven Ausgangsbasis aus operierende Konstruktive Ich des Autisten kann also die vollständige Subjektivität in keiner Weise wiederherstellen, die Rekonstruktionsversuche überschreiten niemals die simulative Funktionsebene. Diese (inter)personalen Simulationen bleiben außerdem instabil und können nicht durchgehalten werden, so daß der Autist immer wieder auf seine fiktive Ausgangsbasis zurückfällt. Die Welt des Subjekts ist tatsächlich eine elementar sinnliche Welt. Das Konstruktive Ich arbeitet natürlich mit sinnlichen Erfahrungen, beeinflußt sie und nimmt sie in Dienst. Das Konstruktive Ich dreht dabei den gesunden, vollständigen Erfahrungsprozeß um und läßt ihn sozusagen in die Gegenrichtung laufen: Es startet von einer fiktiven Ausgangsbasis aus, beobachtet sich selbst (Subjekt) als Objekt von einer objektiven, d. h. fiktiven Außenwarte (autistischer Nullpunkt), konstruiert sich simulative Erfahrungs- und Verhaltenssskulpturen, die den vollständigen subjektiven Prozeß imitieren, und exekutiert diese in (inter)personalen Situationen, wobei die daraus resultierenden sinnlichen Erfahrungen wiederum objektiv registriert und in den simulativen Prozeß eingespeist werden können. Das, was bei diesem quasi deduktiven Erfahrungszyklus bestenfalls herauskommt, ist nicht mehr als ein Imitat des Subjektiven mit nichtsubjektiven Mitteln, d. h. eine perfekte objektive Kopie des subjektiven Originals, ein Als-Ob-Subjekt sozusagen. Das subjektive Phänomen ist nicht hintergehbar, insbesondere nicht auf objektivem Wege, weder theoretisch und begrifflich noch lebenspraktisch. Die subjektive Schranke bleibt unüberwindbar für alle, die von außen eindringen wollen. Auch der Autist versucht vergeblich, in seine „eigene" vollständige Subjektivität einzudringen, aus der er sich fiktiv entfernt hat, auch er kann von außen, aus seiner (fiktiv) exzentrischen Ichposition heraus, nicht eindringen, obwohl er quasi schon in diesem Objekt sitzt, in das er da eindringen will. Genauer: Er kann schon eindringen, aber immer nur in ein Objekt, und egal wie „tief" er eindringt, das Objekt verwandelt sich für den Eindringenden niemals in ein Subjektives und der Eindringling verwandelt sich in kein Subjekt. Anders ausgedrückt: Das Objekt gibt dem, der von außerhalb kommt, nichts Subjektives her, das Subjekt generiert aber unaufhörlich Objektives. Das Objektive ist eine Funktion des Subjekts, jenseits des Subjekts gibt es keine Objektivität und keine „objektive Realität", sondern immer nur Pseudo-Objektivität: Die „objektive Realität" ist reine Fiktion und identisch mit der Realität des Autisten. Objektivität repräsentiert eigentlich keine eigenständige, auf gleicher Ebene konkurrierende Option, sondern die bloß fiktive und verrückte, weil körperlich-sinnlich unmögliche Selbstnegation des Subjekts. Grob vereinfacht: Der objektive Mensch ist ein verrücktes (verstelltes) Subjekt, und sonst nichts. Es ist vollkommen unmöglich, strikt objektiv und gleichzeitig nicht verrückt zu sein.

Die radikale Selbst-Negation des intakten Menschen

Fazit: Wir sind primär Subjekt, negieren aber diese Subjektivität radikal, wenn wir im Modus des objektiven Kontrollbewußtseins funktionieren, wo wir uns als Subjekt verstellen und so funktionieren, als ob wir nicht mehr Subjekt, sondern ein Objektives wären (reine Fiktion), das objektiv funktioniert. Dieses verstellte Subjekt, das objektive Ich, kann das vollständige Subjekt nicht wiederherstellen, d. h. das Konstruktive Ich kann immer nur Subjektsimulationen generieren. Das Problem des Wahnsinns ist ein Problem des isolierten Bewußtseins, dabei ist der Nucleus der Psychose schon in unserem gewöhnlichen Bewußtseinsprozeß enthalten. Der gewöhnliche, objektive Bewußtseinsprozeß hypertrophiert und entgleist zwangsläufig, früher oder später, wenn der authentische Beziehungsprozeß (Subjekt-als-Subjekt) versagt. Vereinfacht: Das Subjekt, das im Subjektiven vollkommen scheitert, weicht dann, in Ermangelung anderer Alternativen, auf den objektiven Modus aus. Wie wir als intakte Menschen diese radikale, verrückte und spezifisch menschliche Selbstnegation, die ja in unserem gewöhnlichen (objektivierenden) Bewußtseinsprozeß schon immer enthalten ist, mit der Realität unseres Subjektseins koordinieren und versöhnen können, steht auf einem anderen Blatt. In Wirklichkeit sind wir alle, solange wir leben, immer nur Subjekte, und zwar ganz und gar. Wer objektiv ist, verstellt sich nur, er tut so, als ob er kein Subjekt wäre: Der Autismus ist eine derartig verstellte Existenzform, die voll entwickelte Psychose etwa von Vulnerabilitätstypus ein derartig verstellter Zustand und die strikt objektive Haltung des Wissenschaftlers eine Art ritualisierter Pseudoautismus. Beachtenswert der Heroismus des Wissenschaftlers, der sein ganzes Leben dem rituellen Wahnsinn widmet.

Die Bewußtseins-„Maschine" als die Mutter aller Maschinen

Als weiteres Nebenergebnis halten wir fest: Der primärfiktive Erfahrungsmodus, etwa der Bewußtseinsprozeß, arbeitet anscheinend von Natur aus mit mechanistisch konstruktiven Ordnungsprinzipien. Womöglich ist der Bewußtseinsprozeß selbst nichts anderes als ein (fiktiver) mechanistischer Prozeß. Unsere gewöhnliche Bewußtseinstätigkeit wäre also ein von mechanistischen Ordnern dominiertes Geschehen, der funktionale Kern des Bewußtseins ein mechanistisch arbeitender Verwaltungsapparat: Eine Art fiktive Bewußtseinsmaschine, womöglich die erste echte Maschine der Geschichte, ein Prototyp, dem alle anderen Maschinen (Imitate) nachgebildet sind. Die mit Maschinen-modellen operierende Naturwissenschaft, und damit das Wissenschaftliche an sich, wäre dann nichts anderes.

Der Borderlinekranke als simulationsfähiger Autist

Der Borderlinekranke: Ein Autist?

Der Unterschied zwischen Autist und Borderlineautist läßt sich, zumindest auf der Ebene der subjektiven Erfahrung und der Simulation, mühelos und ziem-lich genau bestimmen. Lassen wir den „intelligenten Asperger" einmal außen vor, bei dem es sich wahrscheinlich um einen (zu) früh identifizierten Border-linefall handelt. Der klassische Autist, wie er uns etwa in der Gestalt von T. Grandin entgegentritt, bewegt sich von Anbeginn an in seiner fiktiven Eigenwelt und damit in einer nichtsimulativen Zone, er wird erst durch den Druck der Verhältnisse, d. h. durch die Intervention der menschlichen Umwelt dazu gebracht, seine fiktive Privatsphäre zu verlassen, um erstmalig in ein simulatives Szenario einzutreten.

Ganz anders der Borderlinekranke: Er bewegt sich von Anbeginn an in einem simulativen Szenario, in das er zutiefst verwickelt ist, ganz egal, auf welchem simulativen Niveau dieses Szenario auch immer geordnet sein mag. Seine autistische Eigenwelt entwickelt sich laufend innerhalb eines intensiven und möglicherweise umfassenden Simulationsgeschehens, das die autistische Eigenwelt ausformt und bereichert. Der Borderlinekranke verfügt also über ein umfangreiches Arsenal an simulativen, z. B. beziehungssimulativen Erfah-rungen, die aus einem lebenslangen Simulationstraining resultieren. „Hinter" diesem simulativen Arsenal finden wir bei näherer Betrachtung wieder jenes hyperfiktive Konstruktive Ich mit all seinen mechanistischen Ordnungsinstru-menten am Werke, das uns schon beim klassischen Autisten aufgefallen war. Der autistische Kernmechanismus erzeugt die sog. Schwarz-Weiß-Welt des Borderlinekranken. Der autistische Kernmechanismus ordnet das simulative Korsett im mechanistischen Modus, wobei das, was gewöhnlich als pathologi-scher Spaltungsprozeß definiert wird (aktive Spaltung), vollkommen identisch ist mit der mechanistischen Ordnungs- und Sinngebungs-Arbeit des klassi-schen Autisten. Der Blick auf den autistischen Ichmodus des Borderlinekran-ken wird ein wenig verstellt, einerseits durch die relative Komplexität des simulativen Inventars, das auch größere sekundärsinnlich aufgeladene Erfah-rungskomplexe (subpersonale Integrationen, wir kommen darauf zurück) ent-hält, anderseits durch die mehr oder weniger ausgeprägte Lebensähnlichkeit der benutzten Simulationen, die im Extremfall ein superreales, d. h. scheinbar hyperauthentisches Niveau erreichen können.

Im direkten und vorurteilsfreien Vergleich jedoch zeigen Autismus und Bor-derlinekrankheit eine irritierend ähnliche, beinahe identische Grundstruktur. Das beginnt mit dem impulsiven Komplex, den Wutanfällen und den Manipu-lationen bzw. autodestruktiven Aktionen am „eigenen" (Fremd-)Körper, setzt sich fort bei der fehlenden Verdrängungsschranke (der angeblichen Super-authentizität bzw. Pseudodirektheit des Borderlinekranken), die sich beim Autisten als Ungeschicklichkeit im Lügen und Täuschen darstellt, oder der Abwesenheit der lebendigen Zeiterfahrung, wodurch der Betroffene in ein strikt mechanistisches Raum-Zeit-„Kontinuum" verbannt wird, und endet noch lange nicht bei der existentiellen Anhedonie und den vielfältigen sozialen Konflikten, die sich aus dem authentischen Defekt und der daraus resultierenden veränderten Emotionalität ergeben. Diese große gemeinsame autistische Basis liegt beim Autisten ganz offen zutage, wird aber auch beim Borderlinekranken erkennbar, sobald man mit diesem autistischen Erkennungsmuster quasi durch die simulative Decke hindurch blickt. Als einziger Unterschied zwischen Borderlinekrankheit und Autismus imponiert die An- oder Abwesenheit eines mehr oder weniger stabilen simulativen Korsetts, d. h. das Ausmaß, in dem sich das Konstruktive Ich und sein gegenstandsmanipulatives Arbeitsschema in simulativen Strukturen des (inter)personalen Typs artikuliert. T. Grandin demonstriert in ihrem Selbstbericht, wie sich ein zweifelsfrei autistischer Mensch unter großen Mühen in den Borderlinesektor vorarbeitet, ohne sich dort wirklich festsetzen zu können: Der Autist kann den kapitalen Trainingsrückstand im Simulativen offensichtlich nicht mehr aufholen.

Die prozessuale Sicht: Konfrontation

Der Borderlinekranke, dem man seine (inter)personalen Simulationen nicht „durchgehen" läßt, der also ohne Fluchtmöglichkeiten mit authentischen Anforderungen konfrontiert wird, steht genauso wie der Autist vor einem unlösbaren Problem und beginnt, je mehr er unter „authentischen Druck" gerät, immer offener mit eben jenen mechanistisch konstruktiven Instrumenten zu arbeiten, die T. Grandin so unmißverständlich geschildert hat, so daß schließlich sein wild spekulierendes, rotierendes und zunehmend entgleisendes Konstruktives Ich sogar für einen Außenstehenden fast greifbar wird. Die sonst so nützlichen (inter)personalen Simulationen greifen plötzlich nicht mehr, laufen ins Leere, und der Borderlinekranke erfährt sich jetzt in seiner gänzlich unverhüllten (inter)personalen Ohnmacht: Der sich enthüllende autistische Basismodus wird vom Borderlinekranken selbst als vollständiges, heilloses Scheitern seines simulativen Lebensprojekts erlebt. Der Borderlinekranke glaubt, im Gegensatz zum klassischen Autisten, nicht an sein Autistischsein und will es auch nicht wissen, ahnt aber oft etwas. Es sind eher diffuse, dunkle Ahnungen.

Der Borderlinekranke steht hier, in der authentischen Konfrontation, kurz vor seinem ganz besonderen Augenblick der Wahrheit: Aus dem brüchig werdenden und zerfallenden simulativen Korsett, dessen Bruchstücke schließlich herrenlos durch den psychischen und interaktiven Raum zu fliegen scheinen, schält sich ein echter Autist heraus. Um diese schreckliche Erfahrungsrealität vor anderen, vor allem aber vor sich selbst zu verbergen, mag der in schwere Bedrängnis geratene Borderlinekranke sich beispielsweise mit manchmal erstaunlicher Routine auf eine nunmehr ziemlich offene und auch für Außenstehende andeutungsweise erkennbare, taktische Minipsychose zurückziehen. Eine psychotische Option, die er ohnehin als parallele Begleitfunktion, d. h. als dauerhafte Nebenwelt innerhalb seiner simulativen Anstrengungen (insgeheim) pflegt. Nach dieser Konfrontation mag er dann, ebenfalls sehr routiniert, den status quo ante wiederherstellen, um bei der nächsten Begegnung wieder so anzutreten, als sei nichts gewesen. Instabile Borderlinekranke sind immer auch in ihrer simulativen Potenz verunsichert: Selbst die Konfrontation mit projektivem Testmaterial (Tintenkleckse usw.) kann dann die borderlinetypische Befürchtung aktualisieren, sich nunmehr unwiderruflich zu verraten und endgültig (was diffus geahnt wird) als Autist „aufzufliegen". Das unstrukturierte projektive Testmaterial enthält einerseits keine mechanistisch konstruktiv brauchbaren, objektiven Anhaltspunkte, kommt anderseits in einer Situation zur Anwendung, die der authentischen Konfrontation nahekommt: Der Borderlinekranke soll seinerseits (natürlich) „authentische" Interpretationen liefern, was er (natürlich) nicht kann. In seine simulativen Fähigkeiten, die ihm normalerweise irgend eine geordnete Reaktion erlauben würden, hat er augenblicklich kein Vertrauen mehr. Ein simulativ stabiler Borderlinekranker wird sich anders und unauffälliger aus der Affäre ziehen und eine projektive Testsituation nicht unbedingt als massiven Angriff bewerten.

Denkstörungen? Sensorische Defekte? Gehirnatrophie?

Auch wenn sich beim Autisten tatsächlich massive organische Normabweichungen feststellen lassen sollten, etwa atrophierte Gehirnstrukturen oder strukturelle Defekte des sensorischen Apparats, so wäre damit die Frage der Genese des Autismus noch keineswegs automatisch beantwortet. Wir müssen uns immer wieder vergegenwärtigen, daß Autismus gleichbedeutend ist mit einem kapitalen Defekt, der kaum an einer zentraleren Stelle ansetzen könnte. Die interpersonale Option entfällt komplett: Keine Mutter-Kind-Bindung, keine Liebe, keine authentische Beziehung, kein lebendiger Dialog, keine Empathie, kein interpersonales Verstehen, kein Rapport. Nichts. Wir haben dabei nicht den geringsten Hinweis auf eine postnatale Traumatisierung, eigentlich nicht einmal ein typisch traumatisches Symptom- bzw. Erfahrungsmuster. Wenn wir überhaupt eine soziogene Entstehung ins Auge fassen, dann müßten wir eher von einer sehr frühen, äußerst radikalen und umfassenden Umprogrammierung des menschlichen Funktionsganzen ausgehen.

Beziehung als Entwicklungs-Motor

Der interpersonale Bindungs- bzw. Beziehungsprozeß als Nucleus der menschlichen Kultur ist zugleich der Nucleus des vollständigen menschlichen Subjekts, jedes einzelnen Menschen also. Beim Beziehungsgeschehen haben wir es nicht mit einer sekundären Funktion zu tun, die von einem grundsätzlich isolierten Lebewesen ausgeübt wird (oder auch nicht): Die Beziehung ist zunächst fundamental gegeben, und es ist die Isolation, d. h. die Nichtbeziehung, die als Sekundäres hinzukommt und als pathologischer Monopolmodus einrasten kann. Interpersonale Beziehung, nach allem was wir wissen (können), repräsentiert sogar aus biologisch organischer Sicht einen mächtigen Motor und Organisator der menschlichen Entwicklung, wobei dieser Beziehungsfaktor aller Wahrscheinlichkeit nach schon in der pränatalen Phase auf körperlich sinnlicher Basis voll zur Wirkung kommt (M. Hertl 1994). Was passiert, wenn die primär körperlich-sinnlich codierte Erwartung der werdenden Person, die auf diese Beziehungsumwelt endogen vollkommen eingestellt und bestens vorbereitet ist, nicht beantwortet wird, ins Leere läuft, wenn also dieser extrem potente Wachstumsanreiz und Entwicklungsordner gänzlich entfällt, wenn also nicht einmal mehr eine simulative Interaktion vom Typus der Pseudobeziehung möglich sein sollte, sondern vielleicht nur noch eine mißlingende, scheiternde Pseudobeziehung? Warum sollte sich das, insbesondere in einer formativen Entwicklungsphase, nicht auch organisch strukturell niederschlagen?

Das Gehirn als Beziehungs-Organ

Wenn bestimmte Gehirnareale etwa durch umschriebene Organverluste von ihrer eigentlichen Aufgabe befreit und die freiwerdenden Kapazitäten von anderen Funktionen okkupiert werden können, warum sollten wir nicht auch davon ausgehen dürfen, daß eine sehr frühe und ausschließliche Beanspruchung des Gehirns durch Aufgaben, die völlig außerhalb des physiologisch erwarteten Beziehungsspektrums liegen, eine endogen absolut nicht vorgesehene und völlig entwicklungswidrige Nutzung des Gehirns darstellt, also eine Konfrontation mit einer insgesamt, auch physiologisch völlig falschen Umwelt, und daß diese radikal gegen die endogene Entwicklungslogik gerichtete Nutzung des wachsenden Gehirns den Entwicklungsprozeß insgesamt massiv beeinträchtigt und eine fundamentale funktionale Um- und Fehlprogrammierung provoziert, die sich vielleicht auch in sichtbaren organischen Strukturveränderungen des Gehirns selbst manifestiert und dort objektiviert werden kann? Unser Gehirn könnte sehr wohl, trotz seiner beachtlichen (gesunden) autistischen Potentiale, primär ein authentisches Beziehungsorgan, also ein Beziehungsgehirn sein, und eben kein autistischer Biocomputer, dessen Hauptzweck darin besteht, einen isolierten „bloßen" Körper sowie eine (fiktive) Bewußtseinsmaschine und deren mechanistisch tote Prozeßlogik in Gang zu halten. Der strukturelle Autismus könnte sehr wohl als das Endresultat eines gescheiterten, pränatalen Beziehungsprozesses sein, bei dem u.a. auch das Gehirn gezwungen wird, sich von einem echten Beziehungsorgan in ein Nicht-Beziehungsorgan zu transformieren (radikale Umprogrammierung). Das Nichtbeziehungs-Gehirn des Autisten jedenfalls ist perfekt angepaßt an Nichtbeziehungs-Realitäten. Das Nichtbeziehungs-Gehirn des Borderlineautisten ist anscheinend perfekt angepaßt an Nichtbeziehungs-Realitäten des simulativen Typs (Pseudobeziehung).

Basiskategorien: Beziehung, Pseudobeziehung und gescheiterte Pseudobeziehung (Nichtbeziehung)

Der Borderlinekranke thematisiert sich selbst und sein Anliegen unaufhörlich in Beziehungskategorien, ohne daß irgend eine (authentische) Beziehung tatsächlich stattfindet oder jemals tatsächlich stattgefunden haben müßte: Ein Autist, der sich bevorzugt im Medium der Pseudobeziehung artikuliert. Der klassische Autist dagegen artikuliert sich primär und deutlich vernehmbar im Medium der abgelehnten bzw. gescheiterten Pseudobeziehung, die letztendlich auf eine totale Nichtbeziehung hinausläuft: Auch wenn er sich in Pseudobeziehungsgefilde (Borderlineniveau) vorwagt bzw. mühsam und selbstquälerisch vorarbeitet, bleibt ihm sein Refugium der Nichtbeziehung immer erhalten. Der Borderlinekranke wiederum fürchtet sich panisch davor, seinen simulativen Kokon zu verlieren und auf dieses Refugium, das ihm kein Refugium ist, zurückgeworfen zu werden, wobei er diese autistische Rückzugsposition sorgsam in sich (auch vor sich selbst) verborgen hält und lieber manifest psychotische (objektiv abnorme) Symptome produziert, also „verrückt" wird. Mit seinen manifest psychotischen Entgleisungen (z.B. taktische Minipsychose) versucht der Borderlinekranke, eine Konfrontation mit seinem autistischen Basismodus zu vermeiden. Er verteidigt seine simulative Ausrüstung mit Zähnen und Klauen, etwa so, wie der nasse Alkoholiker seine tiefe Überzeugung verteidigt, nicht abhängig zu sein und in der Manier des Nichtabhängigen kontrolliert trinken zu können ... mit dem kleinen Unterschied, daß man den Alkoholiker im Ernstfall mit der Wahrheit konfrontiert, beim Borderlinekranken jedoch vor der Konfrontation zurückscheut. Das Chaos im Borderlinefeld wäre in etwa vergleichbar mit dem Chaos, das im Feld des Alkoholismus unweigerlich entstehen würde, wenn die Experten den eigentlichen Abhängigkeitsprozeß grundsätzlich ignorieren bzw. verleugnen und ausschließlich mit therapeutischen Strategien des kontrollierten Trinkens arbeiten würden.

Entsinnlichung und die Illusion der Körperlosigkeit

Autismus-Varianten

Aus der Perspektive einer Psychopathologie der subjektiven Erfahrung ergibt sich folgendes: Die Borderlinekrankheit ist eine Form des Autismus, die mit einem relativ stabilen simulativen Korsett operiert, während der Autismus selbst durch die vollständige und endgültige Abwesenheit der authentischen (Inter)- Personalität definiert ist. Dieser authentische Defektzustand und die darauf auf- bauenden (inter)personalen Simulationen beruhen auf einem primärfiktiven Modus der subjektiven Erfahrungsverarbeitung, der seinerseits sinnliche Erfah- rungsprozesse (sekundär) in Dienst nimmt. Der Psychotiker, der auf einer voll entwickelten, funktionell autistischen Ebene funktioniert, der Wissenschaftler und auch wir selbst als prinzipiell vollständige Durchschnittsmenschen, wir alle benutzen diesen Ichmodus, der auf nichtsinnlicher subjektiver Erfahrung, eben auf Fiktionen basiert: Struktureller Autist, funktionell autistischer Psychotiker, Wissenschaftler und intakter Durchschnittsmensch unterscheiden sich durch die Art und Weise, wie sie diesen primärfiktiven Modus benutzen und vor allem durch das, was sonst noch der Fall ist, d. h. durch das Funktionsganze, in das die jeweiligen fiktiven Leistungen eingebunden sind. Der strukturelle Autist (Pri- märpsychotiker) operiert von einer rein fiktiven Basis aus und läßt sich vom Wis- senschaftler manchmal nur schlecht unterscheiden, denn der Wissenschaftler hat sich dazu verpflichtet, in seiner Funktion als Wissenschaftler wie ein struktu- reller Autist zu funktionieren (als ob). Aber auch in unserem gewöhnlichen All- tagsleben spielen Primärfiktionen, die sich von jeder sinnlichen Erfahrungsbasis emanzipiert haben (Einbildungen, Phantasien, Erklärungen usw.) eine große und oft entscheidende Rolle.

Tatsächliche Entsinnlichung und scheinbare Entkörperung

Eine besondere Leistung des menschlichen Funktionsganzen liegt in der Fähigkeit begründet, einen bestimmten Funktionsmodus vom kontinuierlich ablaufenden sinnlichen Erfahrungsgeschehen vollständig abzulösen und iso- liert zu betreiben, nämlich den fiktiven Modus. Die rein fiktive Erfahrungswelt entsteht durch sensorische Deprivation im weiteren Sinne, durch strukturelle oder funktionelle Entsinnlichung. Nicht nur das Gehirn ist unserem sinnlichen Erfahrungszugriff entzogen, der subjektive Erfahrungsprozeß selbst entzieht sich im Falle des fiktiven Modus seiner eigenen körperlich-sinnlichen Basis, löst sich ab, verselbständigt sich und gewinnt dadurch eine gespenstische Qualität. Das Geheimnis des Geistigen und des Bewußtseins erklärt sich womöglich am besten aus dem Vorgang der subjektiv-erfahrungsmäßig und funktional vollzogenen sensorischen Deprivation: Wir können, vom spezifisch Fiktiven, Geistigen, vom Bewußtsein oder vom Psychischen her kommend den sinnlichen Prozeß nicht vernünftig aufschlüsseln und erklären, umgekehrt aber schon. Alles spricht dafür, daß wir mit unseren dualistischen Vorstellun- gen vom Mentalen als einer eigenständigen Kategorie, die dem Körper als Gleichwertiges gegenüber gestellt wird, falsch liegen und daß wir beim Men- talen eher von einem Minusphänomen ausgehen sollten, einer ziemlich beweglichen Restfunktion, einem nützlichen Defekt.

Fiktion: Freiheit durch Realitätsverlust

Der fiktive Arbeitsmodus ist der vollständige Erfahrungsprozeß, dem die sinnliche Komponente abhanden gekommen ist. Der fiktive Prozeß wäre also, etwas überspitzt ausgedrückt, ein radikal verarmter, beschädigter, verkrüppelter Prozeß. Die tatsächliche Entsinnlichung erzeugt dabei, in der subjektiven Erfahrung, den Eindruck der scheinbaren Entkörperung und damit die Illusion des Geistigen und dessen gespenstische Qualität. Die subjektive Erfahrung der Entkörperung, charakteristisch für den spezifisch psychischen Prozeß, ist zweifellos Illusion, keine Illusion dagegen ist die Entsinnlichung. Wir verfügen einerseits über eine fest installierte fiktive Funktion, die auf einer organischen, d. h. materiellen Ebene vom sinnlichen Erfahrungsprozeß abgekoppelt ist, völlig losgelöst funktioniert, sich quasi vom körperlich-sinnlichen Prozeß emanzipiert hat und nun als entsinnlichter Körperprozeß operiert. Die Entsinnlichung bedeutet auch eine Abkoppelung von allen Beziehungen, Abhängigkeiten und Determinationen der realen Welt, einschließlich der eigenen, vollständigen Subjektivität (innerhalb der Hautgrenze), denn unsere reale Welt, die Welt des lebendigen Subjekts, ist zunächst eine materielle, körperliche und damit auch primär sinnlich vermittelte Beziehungswelt. Entsinnlichung bedeutet also einerseits den Verlust der realen Welt und zugleich den Verlust der realen vollständigen Subjektivität, also einen totalen Realitätsverlust, anderseits auch die Emanzipation vom kontinuierlich ablaufenden Prozeß der Realität und ihren Determinationen. Die fiktive Option schafft einen neuen, scheinbar grenzenlosen Horizont jenseits der materiellen und körperlichen Realität, neue Freiheitsgrade, zunächst nur auf der fiktiven Ebene, dann aber auch (sekundär) auf der Ebene der Aktion und der Vergegenständlichung (prozessuale und materielle Artefakte).

Soma-Somatik

Entscheidend für Psychologie und Psychopathologie ist das Arbeitsverhältnis von fiktivem Erfahrungsprozeß einerseits und sinnlichem Erfahrungsprozeß anderseits sowie die Anfälligkeiten und Störungsformen dieses Arbeitsverhältnisses. Fiktive Prozesse können offensichtlich in das sinnlich körperliche Geschehen eingreifen, also die psychosomatische Schranke überschreiten, wobei diese Schranke gar keine absolute Schranke ist: Es scheint nur so, als ob das Gespenst des Psychischen auf geheimnisvollem Wege die materielle Körperlichkeit bewegen würde. In Wirklichkeit resultiert das Gespenst des Psychischen aus der Entsinnlichung eines Körpervorgangs, der dann, in der subjektiven Erfahrung, als entkörperter erscheint. Sobald wir die Illusion der Körperlosigkeit des Psychischen aus der psychosomatischen Gleichung entfernen, wird sofort klar, daß hier keine absoluten Schranken überschritten werden: Es ist nur ein entsinnlichter Körpervorgang, der in einen anderen Körpervorgang, nämlich sinnlichen Körpervorgang, eingreift. Die gemeinsame Arbeitsbasis von Psyche und Körper ist der Körper, alles bleibt sozusagen in der Familie. Eine dualistische Psychosomatik existiert in der Realität nicht, es gibt nur eine Soma-Somatik als Interaktion von sinnlichen und entsinnlichten Arbeitsprozessen.

Der subjektive Realitätsverlust erzeugt die Fiktion einer objektiven Realität

Der fiktive Prozeß ist ein komplexer, in sich differenzierter Vorgang, der insbesondere unter (äußerlich) sensorisch deprivierten Bedingungen den subjektiven Erfahrungsraum (Ichsphäre) dominiert. Ein Teil des fiktiven Prozesses arbeitet kontinuierlich, autonom und parallel zum sinnlichen Erfahrungsfluß, ein anderer Teil hat sich von diesem fiktiven Kontinuum abgelöst und als stabile Konfiguration etabliert, z. B. in Gestalt von gespeicherten Ichkonstruktionen, die den bewußten Arbeitsmodus steuern und vom autonom ablaufenden fiktiven Prozeß auch im Schlaf aufgerufen werden können. Der fiktive Prozeß ist prinzipiell offen für sinnliche Erfahrung, Körperlichkeit und Außenwelt, kann also die ununterbrochene Beziehungsrealität und damit die materielle Realität überhaupt in sich abbilden. Der fiktive Prozeß kann phantastische Handlungsoptionen generieren, verdankt diese Freiheitsgrade aber einzig und allein seiner durch und durch autistischen Arbeitsbasis, d. h. einem vollständigen Realitätsverlust: Obwohl selbst ganz und gar materielle Realität (Gehirntätigkeit), steht der fiktive Prozeß scheinbar außerhalb der Realität und kann deshalb die Realität von außen, aus einer autistischen Perspektive betrachten. Natürlich gibt es keine Realität außerhalb der Realität, das ist unmöglich: Diese exzentrische Außenposition läßt sich nur durch die Ausschaltung, Ausblendung oder Verleugnung von Realität herstellen. Der Versuch, die verlorene Realität aus dieser exzentrischen Position (z. B. im bewußten objektiven Modus), die sich ja durch diesen Realitätsverlust überhaupt erst konstituiert, wieder zurückzugewinnen, stellt einen ziemlich produktiven, zugleich aber seltsam überflüssigen Umweg und ein zutiefst paradoxes Unterfangen dar.

Produktiver Umweg oder: Die objektive Seuche

Welchen Sinn macht es (erkenntnisstrategisch), sich selbst zunächst in eine weitgehend realitätsleere Position zu manövrieren, um dann aus dieser realitätsverarmten Position das Verlorene unter großen Mühen wiederzugewinnen? Um die verlorene Realität tatsächlich wiederzugewinnen, muß der Realitätsverlust aufgehoben werden, und das heißt, daß die weitgehend realitätsleere Außenposition eliminiert werden muß: Der exzentrische Arbeitsmodus des objektivierenden Bewußtseins zum Beispiel muß, um wieder quasi in den Besitz der verlorenen (prinzipiell zugänglichen) Realität zu kommen, sich selbst auflösen, hat also letztendlich nichts von dem ganzen Manöver, denn mit der Beseitigung der Realitätsverluste würde auch der fiktive Prozeß selbst weitgehend verschwinden, der sich ja als ein direktes Abfallprodukt dieses Realitätsverlustes konstituiert. Dieser anscheinend überflüssige und paradoxe Erkenntnisprozeß ist nichts anderes als der funktionale Kern des gesunden Bewußtseinsprozesses selbst und der objektiv wissenschaftlichen Haltung und Arbeitsweise: Der strukturelle Autist dagegen ist lebenslang, der in einem voll entwickelten psychotischen Zustand befindliche Mensch (funktioneller Autismus) zumindest passager in diesem Erkenntnisprozeß gefangen. Wir alle betreiben also, in unterschiedlichem Umfang und mit unterschiedlicher Intensität, diesen überflüssigen und paradoxen Erkenntnissport, wir geben die Realität, die eine unbedingt subjektive Realität ist, zunächst auf, um sie dann aus einer weitgehend realitätsleeren (autistischen) Position wiederzugewinnen. Eine große Gemeinsamkeit aller Menschen, eine fundamentale Humankonstante: Die Krankheit der Objektivität, die objektive Seuche.

Autismus und Psychose: Nicht einfühlbar, aber nachvollziehbar

Wir können uns in den Autisten, Borderlineautisten oder akut psychotischen Menschen (voll entwickelter funktioneller Autismus) zwar nicht einfühlen und ihn nicht verstehen, aber nachvollziehen können wir seine Lebensäußerungen schon, und zwar subjektiv-erfahrungsmäßig, nämlich auf der Ebene der fiktiven Erfahrung: Wir alle kennen den autistischen und damit psychotischen Basismodus sehr wohl aus eigener Erfahrung, wir bedienen uns dieses Erfahrungsmodus alle Tage und mit der größten Selbstverständlichkeit der Welt, aber zu unserem Glück stecken wir nicht in diesem Modus fest, wir werden (hoffentlich) nicht von ihm beherrscht, sondern beherrschen ihn mehr oder weniger. Wir können, bildlich gesprochen, das Objektiv aktiv oder passiv öffnen bis zum Anschlag, bis (fast?) nichts mehr von ihm übrig ist, so daß die reale Subjektivität und, was auf das Gleiche hinausläuft, die subjektive Realität (die Realität schlechthin) die Ichsphäre bis zum Rand ausfüllt: Der Autist kann das nicht, denn wenn er das Objektiv, das er ist (er ist identisch mit dem Objektiv), bis zum Anschlag öffnet, bis (fast) nichts mehr von dem Objektiv übrig ist, bleibt auch vom autistischen Ich nichts mehr übrig, d. h. der Autist verschwindet aus seiner eigenen Welt; und in dem Maße, wie er sich selbst verflüchtigt, macht sich die Außenwelt breit und drängt dieses Ich auf seinen unzerstörbaren Kern zusammen, ein punktförmiges körperloses Gebilde.

Der autistische Nullpunkt: Der Vater aller Punkte

Der Ausgangspunkt der gesamten fiktiven Produktion scheint der (fiktive) Punkt zu sein. Dieser fiktive Punkt ist, bildlich gesprochen, der existentielle Standpunkt des Autisten und zugleich auch der Standpunkt des objektiven Wissenschaftlers. Dieser nützliche und kreative Defekt, nämlich der fiktive Arbeitsmodus, ist Bestandteil unserer genetischen Grundausstattung und scheint von Anbeginn an wirksam zu sein: Das objektiv-wissenschaftliche Verfahren ist schon angelegt im gewöhnlichen objektiven Kontrollbewußtsein unserer Alltagserfahrung und sogar die mächtigen abstrakt-logischen bzw. mechanistisch-konstruktiven Ordnungsinstrumente sind wahrscheinlich schon pränatal in Funktion und beim autistischen Säugling schon voll in Betrieb.

Der gewöhnliche Autismus der gesunden Person

Die gewöhnliche Fiktion

Wir kennen den Unterhaltungswert fremder und eigener Fiktionen und Spekulationen, wir können auch unsere persönliche und kollektive Welt aus einer fiktiven Vogelperspektive überblicken, mehr oder weniger großartige fiktive Pläne anfertigen oder beliebige Geschichten konstruieren. Die meisten kennen die fiktive Welt auch als besinnliches oder tröstliches Refugium, als Traum und Tagtraum, oder, wie beim „Mädchen mit den Streichhölzern", als Fluchtpunkt in schwerer Not und Bedrängnis. Fiktionen, vor allem auch solche über die eigene Person (Ichfiktionen), regieren die gesamte Psychopathologie: Fiktionen bzw. fiktive Prozesse können sich innerhalb des menschlichen Funktionsganzen quasi isolieren und sozusagen als stabile Fremdkörper einnisten, die ähnlich wie körperliche Symptome funktionieren. Der Autist beispielsweise sitzt als Subjekt (Ich) erfahrungsmäßig und funktional in einem aus Fiktionen bestehenden Gefängnis fest. Dort, wo unser sinnlich fundierter zwischenmenschlicher Erfahrungsschatz nicht greift, wenn wir also nichts mehr verstehen, beginnen wir mit Fiktionen zu arbeiten, dann denken wir uns irgendwelche Erklärungen für das Unverstandene aus. Die für unsere Zwecke vielleicht aufschlußreichste Funktion des Fiktiven begegnet uns in gewissen, plötzlich hereinbrechenden und extremen Notfallsituationen, in denen die unmittelbare handlungspraktische und überlebenstechnische Relevanz des fiktiven Ichmodus deutlich erkennbar wird. Gemeint ist ein extrem beschleunigter fiktiver Verarbeitungsmodus, der unserem gewöhnlichen objektiven Kontrollbewußtsein in vielen Belangen haushoch überlegen ist.

Hochgeschwindigkeits-Fiktion: Der schnelle Rechner in Aktion

Ich habe diesen „schnellen Rechner" und seine außerordentliche überlebenstechnische Valenz vor langer, langer Zeit im Kontext einer Beinahe-Karambolage erlebt, bei überfülltem Fahrzeug, abgefahrenen Sommerreifen und relativ hoher Geschwindigkeit. Insgesamt eine gefährliche und unübersichtlichen Situation, die eine sofortige Reaktion zwingend erforderte und mit Routine und Überlegung nicht mehr zu bewältigen war. Ein Fahrzeug schießt aus einer Tankstellenausfahrt hervor und steuert nun von vorne links kommend mit unverminderter Geschwindigkeit direkt auf mich zu: Eigentlich eine Paniksituation.

Die Panikreaktion blieb aber aus. Stattdessen befand ich mich plötzlich in einer sehr exzentrischen Ichposition, auf einem fiktiven Feldherrenhügel sozusagen, und überblickte das kritische Ereignisfeld als Ganzes, ich war sozusagen bestens im Bilde. Ich konnte die Gesamtlage in aller Ruhe sondieren, ließ meinen Blick über wichtige Feldabschnitte gleiten und fokussierte blitzartig irgendwelche Details. Ich konnte mich, ganz wie T. Grandins objektiver Homunculus, auch von außen betrachten, beispielsweise von außerhalb des Wagens (darüber schwebend) oder aus einer Position innerhalb des Wagens links über meinem eigenen Kopf, um mich schließlich wieder in den schablonenartig wahrgenommenen Umrissen meines Körpers (Standardposition: Kopfregion, mittig hinter dem Augenpaar) einzufinden. Ich konnte zwischen diesen fiktiven Positionen leicht und in atemberaubendem Tempo oszillieren und, wenn ich mich recht erinnere, auch zwei sich überlagernde fiktive Positionen gleichzeitig einnehmen, d. h. von der einen Position (Objektiv 1) aus durch eine andere Perspektive (Objektiv 2) hindurch auf das ganze Feld blicken. Dabei registrierte ich auch die sich verändernde Gesamtsituation in photographischen Augenblicksaufnahmen, ließ mich von ihr leiten und paßte meine Aktionen dem Gang der Ereignisse fortlaufend an. Gleichzeitig überlegte ich mir einzelne Aktionen planerisch und machte dazu Risikokalkulationen, führte meine Manöver wie geplant aus und verrechnete diese Bewegungen mit der sich ständig wandelnden Gesamtsituation, wobei Wahrnehmungslücken mit verrechnet wurden. Ich mußte die Ereignisse vor meiner Kühlerhaube im Auge behalten und konnte mich nicht oder nur in begrenztem Umfang seitlich oder rückwärts orientieren. Meine Beifahrer waren in diesem Zustand als schemenhafte Gestalten von Anfang an präsent und sogar Gegenstand altruistischer Kalkulationen: Eine Handlungsoption etwa, nämlich schärfer nach rechts auszuweichen, ließ ich fallen, weil ich die rechts sitzenden Beifahrer zu sehr gefährdet hätte. Ich machte mir Gedanken über die nächsten Bewegungen und vermutlichen Absichten des Entgegenkommenden, sofern sie aus seinen Fahrmanövern ablesbar waren, und darüber, wie ich meine eigenen Manöver so durchführen könnte, daß die Fahrer hinter und neben mir (außerhalb meines Gesichtsfeldes) ihrerseits noch akzeptable Reaktionschancen behielten. All diese Bilder, Überlegungen und Aktionen, die teilweise parallel oder sich überlagernd verarbeitet wurden, liefen außerordentlich schnell und doch in aller Ruhe und sehr glatt ab, mit einer seltsamen Routine und Leichtigkeit, als hätte ich dieses Handwerk schon immer beherrscht. Es waren nur einige Sekunden, dann waren wir am Hindernis vorbei und aus der Gefahrenzone.

Aus allen Wolken

Anschließend, mit einiger Verzögerung, fiel ich sozusagen aus allen Wolken, d. h. aus dieser exzentrischen Ichposition, landete sicher auf dem Fahrersitz und bewegte mich wieder im gewöhnlichen Modus des objektiven Kontrollbewußtseins (fiktive Ichposition irgendwo in der Kopfregion hinter den Augen, reale Hautgrenze subliminal reaktiviert) und wagte einen leicht belustigten Blick auf meine ganz und gar nicht mehr schemenhaft wahrgenommenen Beifahrer, die ganz still und starr dasaßen und für eine Weile nicht einmal auf meine Fragen antworten konnten. Der Stolz des erfolgreichen Krisenmanagers war kurz darauf verflogen, als sich die zuvor gänzlich ausgebliebenen Paniksymptome mit zeitlicher Verzögerung bemerkbar machten: Schüttelfrostartiges Zittern am ganzen Körper, weiche Knie, heftiges Herzklopfen, ich konnte kaum noch atmen und mußte mich plötzlich sehr aufs Fahren konzentrieren, um nicht durch eigenes Verschulden eine neue Gefahr heraufzubeschwören. Psychologisch gesprochen: Das objektive Kontrollbewußtsein wurde jetzt von massiven sinnlichen Erfahrungen überschwemmt und konnte sich nur mühsam auf den Fahrvorgang konzentrieren, d. h. die objektive Kontrolle war deutlich eingeschränkt und mußte durch strikte Fokussierung kompensatorisch aufrechterhalten werden. Nicht nur die überstandene reale Gefahr war mir plötzlich präsent, auch die Beifahrer, diese vor Schreck erstarrten Figuren, verwandelten sich erfahrungsmäßig wieder in das, was sie vor dieser Beinahekarambolage waren, nämlich in gewöhnliche Freunde aus Fleisch und Blut. Einige Aspekte dieses Gesamtablaufs sind für unser Thema von besonderer Bedeutung.

Gefangen in einem leeren Zeitkorridor

Die eben beschriebene Ichkonstruktion des „schnellen Rechners" schwebt, ähnlich wie der „selbstbewußte Geist", den sich Popper & Eccles zusammengezimmert haben, teilweise auch über den Dingen und über den Köpfen in einem fiktiven Raum. Und beide, schneller Rechner und selbstbewußter Geist, eignen sich ganz hervorragend zur Darstellung der autistischen Erfahrung und der psychotischen Kernerfahrung, besser jedenfalls als das objektive Kontrollbewußtsein in seiner Standardversion, mit dem wir alle einfach zu vertraut sind, als daß wir seine elementar psychotischen Funktionsaspekte einfach erkennen könnten oder gerne akzeptieren wollten.

Ich selbst als „schneller Rechner" war nur einige Sekunden in Betrieb, aber die Zeit schien sich während dieser wenigen Sekunden schier endlos auszudehnen, d. h. extrem verlangsamt abzulaufen. Diese lange Zeit dürfte auf einer Art von Langeweile beruhen: Die Bilderwelt, in der ich mich in diesen kritischen Sekunden bewegte, die Selbstinstruktionen, mit denen ich diesen fiktiven visuellen Apparat steuerte und moderierte, die durchgeführten Kalkulationen und Fahrmanöver, die ganze Situation, ja die Erfahrung dieser Sekundensituation selbst hatte etwas ungeheuer Langweiliges an sich, auch jetzt noch, in der Erinnerung. Die exzentrische Ichperspektive dieses Notfall-Ich deckt sich weitgehend mit dem Konstruktiven Ich des Autisten, es arbeitet primär mit einem reduzierten Satz verbaler Befehle, abstrakt-logischen Kalkula-

124

tionen bzw. mechanistisch-konstruktiven Instrumenten und visuellen Fiktionen. Dieses dürre Ich-Skelett steuert dann das Funktionsganze und beherrscht die Situation. Entsprechend gestaltet sich die subjektive Erfahrungswelt, die durch diese Perspektive erzeugt wird: Es ergibt sich ein seltsam flaches, weitgehend entsinnlichtes bzw. entkörpertes Szenario.

Dieser völlig fiktive, aus einer extrem exzentrischen Position generierte Erfahrungsraum enthielt zum Beispiel (fiktiv) sichtbare, massiv wirkende schwarze Wände, die einen umstellen und quasi verfolgen können: Ich konnte nicht sehen, was sich hinter mir und rechts von mir abspielte, verzichtete aber notgedrungen auf eine Inspektion. Das Wissen um die Wichtigkeit der in diesen toten Winkeln ablaufenden Ereignisse wird hier anscheinend ins Visuelle übersetzt, als bedrohlich bedrängende schwarze Wand imaginiert und damit sozusagen als Dauerwarnung fixiert. Die fehlende Information wird in ein etwas kompakteres, quasi verfolgendes Projektionsfeld (Leinwand) umgearbeitet und mit allgemeinen Spekulationen gefüllt, z. B. Spekulationen über durchschnittlich zu erwartende Reaktionen anderer Fahrer. Obwohl ich ständig in Aktion war, kann ich mich an keine einzige sinnliche Erfahrung erinnern, die diese quasi filmische Wahrnehmungsebene durchbrochen hätte.

Der schnelle Rechner als autistischer Kernmechanismus
Aufgrund der fehlenden Primärsinnlichkeit erzeugt dieser Notfallmodus einen zwangsläufig kalten und radikal ausgedünnten, völlig verarmten Erfahrungsraum, der nicht mehr vom Puls der lebendigen Zeiterfahrung durchdrungen und bewegt wird. Der subjektiv enorm gedehnte Zeitrahmen ist vermutlich eine unmittelbare Folgewirkung der totalen Entsinnlichung des operativen Ichmodus. Alles Sinnliche und Körperliche befand sich außerhalb der operativen Ichsphäre als ganz weit entferntes Objekt, was eine weitgehend entleerte bzw. ausgedünnte Wahrnehmungsfläche ergibt, in etwa vergleichbar dem leeren Traumhintergrund (vielleicht ebenfalls eine durch sensorische Deprivation hervorgerufene „Leinwand"). Eine massive Komplexitätsreduktion also, durch die alles, was noch übrig bleibt, und das ist nicht viel, über eine konstant gebliebene Wahrnehmungsfläche großzügig verteilt wird, so daß man sozusagen die Zwischenräume zwischen den scharf hervortretenden Einzelelementen beinahe „sehen" kann. Wahrscheinlich ein artefaktischer Nebeneffekt: Leerer Hintergrund und diskrete Figur sind Teil eines übergreifenden primärfiktiven Schemas, d. h. beide „rufen" sich quasi gegenseitig „auf". Alle situativ irrelevanten Fiktionen waren ebenfalls aus der Ichsphäre verbannt, ich kann mich an keinen irgendwie überflüssigen Gedanken erinnern. Insgesamt ergibt sich folgendes Bild: Als ob ich (subliminal fiktiv) aus der plötzlich hereinbrechenden Situation blitzschnell eine offenbar objektiv korrekte und transformierbare (quasi bewegliche) „Aufgabe" extrahiert hätte, so daß die (objektiv) reale Situation, vermittelt über diese fiktive Aufgabe (als autonome fiktive Superstruktur), nunmehr den schnellen Rechner und damit auch mich als reales Subjekt steuern und beherrschen konnte. Ich, als reales Subjekt, war nur hintergründiger Nutznießer des schnellen Rechners, der sich sozusagen von selbst eingeschaltet hat (Selbstermächtigung) und die objektive Realitätsbewältigung für mich „übernahm". Die Regie lag in den Händen einer „beweglichen" fiktiven Superstruktur (objektive Aufgabe), die eine atemberaubend effiziente (objektive) Koordination von (objektiv beobachteter) Situationssequenz und der (objektiven) Arbeit des schnellen Rechners besorgte. Alles spricht dafür, daß dieser schnelle Rechner, für sich genommen, identisch ist mit

dem autistischen Ichprozeß und damit auch mit dem Kernmechanismus des psychotischen Prozesses.

Der permanente Notfall als Lebensform

Für sich genommen und auf Dauer gestellt, mag dieser Notfallmodus vielleicht eine Relativitätstheorie hervorbringen oder vergleichbare primärfiktive Glanzleistungen. Ich jedenfalls würde mich um keinen Preis der Welt in diesem seltsamen Hochleistungszustand längere Zeit aufhalten wollen, der vermutlich als letzte bewußte Ordnungs- und Kontrolloption des intakten Menschen in extremen Gefahrensituationen fungiert. Wer will schon andauernd in einem Alarmzustand leben? Das Konstruktive Ich der primärpsychotischen Person (Autist, Borderlineautist) steckt jedenfalls in diesem verarmten, irgendwie leeren Zeitkorridor fest. Die Logik des eben beschriebenen Gesamtvorgangs scheint sich beim Autisten plötzlich in ihr Gegenteil zu verkehren: Der real entsinnlichte und scheinbar entkörperte Alarmzustand fungiert hier als selbstverständlicher, gut beherrschter Normalzustand, geprägt von lebenslanger Routine und Gewöhnung, während der primärsinnliche Erfahrungsprozeß, vor allem die Bewegungen des „eigenen" Fremdkörpers und das interpersonale Geschehen, beim Kontakt mit der bewußten Sphäre des Autisten ihrerseits massive Alarmreaktionen auslösen müssen, weil diese Welt-Lawine die Ordnung und Integrität des autistischen Basiszustands (extreme Autarkie) attackiert und die Existenz des Konstruktiven Ich in Frage stellt (Hyperpräsenz der Außenwelt). Der Autist fällt nach getaner Notfallbewältigung nicht „aus allen Wolken" und auf den Boden der subjektiven Tatsachen zurück, er steckt im schnellen Rechner fest und lebt den permanenten Notfall.

Das Genie des langsamen Rechners

Wir mögen die manchmal genialen Leistungen, die in diesem und aus diesem autistischen Raum-Zeit-Korridor heraus entstehen, noch so sehr von außen bestaunen und bewundern, wer aber in diesem weitgehend leeren Korridor feststeckt, blickt seinerseits auf den gewöhnlichen, vollständigen Menschen und seinen wenig genialen Alltag und identifiziert dort ebenfalls ein Genie, das ihm vollkommen verrätselt und unzugänglich bleibt, das Genie eines „langsamen Rechners" sozusagen, der allerdings in seinem Feld, eben dem (Inter)Personalen, manchmal atemberaubende „Rechen"-Kapazitäten entfaltet, die auf nicht-autistischen, d.h. nicht-objektiven und nicht-mechanistischen Fähigkeiten beruhen. Die Welt des vollständigen Subjekts ist unendlich viel komplexer als die autistische Welt: Das vollständige Subjekt enthält nämlich seine eigene Negation in Gestalt einer autistischen Sekundärfunktion, nämlich als objektives Kontrollbewußtsein, das u.U. passager zum schnellen Rechner mutiert und damit in einen ganz eindeutig autistischen bzw. psychotischen Modus umschaltet. Diese außerordentlich reduzierten Sonderfunktionen des objektiven Kontrollbewußtseins und seines schnellen Rechners enthalten aber ihrerseits keineswegs das vollständige Subjekt und können es niemals aus der eigenen Substanz wiederherstellen. Auch der in dieser Sonderfunktion eingerastete Autist kann sich aus seiner exzentrischen Position heraus nicht als vollständiges Subjekt wiederherstellen, d.h. die vollständige Subjektivität in die fiktive Ichsphäre hereinholen. Der fiktive Prozeß kann Sinnlichkeit und Körperlichkeit in sich abbilden und steuern, aber nicht inkorporieren, der fiktive Prozeß kann immer nur Fiktionen gebären und in sich aufnehmen, und sonst nichts. Der sinnliche Erfahrungsprozeß und damit der Kör-

per generiert aber unentwegt Fiktionen. Das Arbeitsverhältnis von Sinnlichkeit einerseits und Fiktion anderseits kann eigentlich nicht in einem dualistischen Funktionsschema angemessen abgebildet werden.

Binäre Plattitüden

Dehierarchisierung, erstes Beispiel: Subjektivität und Objektivität

Der Dualismus von Subjektivität und Objektivität ist, wie wir gesehen haben, in
dieser dualistischen Form nicht haltbar, beide Komplexe können, ganz egal, auf
welcher Analyseebene man ansetzt, nicht als gleichrangige Komplexe behandelt werden: Objektivität ist eine Fiktion des realen menschlichen Subjekts, das
sich mittels und in dieser Fiktion als Subjekt total negiert. Diese radikale Selbstnegation ist, zumindest in dieser Radikalität und instrumentellen Potenz, eine
spezifisch menschliche Option. Außerhalb des menschlichen Subjekts und seiner fiktiven Produktion gibt es nichts Objektives (allenfalls Pseudoobjekte), eine
objektive Realität existiert nicht, jedenfalls nicht jenseits der Fiktion der Objektivität. Fiktionen, auch objektive, können natürlich realisiert, d. h. verkörpert bzw.
materialisiert werden: Die Realität, die keine objektive ist, wird dann gemäß
beliebiger, objektiver Fiktionen gegenstandsmanipulativ umgestaltet, was
pseudoobjektive Artefakte (Objektivierungen) erzeugt. Die Realität, d. h. die
Welt in der wir leben, ist zunächst kein Objekt, es gibt keine Objekte jenseits
unserer Fiktionen, Projektionen und Objektivierungen. Objekte werden von
menschlichen Subjekten gemacht, und wenn sie nicht gemacht werden, dann
gibt es sie einfach nicht: Das Subjektive umfaßt also das Objektive, enthält und
generiert es. Das Objektive umfaßt aber nichts Subjektives, enthält es nicht (es
sei denn als Totalnegation) und kann es auch nicht generieren. Objektivität ist
ein primärfiktiver und entsinnlichter, nachrangiger und abhängiger, instrumenteller und insgesamt funktional parasitärer Modus und außerdem identisch mit
dem autistischen Modus bzw. dem psychotischen Kernmechanismus. Objektivität ist, relativ zur Subjektivität, das Umfaßte, Umschlossene, sie ist eine Funktion
der Subjektivität, während Subjektivität keine Funktion des Objektiven sein
kann, ohne seine Subjektivität zu verlieren (siehe: Autismus). Der Autist leidet
an der Krankheit der Objektivität, die an sich schon eine wahnhafte Fiktion darstellt: Der Objektive Modus enthält keine Realität und kein Subjekt, der an
Objektivität erkrankte Mensch besitzt deshalb keine Realität jenseits seiner
objektiven Fiktionen und Projektionen und keine Subjektivität jenseits des autistischen Nullpunkts und des objektiven Homunculus.

Nicht nur hier, im Kontext von Subjekt und Objekt, werden funktionale
Hierarchien regelmäßig auf falsche Dualismen reduziert, der Dualismus suggeriert dabei ein Wechselspiel gleichrangiger Funktionskomplexe bzw. Realitäten, die man auf einer bloß fiktiven (falschen) gemeinsamen Ebene interagieren und konkurrieren läßt. Die falschen Dualismen sind versteinerte
Zeugnisse einer routinemäßig betriebenen Dehierarchisierung von Ereignis-
feldern, die in Wirklichkeit funktional streng hierarchisiert sind. Die im Dualismus nur scheinbar aufgelöste Hierarchie sorgt dann, als verdeckte reale Hin-
tergrundordnung, für erhebliche Irritationen.

Dehierarchisierung, zweites Beispiel: Körper und Seele

Der psychische Prozeß ist nach allem, was wir wissen (können), ein körperlicher Prozeß, wenn auch ein sehr besonderer, der außerhalb des lebendigen

Körpers nicht stattfindet. Jenseits des lebendigen Menschen gibt es keine Psychologie und keine Psychopathologie. Tatsächlich ist das Gehirn, von außen betrachtet, ein Organ unter anderen Organen, und selbst wenn das Psychische ausschließlich im Gehirn lokalisiert wäre, dann ergäbe sich daraus nicht unbedingt ein Dualismus. Wie sollte auch das Psychische, das ja selbst ganz und gar Soma ist, aus dem Somatischen herausgelöst und in eine Gegenposition zum Rest-Soma gebracht werden können? Eine pseudokategoriale Gegenüberstellung von Psyche und Soma durchschneidet die real existierende Funktionshierarchie in völlig realitätswidriger Weise. Das sogenannte Psychische ist nur eine begrenzte Sonderfunktion innerhalb eines ganz und gar, durch und durch körperlichen Funktionsganzen, d. h. das Psychische ist in keiner Weise reduzierbar auf irgend ein Nichtkörperliches, es ist immer und ganz unübersehbar Körperlichkeit und Gehirn (Organ), und kann deshalb vernünftigerweise in keine dualistisch formulierte Gegenposition zum Körperlichen gebracht werden. Der körperliche Prozeß enthält als Umfassendes eine (umfaßte) fiktive Erfahrungsoption, die sich als verarmter Defektmodus auf dem Wege der sensorischen Deprivation i.w.S. (Entsinnlichung) konstituiert. Das Verhältnis Körper vs Psyche (scheinbar entkörperter Körper) ist immer ein hierarchisches. Körper bzw. sinnliche Erfahrung sind erstrangige Ereignisse, Psyche bzw. fiktive Erfahrung sind nachrangige, abhängige Ereignisse. Um nämlich überhaupt ein Psychisches bzw. Fiktives generieren zu können, bedarf es zunächst der Körperlichkeit, die dann im zweiten Schritt entsinnlicht und dadurch scheinbar auch entkörpert wird.

Tatsächliche Entsinnlichung, scheinbare Körperlosigkeit

Die Welt der Körper erschließt sich uns durch Sinnlichkeit. Sinnlich nicht oder nur schlecht zugängliche Körper bzw. Organe und deren Leistungen werden deshalb tendenziell als Nichtkörperliches erfahren. Tatsächliche Entsinnlichung produziert scheinbare Körperlosigkeit. Das sog. Psychische bzw. Geistige ist ein artefaktisches Produkt der Sinnlichkeit selbst: Dort, wo unsere begrenzte Sinnlichkeit an ihre Grenzen kommt, beginnt die Welt des Psychischen bzw. Geistigen. Das sog. Psychische als vermeintlich eigenständige Kategorie ist also das artefaktische Resultat einer Selbsttäuschung: Der defektartig reduzierte Erfahrungsprozeß, der seiner sinnlichen Komponente beraubt wurde, erscheint in der subjektiven Erfahrung als eigenständiges Nichtkörperliches.

Der psychophysische Dualismus ist identisch mit der autistischen Grundkonstellation

Der Schein trügt: Der Dualismus der Psychosomatik beschreibt in Wirklichkeit die autistische Gesamtkonstellation und damit die psychotische Grundkonstellation. Der psychotische Prozeß ist tatsächlich die individuell vollzogene Realisierung des psychosomatischen Dualismus, und das heißt, daß wir mit Hilfe der dualistischen Psychosomatik den Kernmechanismus des psychotischen Prozesses entschlüsseln können. Der Autist ist die prototypische Verkörperung der dualistischen Psychosomatik. Anhand des Autismus läßt sich studieren, wie dieser Dualismus tatsächlich funktioniert. Die dualistische Psychosomatik ist nur auf autistische bzw. primärpsychotische Personen und Menschen, die in analogen Funktionsmodi operieren (z. B. funktioneller Autismus) anwendbar, nicht jedoch auf intakte Personen und gesunde Funktionsmodi. Anders ausgedrückt: Die dualistische Psychosomatik ist integraler Bestandteil

128

einer Psychopathologie der Psychosen und psychotischen Zustände, wird jedoch außerhalb dieses Gegenstandbereichs ungültig.

Wer hat Angst vor dem Autismus?

Die ganze Welt des Psychotischen bzw. Autistischen und der psychose- und autismusförmigen Ereignisse ist offenbar wesentlich umfangreicher als gemeinhin angenommen wird. Das Konstruktive Ich des Autisten, der in Extremsituationen aktivierte „schnelle Rechner", der objektiv-wissenschaftliche Zugriff auf den subjektiven Prozeß und das objektive Kontrollbewußtsein unserer alltäglichen Lebensführung, all diese Ereignisse sind Elemente einer ziemlich großen autistischen und damit psychotischen Sphäre. Auch wir, als entfernte Verwandte der autistischen Familie, versuchen vergeblich, uns von unseren eigenen autistischen bzw. autismusförmigen Anteilen zu distanzieren und marginalisieren zu diesem Zweck den autistischen Komplex: Dort draußen, an den äußersten Rändern der psychopathologischen Welt fristet nun der sog. Autismus, der ja eigentlich ins Zentrum der Psychopathologie gehört und den funktionalen Kern des psychotischen Prozesses ausmacht, sein kärgliches Dasein als angeblich „seltenes" Phänomen. Die real wesentlich umfangreichere Sphäre des Autistischen (z. B. psychotischer Prozeß, Borderlineautismus) und der autismusförmigen Ereignisse (Bewußtsein, Primärfiktion) wird hauptsächlich auf ein Randphänomen projiziert, nämlich den klassischen frühkindlichen Autismus, dort dauerhaft deponiert und an dieser kleinen Patientengruppe begriffsmagisch festgemacht. Der „autistische" Rückzug als Extremzustand fungiert als nachrangiger Container für das autistische Phänomen insgesamt: Die Zurücknahme oder Stillegung des objektiven Kontrollprojektes wird mit dem Autismus an sich verwechselt. Das gegenstandsmanipulative Ichprojekt ist in Wirklichkeit identisch mit dem Autismus, egal ob nun dieses existentielle Projekt expansiv exekutiert oder vorübergehend stillgelegt wird. Die überwältigend große Mehrheit aller Autisten tritt aber in der Gestalt des simulationsfähigen Autisten, d. h. des Borderlineautisten in Erscheinung. Die überwältigend große Mehrheit aller Borderlinekranken wiederum erscheint sehr selten (als Patient) in den psychotherapeutischen Institutionen (i.w.S.). Dem Autismus wird, obwohl es sich um den funktionalen Kern der Psychose handelt, teilweise sogar jede psychotische Qualität abgesprochen: Die Psychose wird damit indirekt ihrer ganz unübersehbaren autistischen Substanz (Defekt oder Defizit) beraubt, begriffsmagisch entleert, sozusagen entkernt. Ausgangspunkt dieses theoretischen Desasters ist der psychosomatische Dualismus als formales Endprodukt der unzulässigen Dehierarchisierung eines streng hierarchisierten Ereignisfeldes.

Dehierarchisierung, drittes Beispiel: Authentizität vs Simulation

Auch hier finden wir wieder eine Funktionshierarchie, die aufgelöst wird, indem man sie auf einen falschen Dualismus reduziert und beide Funktionskomplexe auf einer bloß fiktiven (falschen) gemeinsamen Ebene gegeneinander in Position bringt. Der vollständige bzw. gesunde Mensch ist ein primär authentischer Mensch, der sekundär über erhebliche simulative Potentiale verfügt, wobei es zunächst keine Rolle spielt, wie er mit seinen Optionen verfährt, was er mit seiner Ausstattung letztendlich macht. Die funktionale Hierarchie ist hier nicht zu übersehen: Der authentische Mensch kann, mit welchen Zielsetzungen auch immer, sein (inter)personales Simulationsinventar prinzipiell beliebig ausbauen, der totalsimulative Mensch dagegen kann die komplett fehlenden authentischen Erfahrungen und Fähigkeiten unter gar keinen Umständen auf simulativem Wege, d. h. mit simulativen Mitteln nachträglich herstellen. Das geht also immer nur in eine Richtung, und zwar vom Authentischen zum Simulativen, umgekehrt geht gar nichts. Diese hierarchische Realität ist Welten entfernt von den falschen Dualismen „Authentizität vs Simulation" oder „wahres Selbst vs falsches Selbst", wo zwei scheinbar gleichrangige funktionale Alternativen auf einer vermeintlich gemeinsamen Ebene gegeneinander antreten. Authentizität ist, in Gestalt der authentischen Beziehung, konstitutiv für die Entwicklung der intakten Person, die zugleich über erhebliche (sekundäre) simulative Optionen verfügt. Diese Entwicklungslinie ist nicht umkehrbar: Der Totalsimulant kann als solcher grundsätzlich keine authentischen Erfahrungen oder Lebensäußerungen generieren. In der Frage von Authentizität und Simulation erreicht der Mainstream der modernen Psychopathologie nicht einmal das formale Ordnungsniveau des falschen Dualismus und setzt eine Stufe tiefer an, nämlich auf einer völlig entdifferenzierten Ebene: Die ganz und gar unleugbare und psychopathologisch äußerst relevante Differenz zwischen authentischen und simulativen Lebensäußerungen wird weitgehend ignoriert. Da Realitäten meist nicht einfach verschwinden, wenn man sie nur hartnäckig genug ignoriert, muß diese fundamentale Differenz dann unsystematisch abgehandelt und informell abgewickelt werden. Ein falscher, weil dehierarchisierter formaler Dualismus (Authentizität vs Simulation) wäre hier, angesichts der gängigen formalen Entdifferenzierungspraxis, schon ein beachtlicher Fortschritt.

Dehierarchisierung, viertes Beispiel: Das Kranke und das Gesunde

Dieses Beispiel ist schnell abgehandelt. Eine seriöse Psychopathologie muß ihre Metapsychopathologie aus Modellvorstellungen des gesunden, d. h. vollständigen (unvollkommenen) menschlichen Funktionsganzen extrahieren, also aus einer allgemeinen Psychologie (was eine realistische Anthropologie voraussetzt). Das gesunde Funktionsganze offenbart als einigermaßen Entschlüsseltes ganz von selbst, also ohne größere theoretische oder methodische Gewaltanwendung, seine Bruchstellen (Vulnerabilitäten), aus denen sich relativ umstandslos eine solide Metapsychopathologie entwickeln läßt. Wir haben diesen eigentlich sehr einfachen Vorgang weiter oben anhand einer außerordentlich schweren, nicht einfühlbaren und nicht verstehbaren Krankheit demonstriert: Der Autismus ist schon vollständig enthalten in unserem gewöhnlichen, gesunden Bewußtseinsprozeß und läßt sich mit Hilfe dieses sehr einfachen und für praktisch jedermann einsehbaren Modells recht gut nachvollziehen. Mit dem Autismus haben wir uns zugleich einen ziemlich direkten Zugang zum Kernmechanismus der Psychose verschafft. Der Autismus kommt also nicht wie ein Ufo aus dem objektiv-wissenschaftlichen Nirwana dahergeflogen, er sitzt quasi schon immer genau dort, wo alle psychopathologischen Phänomene sitzen, nämlich an einer „Bruchstelle" des gesunden Funktionsganzen. Diese Bruchstellen deuten sich schon im ganz gewöhnlichen, gesunden Funktionieren an.

Allgemeine Psychologie als Meta-Psychopathologie:
Endogene Vulnerabilitäten

Die allgemeine Psychologie (im besten Sinne) liefert uns also ein einfaches Vulnerabilitäts-Schema als Fundament einer soliden Metapsychopathologie. Grob vereinfacht: Wer den gesunden, d. h. funktional vollständigen (immer unvollkommenen) Menschen kennt, verfügt eigentlich schon über eine ziemlich stichhaltige Metapsychopathologie. Der gesunde, vollständige Mensch ist hier das Umfassende, er enthält schon alle psychopathologischen Optionen, ohne irgendwie krank zu sein. Anders ausgedrückt: Es gibt kein psychopathologisches Ereignis, verstehbar oder nicht, das nicht schon im gesunden Funktionsmodus als Potential enthalten wäre. Es gibt aber kein psychopathologisches Ereignis, das den gesunden, vollständigen Modus enthalten würde, weil Krankheit immer eine Funktionseinbuße bedeutet. Mit Hilfe der gängigen, zutiefst pathomorphen Psychologien und Psychopathologien läßt sich nicht einmal das Krankheitsgeschehen korrekt rekonstruieren und entschlüsseln, geschweige denn das gesunde Funktionsganze. Das gesunde Funktionieren, das ganz eindeutig von subjektiver Erfahrung beherrscht wird und nur (inter)-subjektiv erschlossen werden kann, liefert uns alle Modellvorstellungen, die wir uns in der Psychopathologie jemals gewünscht oder erträumt haben.

Negative Anthropologie

Ausgehend von der radikalsten, weil vollständigsten Form der Beziehungskrankheit (Autismus), gewinnen wir nicht nur eine äußerst aufschlußreiche Perspektive auf das gesamte psychopathologische Tableau, sondern tiefste Einsichten in das, was wir als Menschen sind. Die subjektive, existentielle Anthropologie des Autisten, die mit der objektiven und gegenstandsmanipulativen Anthropologie der objektiven Wissenschaft vollständig identisch ist, gibt uns, wenn auch indirekt als Negativ-Vorlage, massivste Hinweise auf jene Art von Anthropologie, die wir als Grundlage einer wissenschaftlichen Psychologie und Psychopathologie dringend benötigen.

Dehierarchisierung, fünftes Beispiel: Sinnlichkeit und Fiktion

Wir haben einen deduktiven Erfahrungszyklus beschrieben, der sich aus einer rein fiktiven, primärfiktiven Basis heraus entwickelt und sinnliches Erfahrungsmaterial in Dienst nimmt und für seine Zwecke benutzt. Über einen Zwischenschritt, nämlich die Konstruktion simulativer Erfahrungs- und Verhaltenssskulpturen, die das authentische (inter)personale Original mehr oder weniger geschickt kopieren, um dann in Aktionen umgesetzt zu werden, kommt es auch hier zu sekundärsinnlichen Erfahrungen, die wiederum in den Erfahrungszyklus eingespeist werden und ihn komplettieren. Als nächstes müssen wir uns mit dem vermeintlichen Gegenstück zu diesem primärfiktiven Erfahrungszyklus befassen, nämlich einem primärsinnlich fundierten oder induktiven Zyklus. Dabei stehen wir wieder vor dem gleichen Grundsatzproblem der Dehierarchisierung, der Tendenz nämlich, einen quasi eher dreidimensional darzustellenden funktionalen Gesamtkomplex niederzuwalzen und auf einen flachen Scheindualismus zu reduzieren.

Aus sinnlicher Erfahrung entsteht, auf dem Wege der Entsinnlichung, fiktive Erfahrung, fiktive Erfahrung dagegen kann keine sinnliche Erfahrung hervorbringen, sondern allenfalls mit bereits vorhandenen körperlich sinnlichen Prozessen arbeiten, d.h. primärsinnliche Prozesse beeinflussen und verändern, formen und verzerren, (bewußt) aufrufen und ausblenden, aber eben nicht hervorbringen. Der sinnliche Erfahrungsprozeß generiert sich, wenn man so will, selbst und ganz nebenbei erzeugt er noch Fiktionen, zum Beispiel visuelle Fiktionen, die wir später als Erinnerungen abrufen können: Auch wenn es sich um eidetische Erinnerungen der lebhaftesten Sorte handelt, die heftige, sinnlich wahrnehmbare körperliche Effekte erzeugen, die Erinnerung selbst generiert keinen Körper, keinen Sinnesapparat, keine körperlich sinnlichen Prozesse und demzufolge auch keine sinnliche Erfahrung. Fiktive Prozesse können, durch Zugriff auf einen schon immer gegebenen und kontinuierlich ablaufenden körperlich sinnlichen Prozeß, sinnliche Erfahrung aktualisieren, moderieren und modulieren: Aufrufen ja, hervorbringen nein. Der primärfiktive Erfahrungsprozeß kann auch, zum Beispiel durch bewußte Aktionen, Verschiebungen im menschlichen Funktionsganzen bewirken, die indirekt auch Verschiebung im sinnlichen Erfahrungsprozeß bewirken (z. B. die Augen schließen oder sich abwenden). Fiktionen können immer nur Fiktionen generieren und sonst nichts. Kurzum: Der primärfiktive Ichprozeß, z. B. das gewöhnliche objektive Kontrollbewußtsein, partizipiert (durch wechselnde Aufmerksamkeitsfenster hindurch) quasi parasitär am kontinuierlich ablaufenden sinnlichen Erfahrungsfluß. Fiktion (und damit Bewußtsein) wäre also eine (umschlossene) parasitäre Teilfunktion, der es gelingt, ihren funktionalen Wirtskörper als Ganzes (und Umfassendes) bis zu einem gewissen Grad zu beeinflussen, zu instrumentalisieren und sich zu unterwerfen.

Welt auf dem Kopf. Das zentrale Paradox der subjektiven Erfahrung

Das Fiktive ist ein Restzustand, ein Minusereignis, eben das, was nach einem strukturellen oder funktionellen Prozeß der Entsinnlichung bzw. sensorischen Deprivation i.w.S. übrig bleibt, nämlich ein nützlicher und überaus mächtiger Defektmodus, der zwar einen eigenen deduktiven Erfahrungszyklus hervorbringt, aber niemals einen induktiven Zyklus generieren kann. Der ernsthafte Versuch des Subjekts übrigens, diese endogene Funktionshierarchie umzustülpen, macht den Kern des psychotischen Prozesses aus: Es ist der Versuch, die reale Welt des Subjekts, und damit die Welt und die Realität überhaupt, buchstäblich auf den Kopf zu stellen, nämlich der Versuch, die reale Welt des Materiellen, Körperlichen und Sinnlichen und damit auch sich selbst als reales Subjekt mit fiktiven Mitteln auszulöschen oder auch neu zu schaffen. Der Psychotiker manövriert sich dabei selbst in ein existentielles Paradox hinein: Die reale Welt, und dazu gehört auch er selbst als reales Subjekt, ist gewiß keine Konstruktion, die irgendeiner obskuren fiktiven Sphäre entstammt. Nur die autistische Ichformation und damit der Autist selbst (subjektiv-erfahrungsmäßig und funktional identisch mit den operativen Ich) sind tatsächlich reine Konstruktionen, die ausschließlich im (ich)konstruktiven Modus arbeiten. Der existentielle Konstruktivismus als Kern der psychotischen Welterfahrung ist von vornherein zum Scheitern verurteilt, er ist ein Ding der Unmöglichkeit.

Induktion, Deduktion

Es gilt jetzt, sich eine klare Vorstellung davon zu machen, wie (idealtypisch gedacht) Beziehung und Bindung, Liebe und Dialog, Verstehen und Empathie und interpersonaler (authentischer) Rapport als körperlich fundierte, primärsinnliche Erfahrungsprozesse zu „ihren" sekundären Fiktionen kommen und dadurch einen eigenen Erfahrungszyklus erzeugen. So wie der Komplex des Simulativen als sekundäres und umschlossenes Ereignis aus dem Authentischen herausragt und sich deshalb wesentlich leichter beschreiben läßt als der primäre und umfassende Komplex des Authentischen selbst, so haben wir auch ein klareres Bild vom deduktiven, d. h. auf Fiktionen basierenden Erfahrungszyklus: Da hätten wir etwa ein diskretes Motiv, eine Handlungsidee und einen Handlungsplan. Die geplante Handlung wird dann in die Tat umgesetzt, dabei machen wir natürlich sinnliche Erfahrungen, die u.a. auch von unserer

Aktion mit determiniert sind, d. h. ohne unsere Aktion nicht in dieser Form zustande gekommen wären und als sinnliche Rückmeldung in den fiktiven Prozeß wieder eingespeist und dort verarbeitet (abgebildet, gespeichert etc.) werden.

Imaginäres Vakuum

Die Überschaubarkeit dieses Funktionsbildes resultiert einerseits aus der Klarheit der handlungssteuernden Fiktion selbst (Handlungsplan usw.), andererseits aus der üblichen Analysetechnik, die das Gesamtgeschehen grundsätzlich fragmentiert und diskrete Analyseeinheiten bevorzugt. Die funktionale Basis dieses deduktiven (primärfiktiven) Erfahrungszyklus, nämlich der induktive (primärsinnliche) Erfahrungszyklus, wird dabei als selbstverständlich Gegebenes vollständig ausgeblendet: Die Aktion hängt dann scheinbar in der Luft, der Erfahrungszyklus läuft in einem imaginären Vakuum ab. Dieses analysetechnische Vakuum dient als Platzhalter für den fundamentaleren, induktiven Erfahrungszyklus, der sich nicht so einfach fassen läßt, weil er unendlich viel komplexer ist als der diskrete Aktionszyklus und sich als nie abreißender, kontinuierlicher Ereignisstrom darstellt. Dieser komplexe Prozeß läßt sich nicht so einfach in diskrete analytische Einheiten auflösen, ohne seinen Prozeßcharakter zum Verschwinden zu bringen. Es ist aber das Kontinuum dieses hochkomplexen Prozesses, das erst jene diskreten Aktionen des deduktiven Typs möglich macht. Vereinfacht: Aus einem induktiven Erfahrungskontinuum treten diskrete Aktionsgestalten des deduktiven Typs hervor.

Plan-Aktion-Rückmeldung: Das ist der autistische Aktionsmodus

Der deduktive Erfahrungszyklus samt diskreter Aktion ist ein funktional parasitäres Ereignis, es verdankt seine Existenz, seine Spielräume und das lebendige Material, in dem es sich realisiert, einem fundamentalen kontinuierlichen Prozeß, der von induktiven Erfahrungszyklen dominiert wird. Verhaltensanalysen, die auf dem Schema Plan-Aktion-Rückmeldung basieren, beschreiben also einen primärfiktiven (deduktiven) Erfahrungszyklus, der so in der Realität niemals vorkommt und in dieser Form auch gar nicht machbar ist. Als kleine Ausnahme von der Regel fungiert der Mensch, der unter einem vollständig entwickelten, funktionellen oder strukturellen Autismus leidet: Der Autist funktioniert tatsächlich, und zwar grundsätzlich und ausschließlich, innerhalb des eben genannten Erfahrungsschemas. Da dieses Schema aber real unmöglich ist, kann der Autist dieses Schema nur aus einer irrealen Ichposition heraus exekutieren. Der im nicht-autistischen Modus operierende Mensch arbeitet ebenfalls mit diesem Modus, aber nicht grundsätzlich und nicht ausschließlich, denn seine diskreten deduktiven Aktionen (Plan-Aktion-Rückmeldung) stehen in einem mehr oder weniger komplexen und flexiblen Arbeitsverhältnis zum kontinuierlich ablaufenden und (im Gegensatz zum Autisten:) ichhaften sinnlichen Erfahrungsfluß (siehe: primäre Bezogenheit, kontinuierliche Beziehungserfahrung) und dem daraus resultierenden induktiven Erfahrungszyklus, der die Grundlage seiner Existenz ausmacht. Kurzum, beim gesunden Menschen fungieren die deduktiven Diskretionen vom Typus Plan-Aktion-Rückmeldung lediglich als parasitäre Sekundärereignisse, die auf einem sinnlichen Primärkontinuum von ichhafter Qualität quasi aufsitzen und sich dieses Kontinuums bedienen. Das analoge sinnliche Kontinuum und der induktive (primärsinnliche) Erfahrungszyklus läuft natürlich auch beim Autisten ab, aber immer nur als Objekt eines exzentrischen Ichprozesses, d. h. immer außerhalb der operativen Ichsphäre. Beim voll ausgebildeten Autismus, strukturell oder funktionell, fungiert der gesamte induktive (primärsinnliche) Zyklus, relativ zum autistischen Ich, als Teil der Nicht-Ich-Außenwelt.

Innenansichten

Wären wir auf allein auf dieses primärsinnliche Kontinuum und die daraus hervorgehenden induktiven Erfahrungszyklen angewiesen, so würden wir uns unaufhörlich in einer Erfahrungswelt bewegen, die unserem „Schlag auf den Daumen"-Paradigma entsprechen dürfte: Wir würden unaufhörlich überschwemmt werden von körperlich fundierten (nicht primärfiktiven), sinnlichen Erfahrungen, und zwar in allen unangenehmen und auch lustvollen Varianten. Nicht nur der schmerzende Daumen, die ganze sinnlich erfaßte Welt um uns herum würde unaufhörlich auf uns einströmen und unseren subjektiven Erfahrungsraum, d. h. uns selbst überwältigen. Wir wären, ohne ausreichende instinktartige Vorprogrammierung, der Welt ausgeliefert, sozusagen eine Funktion der uns umgebenden sinnlich erfahrbaren Welt. Dieses Szenario erinnert uns in seiner ganzen Bedrohlichkeit ein wenig an das Freud'sche Es, das aber aufgrund seines radikal entsubjektivierten und dehumanisierten (anonymisierten und bestialisierten) Status noch hypothetischer konstruiert ist als unsere ohnehin schon ziemlich hypothetische Konstruktion eines isoliert arbeitenden primärsinnlichen Erfahrungszyklus. Der vollständig pathomorphe Kern des Freud'schen Menschenbildes übrigens, das unser modernes Menschenbild so stark beeinflußt (hat?), läßt sich hier etwas präziser entschlüsseln: In dem neolithischen Szenario Freuds versucht ein autistisch konzipiertes Konstruktives Ich eine Art anonymisierte und zugleich bestialisierte geistige Behinderung zu kontrollieren, eine Art dummes, und zugleich schlaues, immerzu auf seinen Vorteil bedachtes Tier. Das Primat der Sinnlichkeit und des induktiven Erfahrungsprozesses muß zwar anerkannt werden, liefert aber kein zureichendes Metamodell der menschlichen Erfahrung überhaupt.

Instrumentelle Anthropologie

Eine instrumentelle Anthropologie, die den Bedürfnissen von Psychologie und Psychopathologie entgegenkommt, darf also ihre Metamodelle weder den deduktiven Diskretionen nachbilden (Fiktion, Bewußtsein, bewußte Handlung) noch von einem induktiven Kontinuum ausgehen (Primärsinnlichkeit, Erfahrungsfluß, Beziehungsrealität): Entscheidend ist das Arbeitsverhältnis beider Funktionskomplexe, die innerhalb eines eindeutig hierarchisierten Funktionsganzen operieren. Die Geschlossenheit des menschlichen Funktionsganzen wird gewährleistet durch die gemeinsame Arbeitsbasis beider Funktionskomplexe: Der primärfiktive Prozeß ist, wie der primärsinnliche auch, ein körperlicher Prozeß, allerdings ein völlig entsinnlichter, weshalb er für uns nicht mehr als Körperprozeß faßbar ist. Der lebendige Körper hält, wie es scheint, alles zusammen, und zwar innerhalb der realen Ichgrenze, der primärsinnlichen Hautgrenze. Identität, auch im psychologischen bzw. psychopathologischen Kontext, ist zunächst und vor allem ein sehr reales körperliches, ein eindeutig materielles Phänomen.

Endogene Funktionsgestalt

Wir haben den primärfiktiven (deduktiven) Erfahrungszyklus an und für sich als pathologischen Prozeß beschrieben, können aber auch den primärsinnlichen (induktiven) Erfahrungszyklus und die Figur des sinnlichen Menschen an und für sich nicht als vermeintlich gesunde Alternative anbieten, ohne wiederum auf eine extrem pathomorphe Denkschiene zu geraten. Gesundheit im Bereich der subjektiven Erfahrung bedeutet also zunächst das vollständige Vorhandensein einer endogen vorprogrammierten und hierarchisch geordneten Funktionsgestalt, die sich im idealtypischen Grundriß folgendermaßen darstellt. Ein primärsinnlicher (induktiver) Erfahrungszyklus generiert (per Entsinnlichung) und umfaßt einen primärfiktiven (deduktiven) Erfahrungszyklus. Grob vereinfacht: Der sinnliche Erfahrungzyklus repräsentiert das reale Primärereignis unserer Erfahrungswelt und besetzt sozusagen die (heimliche, dem Standardbewußtsein verborgene) Anwenderposition (eine Art graue Eminenz), der fiktive Zyklus fungiert dann als instrumentelles und parasitäres Sekundärereignis. Diese Ordnung ist nicht umkehrbar. Die Erfahrung, die uns durch das Standardbewußtsein vermittelt wird, stellt diese Ordnung, allerdings nur scheinbar, auf den Kopf, deshalb wiederholt jede Bewußtseinspsychologie, die ihr zentrales Erfahrungkonzept nach dem Vorbild des Standardbewußtseins modelliert, diesen Grundsatzirrtum des Standardbewußtseins selbst. In der bewußten Standarderfahrung erscheint das Standardbewußtsein selbst als ein Autarkes, Primäres und Beherrschendes. Die bewußte Standarderfahrung leidet sozusagen an einer geradezu absurden Selbstüberschätzung, in der sich der psychotische Größenwahn schon deutlich ankündigt.

Das umgestülpte Subjekt

Daß diese endogene Basisordnung, so wie sie sich wirklich, d. h. jenseits bzw. vor der bewußtseinspsychologischen Verzerrung darstellt, nicht umkehrbar ist, zeigt sich immer dann, wenn die endogene Hierarchie tatsächlich kippt und das Instrument die Anwenderposition okkupiert oder dominiert. Sobald sich nämlich das Subjekt bzw. das operative Ich auf den primärfiktiven (deduktiven) Erfahrungszyklus zurückzieht und sich auf diesen beschränkt, entsteht ein unauflösbares Paradox, nicht nur theoretisch-begrifflich und in der subjektiven Erfahrung des Betroffenen, sondern auch realpsychisch funktional. Das Paradox stellt sich, grob vereinfacht, folgendermaßen dar: Das Instrument (Fiktion, Bewußtsein) erobert sozusagen die Anwenderposition (Ich), die eigentlich aus dem körperlich Sinnlichen hervorgeht und darin verwurzelt bleibt, und besetzt diese Anwenderposition ganz, während der eigentliche Anwender, d. h. das vollständige Subjekt, zum Objekt und Instrument des Usurpators wird. Dieses quasi umgestülpte Subjekt bzw. Ich kann sich dann nur noch in der Sprache seines Instruments artikulieren, es wird ein durch und durch instrumentelles Ich. Der ursprüngliche Anwender, d. h. das vollständige, körperlich sinnliche Subjekt innerhalb seiner Hautgrenze, wird nun seinerseits, in Gestalt des (Nicht-Ich-)Fremdkörpers, zum Instrument dieses instrumentellen Ich. Wenn die Anwenderposition vom Instrument okkupiert wird, rutscht der Anwender selbst in die Position des Instruments. Das Konstruktive Ich des Autisten beispielsweise ist ein derartiges instrumentelles Ich: Ein objektiver Homunculus versucht, das ganze, vollständige Subjekt, das nur noch als (Nicht-Ich)Fremdkörper fungiert, zu instrumentalisieren, wie ein Instrument zu benutzen. Diese paradoxe Situation ist identisch mit dem, was wir Wahnsinn nennen, und zeigt sich am deutlichsten in Gestalt des klassischen Autismus, wird aber zugleich verschleiert durch unser ganz gewöhnliches, gesundes objektives Kontrollbewußtsein, dessen primärfiktive und deshalb psychosenartige Arbeitsbasis nicht einfach erkannt werden kann, vor

allem nicht unter dem Diktat eines objektiven bzw. objektivistischen Realitäts-
begriffs.

Ich = Bewußtsein? Wahnsinn als Methode

Wir haben erhebliche Schwierigkeiten, den Wahnsinn zu ·erkennen, weil
unsere alltägliche, professionelle und wissenschaftliche Standardperspektive,
nämlich die des objektiven Kontrollbewußtseins, selbst in gewisser Weise
wahnsinnig ist, sie basiert nämlich auf einer primärfiktiven, autistischen Ichposition, die eine pathologische Qualität immer dann gewinnt, wenn sie isoliert auftritt (im Sinne eines Monopolmodus). Das, was da die Welt und sich
selbst beobachtet und kontrolliert, ist keineswegs das, als was es sich erlebt
und wofür es sich hält, nämlich Ich: Es ist in Wirklichkeit natürlich nicht Ich,
sondern nur eine aus dem subjektiven Gesamtprozeß herausgelöste, sehr
begrenzte und zugleich sehr nützliche Sonderfunktion, die mit abstrakt-logischen und mechanistisch-konstruktiven Ordnungsinstrumenten arbeitet
(Bewußtseinsapparat). Jeder gewöhnliche Daumen, getroffen von einem irre-
geleiteten Hammer, bringt dieses ziemlich überhebliche Gebilde zum Einsturz: Das objektive Kontrollbewußtsein ist unbeweglich und dumm, es lernt
anscheinend nicht aus solchen Erfahrungen, zumindest nichts über sich selbst
und seine eigenen Grenzen, die schon in den Arbeitsprinzipien der Objektivität und der Kontrolle angelegt sind. Objektivität und Kontrolle sind in ihrer
Rolle als dominante Prinzipien zwar überlebensfähig, aber nicht eigentlich
lebensfähig, denn menschliches Leben ist in der Regel viel mehr und etwas
ganz anderes als bloßes Überleben per Objektivität und Kontrolle. Wenn der
Wahnsinn schon in der bewußtseinsorientierten Methode steckt, wird man den
Wahnsinn dort draußen in der Welt, jedenfalls mit dieser Methode nicht mehr
so einfach identifizieren und entschlüsseln können.

Die sog. Erfahrungs-Wissenschaften sind keine Erfahrungs-Wissenschaften

Die reale Welt und insbesondere die reale Welt des (Inter)Personalen beginnt
jedoch, zumindest unter gesunden Standardbedingungen, sofort in unseren
Erfahrungsraum einzudringen, sobald dieses objektive Kontrollbewußtsein
(warum und wie auch immer) nachgibt, sich partiell auflöst und somit zumindest teilweise unwirksam wird. Diese Öffnung des Standardbewußtseins zur
Realität hin scheint immer gekoppelt zu sein mit kollabierender Objektivität
und einer deutlichen Schwächung des Kontrollmotivs. Das objektive Kontrollbewußtsein steht für eine sehr alltägliche Ichposition und zugleich für eine
wissenschaftliche und technologische Weltsicht, in denen sich ein manipulatives Kontrollparadigma von universeller Bedeutung konkretisiert. Das objektive Kontrollbewußtsein als Humankonstante ist natürlich viel älter als alle
Wissenschaft und Technologie. Wahrscheinlich handelt es sich beim objektiven Kontrollbewußtsein des gesunden Menschen tatsächlich um den Nucleus
dessen, was gelegentlich als Megamaschine der Moderne beschrieben wird.
Die sog. empirischen Wissenschaften und ihre Anwendungen entstammen
nicht der Empirie, sondern dem gewöhnlichen Bewußtsein, die sog. Erfahrung
der sog. Erfahrungswissenschaften wird gesteuert von objektiven Primärfiktionen eindeutig autistischer bzw. psychotischer Art. Die sog. Erfahrungswissenschaft ist eigentlich gar keine Erfahrungswissenschaft, sondern ein
hochgradig ritualisiertes, pseudoautistisches, d. h. pseudopsychotisches Groß-
projekt. Echte Erfahrungswissenschaft arbeitet theoretisch und methodisch
auf der Basis der vollständigen subjektiven, d. h. primärsinnlichen Erfahrung

und bedient sich jener psychosenförmigen Objektivität im Sinne eines nachrangigen Instruments.

Das subliminale Tableau als Schauplatz des Wahnsinns

Subliminale Erfahrung

Das subliminale Phänomen ist seit langem bekannt. Das klassische Beispiel: Im tachistoskopischen Experiment werden Wörter so schnell dargeboten, daß sie nicht bewußt, d. h. im Standardmodus des objektiven Kontrollbewußtseins gelesen werden können, sie werden aber trotzdem gelesen und verstanden, was sich dann auf unterschiedlichsten Wegen verifizieren läßt. In Wirklichkeit handelt es sich hier um eine banale Erfahrungsrealität, die in der modernen Psychopathologie jedoch keine nennenswerte Rolle spielt. Der Freud'sche Entwurf kennt zwar eine Art Vorbewußtes, die psychoanalytisch inspirierte Psychopathologie verzichtet aber bei ihren Analysen (mit einer einzigen bedeutsamen Ausnahme) weitgehend auf dieses Subkonzept, wobei der subliminale Prozeß aus einer eindeutig bewußtseinspsychologischen Perspektive negativ definiert, d. h. als artefaktische Restkategorie behandelt wird, und zwar im Sinne von „bewußtseinsfähigem", leicht bzw. widerstandslos aktualisierbarem Material. Das Vorbewußte erscheint dann als etwas, das weder bewußt noch unbewußt ist, wobei das Unbewußte selbst eine artefaktische Restkategorie darstellt, die durch die Reichweite des Bewußtseins definiert wird. Allein schon die negativ formulierte Begrifflichkeit des Unbewußten verrät ihren betont bewußtseinspsychologischen Ursprung: Das Unbewußte ist das, was eben nicht bewußt ist, ein Nichtbewußtes also. Diese für die Psychoanalyse konstitutive Denkfigur basiert auf einer realitätswidrigen Umkehroperation psychotischen Zuschnitts, denn es ist ja in Wirklichkeit nicht der Körper, dem etwas fehlt (der leidet keineswegs an einem Bewußtseinsmangel), sondern der bewußte Prozeß, den wir als elementar unvollständigen, völlig entsinnlichten Defektmodus identifiziert haben (das Bewußtsein ist tatsächlich ein radikal Unsinnliches). Wie dem auch sei, das Unbewußte repräsentiert letztendlich all das, was sich dem einfachen und direkten Zugriff des objektiven Kontrollbewußtseins (Standardversion) entzieht.

Traum und Traum-Ich

Im Schlaf wird die subliminal repräsentierte Außenwelt weitgehend stillgelegt, so daß sich die Zusammensetzung des Gesamttableaus verändert. Das fiktive Subtableau scheint dann phasenweise mit einer besonderen Art des Bewußtseins zu interagieren bzw. ein entsprechendes fiktives Rest-Ich zu aktivieren, was sich später im erinnerten Traum niederschlägt, wobei z. B. das durch innere oder äußere Störungereignisse aktivierte körperlich sinnliche Subtableau in dieses rein fiktive (entsinnlichte) Geschehen eindringen und dort abgebildet werden kann. Die träumerische Fiktion scheint, sofern wir uns auf die möglicherweise massiv gefilterten Erinnerungsspuren verlassen können, inhaltliche und prozessuale Fiktionen sowohl primärsinnlichen, etwa gespeicherte Realerfahrung und direkte Ableitungen, als auch primärfiktiven Ursprungs, vor allem exzentrische Ich-Konstruktionen zu enthalten. Ganz unübersehbar und beeindruckend sind die besonderen Freiheitsgrade, die das (fiktive) Traum-Ich hier genießt, so daß die oft behauptete funktionale Verwandtschaft oder Identität von gewöhnlichem Traumerleben und psychotischer Erfahrung nicht einfach von der Hand zu weisen ist. Das Traumerleben unterliegt dabei einer sensorischen Deprivation, die auch für den psychotischen Prozeß konstitutiv ist: Die Primärsensorik ist im Schlaf weitgehend deaktiviert bzw. stillgelegt und demzufolge auch subliminal unterrepräsentiert, so daß der fiktive Ichprozeß des Traumszenarios in einem autismusförmigen bzw. psychoseartigen Modus operiert, d. h. losgelöst vom realen vollständigen Subjekt innerhalb der Hautgrenze, das mit der Stillegung der Primärsensorik und ihrer subliminalen Repräsentation ebenfalls weitgehend stillgelegt ist und, wenn man so will, (aus der Perspektive des fiktiv exzentrischen Ich) im schlafenden Fremdkörper schläft: Das fiktive Rest-Ich des Träumenden hat es dann (fast) nur noch mit dem fiktiven Subtableau zu tun. Der wachbewußte Autist bzw. akut psychotische Mensch ließe sich dann als Träumer beschreiben, dessen Traum-Ich den Schlafzustand überlebt, um dann im Wachzustand von primärsensorischen bzw. primärsinnlich subliminalen Fremdkörperprozessen (nicht ichhaft) irritiert, belästigt, gequält, verfolgt und womöglich überwältigt zu werden. Das operative Ich des strukturell oder funktionell autistischen Menschen wäre also eine Art Traum-Ich außerhalb des Schlafzustandes, geeicht auf die Arbeit mit dem fiktiven Segment des subliminalen Prozesses (total fiktiver Arbeitsrahmen) und nunmehr bedrängt von dem reaktivierten und inkompatiblen primärsinnlichen Subtableau des Wachzustandes. Der Autist bzw. voll psychotische Mensch träumt, aber sein Körper und die Welt um ihn herum träumt sozusagen nicht mit, er steht, wie im Traum, alleine in seiner fiktiven Welt. Das träumende Ich fungiert beim gesunden Menschen (qua Entsinnlichung) als pseudoautistische Ichfiktion, das Traum-Ich des Autisten bzw. Borderlineautisten dagegen bleibt immer, auch im Traum, ein ganz und gar autistisches: Der gesunde Mensch verfügt über drei unterschiedliche, interagierende Ichmodi (objektives Kontrollbewußtsein, vollständig subjektiver Modus und Traum-Ich), der Autist nur über einen einzigen, denn die vollständige Ichposition ist ihm verschlossen (Fremdkörper) und die sensorische Deprivation, die das Traum-Ich des gesunden Menschen konstituiert, ist beim Autisten schon im Wachzustand installiert (das operative Ich ist vollständig entsinnlicht). Der Schlaf selbst, gemessen am vollen Funktionsspektrum des Menschen, stellt wie das Bewußtsein einen nützlichen sensorisch deprivierten (entsinnlichten) Defektprozeß dar, auch der Traum basiert auf einer enormen funktionalen Komplexitätsreduktion. Das auf diese radikal komplexitätsreduzierte Traumsituation kalibrierte Traum-Ich trifft im Wachzustand auf eine relativ hyperkomplexe Situation, die es mit seinen eigenen Mitteln nicht mehr bewältigen kann: Der akut psychotische Mensch projiziert seinen radikal komplexitätsreduzierten Traummodus auf eine unendlich komplexere, weil subjekthaltigere (vollständige Subjektivität) Nicht-Traumsituation. Ausnahmslos alle psychotischen Produktionen sind extreme Formen der Komplexitätsreduktion. Potente Psychopharmaka entlasten den Kranken, indem sie insbesondere den primärsinnlich-subliminalen Prozeß dämpfen (partielle und funktionelle sensorische Deprivation) und somit eine traumähnliche Komplexitätsreduktion installieren, die dem (operativen) Traum-Ich des Kranken entgegenkommt.

Das fiktive Gesamtspektrum

Das erinnerte Traumgeschehen gewährt uns einen gewissen Einblick in das fiktive Segment des subliminalen Tableaus unter Bedingungen der sensorischen Deprivation, wobei dieses fiktive Subtableau wahrscheinlich auch im

Wachzustand voll aktiv ist und dort lediglich vom konkurrierenden primär-sinnlichem Tableau in den Erfahrungshintergrund abgedrängt, überlagert, unterdrückt und modifiziert wird. Die träumerische Fiktion enthält jedenfalls alle Optionen, die uns aus dem wachbewußten Funktionieren vertraut sind, wobei sie im Traum unter sensorisch deprivierten Bedingungen aktualisiert werden: Primärfiktive Konstruktionen etwa (dreidimensionale Darstellungen chemischer Formeln, Spiralen usw.), objektive Situationsbilder von photographischer Qualität (des autistischen Typus). Darüber hinaus finden wir bisweilen künstlerische Bilder, in denen außerordentlich komplexe, authentisch subjektive bzw. authentisch biographische Erfahrungen primärsinnlichen Ursprungs zu Geschichten von manchmal überwältigender Prägnanz und Schlüssigkeit zusammengefaßt werden, authentische Kompositionen sozusagen, die zumindest für den Träumer, der sich da selbst träumt, alle anderen künstlerischen Produkte, mit denen er jemals konfrontiert war, an Unmittelbarkeit, Schönheit und Überzeugungskraft bei weitem übertreffen. Der gewöhnliche Traum könnte durchaus der tatsächliche Nucleus der schöpferischen Kunst sein. Der fiktive Prozeß enthält also Bilder und Geschichten, die vielleicht (primär) konstruktiv moderiert sein mögen, und zwar durch einen konstruktiven Superordner, ohne daß dieser konstruktive Rahmen den authentischen Inhalt durchdrungen, aufgelöst oder zerstört hätte. Womöglich wiederholt sich hier im Traum das, was auch im Wachbewußtsein geschehen kann: Das objektive Kontrollbewußtsein öffnet sich bis zum Anschlag, ohne ganz zu verschwinden und gibt seine Kontrollaspirationen weitgehend auf, so daß sich der kontinuierlich ablaufende subliminale Erfahrungsprozeß, in welchem auch das reale Subjekt (innerhalb der Hautgrenze) in seiner realen Bezogenheit (Ich-Welt-Kontinuum) vollständig repräsentiert ist, in die operative Ichsphäre quasi ergießt und sie fast vollständig ausfüllt. Diese Öffnung der bewußten Erfahrung zur vollständigen Subjektivität hin scheint sich analog auch im Traum bzw. Traum-Ichmodus gegenüber dem fiktiven Traumprozeß ereignen zu können, der manchmal große Überblicke und tiefe Einblicke existentiellen Zuschnitts gewährt, anderseits gibt es auch Träume, die eng begrenzte, diskrete Kontrollprobleme in womöglich qualvoller Weise darstellen.

Sensorische Deprivation: Traum-Ich und autistisches Ich

Es spricht einiges dafür, daß dieses subliminale fiktive Tableau, vermutlich in leicht modifizierter Weise, auch im Wachzustand voll aktiv ist, ohne jedoch so leicht zugänglich zu sein wie im Schlaf, wo die konkurrierende Sensorik entfällt. Anders verhält es sich beim strukturellen oder funktionellen Autisten, bei dem Körper und primärsinnliche Erfahrung aus der operativen Ichsphäre ausgesperrt sind: Das autistische Ich funktioniert dauerhaft unter sensorisch deprivierten, d. h. traumhaften bzw. traum-analogen Bedingungen. Autisten, Borderlineautisten und Menschen in voll ausgebildeten psychotischen Zuständen sind in einer Art Tagtraum gefangen, zugleich befindet sich der aus der operativen Ichsphäre ausgeschlossene Fremdkörper in einem aktiven Wachzustand. Der Kranke kann sich, wenn man so will, nicht ungestört dem Traum widmen, der er ja ist (er ist zumindest aktuell identisch mit diesem Traum), ohne vom hellwachen Fremdkörper belästigt zu werden, und er kann nicht ganz wach werden, ohne als Traum-Ich unterzugehen: Gut möglich, daß der Betroffene den autistischen „Tagtraum" nicht mehr vom autistischen „Schlaftraum" unterscheiden kann, denn beide Traumvarianten sind in analoger

Weise sensorisch depriviert, so daß der Kranke die Traumebene eigentlich niemals verläßt. Tag und Nacht, Wachsein und Schlaf verlieren ihre ursprüngliche Bedeutung und verwandeln sich in ein mitunter quälendes Kontinuum. Im Gegensatz zum intakten Menschen, der existentielle Konflikte im Schlaftraum bearbeiten kann, wird der im Traumkontinuum operierende Kranke sein existentielles Traumproblem eher im Wachzustand agieren bzw. inter-agieren und den Traum, der er ist, auf seine Umwelt projizieren und dort inszenieren (der Autist träumt einen mechanistischen Traum). Letzteres wäre besonders naheliegend, wenn es sich um einen überwiegend destruktiven und bedrohlichen Traum handelt, der rein fiktiv nicht mehr bewältigt werden kann: Die im Wachzustand vollständig aktivierte Außenwelt dient dann der Kontrolle des entgleisenden fiktiven Prozesses, der hier veräußerlicht, vergegenständlicht wird und deshalb besser zu packen ist, wobei diese Kontrolle mit der einsetzenden Müdigkeit nachgibt und den bedrohlichen fiktiven Prozeß explodieren läßt. Der Kranke wird sich dann dauerhaft wach halten, um die fiktive Bedrohung zu beherrschen, was aber die Gefahr letztendlich erhöht, denn gewaltsam durchgehaltene Wachheit bei körperlicher Erschöpfung potenziert die fiktive Produktion (Halluzinationen) und paranoide Tendenzen, die sich immer bei massiv reduzierter Kontrolle einstellen. Die eigene Verarbeitungsschwäche verleiht dann, im direkten Kontrasteffekt, allen Aufgabenstellungen ein bedrohliches, „technisches Übergewicht". Das primärfiktive (entsinnlichte) Ich wird also von zwei Seiten bedrängt: Einerseits vom Kontinuum des subliminal-fiktiven Prozesses, dem das autistische Ich entstammt, es umlagert den fiktiven Ichprozeß (extreme Durchlässigkeit), anderseits von der subliminal-sinnlich hyperpräsenten materiellen Welt samt „eigenem" Fremdkörper (inkommensurabel, ausgenommen mechanistische Realitäten).

Ein großes Fenster mit Blick auf die kontinuierliche Beziehungserfahrung und die Realität

Wir kommen nachhause, halten uns beispielsweise im Wohnzimmer auf, das sich im gleichen Zustand befindet, in dem wir es auch verlassen hatten, und bemerken ein leichtes Mißbehagen (irgendetwas stimmt nicht), für das wir keinen vernünftigen Grund finden können, auch wenn wir systematisch nach einer Ursache suchen. Wir geben die Suche auf, verdrängen unser subtiles Unbehagen und konzentrieren uns auf etwas anderes. Später stellt sich per Zufall heraus, daß eine Uhr stehengeblieben ist, deren Ticken als konstanter Faktor im sich teilweise verändernden subliminalen Tableau „Wohnzimmer" fungiert hat. Die akustische Lücke erzeugt eine unvollständige Wahrnehmungsgestalt auf subliminaler Ebene. Das subliminale Ereignis dringt dann, wenn auch in Form einer diffusen Störmeldung, ins objektive Kontrollbewußtsein ein. Eine primärsinnliche Erwartung wurde also geringfügig enttäuscht: Das aktuelle Tableau stimmt nicht mit dem gewohnten Tableau überein, ein Element fehlt. Diese Diskrepanz beider Tableaus ist in mir subliminal repräsentiert und ich erlebe die Diskrepanz als minimale, diffuse Ichstörung.

Das objektive Kontrollbewußtsein jedenfalls kann sich öffnen und gibt dabei den Blick frei auf einen sonst nicht beachteten subliminalen Hintergrundprozeß. Dieses große subliminale Fenster gewährt uns dann einen mehr oder weniger tiefen objektiven (!) Einblick in einen autonomen und kontinuierlich ablaufenden subjektiven Erfahrungsfluß, der jenseits des objektiven Kontrollbewußtseins und der von ihm ausgehenden Aktionen ununterbrochen stattfindet. Das objektive Kontrollbewußtsein, unser alltäglicher Standard-Ichmodus, arbeitet also mit einem massiven subliminalen Tableau, das operative Ich bedient sich dabei dieser subliminalen Optionen und spielt mit ihnen. Der Blick auf das subliminale Tableau verliert seinen objektiven Charakter fast gänzlich, wenn der bewußte Blick sich maximal öffnet bzw. defokussiert und alle Kontrollmotive (z. B. Beobachtungsmotive) maximal geschwächt sind: Der subliminale Erfahrungsfluß explodiert dann quasi in die operative Ichsphäre und füllt sie (fast) ganz aus. Eine präziserer Zugang zum vollständigen Subjekt, das wir sind, zum kontinuierlichen Ich-Welt-Prozeß, in den wir eingespannt sind und bleiben, und zur Realität, die diesen Prozeß determiniert, ist mir nicht bekannt, vom Königsweg, dem interpersonalen Zugang, einmal abgesehen.

Subtile Mißempfindungen, diffuse Irritationen

Es sind subliminale Störmeldungen, die sich als subtile Mißempfindung im Nähekontakt mit primärpsychotischen Personen, etwa Borderlinekranken, bemerkbar machen: Die subliminalen Mißempfindungen (v.a. propriozeptive Körperwahrnehmungen) zeigen an, daß etwas nicht stimmt, daß etwas Wichtiges fehlt, eine subliminal codierte, existentielle Erwartung wird nicht erfüllt, nicht beantwortet. M.a.W.: Das Außenbild, das vom objektiven Kontrollbewußtsein beobachtet bzw. erarbeitet wird (objektiv mehr oder weniger korrekte Simulation), deckt sich nicht mit dem ganz andersartigen subliminalen Empfindungsmuster (primärsinnliches Nichtbeziehungs-Bild). Dieser kritische Vergleich zweier Erfahrungskomplexe, die mehr oder weniger deutlich auseinanderfallen, funktioniert sogar dann noch, wenn wir mit superrealen, d. h. extrem lebensnahen (inter)personalen Simulationen konfrontiert sind. Die eher intellektuellen Irritationen, die sich dabei einstellen, dürften aus Schwierigkeiten resultieren, die sich eigentlich immer ergeben, wenn das objektive Kontrollbewußtsein diesen Binnenkonflikt, der durch zwei völlig widersprüchliche Erfahrungsbilder provoziert wird, zu bereinigen versucht. Zunächst muß ja die Störmeldung aus dem gesamten, gerade ablaufenden Erfahrungsprozeß sozusagen herausgelöst, festgehalten, zugeordnet und bewertet werden. Die ins Bewußtsein eindringenden subliminalen Störmeldungen werden jedoch meist nicht als das identifiziert, was sie sind, sondern eher verdrängt oder verleugnet, d.h. umgedeutet, und dies in der Regel zugunsten der bewußten Standardwahrnehmung, die fast immer verteidigt wird. Für das defekte subliminale Erfahrungsbild, das der authentischen Totaldefekt bei uns erzeugt, finden sich schnell irgendwelche (falsche) Erklärungen. Wer zum Borderlineautisten auf Nähe geht, aktiviert damit auf subliminaler Ebene ein aus primärsinnlichen Erfahrungen resultierendes Beziehungstableau und damit ein authentisches Erwartungsmuster, wer dagegen in einer primärfiktiven, d. h. objektiven bzw. objektivistischen Erwartungshaltung (Verhaltenstherapie, Psychoanalyse usw.) verharrt, wird ein theoriekonformes Objekt erwarten und nicht groß überrascht sein, wenn sich tatsächlich ein theoriekonformes Objekt präsentiert (ein Subjekt-als-ob-Objekt), das sich ohne irgendwelche authentischen Widerstände perfekt in das objektiv-prothetische Schema einfügt: Das prothetisch aufgeblähte objektive Kontrollbewußtsein des Durchschnittsexperten registriert ein sprechendes und sich verhaltendes menschliches Objekt, das sich von allen anderen menschlichen Objekten lediglich durch einige Verhaltens- und Erlebenssymptome unterscheidet, während die primärsinnlich codierte subliminale Beziehungserwartung (falls überhaupt vorhanden) weitgehend ausgeblendet ist. Der Durchschnittsexperte merkt also nicht, daß seine authentische Beziehungserwartung in keiner Weise beantwortet wird, daß er also gerade mit einem authentischen Totaldefizit bzw. Totaldefekt konfrontiert ist. Da der Durchschnittsexperte den strukturellen Autismus des Borderline-kranken nicht registriert, starrt er unentwegt auf die simulativen Leistungen des Borderlinekranken, ohne diese vernünftig erklären zu können.

Personalchef mit Adleraugen

Der ziemlich wahrnehmungsstarke Personalchef eines größeren Industrieun-ternehmens erzählt mir, er könne sonst schwer identifizierbare, nicht beken-nende Alkoholiker (im Bestzustand) an der Haarfarbe bzw. an einer schwer definierbaren Veränderung der Haarfarbe erkennen. Er erkennt derartige Alkoholiker tatsächlich sehr schnell und sehr sicher. Vermutlich ist es aber so, daß dieser erfahrene Kommunikator aus seinen subliminalen Potentialen schöpft, diesen Weg jedoch als unseriös abtut und seine subliminal ermittelten Resultate nach außen projiziert, um sie dann willkürlich an irgendwelchen beobachtbaren Details (Haarfarbe) festzumachen. Er versucht, innerhalb des vermeintlich seriöseren und quasi wissenschaftlichen objektiven Kontrollpara-digmas zu bleiben. Das, was er dann dort draußen so sicher (und gleichzeitig für ihn so undefinierbar diffus) erspäht, hat er zuvor subliminal bei sich selbst erfahren und beobachtet, und zwar als primärsinnliche Beziehungserfahrung, die er aber als solche, d. h. als Beziehungserfahrung (keine eigentliche „Selbst"-Erfahrung), nicht anerkennen mag. Der Gedanke, daß er, überspitzt ausgedrückt, ein Stück Außenrealität an sich selbst erfahren und beobachten könnte (Beziehungserfahrung), ist ihm unheimlich, er ist und bleibt, auch um den Preis kurioser Hypothesen und Begründungen, ein stolzer objektiver Beobachter, der abwechselnd sich selbst (Ich) und die Außenwelt (Nicht-Ich) beobachtet. Sobald er die in undefinierbarer Weise veränderte Haarfarbe regi-striert hat, verifiziert er natürlich seine Alkoholhypothese auf relativ gewöhnli-chem Wege per Gespräch, indem er das Thema vom äußersten Rand her in immer enger werdenden Zirkeln umkreist. Dann macht er plötzlich, mit einer überraschend direkten Frage, den Sack zu und kann nun das Alkoholthema offen und ohne Umschweife behandeln.

Kontrolle ist gut. Nicht-Kontrolle ist besser

Das fiktive „Objektiv", das wir benutzen, wenn wir im Modus des objektiven Kontrollbewußtseins operieren, ist also nichts anderes als die Festlegung eines subliminalen Fensters gemäß irgendwelcher bewußter Kontrollvorhaben: Das jeweils verfolgte, diskrete gegenstandsmanipulative Projekt bestimmt nun darüber, welcher Ausschnitt des subliminalen Tableaus benutzt wird. Sobald wir aber das Objektiv öffnen, was durch eine Verminderung aktueller Kon-trollabsichten ermöglicht oder zumindest erleichtert wird, bekommen wir einen faszinierenden Einblick in ein großes, komplexes und kontinuierlich in Aktion befindliches subliminales Tableau. Mit dieser „Objektivität bei vermin-derter Kontrolle" verfügt das objektive Kontrollbewußtsein über eine ziemlich effiziente Methode der Selbstrelativierung: Das objektive bzw. objektivie-rende Bewußtsein kann, aus seiner fiktiven und exzentrischen Position heraus (!), eine ganz andere und aus der Perspektive des objektiven Kontrollbewußt-seins autonome subliminale Erfahrungswelt beobachten, die seine eigene großartige und sonst so weltmächtige Kontroll-Logik in jeder Weise über-schreitet und sprengt. Ab einem gewissen Punkt ist das eher ein „Betrachten", auf sich „Einwirken lassen", an sich „Vorbei ziehen lassen", sich „Überwältigen lassen": Die massive Präsenz des vollständigen Subjekts wird vom nunmehr eher passiven, endogen fehlprogrammierten bewußten (primärfiktiven) Ich absurderweise als Selbstverlust erlebt, wobei das vermeintliche „Selbst", das hier untergeht, in Wirklichkeit nur ein kontrollmächtiges fiktives Gespenst ist. Gleichzeitig kann man sich des Eindrucks nicht erwehren, daß das objektive Kontrollbewußtsein beim gewaltsamen Versuch, diese radikal anders geordnete, autonome subliminale Erfahrungswelt in sein eindeutig primitiveres Kontrollschema hineinzupressen, seinerseits diese wesentlich komplexere subliminale Ordnung massiv stören müßte. Das objektive Kontrollbewußtsein arbeitet nämlich, relativ zum Reichtum des subliminalen Tableaus, mit extremsten Formen der Komplexitätsreduktion des mechanistischen Typs. Bei dem objektiven Kontrollbewußtsein, dessen Ordnung unsere alltägliche Lebensbewältigung, die anonymen sozialen Mechanismen und das objektiv-wissenschaftliche Vorgehen regiert, handelt es sich offensichtlich um einen außerordentlich potenten und nützlichen Minus- bzw. Defektmodus, der allerdings einige Risiken in sich birgt. Das objektive Kontrollbewußtsein erweist sich also schon im Falle des gesunden Menschen als riskanter, nicht ungefährlicher Prozeß, insbesondere dort, wo er direkt in primärsinnlich autonome („integrierte" bzw. „integrative") Vorgänge eingreift. Überspitzt ausgedrückt: Kontrolle ist (manchmal) gut, Nichtkontrolle ist (meistens) besser. Der gesunde Mensch, der das objektive Kontrollbewußtsein hypertrophieren läßt, manövriert sich selbst in eine pseudoautistische und damit pseudopsychotische Position, er gerät automatisch in Konflikt mit „sich selbst" (vollständige Subjektivität).

Der subliminale Prozeß als Schauplatz des Wahnsinns?

Der subliminale Prozeß, der aus der Perspektive des objektiven Kontrollbewußtseins und damit des autistischen Ich als nicht kontrollierte (autonome) Außenwelt erscheint, basiert auf einem wesentlich direkteren Realitätskontakt und transportiert wesentlich mehr und präziser vermittelte Realität, als dem objektiven Kontrollbewußtsein mit seinen begrenzten Mitteln zugänglich ist. Um an diese wesentlich reichhaltigere und härtere Realität heranzukommen, müssen wir zunächst unsere objektiven Kontrollaspirationen reduzieren und das Objektiv weit öffnen, d.h. diesen massiven Komplexitätsreduktions-Mechanismus des Standardbewußtseins weitgehend ausblenden, auch im wissenschaftlich-professionellen Kontext. Bevor wir also mit irgendwelchen primärfiktiven Reduktionismen loslegen, müssen wir uns erst einmal dieser realen Komplexität versichern und uns zumindest einen groben Überblick über das subliminale Geschehen verschaffen. Außerdem sollten wir zunächst auf die vom intakten Subjekt tatsächlich praktizierten und vielfach bewährten Reduktionismen zurückgreifen (etwa Erfahrung i.e.S. vs Einbildung, Beziehung vs Kontrolle, Echtheit vs Unechtheit usw.). Die Realität, d.h. unsere gemeinsame Realität, und zwar nicht nur die subjektive Erfahrungsrealität, spielt sich primär und grundlegend in einer riesigen Sphäre der Nichtkontrolle ab: Unser Leben wird tatsächlich von primären Determinationen, Abhängigkeiten, einem riesigen Fundament von autonomen Prozessen, Verwundbarkeiten und Hilflosigkeiten regiert, teils eher angenehmer, teils weniger angenehmer Natur. Die Welt des objektiven Kontrollbewußtseins erweist sich schon nach den ersten und einfachsten Analyseschritten als illusionäre Veranstaltung: Die Kontrollmächtigkeit endet eigentlich schon beim subliminalen Prozeß, an dieser Repräsentation des kontinuierlichen Erfahrungsflusses. Vielleicht befinden wir uns hier schon genau am eigentlichen Schauplatz des

Wahnsinns. Der psychotische Prozeß könnte sich sehr wohl genau an diesem „psychischen Ort", wo objektives Kontrollbewußtsein und subliminales Tableau zusammentreffen, entwickeln und entscheiden. Der Wahnsinn erscheint als Versuch, diesen kontinuierlichen Erfahrungsfluß mit all seinen Determiniertheiten (Abhängigkeiten) zu beherrschen und zu überwinden, und das wäre die Überwindung des Lebens und der Realität selbst, bei lebendigem Leib und angesichts der überwältigenden Präsenz dieser Realität. Ein aussichtsloser Kampf: Der Kranke mag sich von allen realen Optionen distanzieren, die Realität, die eine fundamental subjektive ist, bleibt unzerstörbar. Die subjektive Realität, die der Kranke in einer nur fiktiv möglichen Bewegung aus sich ausstülpt, tritt ihm nun als feindliche Außenwelt entgegen. Kein Entkommen. Niemand entkommt der Realität, unter gar keinen Umständen. Warum sollten wir auch aus dieser Realität flüchten, es ist die einzige Realität, die uns zur Verfügung steht (was der Psychotiker nicht wahrhaben will), auch wenn sie uns im wesentlichen eben nicht zur Verfügung steht (Hintergrunderfahrung des intakten Menschen).

Der subliminale Nucleus der Paranoia

Dieser stets in Bewegung befindliche, unspektakuläre Ort des Subliminalen, an dem wir uns mit großer Selbstverständlichkeit (subjektiv-erfahrungsmäßig und funktional) aufhalten, wird in der psychotischen Erfahrung zum Kampfplatz. Es scheint nämlich so, als würde der Psychotiker sein hypertrophierendes objektives Kontrollvorhaben vor allem auch gegen „seinen" subliminalen Prozeß richten und große Anstrengungen unternehmen, um die Kontrolle insbesondere über seine (autonomen) subliminalen Fiktionen zu behalten. Das unkontrollierte und weitgehend unkontrollierbare (autonome) fiktive Segment des subliminalen Prozesses wird nämlich, wie alle anderen Realitäten, die sich dem Zugriff des gegenstandsmanipulativen Ichprojekts entziehen, beinahe automatisch zu einer bedrohlichen und verfolgenden Instanz. Im Unterschied zu allen anderen Realitäten, die sich dem Kontrollprojekt entziehen, wird dieser besondere, fiktiv-subliminale „Verfolger" quasi automatisch durch den autistischen Ichmodus, der ja integraler Bestandteil des fiktiven Gesamtprozesses ist, aufgerufen bzw. aktiviert. Das autistische bzw. psychotische Ich ruft also, indem es aus seiner exzentrischen Rückzugsposition heraus aktiv wird, immer auch seine Verfolger auf, denen es zunächst in gewisser Weise ausgeliefert ist (Durchlässigkeit der fiktiven Ichgrenze). Die Paranoia beginnt also nicht bei den manifesten paranoiden Symptomen, die Paranoia ist schon konstelliert und voll ausgebildet, sobald sich ein autistisches bzw. psychotisches Ich etabliert hat. Die manifest paranoide Symptomatik beschreibt nur einen Endpol des paranoiden Gesamtprozesses: Die Kontrolle über den „Verfolger" ist offensichtlich zusammengebrochen, der Verfolger kontrolliert nun seinerseits den Betroffenen, der sich in extrem komplexitätsreduzierten, defensiven Gegenkontrollen verausgabt. Am anderen Endpol des paranoiden Spektrums werden die verfolgenden Instanzen auf einem deutlich komplexeren Niveau einigermaßen sicher kontrolliert und beherrscht: Auch das stellt eine voll ausgebildete Paranoia dar, d. h. der Verfolger verschwindet nicht einfach als Verfolger nur deshalb, weil er vorübergehend kontrolliert wird. Das gegenstandsmanipulative Ichprojekt des Autisten, Borderlineautisten oder funktionell autistischen Psychotikers generiert ganz unweigerlich eine feindliche, d. h. tendenziell verfolgende Außenwelt, zu der auch der fiktiv-subliminale Prozeß gehört. Das (strukturell und funktionell) autistische Ich ist durch und durch paranoid, das fällt uns aber erst so richtig auf, wenn die Kontrolle über die verfolgende Außenwelt zusammenbricht und dieser Kontrollverlust sich in extrem komplexitätsreduzierten, defensiven Gegenkontrollen manifestiert. Der von Fremdkontrolle bedrohte und mithin Verfolgte ist selbst ein scheiternder oder gescheiterter Verfolger. Die defensive Paranoia ist Ausdruck eines eigenaktiven, scheiternden Verfolgungsprojekts: Der als Verfolger erfolgreiche Paranoiker zeigt keine „paranoiden Symptome", er erzeugt eher paranoiaförmige Effekte bei anderen Menschen. Das Verfolgen und das Verfolgtwerden sind zwei Seiten ein und derselben Medaille. Der paranoide Psychotiker ist der gescheiterte Verfolger, der sich (fiktiv) in eine strategisch ungünstige Situation manövriert hat, aus seiner eigenen Sicht: ein Verlierer. Funktional dürfte es gleichzeitig aber so sein, daß er seine realisierungsträchtigen Verfolgungsfiktionen durch mächtige fiktive Gegenspieler gegenkontrolliert: Die Mächtigkeit des Gegners ist ein Kriterium für die Mächtigkeit des eigenen Verfolgungsprojekts. Die Paranoia dürfte immer einen realen Erfahrungskern enthalten: Die massivsten Kämpfe auf Leben und Tod werden regelmäßig, wir kommen später darauf zurück, sehr früh (pränatal und im Säuglingsalter), also in einer Situation existentieller Ohnmacht, auf eher subtilen Kanälen und meist als reine Kontrollkämpfe, d. h. jenseits des authentischen Beziehungsgeschehens abgewickelt, die spätere manifeste Paranoia findet dann erwartungsgemäß ebenfalls völlig außerhalb des authentischen Beziehungsgeschehens statt, nämlich als primärfiktive Nichtbeziehung des projektiven und simulativen Typs.

Vergleich: Das autistische und das gesunde Tableau

Wir vergleichen unser durchschnittlich gesundes, visuell-subliminales Außenwelt-Tableau mit dem photographischen Tableau des klassischen, d. h. strukturellen Autisten und erkennen sofort, daß wir unser intaktes Tableau, das uns zunächst etwas fremd und womöglich überwältigend vorkommen mag (eine Frage der Gewöhnung), in mehrfacher Hinsicht als grundsätzlich sinnvoll geordnet erleben. Nachdem es eigentlich (im gesunden, unbeeinträchtigten Wachzustand) immer in ziemlich gleichförmiger Weise als sinnvoll erlebt wird, dürfte es auch tatsächlich sinnvoll geordnet sein. Der Autist dagegen muß sein photographisches Tableau mit all den gleichgültigen Details erst nachträglich ordnen, indem er dieses objektiv detailgetreue und gleichzeitig elementar sinnlose Tableau nach (ich)konstruktiven Sinnmustern absucht, die er mit Hilfe von abstrakt-logischen Ordnungsinstrumenten des mechanistischen Typs ermittelt. Diese Ordnungsinstrumente hat er zuvor beispielsweise im Umgang mit Sandkörnern und anderen unbelebten Objekten gründlich eingeübt.

Der subliminale Körperordner

Diese konstruktive Sinnsuche und Sinngebungsarbeit des Autisten wird, allem Anschein nach, hauptsächlich durch das behindert und unterbrochen, was wir als subliminal repräsentierte, primärsinnliche Körperordnung bzw. den Körperordner (an sich) bezeichnen könnten. Der Körper ist subliminal (mindestens) zweifach repräsentiert, einerseits primärsinnlich (in der Hauptsache wohl propriozeptiv und kontinuierlich-prozessual), andererseits primärfiktiv, d. h. konstruktiv („kognitives" Körperschema, einschließlich der diskreten deduktiven Aktionsgestalten). Der primärsinnliche Körperordner ist vermutlich schon immer vollständig ausgebildet, kontinuierlich in Betrieb und wächst sozusagen mit dem wachsenden Körper (Gesamt-Ich). Das konstruktive Körperschema dagegen ist eine späte Errungenschaft und hinkt eigentlich immer etwas hinterher: Der Kinderarzt muß sich bei der Befragung des Kleinkindes auf ziemlich bizarre konstruktive „Theorien" gefaßt machen, die aus einem noch im Entwicklungsstadium befindlichen Körperschema resultieren (letzteres nicht identisch mit dem anatomischen Wissen der Wissenschaft, das von einem Außenstandpunkt ermittelt wurde), aber auch alte Menschen halten oft an einem eingeschliffenen konstruktiven Schema fest, das eigentlich längst überholt ist, z. B. einem fixierten Schlafschema, das die aktuelle subliminal (propriozeptiv) repräsentierte Bedürfnislage nicht mehr abdeckt. Das Ich des strukturellen Autisten, eigentlich auf gegenständliche Objekte (Nichtsubjekte) geeicht, entwickelt sein Körperschema entlang seiner objektmanipulativen Interessen. Das Körperschema gerät dadurch ganz unweigerlich in Widerspruch zum subliminalen primärsinnlichen Körperordner, der, wie der Körper (das vollständige Subjekt), den er repräsentiert, zunächst kein gegenstandsmanipulatives Gerät ist, sondern ein, wenn man so will, lebendiger und autonom funktionierender Beziehungskörper (siehe: Intersubjekt). Der simulations-unfähige Autist verweigert also dem primärsinnlich subliminalen Körperordner und damit dem eigenen Beziehungskörper die dringend erforderliche, beziehungssimulative Stimulation (im Gegensatz zum Borderlineautisten) und bekämpft stattdessen seinen Fremdkörper überall dort, wo sich der Fremdkörper nicht dem dezidiert objektmanipulativen Körperschema unterwerfen läßt. Die Widersetzlichkeit des Körpers, der das autistische Ich subliminal sehr direkt bedrängt und attackiert, führt dazu, daß der Autist seinerseits die gegenstandsmanipulativen Aktionen gegen diese widerständigen Außenweltsegmente noch verstärkt und diese u.U. direkt attackiert.

Der existentielle Kompaß

Diese funktional feindselige Gegenposition des Konstruktiven Ich zum subliminalen Körperordner verändert den Fokussierungsprozeß des autistischen Kindes, der schnell von der beängstigenden und tendenziell sinnlosen Gesamtsituation auf ein isoliertes, aber konstruktiv beherrschbares Detail (Sandkorn) zusammenfällt und sich gegebenenfalls auch auf konstruktive Operationen innerhalb eines rein fiktiven subliminalen Erfahrungstableaus zurückziehen kann. Das autistische Kind hat zunächst erhebliche Probleme mit der Komplexitätsreduktion, die entsprechenden Techniken müssen erst angepaßt und eingeübt werden. Anders das gesunde Kind, es ist aufgrund des subliminalen Körperordners sozusagen jederzeit bestens im Bilde und optimal orientiert, seine Erfahrungswelt ist eine zutiefst geordnete („integrative"), sinnvolle Welt. Der autistische „Radarblick" ist der von allen lebendig subjektiven Erfahrungen befreite objektive Blick, der beim Borderlineautisten durch das Einwirken beziehungssimulativer Erfahrungen modifiziert, d. h. aufgelokkert wird: Der durch und durch objektive Blick findet keine sinnvoll geordnete Welt vor, sondern nur eine gigantische Ordnungsaufgabe. Der (primärsinnliche) subliminale Körperordner ist absolut unersetzbar: Weder das objektive Kontrollbewußtsein des gewöhnlichen Menschen bzw. Wissenschaftlers noch das in einer Monopolposition befindliche objektive Kontrollbewußtsein des Autisten (das Konstruktive Ich) können den Verlust der subliminalen Gesamtordnung, des subliminalen Körperordners und der materiellen Beziehungsrealität, die in diesen Vorgängen transportiert wird, kompensieren. Der subliminale Körperordner, den der Autist aus einer exzentrischen Position instrumentalisiert und bekämpft, scheint der zentrale Ordnungsfaktor, Modellgeber und Sinnstifter unserer Erfahrungwelt zu sein. Dieses fundamentale Referenzsystem transportiert die Realität unserer vollständigen Subjektivität (innerhalb der Hautgrenze), das reale Ich-Welt-Kontinuum (sinnliche Primärbezogenheit) und damit auch die Realität der Umwelt, in die wir als Subjekt eingespannt bzw. eingepaßt sind (via Körperlichkeit und Sinnlichkeit). Der Psychotiker konstruiert sich nicht nur alternative, konkurrierende Gegenordnungen jenseits der primärsinnlichen Körperordnung, er scheint bisweilen, während er in „seinen" subliminalen Prozeß manipulierend einzugreifen versucht, diesen existentiellen „Kompaß" auch indirekt zu attackieren, etwa durch konkrete Manipulationen autodestruktiver Art am Fremdkörper selbst. Die Strategie ist nicht ganz unberechtigt: Durch konkrete Manipulationen am Körper verändert sich zwangsläufig auch das primärsinnlich subliminale Erfahrungstableau, das der Autist wie ein Außenweltobjekt beobachtet. Der (strukturelle und funktionelle) Autist beobachtet, prüft und beforscht den Fremdkörper grundsätzlich nicht anders, als er das mit irgendeinem anderen Außenweltobjekt auch tun würde.

Selbstevidente subjektive Realität

In der autistischen bzw. psychotischen Erfahrungswelt repräsentiert der subliminale Körperordner den erfahrungsmäßigen Fremdkörper, also eine völlig fremde Ordnung, die alle ichhaften Qualitäten verloren hat. Autismus und Psychose gehen regelmäßig einher mit teilweise extrem verzerrten Körperwahrnehmungen, die aus einem Körperschema resultieren, das sich vom primärsinnlichen Körperordner emanzipiert hat. Wird der subliminale Körperordner in seiner Funktion als zentraler Kompaß durch inkommensurable Überlagerungen depotenziert und aus dem operativen Ichprozeß womöglich dauerhaft ausgeblendet, so verliert der Betroffene mit diesem Referenzsystem auch seine endogene, in der eigenen Subjektivität angelegte Realitätsorientierung. Wer sich also auf diesen Kompaß nicht mehr verlassen kann bzw. diesen Kompaß verloren hat, ist selbst verloren. Beim Verlust des (selbstevidenten) subjektiven Realitätszugangs und des entsprechenden „subjektiven Realitätsgefühls" bleibt dem Betroffenen als letzter Ausweg nur der objektive Zugriff, der immer nur ein gegenstandsmanipulativer Zugriff sein kann. Dem (strukturell oder funktionell) autistischen Menschen fehlt das subjektive Realitätsgefühl: Die lebendigen, körperlich sinnlichen und subjektiv personalen Realitäten bleiben als solche für ihn in gewisser Weise irreal, erst als erfolgreich kontrollierte Objekte seines gegenstandsmanipulativen Ichprojekts tragen sie zum surrogathaften „objektiven Realitätsgefühl" bei, in dem sich die existentielle Gewißheit des Autisten artikuliert. Der intakte Mensch dagegen ist sozusagen schon alles, kann alles, hat alles, was er zum Leben braucht, auch die ganze Realität, und zwar schon vor aller Beobachtung, Kontrolle, Manipulation, das alles kommt noch ergänzend hinzu und fächert sein subjektives Leistungsspektrum zusätzlich auf. Das, was der gesunde Mensch als vollständiges Subjekt innerhalb einer Sekunde real „verarbeitet" (lebt), ist unendlich viel komplexer als alle psychotischen Produktionen und alle wissenschaftlichen Subjekttheorien zusammengenommen: Psychose und Wissenschaft stellen immer extremste Formen der Komplexitätsreduktionen dar. Die enorme Komplexität des intakten Lebens kann niemals, unter gar keinen Umständen durch irgend welche Leistungen des bewußten oder fiktiven Typs geordnet oder beherrscht werden: Der Große Ordner der intakten Subjektivität ist der primärsinnlich-subliminale, v.a. propriozeptiv aufgeladene Körperordner, es ist der wahrscheinlich mächtigste Ordner überhaupt und potenter als alle denkbaren artefaktischen Ordner des informationstechnologischen Typs. Der subliminale Körperordner enthält, umfaßt alle mechanistisch-toten Operationen der intakten Person und federt sie ab, er sorgt dafür, daß derjenige, der den symbolischen Wahnsinn exzessiv betreibt („Wissenschaft" usw.), nicht wahnsinnig wird.

1927: Paul Federn

P. Federn war Psychoanalytiker und ein Pionier im Bereich der Psychotherapie psychotischer Prozesse. Seine eigentlich sensationelle und zukunftsweisende Ichpsychologie (P. Federn 1978) stützt sich auf eine Vielfalt von theoretisch schwach aufgeladenen alltäglichen Erfahrungswerten und einfachen Beobachtungen, die sich auf das Arbeitsverhältnis von (objektivem Kontroll-)Bewußtsein und subliminalem Prozeß konzentrieren. Das Ergebnis seiner Arbeit könnte, sehr freizügig interpretiert, wie folgt zusammengefaßt werden: Die selbstevidente Icherfahrung, der gesunde Zustand also (Gesamt-Ich innerhalb der primärsinnlichen Hautgrenze) basiert auf der ebenfalls selbstevidenten Erfahrung von Ich-plus-Außenwelt (materielle, d. h. körperlich-sinnliche Beziehungsrealität). Selbstevident heißt: Ich und Nicht-Ich-Außenwelt (jenseits der Hautgrenze) sind je für sich und in ihrer elementaren Bezogenheit schon immer als Realitäten subjektiv präsent und voll wirksam, und müssen keineswegs durch zusätzliche Realitätssicherungs-Operationen (Beobachtungen, kognitive Kalkulationen, Realitätstests, Lernen, formale Philosophie und Wissenschaft sowie diskrete Aktionen jeglicher Art) ermittelt bzw. konstruiert werden. Nur für Autisten, funktionell autistische Psychotiker und objektive Wissenschaftler, die Autisten sind oder als Pseudoautisten fungieren, ist dieser (hochgradig funktionale, d. h. effiziente) selbstevidente Realitätszugriff fragwürdig geworden oder endgültig verloren: Diese Gruppe von Menschen bleibt auf alternative (objektive) Realitätssicherungs-Operationen angewiesen. Anders ausgedrückt: Der gesunde Mensch erarbeitet sich seine Realitätssicherheit keineswegs durch komplexe Vergewisserungs-Operationen, die nur im Falle einer autistischen bzw. psychotischen Ausgangsposition ersatzweise aktiviert werden müssen. Die selbstevidente Ich- und Welt-Erfahrung basiert auf der selbstevidenten Körpererfahrung, diese selbstevidente Körpererfahrung wird hauptsächlich durch die subliminale (v.a. propriozeptive) Repräsentation des Körperprozesses garantiert. In unsere Terminologie übersetzt: Der subliminale Körperordner (primärsinnlich, hauptsächlich propriozeptiv) sorgt als zentrales Referenzsystem für ein intaktes „Ichgefühl" (Ichgewißheit, Identität), und außerdem, insbesondere aufgrund der darin repräsentierten Hautgrenze, für ein intaktes „Realitätsgefühl" (z. B. Unterscheidung von sinnlicher Realerfahrung vs Traum bzw. Halluzination). Der subliminale Körperordner repräsentiert und sichert also nicht nur die selbstevidente Integrität (Realität) des Gesamt-Ich und die selbstevidente Realität der materiellen Außenwelt jenseits der Hautgrenze, sondern auch und zuallererst die selbstevidente Realität des materiellen Ich-Welt-Prozeßkontinuums (primäre Bezogenheit).

Kryptischer Text: Der Psychoanalytiker zerstört seine eigenen Erkenntnisse

Die Entdeckung des Subliminalen (nicht identisch mit dem „Vorbewußten" der Psychoanalyse) und seine herausragende Bedeutung für die Psychopathologie, insbesondere für die Psychopathologie der Psychosen, ist die eigentliche Leistung P. Federns. P. Federn hat aber selbst dafür gesorgt, daß seine Leistung keinen nennenswerten Einfluß auf den Fortgang des psychopathologischen Denkens ausüben konnte. Er hat nämlich seine primärkompetenten, d. h. nicht-psychoanalytischen Erfahrungswerte, Beobachtungen und Resultate im Mahlwerk der psychoanalytischen Theorie wieder „aufgelöst", unkenntlich gemacht und in gewisser Weise zerstört. Seine eigenen primärkompetenten Analyseresultate waren offensichtlich nicht einmal ansatzweise im ohnehin extrem pathomorph angelegten psychoanalytischen Theorieapparat unterzubringen, insbesondere nicht im psychotischen Ichmodell des Freud'schen Entwurfs. Um seine Analyseresultate zu retten, die den Nucleus einer neuen Psychopathologie enthalten, hätte Federn das psychoanalytische Theoriegehäuse auflösen und verlassen müssen. Stattdessen hat Federn seine neue, auf primärkompetenter Basis ermittelte Psychopathologie aufgelöst, um das psychoanalytische Theoriegehäuse zu retten, vielleicht aus persönlicher Loyalität gegenüber Freud, dem er viel zu verdanken hatte. Federns Arbeiten tauchen immer wieder aus der Versenkung auf und verschwinden wieder, ohne sich einen festen Platz im psychopathologischen Denken erobern zu können, sie werden eher wie orakelartige, kryptische Texte gelesen. Der kryptische Effekt resultiert aus der Doppelbödigkeit seiner Texte, dem unaufgelösten Spannungsverhältnis von primärkompetenter Erfahrungsanalyse und pathomorph deformierter psychoanalytischer Theorie. Sobald man Federns Texte von der psychotischen Ichpsychologie des Freud'schen Entwurfs erlöst hat, tritt der Nucleus einer neuen Psychopathologie hervor: Wir erfahren etwas über das bewußte Ich und sein Arbeitsverhältnis zum subliminalen Prozeß, wir befinden uns plötzlich mitten im psychotischen Geschehen, am Originalschauplatz des Wahnsinns.

Freiheit und Determination

Stillstand, Nichtaustausch, Nichtordnung ... und das Motiv soll alles richten?

Damit wären wir an einem Punkt angelangt, der von G.A. Kelly in den fünfziger Jahren des 20. Jahrhunderts eigentlich schon endgültig erledigt wurde, nämlich beim „Motivationsbegriff als irreführendes Konstrukt" (dt. 1971): Motiviertsein ist identisch mit Lebendigsein; als lebendiges menschliches Subjekt sind wir ständig in Bewegung, in einen nicht unterbrechbaren Austausch mit unserer Umgebung verwickelt und ordnen unentwegt uns selbst und unser Verhältnis zur Welt. Stillstand, Nichtaustausch und Nichtordnung fungieren innerhalb des subjektiven Erfahrungsprozesses als praktisch unmögliche Zustände, es sind dies rein primärfiktive technische Positionen bzw. technische Befürchtungen einer kontrollierenden subjektiven Erfahrungsinstanz, nämlich des objektiven Kontrollbewußtseins und seiner Extremvariante (Konstruktives Ich), das sich rein fiktive Nullpunkte und Baselines als strategische Operationsbasis konstruiert und konstruieren muß, um nicht von dem gewaltigen (subliminal repräsentierten) Erfahrungsfluß weggespült zu werden. Erst vom Feldherrenhügel eines primärfiktiven Nullpunkts aus läßt sich eine diskrete Aktion starten, die in das Kontinuum der Erfahrung und der Realität „heroisch" eingreift. Dieser Heroismus der diskreten Aktion beschreibt, streng psychopathologisch gesehen, eine ganz und gar autistische bzw. psychotische

Ausgangslage. Auch das gewöhnliche objektive Kontrollbewußtsein unserer Alltagserfahrung operiert tatsächlich von einem derartigen, rein fiktiven Nullpunkt aus, von einem ausdehnungslosen Punkt, der in einem rein fiktiven Raum angesiedelt ist. Dieser Mittelpunkt unseres Bewußtseins repräsentiert ganz entschieden ein fiktives Moment des Stillstands, des Nichtaustausches und der Nichtordnung (eine Ordnung, die von einem dimensionslosen Punkt aus konstruiert wird, kann keine körperlich-materielle Erfahrung angemessen ordnen) und befindet sich deshalb in einer krassen funktionalen Gegenposition zum primärsinnlichen Segment des subliminalen Prozesses sowie zum dort repräsentierten Erfahrungsfluß, seinerseits ein hochgradig geordneter Komplex von mächtigen und außerordentlich realitätshaltigen Ich-Welt-Austauschprozessen, die nie zum Stillstand kommen, solange wir leben.

Der anarchische Nullpunkt und die Willensfreiheit. Zwei Realitäten

Mit der Konstruktion eines rein fiktiven, anarchischen Nullpunkts haben wir uns selbst aus der relativ streng geordneten primärsinnlich-subliminalen Erfahrungswelt und der darin repräsentierten Realität entfernt, quasi wegkonstruiert, und gewinnen dadurch zusätzliche Optionen, spezifisch menschliche Freiheitsgrade. Willensfreiheit wäre dann die Emanzipation vom Diktat des subliminalen Körperordners und des darin repräsentierten Erfahrungsflusses und damit die Befreiung von der gegebenen (nichtgemachten, nichtkonstruierten) Realität, die wir sind und in der wir feststecken. Jetzt kann eine andere Realität, eine andere Ordnung fingiert und innerhalb der gegebenen Ich-Welt-Realität und ihrer Ordnung auch per Aktion und Vergegenständlichung materialisiert werden. Die Ordnung dieser freieren, fiktiven Realität des Bewußtseins haben wir schon kennengelernt, es ist exakt die gleiche, mit der auch das Konstruktive Ich bzw. der Autist seine Welt ordnet, nämlich eine abstrakt-logische und mechanistisch-konstruktive (oder: fragmentativ-konstruktive) Ordnung.

Die große Ordnung

Die in Wirklichkeit äußerst begrenzte Gültigkeit dieses außerordentlich potenten primärfiktiven Ordners, mit dem sich auch (vielleicht nicht ganz zufällig) zahlreiche Naturerscheinungen ganz gut ordnen lassen, wird uns vom Autisten vorexerziert: Das menschliche Subjekt, das sich selbst und seine Welt mit diesem fiktiven anarchischen Ordner des Bewußtseins und der Willensfreiheit tatsächlich ordnet (oder ordnen muß), „sehnt" sich danach, „menschlich zu sein" (T. Grandin 1997, lt. Vorwort von O. Sacks). Primäre Fiktion, reines Bewußtsein, der menschliche Wille, die Beherrschung des abstrakt-logischen und mechanistisch-konstruktiven Ordners ... all das scheint auf eine erfahrungsmäßig und funktionale, zumindest partielle Negation des Menschlichen hinauszulaufen. Der Mensch lebt also qua Bewußtsein in sehr systematischer Weise eine radikale Negation seiner selbst, und das dürfte ihn von allen anderen Lebewesen unterscheiden.

Die große Gegen-Ordnung

Wir haben also zwei menschliche Ordnungen innerhalb einer hierarchischen Funktionsgestalt: Eine primärsinnliche Ordnung umfaßt eine primärfiktive Ordnung. Man könnte auch sagen: Ein autonomes (eigenaktives) Kontinuum fungiert als Träger der diskreten Aktion und trägt diese gewissermaßen aus. Grob vereinfacht: Eine Realitätssphäre der „positiven Nichtkontrolle" (nicht

Ohnmacht) generiert eine Sphäre der Kontrolle. Diese endogene Funktionsgestalt kann nicht gekippt werden: Die primärfiktiven Ordnungsbemühungen des strukturellen Autisten (einschließlich Borderline) können die primärsinnliche Ordnung der subjektiven Erfahrung weder erzeugen noch wiederherstellen (allenfalls simulative Surrogate). Die Sphäre der positiven Nichtkontrolle ist verloren; was bleibt, ist die Ohnmacht, die durch Macht in Schach gehalten wird.

Männliche Schein-Autonomie und der Frauenüberhang der Borderlinestatistik

Schein-Autonomie

Die in Psychologie und Psychopathologie vielbeschworene volle Autonomie des Individuums ist entweder nur als pathologische, d. h. tendenziell autistische Position realisierbar oder sie beruht auf der Ausnutzung komplexer anonymer Mechanismen, „hinter" denen doch wieder andere Menschen stecken. Indem wir uns anonymen Mechanismen unterwerfen, um sie für unsere Zwecke zu nutzen, verwandeln wir unsere Abhängigkeit zweimal in Scheinautonomie, erstens, indem wir uns tatsächlich sklavisch unterwerfen, noch dazu irgendwelchen anonymen Mechanismen (was nicht gerade für unsere Autonomie zeugt), zweitens deshalb, weil wir letztendlich doch, durch den anonymen Mechanismus und die Distanzen, die er erzeugt, hindurch ... andere beanspruchen. Abhängigkeit und Autonomie werden auch in keiner bestimmten Lebensphase abgewickelt, wie das von einigen psychoanalytischen Theorien postuliert wird, das bleibt immer ein erstrangiges Thema, lebenslang, vom allerersten Anfang bis zum letzten Atemzug.

Scheinautonomie: Eine Männersache?

Als besonders anfällig für scheinautonome Prozesse erweisen sich, zumindest in modernen Gesellschaften, erwachsene Männer, und zwar im Gegensatz zu Jugendlichen beiderlei Geschlechts und erwachsenen Frauen, die sich nicht nur selbst (weitgehend schicht- und funktionsunabhängig) eher über Beziehungen und damit über interpersonale Abhängigkeiten definieren (R. Josselson in D.K. Lapsley & F.C. Power 1988), sondern auch von anderen eher in dieser Weise definiert und in dieser Hinsicht strenger beurteilt werden. Diese sehr allgemein klingende, diffuse Aussage beleuchtet eine handfeste gesellschaftliche Realität spätmoderner Gesellschaften, die als weitgehend unreflektierter geschlechtsspezifischer Verzerrungsfaktor außerordentlich massive Auswirkungen auf die objektiv-wissenschaftliche Psychopathologie im Borderline-Feld hat.

Das Mysterium der 75%

Daß es sich in etwa 75% aller diagnostizierten Borderlinefälle um Frauen handelt, ist unmittelbares Resultat dieses auch noch unter spätmodernen Bedingungen voll wirksamen, geschlechtsspezifischen Verzerrungsfaktors. Die allgemeine Erwartung geht dahin, daß Frauen im (inter)personalen Feld wesentlich mehr und anderes leisten sollen bzw. „von Natur aus" können (sollen) und wollen (sollen). Dieser immer wieder auch ziemlich konkrete Handlungsdruck, der auf die durchschnittliche Frau ausgeübt wird, trifft die borderlinekranke Frau doppelt. Einerseits verfügt sie genau in diesem interpersonalen

Bereich über keinerlei authentische Fähigkeiten, anderseits wird sie wegen der fehlenden (authentischen) Biographie stark außenorientiert sein und ihren eigenen Persönlichkeits- bzw. Lebensentwurf entlang irgendwelcher, u.U. häufig wechselnder Fremdvorgaben modellieren (externales Korsett). Die borderlinekranke Frau erlebt diese verschärften authentischen Anforderungen konkretistisch, d. h. die Anforderungen werden als eine objektive Aufgabenstellung von quasimaterieller Eindringlichkeit erlebt. Da sie über keine authentischen Optionen verfügt, gerät sie als interpersonal Simulierende unter verstärkten Druck, ihre simulative Kompetenz wird dabei wesentlich heftiger herausgefordert, genauer beobachtet und strenger beurteilt als dies beim männlichen Borderlineautisten der Fall ist. Bei ihren zwangsläufig gesteigerten und vergeblichen Versuchen, den authentischen Anforderungen anderer zu genügen, stößt sie eher, d. h. schneller und härter auf ihre Grenzen, auf das, was zahlreiche Borderlinekranke wohl ahnen, aber lieber nicht so genau wissen wollen, nämlich auf die Unfähigkeit zur authentischen (inter)personalen Erfahrung. Die borderlinekranke Frau wird also eher auffällig als der männliche Borderline, insbesondere im Kontext von Liebe und Mutterschaft, und erlebt auch ihren Augenblick der (Borderline-)Wahrheit schneller und härter als der borderlinekranke Mann. Kurzum, durch Übernahme und Benutzung eines typisch weiblichen externalen Korsetts (objektiv normgerechtes Schema der Weiblichkeit) konfrontiert die borderlinekranke Frau sich selbst mit ihrer eigenen Unfähigkeit im Authentischen. Sie konfrontiert sich selbst mit ihrer eigenen Krankheit und läßt sich in ihrem heftigen und immer vergeblichen Bemühen, auch für andere deutlich erkennbar, als Borderline selbst „auffliegen". Sie stellt sich selbst, in Gestalt ihres Scheiterns, die richtige Diagnose und macht es den Experten insofern leicht.

Der Verlierer wird ausgezählt und muß nicht mehr antreten

Der durchschnittliche borderlinekranke Mann dagegen dürfte keine Mühe damit haben, den absolut identischen und gleichermaßen massiven Borderlinedefekt in ein anderes externales Korsett, nämlich in ein ebenfalls allgemeines, d. h. weit verbreitetes und durchgängig geglaubtes, typisch männliches Erwartungsschema derart einzupassen, daß es beinahe vollständig zum Verschwinden gebracht wird. Dieses nach wie vor ungemein mächtige, objektiv normative Schema des Männlichen schreibt den Männern ein ganz „natürliches" Defizit im Bereich authentischer Interpersonalität (Beziehung, Empathie usw.) zu und stellt ihnen großzügig dimensionierte und gemütlich möblierte Freiräume zur Verfügung, in denen sich v.a. zahllose Borderlinekranke männlichen Geschlechts vollständig unangefochten bewegen und verstecken können. Diese Fluchträume sind das Objekt ständiger Renovierungsarbeiten, selbst emanzipationsträchtige Frauen und große neue Mutterfiguren, die viel auf ihr hypertrophiertes Einfühlungsvermögen oder ihre erdverhaftete Liebesfähigkeit geben, helfen unwissentlich mit, dieses authentische Anspruchsgefälle immer wieder neu in die altbekannte Schräglage zu bringen und dadurch diese männlichen Enklaven abzusichern und auf ewig zu stellen. Diese privilegierten Nischen werden traditionell überall und auf allen Ebenen eingerichtet, in der privaten Sphäre, in den anonymen Mechanismen der Arbeitswelt und auch in den politischen Apparaten. Diese Nischen haben etwas mit Macht, Gewalt und Destruktion zu tun. Gesellschaftliche Macht, egal in welcher Form (Geld, Prominenz, „Erfolg" usw.), scheint als anonyme „Ersatzwährung" für interpersonale Authentizität (Beziehung usw.) zu fungieren: Je mehr Macht, desto geringer die authentischen Anforderungen der Mitwelt. In solchen geschlechtspolitischen Nischen, befreit vom Druck gewöhnlicher authentischer Anforderungen, Anstrengungen und Abhängigkeiten, wurden unter anderem auch die Genozide des zwanzigsten Jahrhunderts erfunden und geplant. Außerhalb dieser Nischen würden die Protagonisten viel eher mit ihren massiven authentischen Defiziten oder Defekten konfrontiert und marginalisiert werden; aus diesen Schutzräumen heraus können sie jedoch die inhärente Basisdestruktivität ihres funktionellen oder strukturellen Autismus über anonyme Mechanismen und Prothesen in die nicht-autistische Mehrheitskultur exportieren. Der spätmoderne Mensch vergrößert unentwegt diese Nischen und vermehrt die anonymen Mechanismen und betreibt damit die aktive Zerstörung seiner eigenen beziehungskulturellen Substanz.

Die Zweidrittelmehrheit der Borderlinemänner fehlt in der Statistik

In genau diesen, über die ganze Erdoberfläche verstreuten und sorgsam gepflegten Nischen, privaten und institutionellen, sitzen unbemerkt und unbehelligt genau jene borderlinekranken Männer, die in den wissenschaftlichen Statistiken vermißt werden. Männliche Borderlinekranke, die in diesen Nischen keinen Platz gefunden haben, werden außerdem von den Experten ohne stichhaltige psychopathologische Begründung in einem anderen männerspezifischen Container deponiert: Borderlinekranke Männer etwa, die gewalttätig sind, werden in die Antisoziale Abteilung verschoben, wo Männer traditionell massiv überrepräsentiert sind, sie fehlen dann in der Borderlinestatistik. Das männliche Gewaltprivileg hat aber mit der Borderlinekrankheit und mit der Psychopathologie der Borderlinekrankheit im engeren Sinne zunächst einmal gar nichts zu tun, das ist guter alter Brauch in den meisten Gesellschaften.

Wo sind all die (Borderline-)Männer hin, wo sind sie geblieben?
Sie sind „erfolgreich"!

Der Männermangel in der offiziellen Borderlinestatistik verdankt sich in hohem Maße einem der wenigen Großerfolge der modernen Psychopathologie, nämlich der beruflichen und sozialen Rehabilitation des einigermaßen intelligenten und simulativ geschickten männlichen Psychopathen. Diese dauerhafte Rehabilitation wurde mit sehr sparsamen Mitteln erzielt, nämlich mit Wortmagie und Begriffsritualen: Der „erfolgreiche" Psychopath, eigentlich ein Borderlinekranker, gilt qua „Erfolg" grundsätzlich als Nicht-Psychopath und damit als Nicht-Borderline, solange er seinen autistisch-psychotischen Basismodus unter Verschluß hält oder seine Gesamtsituation derart kontrolliert, daß er mit den psychiatrischen bzw. psychotherapeutischen Institutionen nicht in Kontakt kommt (das dürfte der Regelfall sein).

Die Hyperpräsenz des Anderen im subjektiven Erfahrungsraum

Kontrollverlust, Erstarrung und Angst

Die Zurücknahme der Kontrollaspirationen und die Öffnung des objektiven Kontrollbewußtseins zum subliminalen Geschehen hin, wie sie zuvor geschildert wurden, können ziemlich dramatische Formen annehmen und zum existentiellen, womöglich unlösbaren Problem werden. Sogar intakte Personen, die keine nennenswerten neurotischen Züge aufweisen, können sich von den ersten Anzeichen einer Entspannung im Rahmen einer einfachen Entspannungsprozedur akut bedroht fühlen: Allein schon die allmähliche Zurücknahme der habituellen Kontrollhaltung an sich reicht manchmal aus, um die Fiktion eines totalen Kontrollverlusts hervorzurufen, der meist als drohender Absturz in eine bodenlose Leere erlebt wird. Das objektive Kontrollbewußtsein öffnet sich hier zunehmend und gleitet über die subliminalen Tableaus hinweg, die uns Einblick gewähren in einen gewaltigen autonomen Erfahrungsfluß, in dem sich wiederum eine ebenso gewaltige, umfassende Realität abzeichnet. Das ist auch schon unter besten Voraussetzungen eine sehr beeindruckende, eigentlich überwältigende Erfahrung. Hochgradig strukturierte Entspannungs- und Meditationstechniken sind ein überzeugender Beleg für die weit verbreitete habitualisierte Erstarrung des objektiven Kontrollbewußtseins und die immense Angst, daß eben dieses objektive Bewußtsein die Kontrolle, die ja wir ohnehin kaum haben, verlieren könnte: Auf dem Weg zum Erfahrungsfluß der subliminalen Ebene und zur darin repräsentierten Realität werden anscheinend höchst komplexe, äußerst aufwendige und teilweise ziemlich kostspielige Fremdvorgaben und Prothesen benötigt. Im starren Gerippe solcher Handlungs- und Erfahrungsprothesen wird dann nichts anderes erlebt als das, was beispielsweise viele Kinder erleben, die kreativ und spielerisch forschend vor sich hin dösen und sich vom (subliminalen) Augenblick treiben lassen. Der „subliminale Augenblick" enthält sozusagen die ganze Welt, d. h. die ganze Welt des Subjekts, und zwar als kontinuierlichen Prozeß.

Hyperpräsenz des Anderen. Überwältigung

Eigentlich müßte jeder einigermaßen intakte, vollständige Mensch das kennen: Ich begegne einem anderen Menschen, beispielsweise auch in einer psychotherapeutischen oder beraterischen Situation. An einem bestimmten Punkt des Gesprächs reduziere ich meine Kontrollabsichten und öffne mein objektives Kontrollbewußtsein zum subliminalen Prozeß bzw. autonomen Erfahrungsfluß hin, achte dabei vor allem auf mein (primärsinnlich) subliminales Körpertableau. Jetzt kann es passieren, daß der Andere im subjektiven Erfahrungsraum, den ich hier geöffnet habe, sozusagen immer größer und größer wird, um schließlich beinahe den ganzen Raum auszufüllen. Mein Gegenüber bekommt dann quasi seinen Soloauftritt auf der Bühne meiner eigenen Person, meiner eigenen Erfahrungswelt. Damit war ich erstmals (in bewußter Weise) als Psychotherapieanfänger konfrontiert, als eine ältere Patientin, eine Asthmatikerin, die wegen langjähriger extremer Schlafstörungen und Medikamentenmißbrauch in Behandlung war, mich im Verlauf mehrerer Sitzungen sehr zielstrebig in diese Konstellation hinein manövrierte. Sie ließ alle anderen Möglichkeiten scheitern, bis sie mich soweit hatte. Ich ließ mich nur sehr widerwillig darauf ein, weil ich als aktiver Behandler den großen, allerdings sehr weitgefaßten Behandlungsrahmen grundsätzlich definieren und kontrollieren wollte.

Der Therapeut als Videorekorder

Die Patientin begann nun, ihren ganzen Lebensroman Kapitel für Kapitel auszubreiten, einen ziemlich detaillierten Bilderbogen von prägnanten Erinnerungen, erzählt in druckreifen Formulierungen. Sie hatte früh geheiratet und ihren eher grobgeschnitzten und aggressiven Mann wie einen Eisbrecher benutzt, der ihr den Weg durchs Leben bahnen sollte. In seinem Kielwasser gelang es ihr, sich sozusagen selbst zu bewahren und unbeschädigt durchs Leben zu kommen. Der Mann hatte quasi stellvertretend für sie die aktive Seite des Lebens gelebt und sie hatte ihre Gestaltungsversuche darauf beschränkt, ihren Mann in diese oder jene Richtung zu dirigieren. Der Mann wurde im Alter zusehends eigenwillig und bockbeinig, so daß diese ohnehin sehr indirekten Gestaltungsmöglichkeiten inzwischen komplett ausgefallen waren. Stillstand. Was blieb, war die erzählende Wiederholung des zum Stillstand gekommenen inneren Romans (vielleicht eher ein dokumentarischer Film), an dem sie anscheinend schon immer gearbeitet hatte. Jetzt, mitten im letzten Abschnitt ihrer Lebensreise, präsentierte sie mir, als erstem und bislang einzigem Menschen, das ganze Panorama dieses ungelebten Lebens. Das mit existentieller Dringlichkeit durchgesetzte und dann auch ausgeführte Erzählritual blieb ebenfalls ungelebtes Leben: Nirgends auch nur der leiseste Hinweis auf eigene expansive Gestaltungsmöglichkeiten oder verpaßte Gestaltungschancen, die Lebensgeschichte dieser Frau arbeitete sich Kapitel für Kapitel mit der kalten und zwingenden Gewalt des Faktischen durch die Jahrzehnte, ausnahmslos alle Romanfiguren wurden präzise geschildert, blieben aber seltsam leblos. Mit der gleichen kalten und zwingenden Gewalt drang dann auch dieses Erzählritual in meine Erfahrungswelt ein, solange ich das zuließ, was sich aber als ziemlich sinnloses Unterfangen darstellte: Die Patientin ließ mir als aufmerksamen Zuhörer keine andere Möglichkeit, als diese im Erzählritual ohnehin schon exakt verdoppelte, anonyme Logik des bloß Faktischen ein drittes mal aufzunehmen und wie ein Videorekorder abzuspeichern.

Der Therapeut verschwindet aus seiner eigenen Welt

Interessant dabei: Sobald ich aufhörte, dieses Erzählritual aus der Distanz des objektiven Kontrollbewußtseins zu beobachten und mich subliminal öffnete, begann ich selbst aus meiner eigenen Erfahrungswelt zu verschwinden. Der ganze subjektive Erfahrungsraum war dann bis zum Rand angefüllt mit dieser fremden Bilderwelt, die keine lebendigen Personen enthielt. Die Patientin war angefüllt mit diesen Bildern und schien als Person nur aus diesen Bildern zu bestehen, und ich war dann ebenfalls angefüllt damit: Ein Psychologe lauscht einer Patientin, so mag es von außen (objektiv) ausschauen, aber in Wirklichkeit, d. h. subjektiv-erfahrungsmäßig und funktional ist niemand anwesend (niemand ist als Person aktiv). Ein menschenleerer bzw. unpersönlicher Raum. Die Patientin lebt in einem unpersönlichen Raum, sie erzählt es nicht, sie demonstriert es, sie hat längere Zeit darauf hingearbeitet, diese ihre personenleere Situation erzählend wiederherzustellen und mich in diese Welt einzubauen (als Videorekorder). Wahrscheinlich hat dieser personleere Raum gar keinen Ausgang. Innerhalb dieser leeren Situation ist kein Gespräch möglich, geschweige denn eine Behandlung, und alles, was außerhalb dieser Inszenierung liegt, macht für die Patientin keinen Sinn, sie kann nichts damit anfangen, sie weiß gar nicht, was das ist und interessiert sich auch nicht dafür (weder rückblickend noch aktuell).

Der Patient spielt auf dem subliminalen Klavier des Therapeuten

Die Passivität des Therapeuten hat es der Patientin ermöglicht, sich selbst, d. h. das, was sie will, was sie kann und was sie ist, deutlich zu zeigen, indem sie den gewährten Spielraum auf ihre sehr besondere Art und Weise gestaltete und ausfüllte. Diese Demonstration ihrer Vorstellungen von persönlicher Mitteilung, Gespräch und Therapie dürfte diagnostisch äußerst wertvoll sein.

Therapeuten und Diagnostiker, die auf ein Programm fixiert sind und die Situation zu starr kontrollieren, werden derart prägnante und mit großer Überzeugungskraft in Szene gesetzte Selbstdiagnosen nicht geliefert bekommen. Andere, expansivere primärpsychotische Patienten von Borderlinetypus nützen nicht selten solche Spielräume aus, um die therapeutische Situation systematisch zu zerstören. Natürlich muß ein Therapeut beides können, einerseits Spielräume öffnen und anderseits aktive Situationskontrolle ausüben, und natürlich wird er im Lauf der Zeit lernen, im objektiven Kontrollmodus zu arbeiten und gleichzeitig auf seinen subliminalen Erfahrungsfluß zu achten, um auch ja mitzubekommen, welche Melodie oder Kakophonie der Patient gerade auf seinem subliminalen Klavier spielt.

Die Hyperpräsenz des Anderen

Wir bekommen hier eine Vorstellung davon, was es heißt, etwa als Kind unter extremen Nähe- und Abhängigkeitsbedingungen mit einem Primärversorger dieses Typs konfrontiert zu sein und in diesem oder einem ähnlich gelagerten personenleeren Ambiente aufzuwachsen. Der Andere, der in unseren Erfahrungsraum eintritt, kann in unserer Ichsphäre übermächtig und sehr bedrohlich werden, er kann uns in gewisser Weise aus unserer eigenen Erfahrungswelt verdrängen. Zwei Selbstschutzoptionen liegen auf der Hand: Ich verhalte mich so, als ob der Andere nicht da wäre (Ausblendung der subliminalen Präsenz des Anderen) oder beobachte den Anderen und die Antworten, die er „bei mir" auslöst (ich bin diese Antworten) von einer sicheren Außenwarte (objektives Kontrollbewußtsein, Standardversion). Ich kann den Eindringling nicht loswerden, ohne mich (im wesentlichen) selbst loszuwerden. Das objektive Kontrollbewußtsein fungiert also im interpersonalen Erfahrungsraum auch als Verteidigungs- bzw. Abwehrmodus, mit dem ich den Anderen (oder andere invasive Weltsegmente) fiktiv loswerden kann. Wer im interpersonalen Feld am Modus des objektiven Kontrollbewußtseins starr festhält, verhält sich so, als ob er sich verteidigen müßte, als ob der andere potentiell gefährlich wäre, zugleich wird durch das objektive Kontrollbewußtsein der Andere qua Subjekt (das Anti-Objekt schlechthin) ganz automatisch als Gegenspieler und potentieller Verfolger konstelliert („aufgerufen"). Die andauernde Hyperpräsenz des Anderen im subjektiven Erfahrungsraum wird wahrscheinlich das objektive Kontrollbewußtsein in einen hypertrophierten Funktionszustand hineintreiben und dort fixieren, alle späteren möglichen Begegnungen aktualisieren dann dieses Fundamentaltrauma: Andere Menschen werden als bedrohliche Eindringlinge erlebt (die Außenwelt jenseits der Hautgrenze kann außerdem insgesamt als gefährlich invasive Belagerungsmacht erlebt werden). Eine frühe und massive Hyperpräsenz des Anderen dürfte denjenigen, der diese Hyperpräsenz erfährt, letztendlich auf eine hypertrophierte autistische und damit psychotische Position fixieren.

Die Vulnerabilität des Vulnerabilitäts-Psychotikers

Diese bedrohliche Hyperpräsenz muß aber nicht unbedingt immer von außen, durch das Eindringen eines Anderen entstehen, sie kann auch durch eine wie auch immer begründete Funktionsschwäche des Bedrohten selbst heraufbeschworen werden, so daß potentiell alle Anderen, die in den subjektiven Erfahrungsraum eintreten oder einzutreten drohen, ein Überwältigungsszenario und entsprechende Gegenkontrollen in Gang setzen. Der funktionell autistische Psychotiker vom Vulnerabilitätstypus (mit authentischem Potential) scheint unmittelbar nach der Geburt schon über diesen Mechanismus zu verfügen und läßt ihn sofort einrasten. Die leibliche Mutter merkt dabei subtil und diffus, daß sie eine Bedrohung für den Säugling darstellt, der vor ihr als einer hyperpräsenten Figur zurückschreckt. Im günstigeren Fall wird sie ihre Hyperpräsenz intuitiv an die Verarbeitungskapazität des Säuglings anpassen (nicht eindringen), im ungünstigsten Fall wird sie die überaus kränkende, schreckhafte „Ablehnung" des Säuglings nicht akzeptieren wollen und zu durchbrechen versuchen, womit sie ihre Hyperpräsenz und den Schrecken des Säuglings steigert und sich selbst in die Überlebenskämpfe des Säuglings verstrickt. Sie verewigt sich damit als destruktives Strukturelement (pseudopersonale Figur) im sich entwickelnden Fundament der werdenden Person, die ihrerseits dieses Element haßt und zugleich ohne dieses Identitätselement nicht sein bzw. nicht Ich sein kann (fundamentale Ambivalenz des Schizophrenen).

Die interpersonale Machtfrage. Ständige Anforderung, ständige Antwort

Der Andere tritt in unseren subjektiven Erfahrungsraum ein, er macht sich ganz unweigerlich schon rein physikalisch in unserem persönlichen Lebensraum breit und wird ganz automatisch Teil des autonomen Erfahrungsflusses. Der Andere bleibt auf der subliminalen Erfahrungsebene kontinuierlich präsent, ob uns das nun paßt oder nicht, gleichgültig, wie wir mit dieser Realität umgehen oder was wir darüber denken. Das ist die gesunde Grundkonstellation, in der sich laufend, auch noch in der liebevollsten Beziehung, die interpersonale Machtfrage stellt und entschieden sein will (und immer auch ganz automatisch entschieden wird): Welche Präsenz, wenn überhaupt, wollen wir dem Anderen in unserem Erfahrungsraum zugestehen? Der gesunde Mehrheitsmensch ist hier ziemlich flexibel, oszilliert zwischen unterschiedlichen Optionen, experimentiert und spielt mit ihnen. Das gängige Ignorieren oder Zum-Objekt-Machen hilft dem gesunden Menschen in dieser Lage nicht wirklich weiter, denn der Andere bleibt subliminal präsent und spielt weiterhin auf unserem subliminalen Klavier (vielleicht eine scheußliche Kakophonie), während wir uns die „Ohren" zuhalten bzw. „weghören" (vielleicht gerade wegen dieser Kakophonie).

Der schlaue Fisch

Der Erfahrungsfluß, der sich im subliminalen Fenster so deutlich abzeichnet, das sind wir, wir selbst, und um den Anderen aus unserem subjektiven Erfahrungsraum gründlich und anhaltend zu entfernen, müßten wir uns entweder in einem psychotischen Zustand befinden oder eine psychotische bzw. psychosenartige Operation ausführen, die es uns erlaubt, diesen lästigen Teil der Beziehungsrealität bzw. unserer subliminalen Erfahrung scheinbar loszuwerden. Stellt der Andere eine Bedrohung dar, etwa durch subjektiv-erfahrungsmäßige und funktionale Hyperpräsenz, so verhalten wir uns ähnlich wie manch ein Fisch, der von einem Räuber verfolgt und gestellt wird: Er stülpt einen Teil seiner Innereien aus, also einen Teil „seiner selbst", und bietet diesen Köder seinem Verfolger an, in der evolutionär anscheinend berechtigten „Hoffnung", nur einen nachrangigen Teil zu verlieren und im Ganzen zu entkommen.

Opferpolitik

Da so ziemlich alle menschlichen Realitäten auch subliminal repräsentiert und ständig präsent sind, können auch wir im traumatischen Extremfall, ähnlich wie der Fisch, den einen oder anderen subliminalen Teil unseres Gesamt-Ich opfern, d. h. aus der Ichsphäre dauerhaft verbannen, um als Ganzes davonzukommen. Die Außenwelt, der Körperprozeß oder unkontrollierte Fiktionen können durch erfahrungsmäßige Hyperpräsenz eine sehr eindringliche, bedrohliche Qualität gewinnen und teilweise geopfert, d. h. ihrer Ichhaftigkeit beraubt werden. Das vermeintlich Ganze jedoch, das nach solchen breitflächigen Opfern übrig bleibt, kann in den abgelegeneren, geschlossenen psychiatrischen Abteilungen beobachtet werden (siehe: die weitgehend verzerrungsfreien und sehr eindringlichen Protokolle von H.-M. Zöllner 1997): Menschen, die all das, was ein gesundes Menschenleben ausmacht, als Unordentliches, Unbeherrschbares und Bedrohliches quasi ausgestülpt und hinter sich gelassen haben und nun als regungslose Menschenkörper daliegen. Das gerettete Ganze arbeitet in Gestalt eines fiktiven Rest-Ich unsichtbar in ihnen weiter. Das vermeintlich Ganze, das zeigt sich hier ganz deutlich, ist aber gar kein Ganzes, es ist nur Teil eines Ganzen. Der Kranke hat in Wirklichkeit das Ganze ausgestülpt und geopfert, und auf diesem Wege lediglich einen Teil seiner Person gerettet. Eine unmögliche Bewegung, die nur in einer fiktiven Sphäre vollzogen werden kann: Ein Teil entledigt sich des Ganzen, von dem es ein Teil ist und bleibt (und bleiben muß). Um diese absurde Operation überhaupt vollziehen zu können, müßte dieses Teil-Ich die hier ins Extrem getriebene Absurdität schon ansatzweise in sich enthalten haben. Und so ist es auch: Tatsächliche Entsinnlichung erzeugt scheinbare Entkörperung, so entsteht die Illusion des Geistigen, und dieses hält sich dann, in Gestalt des bewußten Ich, für das ganze Ich. Die Gleichsetzung von Bewußtsein und Ich ist eine autistische Formel, in der sich der „Größenwahn" einer parasitären Sonderfunktion artikuliert, die Formel beschreibt die subjektive Erfahrungswelt und den realen Funktionsmodus der autistischen bzw. psychotischen Existenz (im streng psychopathologischen Sinne).

Die Seele als Dachterrasse des Körpertempels

Diese Kranken, deren fiktives Ich den realen Körper fiktiv verlassen hat, demonstrieren uns jedenfalls wie der Leib-Seele-Dualismus tatsächlich funktioniert: Was hier, in diesen Extremformen der Psychose, individuell und mit letzter Konsequenz geopfert wird, wird geopfert zugunsten jenes vermeintlich menschlichen und kulturellen Kerns, den wir Bewußtsein und Psyche, Geist und ewige Seele nennen. Jeder einzelne von diesen regungslosen Menschen, die in den abgelegeneren psychiatrischen Abteilungen liegen, ist wegen der individuellen Konsequenz seines Opfers ein lebendes Paradigma jeder vergeistigten Kultur, denn hier arbeitet ein Geist, der alles, was er loswerden konnte, auch tatsächlich losgeworden ist. Was dann noch übrig und in Aktion bleibt, ist bestenfalls noch ein radikaler Konstruktivist, der seine fiktive Welt ordnet, ungestört vom sinnlichen Teil des subliminalen Tableaus und dem im Fremdkörper zurückgelassenen Gesamt-Ich, oder vielleicht ein „schneller Rechner", der seine Umwelt noch konstruktiv präzise beobachtet, aber keine Aktionsbefehle mehr gibt. Der Körper ist also keineswegs der Tempel der Seele. Der Tempel verfügt allenfalls über eine Art luftige Dachterrasse mit phantastischem Ausblick. Natürlich ist es jedem freigestellt, diese Dachterrasse wegen des luftigen, scheinbar körperlosen Aspekts „Seele" zu nennen. Es bleibt aber trotzdem eine Dachterrasse, auf der sich nicht leben läßt: Wenn der Tempel zusammenkracht, liegt auch die Dachterrasse im Schutt. Das Leben findet auf dem Boden der materiellen Tatsachen statt. Die materiellen Primärtatsachen der menschlichen Existenz heißen lebendiger Körper und Sinnlichkeit. Es ist nur die ewige autistische Propaganda, die uns diese im Schnitt recht akzeptablen Primärtatsachen madig machen will. Die Entwertung des lebendigen Körpers ist immer die ideologische Vorstufe seiner tatsächlichen Zerstörung: Die meisten Menschen, die verfolgt, gequält und getötet wurden, wurden wegen und zugunsten irgend einer Fiktion geopfert. Die Fiktion ist der bei weitem destruktivste Einzelfaktor der Menschheitsgeschichte. Wir sollten stattdessen vielleicht diese autistische Propagandamaschine und die allmächtigen Verwalter der kulturellen Primärfiktionen (eine Art Berieselungsanlage ohne Ausschalter) depotenzieren. Das wäre ein wirklich gutes Werk.

Das Lebendige und das Tote in Psychologie und Psychopathologie

Mechanistische Ordnung

Der Selbstbericht der Autistin T. Grandin hat uns die Arbeitsweise eines Konstruktiven Ich anschaulich gemacht, das mit abstrakt-logischen Mitteln vom mechanistisch-konstruktiven Typus seine hauptsächlich visuelle Erfahrungswelt sinnvoll zu ordnen versucht. Gibt es jenseits dieser mechanistisch-konstruktiven Ordnung, die wir zusammenfassend als mechanistische Ordnung führen wollen, eine andere Ordnung? Der mechanistische Ordner heißt zu Recht so, denn er kann Maschinen und maschinelle Abläufe offensichtlich gut abbilden, er ist das Ordnungmittel der Wahl, wenn es darum geht, mechanistisch tote, d. h. absolut tote Ereignisse zu erklären. Natürlich lassen sich auch lebendige und überhaupt alle nur denkbaren Ereignisse in einem absolut toten Ordnungsraster abbilden und erklären. Der Autist tut es jedenfalls oder versucht es wenigstens. Der mechanistische Ordner ist wahrscheinlich das Machtmittel überhaupt, er ermöglicht die Konstruktion kausaler Regelmäßigkeiten des mechanistischen Typs und liefert damit die Grundlage jeder Gegenstandsmanipulation, die mittels diskreter Interventionen artefaktische Wirkungen bzw. Artefakte erzeugen will. Was sich von selbst ergibt, muß nicht durch diskrete Aktionen herbeigeführt bzw. hergestellt werden. Fast die gesamte uns bekannte Realität und der allergrößte und fundamentalste Teil unserer menschlichen Existenz ist nichts Gemachtes oder Hergestelltes.

Leben in der Blackbox

Während der mechanistische und damit gegenstandsmanipulative Zugriff auf tote Objekte jeglicher Art offensichtlich funktioniert, entzieht sich das Lebendige am Lebendigen letztendlich dem mechanistischen Zugriff: Das Lebendige ist bis zu einem gewissen Grad erklärbar, insofern es sich nämlich im mechanistischen Raster abbilden und gegenstandsmanipulativ steuern läßt, es bleibt aber immer ein unerklärter und unerklärbarer Rest- oder Kernbestand an Lebendigkeit, der sich eben nicht im mechanistisch-toten Raster abbilden läßt. Aus der Perspektive der mechanistischen Lebenswissenschaften steckt das Leben in einer erkenntnistheoretischen Blackbox, die unentwegt all jene lebendigen Phänomene hervorbringt, die sich im mechanistischen Raster abbilden lassen. Das lebendige Moment läßt sich natürlich in einem mechanistisch, d. h. absolut toten Erklärungsraster nicht abbilden, das ist unmöglich. Jeder Abbildungsversuch verwandelt das Lebendige automatisch in etwas Totes, und zwar in etwas untypisch Totes, in eine nicht-perfekte Maschine.

Mechanistische Ursprungsmythen und Herleitungsrituale

Alle wissenschaftlichen Modelle des Lebens bilden das Leben zunächst als Maschine ab und versuchen dann, im zweiten Schritt, zu erklären, wie diese absolut tote Maschinerie zu ihrem Leben kommt, wie also aus einem absoluten Toten etwas Lebendiges werden kann. Diese Herleitungslogik mag für die allerersten Stufen des Lebens oder deren Vorläufer gelten, für komplexe Lebensformen gilt das nicht mehr. Komplexes Leben entsteht nicht plötzlich, wie durch ein Wunder, aus einem mechanistisch toten Urgrund, sondern aus bereits bestehenden komplexen Lebenformen.

Der Mensch als einzig adäquates Erklärungsmodell des Menschen

Die komplexe Lebensform kann nur mit einem nicht-mechanistischen Modell des komplexen Lebens adäquat erklärt werden, und die menschliche Lebensform, die sich von allen anderen bekannten Lebensformen deutlich unterscheidet, eben nur mit einer Modellvorstellung von menschlichem Leben. Reduktionistische Erkenntnisstrategien im humanwissenschaftlichen Feld machen allenfalls dann (als Provisorium) Sinn, wenn man es mit einem ganz neuartigen, völlig unbekannten Phänomen zu tun hat: In Psychologie und Psychopathologie hat man es aber fast ausschließlich mit durchaus bekannten, teilweise sehr vertrauten Ereignissen zu tun und nicht mit neuartigen Viren oder Ufos.

Der Terror der Patentinhaber

Wir alle sind ja schon das, was die Psychologie zu beschreiben und zu analysieren versucht, wir erfahren und praktizieren es alle Tage und beherrschen diesen „Gegenstand", der wir ja sind, offenbar ganz ordentlich und haben ihn schon immer einigermaßen beherrscht, lange bevor sich eine wissenschaftliche Psychologie entwickelt hat, die das in Abrede stellt und uns weismachen möchte, sie selbst hätte diesen „Gegenstand" neu erfunden und sei nun als Erfinder und Patentinhaber dieses fiktiven Menschen berechtigt, letztinstanzlich über diese „Sache" zu entscheiden. Angesichts der ausgesprochen „verrückten", d. h. extrem pathomorphen (teilweise offen autistischen bzw. psychotischen) Denktraditionen der wissenschaftlichen Psychologie und Psychopathologie, die sich teilweise in extrem destruktiven Praktiken manifestieren, dürfen wir mit jedem Recht der Welt eine grundlegende Revision des subjektwissenschaftlichen Disziplin fordern.

Das Lebendige hat keine eigene Sprache

Es ist Usus, Lebendiges so zu beschreiben und zu erklären, als ob es etwas mechanistisch Totes, also absolut Totes wäre (Mechanismen, Systeme, Ichapparate, Triebhydraulik). Primär objektive Ichmodi und Erkenntnisstrategien (Bewußtsein, Autismus, Naturwissenschaft) arbeiten zwangsläufig immer außerhalb des lebendigen Zeit-Raum-Kontinuums und mit mechanistisch toten Instrumenten. Auch ich benutzte immer wieder die damit assoziierte tote Sprache, allerdings in etwas anderer Weise als üblich: Ich versuche, (nicht-objektive) subjektive, lebendige Erfahrungswerte als solche zu konservieren und eben nicht durch den mechanistischen Fleischwolf zu drehen. Im zweiten Schritt, und das läßt sich kaum vermeiden, konstruiere bzw. benutze ich ebenfalls eher bewußtseinstypische, objektivierende und mechanistische Denkfiguren, die allerdings (idealtypisch) so gebaut sind, daß sie die lebendige

Erfahrung, die da abgebildet werden soll, möglichst nicht beschädigen. Dieser ganze Analyse- und Darstellungsprozeß wird erschwert durch die Tatsache, daß wir über keine allgemein akzeptierte oder auch nur gängige professionelle Sprache verfügen, die den lebendigen Erfahrungsprozeß als solchen, d. h. als lebendigen, korrekt abbilden könnte. So kommt es, daß die Analyse der subjektiven Erfahrung immer derart schnell und weitgehend unreflektiert in ein objektivistisches bzw. mechanistisches Schema abkippt, noch bevor wir die ganze Realität und Komplexität der subjektiven Erfahrung auch nur ansatzweise erfaßt haben.

Unterscheidungsfähigkeit

Der Mensch erscheint in dieser mechanistischen Perspektive als eine Art mangelhafter Robot, dem im Vergleich zu anderen Robotern vielleicht noch ein paar mechanistisch formulierte Sonderleistungen zugestanden werden, die jedoch mittelfristig auch auf maschinellem Wege erbracht werden können. In Wirklichkeit ist es natürlich so, daß der sog. Rechner gar kein Rechner ist, sondern ein Rechensimulator, der die tatsächliche Rechenoperation des lebendigen Menschen auf maschinellem, d. h. mechanistisch totem Wege nachahmt. Der angebliche Rechner kann also nicht einmal bis Eins zählen, er kann überhaupt nicht rechnen. Kurzum, es gibt einen Unterschied zwischen Leben und Tod, zwischen lebendigen und mechanistisch toten Ereignissen. Wer diesen Unterschied nicht kennt, ist de facto sehr krank, und zwar in einem sehr strengen, objektiv-wissenschaftlichen Sinne: Die entsprechende Symptomatik findet sich beispielsweise im autistischen und psychotischen Kontext und wird im Bereich extremer Antisozialität zu einem gesellschaftlichen Problem. In all diesen Fällen ist unter anderem auch diese Unterscheidung für die Betroffenen sehr unsicher oder unmöglich geworden. Diese mangelnde Unterscheidungsfähigkeit entwickelt spätestens dann tragische Dimensionen, wenn ein lebendiger Mensch von einem anderen Menschen wie eine Sache, wie ein totes Ding behandelt wird, ohne daß sich der Akteur selbst an dieser kategorialen Todsünde, die in der Praxis nicht selten tatsächlich einen tödlichen Ausgang nimmt, irgendwie stören müßte.

Das Lebendige und das Tote

Die Kategorie des Mechanistischen und damit des mechanistisch Toten als realpsychisches und ichhaft zentrales Ordnungsprinzip ist in Psychologie und Psychopathologie durchaus bekannt, wird allerdings nicht systematisch analysiert und korrekt zugeordnet. Das Mechanistische begegnet uns etwa im Kontext des Autismus, gelegentlich auch bei der Beschreibung zwanghafter Prozesse, seltener schon im Borderlinefeld, obwohl es sich hier in Gestalt der sog. Schwarz-Weiß-Welt der Borderlineerfahrung geradezu aufdrängt (mechanistisch-dichotomisierte Erfahrungswelt). Eine systematische Unterscheidung von authentischen und simulativen Lebensäußerungen, von sinnlicher Erfahrung und Fiktion oder von lebendigen und mechanistisch toten Ordnungen findet meines Wissens nicht statt, weder in der Psychologie noch in der Psychopathologie. Man tut einfach so, als ob diese Fundamentalkategorien der menschlichen Erfahrung und der menschlichen Existenz nicht vorhanden, irrelevant oder schon immer im wissenschaftlich-professionellen Treiben angemessen berücksichtigt worden wären. In der psychoanalytischen Ichpsychologie finden sich immer wieder entdifferenzierende Begrifflichkeiten wie „synthetische Fähigkeiten", die nicht mehr erkennen lassen, ob es hier um

Leistungen des ichkonstruktiven, d. h. mechanistisch toten Typs geht oder um nicht-mechanistische Leistungen des integrativen Typs. Wir können aber auf diese Differenz nicht verzichten, unter anderem auch deswegen, weil wir sie dringend brauchen, um autistische von nicht-autistischen Prozessen unterscheiden zu können.

Integration und Differenzierung

In der psychoanalytischen Tradition gibt es eine Definition des psychisch gesunden Menschen, der als „überwiegend gut integrierte und differenzierungsfähige Person" beschrieben wird. Das Begriffspaar Integration und Differenzierung wird in der Psychoanalyse meist mit allergrößter Selbstverständlichkeit benutzt und suggeriert ein organismisches bzw. organismusartiges Ordnungsprinzip. Psychische Erkrankung im allgemeinen wird als Prozeß der Desintegration des organismisch gedachten psychischen Funktionsganzen aufgefaßt. Da es sich bei der Psychoanalyse um eine Psychotraumatologie handelt, wird diese Desintegration durch traumatische, d. h. überfordernde, aktuell nicht bewältigbare Erfahrungskomplexe in Gang gesetzt: Der unbewältigte traumatische Erfahrungskomplex wird abgespalten und evtl. in sich selbst aufgespalten, z. B. in eine affektfreie Erinnerung und einen abgespaltenen Affekt. Der unerledigte, d. h. nicht integrierte Erfahrungskomplex bleibt untergründig wirksam, kann immer wieder aktualisiert werden und dem Betroffenen Probleme bereiten. Dieser Desintegrationsprozeß geht regelmäßig einher mit Einbußen im Bereich der Differenzierungsfähigkeit: Der traumatische Komplex kann später auch durch nichttraumatische Situationen aktiviert bzw. in absolut unpassenden Situationen reinszeniert werden, wobei die aktuelle Situation gemäß der traumatischen Urszene umgedeutet wird. Der traumatische Erfahrungskomplex (und das dazugehörige Personal) und die aktuelle Situation (und die beteiligten Personen) können nicht mehr sicher bzw. ausreichend deutlich voneinander unterschieden, d. h. erfahrungsmäßig differenziert werden. Der Traumatisierte reagiert auf die aktuelle Situation und die beteiligten Personen in etwa so, als ob er sich in der ursprünglich traumatisierenden Situation befände. Nicht integrierte Erfahrungskomplexe beeinträchtigen also die Differenzierungsfähigkeit des Betroffenen.

Fragmentierung und Fusion (Verschmelzung)

Im Falle einer extremen psychotischen Projektion bricht die Divergenz von traumatischem Projekt und aktueller Erfahrungsrealität vollständig zusammen, das traumatische Projekt „verschmilzt" dann z. B. mit einem Element der nichttraumatischen aktuellen Situation (Fusion): Der Kranke befindet sich mit subjektiver (halluzinatorischer) Gewißheit mitten in der ursprünglichen traumatischen Situation oder einer Abwandlung derselben, manchmal ständig. Diese psychotische Fusion wird in der psychoanalytischen Tradition als regressives Ereignis, d. h. als Reaktivierung eines symbiotischen und weitgehend entdifferenzierten Erfahrungsmodus des Säuglings erklärt, der sich „eins mit der Welt" fühlt, die er erfährt, einer Welt, die „viel zu groß ist, als daß er sie mit seinem rudimentären Ich integrieren könnte" (H.F. Searles 1974). Das reale Ich als Gesamt-Ich innerhalb der Hautgrenze ist jedoch niemals, in keinem Entwicklungsstadium, „rudimentär": Die Psychoanalyse fokussiert hier aus einer adultomorphen und bewußtseinsorientierten Perspektive das objektive Kontrollbewußtsein, das beim Säugling tatsächlich noch nicht voll entwickelt sein mag (nur der autistische Säugling muß mit Hilfe eines wirklich „rudimentären", nämlich defekten Ich überleben), wobei das objektive Kontrollbewußt-sein aufgrund seiner mechanistischen Arbeitsweise (siehe: Bewußtseins-„Ma-schine") ohnehin nichts integriert. Der gewöhnliche Säugling dürfte, sofern keine schweren Krankheiten oder massive Störereignisse von außen interve-nieren, überwiegend primärsinnlich organisiert und demzufolge weitestge-hend integriert sein. Die psychoanalytische Tradition muß, gemäß ihrer extrem pathomorphen Logik, diesen außerordentlich gut integrierten Zustand des Säuglings als psychotischen bzw. psychoseförmigen Zustand denunzieren. Extrem psychotische Zustände werden anderseits in der psychoanalytischen Tradition oft als extrem fragmentierte Zustände beschrieben, bildhaft als zer-brochenes Gefäß, als chaotisch fragmentierter Scherbenhaufen. Der kranke Gegenpol zur gut integrierten und differenzierungsfähigen Person wird also von einer (symbiotisch entdifferenzierten) fusionären und zugleich fragmen-tierten Person besetzt.

Das Kontinuum: Das Organische und seine Zerfallsformen

Diese zunächst ziemlich plausible und weitgehend vertraute Begriffswelt ergibt, grob zusammengefaßt, ein bipolares Grundschema: Wir haben einen gesunden Pol, der durch Integration und Differenzierung charakterisiert ist, eben die überwiegend gut integrierte, differenzierungsfähige Person, und einen extrem pathologischen Gegenpol, der von Fragmentierungs- und Fusions-Prozessen beherrscht wird. Der krankhafte Prozeß schreitet voran einerseits von der Integration zur Desintegration bzw. Fragmentierung, ander-seits von der Differenzierung zur Entdifferenzierung bzw. Fusion (Verschmel-zung). Der therapeutische Prozeß bewegt sich wieder in die Gegenrichtung, den gleichen Weg zurück. Dieses Begriffsschema entwirft ein Kontinuum und wird auch tatsächlich im Sinne eines Kontinuums benutzt, d. h. Desintegration bedeutet soviel wie Fragmentierung, und Entdifferenzierung soviel wie Fusion (Verschmelzung): Desintegration wäre hier im wesentlichen bedeutungs-gleich mit der Erzeugung von erfahrungsinhaltlichen, psychofunktionellen oder psychostrukturellen Fragmenten und der Prozeß der Entdifferenzierung weitgehend identisch mit dem Auftreten fusionärer Einheiten. Neben diesem psychoanalytischen Begriffssystem gibt es meines Wissens keine nennenswer-ten Ansätze, die eine Unterscheidung von lebendigen und mechanistisch toten Ordnungsprinzipien im Bereich der subjektiven Erfahrung erlauben würden.

Ein tödliches Modell

In der körpermedizinischen Praxis beispielsweise dürfen die mächtigen mechanistisch toten Modelle der Humanmedizin nicht bis zur letzten Konse-quenz (bis in die Blackbox des Lebendigen hinein) umgesetzt werden, weil das den sicheren Tod des Patienten bedeuten würde. Im Tierexperiment darf man, so der allgemeine Konsens, schon ein Stück weitergehen und die mechani-stisch toten Modellvorstellungen u.U. bis zur letzten Konsequenz realisieren. Ganz anders die Situation in Psychologie und Psychopathologie, wo wir es, im Gegensatz zu den harten Realitäten der Organmedizin, überwiegend mit rela-tiv weichen Realitäten zu tun haben. Mechanistisch tote Modellvorstellungen, auch wenn sie in der Praxis mit einiger Konsequenz umgesetzt werden, führen hier nicht so schnell und so zwingend zum Tod des Patienten, können also, im Gegensatz zur Organmedizin, tatsächlich ohne nennenswerte äußere, d. h. ethische Bedenken und Widerstände mit großer Konsequenz in die Praxis umgesetzt werden. Wenn es überhaupt einen nennenswerten Widerstand gegen das mechanistisch tote Arbeitsprinzip gibt, dann geht der vom Gegenstand aus, vom Objekt des mechanistischen Projekts, d. h. von der Versuchsperson oder vom Patienten, also vom menschlichen Subjekt selbst. Eine mögliche Gegenwehr wird erschwert durch die Tatsache, daß die mechanistisch tote Attacke in Gestalt eines Menschen, z. B. in der Maske eines wohlwollenden Behandlers daherkommt, der das mechanistisch tote Behandlungsprogramm in einer pseudopersonalen Verpackung anbietet.

Letzter begrifflicher Rettungsanker?

Im Gegensatz zur anderen großen Traditionslinie, der verhaltensorientierten bzw. lernpsychologischen Schule, verfügt die Psychoanalyse über Restbestände eines ansatzweise nicht mechanistischen Denkens. Diese Restbestände werden vor allem von genau jenem höchst interessanten Begriffspaar transportiert, mit dem wir uns etwas näher befassen müssen: Integration und Differenzierung. Diese eigentlich brisanten Begriffe und die lebendigen Realitäten, auf die sie sich beziehen, konnten jedoch nie jene entscheidende Rolle spielen, die ihnen eigentlich zukommt, weil diese Begrifflichkeiten einerseits nicht konsequent benutzt, andererseits auf einer höheren Theorieebene, d. h. in der hyperkonstruktiven (fiktiv entgleisten) und mechanistisch toten psychoanalytischen Metapsychologie wieder depotenziert, weitgehend aufgelöst und letztendlich aufgehoben werden. Dem objektiven Kontrollbewußtsein, das gar nicht integrieren kann, werden integrative Fähigkeiten zugeschrieben, während das (im gesunden Zustand) fast ausschließlich im integrativen Modus operierende Gesamt-Ich zum Container für nicht integrative Prozesse gemacht wird, in dem dann ein brodelndes Triebchaos, psychosenförmige Urfragmente und Fusionen des symbiotischen Typs untergebracht werden: Das ominöse Es der Psychoanalyse funktioniert als Gesamtmetapher etwa so, wie der Mageninhalt eines Menschen im Anfangsstadium einer Lebensmittelvergiftung, wobei die Ausdünstungen des Mageninhalts in Gestalt von „unbewußtem Material" gewisse Rückschlüsse auf den Mageninhalt selbst erlauben. Die Psychoanalyse geht davon aus, daß Integration via Primärfiktion bzw. Bewußtsein in das körperlich-sinnliche Geschehen erst hineingetragen werden müßte und stellt damit die reale, d. h. subjektiv-erfahrungsmäßige und funktionale Welt des lebendigen Menschen buchstäblich auf den Kopf.

Die organismische Metapher

Wenn wir von Integration und Differenzierung sprechen, dann arbeiten wir mit einer organismischen Metapher, und das Bild, das vor unseren Augen dabei auftaucht, könnte etwa das einer Eizelle sein, die sich fortwährend teilt und ausdifferenziert und trotz aller Veränderungen immer ein integriertes Ganzes bleibt (Identität im Wandel). Dieses immer wieder beeindruckende Bild des pulsierenden, wachsenden Lebens hat eine lange Vorgeschichte, der Blick durchs Mikroskop hat dieses uralte Bild nur aktualisiert. Das, was sich da vor unseren Augen abspielt, läßt sich in keinem mechanistisch toten Ordnungsraster adäquat abbilden. Die Inkommensurabilität von realem Leben und mechanistisch totem Projekt fällt uns nicht weiter auf, weil wir uns an das gegenstandsmanipulative Superraster der Naturwissenschaft längst gewöhnt haben, es ist vollkommen identisch mit dem autistischen Zugriff auf lebendige und lebendig menschliche Realitäten (siehe: T. Grandin). Ein ähnliches Problem ergibt sich beim Versuch, das ganz gewöhnliche, d. h. einigermaßen intakte Beziehungsgeschehen, etwa zwischen Mutter und Kind, zu beschreiben: Je vollständiger und realistischer die Beschreibung, desto weiter entfernt sie sich von wissenschaftlich-professionellen Denk- und Sprachmustern, um schließlich in mehr oder weniger poetischen, eigentlich künstlerischen Darstellungsformen auszuklingen. Die künstlerischen Formen sind dann vielleicht tatsächlich die realistischeren. Wir stoßen immer dann, wenn es darum geht, lebendige Prozesse wissenschaftlich-professionell als solche, d. h. eben als lebendige Prozesse zu erfassen, auf schier unüberwindlich erscheinende Hindernisse, deren Ursprung eher in den Mängeln unserer eigenen Denk- und Sprachgewohnheiten gesucht werden sollten, als im Gegenstand selbst. Wenn wir uns einen Gegenstand absichtlich unzugänglich machen, indem wir ihn mit völlig inkommensurablen bzw. gegenstandsfeindlichen Begrifflichkeiten einzufangen versuchen, so läßt sich aus unserem Scheitern noch lange nicht folgern, daß wir es etwa mit einem besonders mysteriösen Gegenstand zu tun hätten.

Falsch, aber besser als nichts

Neben den Begriffen Integration und Differenzierung aus der psychoanalytischen Tradition ist weit und breit kein alternatives Begriffsinstrumentarium in Sicht, das uns eine systematische Unterscheidung von Ordnungen des lebendigen und des nicht lebendigen Typs gestatten würde. Das Denken in den Kategorien von Integration und Differenzierung beruht jedoch auf einem organismischen Grundmodell, das sich umstandslos als extrem reduktionistisches Modell einstufen läßt. Unsere Lebendigkeit ist und bleibt, trotz aller Ähnlichkeiten und Verwandtschaftsbeziehungen mit nicht-menschlichem Leben, immer und unbedingt menschliche Lebendigkeit. Der Mensch samt seiner Kultur ist zweifellos ein Produkt der Evolution, der Natur, allerdings ein Produkt, dessen Besonderheit eben darin besteht, daß es seinen evolutionären, natürlichen Ursprung ein für allemal überwunden, transzendiert hat. Mit dem Auftritt des Menschen endet die Evolution und ein noch namenloses und deutlich komplexeres postevolutionäres Hybridereignis nimmt seinen Lauf. Wir machen unsere eigene Pseudoevolution und nennen sie Kultur.

Die organismische Illusion

Diese unsere Kultur hat mit Natur primär und wesentlich nichts mehr zu tun: Wir können Sozialverhalten, Kommunikationsformen und Intelligenz von Menschenaffen oder Meeressäugern noch so sehr beforschen, wir finden in den gewiß beeindruckenden Forschungsresultaten nicht den leisesten Ansatzpunkt für jene Leistungen, mit denen sich der Mensch aus dem evolutionären Determinismus emanzipiert hat. Gemeint ist die ganze, schier unbegrenzte Welt der individuellen und kollektiven Fiktion und die explodierende Welt der teilweise überaus mächtigen Artefakte, die aus der Realisierung eben dieser Fiktionen resultieren. Diese große Welt der Fiktionen und Artefakte überlagert und durchdringt das Leben des Menschen, seine körperliche Entwicklung und seine intimsten subjektiven Erfahrungen, bis hin zu jenen Ichfiktionen, die in seinen ganz und gar humanspezifischen, fiktiven Sonderoptionen begründet sind. Der Mensch ist ein primär körperliches und sinnliches Lebewesen, wobei diese primäre Lebendigkeit, Körperlichkeit und Sinnlichkeit nicht ohne jenes fiktionale Moment gedacht werden darf, das wesentlich zu seinem Status als Kulturwesen im transevolutionären Sinne beiträgt. Wegen seiner naturhaft evolutionären Hintergründe und Implikationen taugt das Begriffspaar Integration und Differenzierung eigentlich nicht als Instrument zur Beschreibung komplexer menschlicher Erfahrung und der darin enthaltenen lebendigen Ordnungen bzw. Strukturen. Wir haben aber keine alternativen Begrifflichkeiten, so daß uns nichts anderes übrig bleibt, als diese eigentlich falschen Begriffe kritisch zu benutzen. Wenn wir es mit komplexeren Lebensäußerungen zu tun haben, die vom Begriffspaar Integration-Differenzierung nicht mehr adäquat erfaßt werden können, verfallen wir automatisch in die mechanistische Terminologie, als ob der mechanistische Ordner von Haus aus zuständig wäre für das Komplexe an sich, als ob wir Komplexitäten immer nur im mechanistischen Schema bewältigen könnten.

Pseudokontinuum, falsche Ergänzungsreihe

Beim eben skizzierten psychoanalytischen Kontinuum, das von einem gesunden Integrations- und Differenzierungkomplex seinen Ausgang nimmt („überwiegend gut integrierte, differenzierungsfähige Person") und über Desintegrations- und Entdifferenzierungsprozesse in einem kranken Fragmentierungs- und Fusionskomplex endet (extremer, akut psychotischer Zustand), handelt es sich in Wirklichkeit um ein Pseudokontinuum, das durch die unzulässige Vermengung zweier inkommensurabler Ordnungen zustande kommt. Zunächst beschreibt der angeblich gesunde Integrations-Differenzierungs-Komplex, für sich genommen, keinen gesunden, sondern einen extremen Defektzustand. Wir erinnern hier an den gesunden Standard-Ichmodus, nämlich das objektive Kontrollbewußtsein, das von einer exzentrischen (fiktiv dislozierten), d. h. abgespaltenen (fragmentierten) Ichposition aus operiert und von dort aus auf das artefaktische Rest-Ich-Objekt (reales Subjekt) blickt. Das gesunde Standard-Ich operiert also aus einer eindeutig und massiv fragmentierten Position und arbeitet mit eindeutig nicht-integrativen Ordnungsinstrumenten, etwa primärfiktiven Dichotomien, mechanistischen Zeitrastern und Kausalmodellen (siehe: Bewußtseins-„Maschine"). Integration und Differenzierung beschreiben also nur einen, allerdings fundamentalen Aspekt des gesunden Funktionierens.

Begriffliche Dekontamination

Gesundes Funktionieren basiert auf einer massiven subjektiv-erfahrungsmäßigen und funktionalen Fragmentierung, arbeitet ständig innerhalb dieser fragmentierten Ordnung und mit eindeutig fragmentierten und fragmentierenden Operationen. Wir sind als gesunde Menschen zugleich auch funktional fragmentierte Wesen. Dieses objektive Kontrollbewußtsein ist Ich, der subliminale Prozeß ist Ich und der ganze Rest (innerhalb der Hautgrenze) ist es auch. Der vollständige bzw. gesunde Mensch ist grundsätzlich (sekundär) fragmentiert und die Spaltungslinie geht quer durch die ganze Person, die Grenze trennt den sinnlichen Erfahrungsprozeß von der auf sensorischer Deprivation bzw. Entsinnlichung (strukturell, funktionell) basierenden fiktiven Welt (incl. Ichfiktion und Bewußtseinsprozeß). Ohne diese radikale, aber sekundäre Fragmentierung läßt sich der gesunde Mensch überhaupt nicht erklären: Die „überwiegend gut integrierte und differenzierungsfähige Person" beschreibt tatsächlich einen Defektzustand und liefert ein pathomorphes Leitbild. Der intakte Mensch funktioniert in einem qua Bewußtsein grundsätzlich fragmentierten Modus, allerdings gleichzeitig, auf einer noch grundsätzlicheren Ebene, in einem integrativen Modus. Der gesunde Funktionsmodus läßt sich

166

als Arbeitsverhältnis, als endogene Funktionsgestalt definieren: Der integrative Modus generiert und umfaßt, (subjektiv) erfahrungsmäßig und funktional, den fragmentativen Modus. Umgekehrt geht's nicht, und wenn, dann nur als fiktive, völlig irreale und zutiefst paradoxe Bewegung (autistisches Ich).

Fragmentierung

Alle gesunden (vollständigen, intakten) erwachsenen Menschen operieren (im Wachzustand) überwiegend im Modus des objektiven Kontrollbewußtseins und gestalten ihr Leben mit Hilfe dieses Instruments. Allein schon die oft äußerst eingeengten Aufmerksamkeitsfenster, die wir dabei benutzen, produzieren veritable Wahrnehmungsfragmente, und die Ordnungsprinzipien, die unsere diskreten Wahrnehmungen und Aktionen steuern, sind eindeutig fragmentiert und fragmentierend. Es ist ja auch und gerade diese Fragmentierungsfähigkeit, die unsere spezifisch humane Lebensgestaltung vordergründig prägt, auch wenn die menschliche Kultur tatsächlich auf eher hintergründigen integrativen Leistungen basiert (authentische Beziehung als Nucleus der Kultur). Die fragmentative Schiene unserer Existenz durchläuft in etwa folgende Stationen: Sensorische Deprivation i.w.S., Bewußtsein und Ichfiktion, fiktive Handlungsoptionen und freier Wille (Kontrolle, Verantwortung, Schuld usw.), Imagination vergangener und zukünftig möglicher Weltzustände und darauf bezogene primärfiktive Projekte individueller und kollektiver Art. Und so wie Objektivität gewiß keine Erfindung der objektiven Wissenschaft ist, so ist auch das mechanistische bzw. mechanistisch-konstruktive Ordnungsprinzip auch nicht das Privileg des autistischen Subjekts und das Fragmentieren prinzipiell kein genuin pathologischer Prozeß. Fragmentierung ist zunächst eine einfache und universelle, ziemlich nützliche und gesunde Technik der Realitätsbewältigung: Wir brechen aus beliebigen Realitäts- bzw. Erfahrungsprozessen beliebige Elemente oder Aspekte heraus. Fragmentierung ist nur eine mögliche Strategie der Komplexitätsreduktion unter anderen. Wir bewältigen im gewöhnlichen Wachbewußtsein große und wesentliche Teile unseres persönlichen Lebens mit Hilfe von angeborenen fragmentierten und fragmentierenden Prozessen, mechanistischen Zeitrastern und Ablaufmustern, mechanistisch kausalen Ereignislogiken und Strategien, sowie mechanistisch konstruktiv aufgebauten Handlungsplänen. Wir alle sind aufgrund unserer genetischen Ausstattung u.a. auch geborene (sekundäre) Autisten und objektive Wissenschaftler, insgesamt aber mehr und etwas ganz anderes als das.

Komplexitätsreduktion

Unsere psychischen Verarbeitungskapazitäten sind begrenzt, Kontrolle und Ordnung erzielen wir hauptsächlich über Komplexitätsreduktion. Falsche Reduktionismen erzeugen individuell (und auch wissenschaftlich) unendliche Ketten von neuen artefaktischen Komplexitäten, aus denen sich manchmal brauchbare, d.h. lebbare Ordnungen herauskristallisieren, manchmal aber auch nicht, dann endet die Geschichte in einem unlebbaren Chaos. Die psychotische Projektion des fusionären Typs erzielt diese Komplexitätsreduktion anscheinend durch aktive Ausblendung bzw. Ausdünnung subliminaler Felder, d.h. durch die Bereitstellung weitgehend entleerter Projektionsflächen. Womit noch nichts über die funktionale Qualität des ausgeblendeten subliminalen Materials gesagt ist, es kann sich nämlich auch um (subjektiv) völlig unbrauchbares Erfahrungsmaterial handeln. Bei der konsequenten Konfrontation mit authentischen Anforderungen steht z. B. auch der Borderlinekranke vor einer für ihn sinnlosen Projektionsfläche, die er mit dem Radarblick des Autisten nach ordnungsträchtigen Anhaltspunkten des simulativen Typs absucht, ohne die wesentlich komplexeren, weil authentizitätshaltigen Gestalten, Bewegungen und Anforderungen wirklich entschlüsseln oder gar adäquat beantworten zu können. Er kann diese Situation eigentlich nur auf psychotischem Wege bewältigen (d. h. nicht real, sondern nur fiktiv): Er muß sozusagen seine totalsimulative Erfahrungwelt auf eine authentizitätshaltige Fläche projizieren, und je heftiger und konsequenter er diese unüberbrückbare Divergenz zu minimieren versucht, desto offensichtlicher wird der grundsätzlich psychotische Charakter des ganzen Unternehmens. Im Extremfall blendet z. B. der Borderlinepatient die störenden authentischen Aspekte des Therapeuten oder einer beliebigen anderen Person wahrnehmungsmäßig und kommunikativ vollständig aus, entkernt den anderen sozusagen (psychotisches Amputationsmanöver) und verwandelt ihn in eine borderlinekompatible, authentizitätsfreie Projektionsfläche, d. h. in seinesgleichen, allerdings in einen, aus der Perspektive des Totalsimulanten, sich manchmal sehr „bizarr" (authentisch) verhaltenden Borderline. Über diverse gegenstandsmanipulative Aktionen versucht der Borderlinekranke sein von allen authentischen Verunreinigungen befreites Projektionsfeld durchzusetzen. Der Patient verteidigt dann „seine" Projektionsfläche gegen die authentische Lebensäußerungen der Person, die ihm als Projektionsfläche dient.

Das Integrationsgeschehen:
Eine andere Art der gezielten und planvollen Aktivität

Alle Formen des Bewußtseins, auch unser ganz gewöhnliches gesundes Standardbewußtsein, d. h. das objektive Kontrollbewußtsein, arbeiten ausschließlich mit einem eindeutig fragmentativ-konstruktiven Instrumentarium. Das Bewußtsein integriert nichts. Wenn überhaupt, dann arbeitet das bewußte Ich mit anderweitig generierten Integrationen und Differenzierungen, die wir wohl oder übel im kontinuierlich ablaufenden Erfahrungsfluß ansiedeln müssen, der durch das subliminale Fenster hindurch zugänglich wird. Da wir weder den subliminalen Prozeß noch den darin abgebildeten kontinuierlichen Erfahrungsfluß kontrollieren oder beherrschen können, wird es wohl so sein, daß psychische Integration eher passiert (oder auch nicht), als daß sie hergestellt würde. Integration wird nicht gemacht, Integration geschieht. Der Prozeß der Integration und Differenzierung erscheint dann als durchaus aktives, jedoch nichtkonstruktives Geschehen. Kurzum, wir müssen davon ausgehen, daß es tatsächlich eine nichtkonstruktive Form der gezielten und planvollen subjektiven Aktivität jenseits der primärfiktiv begründeten diskreten Aktionen und Erfahrungsoptionen (Bewußtsein) gibt.

Das Gemachte und das Nicht-Gemachte

Eine erste und womöglich recht brauchbare Annäherung an diesen Prozeß der ichhaften Integration und Differenzierung komplexer subjektiver bzw. (inter)-personaler Erfahrung liefert uns das Bild der von erheblicher Funktionslust begleiteten psychomotorischen Entwicklung, wobei wir mit unserer Annahme wahrscheinlich nicht falsch liegen, daß sich die (inter)personalen Fähigkeiten in ähnlicher Weise entwickeln und vorangetrieben werden wie die psychomotorischen. In beiden Fällen interagieren endogen vorgegebene „Integrationsprogramme" und bereits vorhandene integrative Strukturen mit fiktiven Aufgabenstellungen des fragmentativ-konstruktiven Typs: Psychomotorische Geschicklichkeitsspiele unterscheiden sich von ihrer Grundstruktur her nicht wesentlich von spaßhaften Simulationsspielen oder auch ernsthaften interpersonalen Aufgaben. Im Bereich der Psychomotorik und der Interaktion erstreckt sich die Funktionslust auch auf die Wiederholung von schon sicher beherrschten, voll integrierten und ausdifferenzierten Erfahrungsmöglichkeiten im Wechselspiel mit noch nicht integrierten fragmentativ-konstruktiven Optionen (die sich auch als prinzipiell nicht integrierbar erweisen können). In beiden Fällen liegt der besondere Reiz der jeweiligen Aufgabe häufig im Spannungsverhältnis zwischen den schon sicher beherrschten, integrierten und ausdifferenzierten Handlungsmöglichkeiten und den neuartigen bzw. (noch) nicht beherrschten fragmentativ-konstruktiven Aufgabenstellungen, die zunächst nur fiktiv präsent sind (Zielvorgabe) und manchmal krass gegenläufig zu den vorprogrammierten (integrativen) Ablaufmustern funktionieren. Diskrete Aktionsmuster vom „kognitiven" Körperschematypus (ichkonstruktiv, primärfiktiv) müssen dabei immer, um sich realisieren zu können, die schon vorhandenen, überwiegend propriozeptiv aufgeladenen, subliminalen Aktionsoptionen (integrativer Körperordner) selektiv aufrufen.

Die Fabrikation von Beziehung

Menschen ohne substanzielle Beziehungserfahrung (klassischer Autismus) entwickeln, in Abwesenheit subliminaler Beziehungsmuster, ihre beziehungssimulativen Aktionsmuster zunächst als Primärfiktion (Interaktionsplan) und bedienen sich dabei notgedrungen subliminaler Aktionsoptionen des gegenstandsmanipulativen Typs: Die Bizarrheiten des tatsächlich exekutierten Interaktionsverhaltens werden vom Autisten dabei nicht „gespürt", weil das subliminale Beziehungstableau (sogar auf der simulativen Ebene) „leer" ist, d. h. gar nicht existiert. Die Bizarrheiten im Verhalten des Borderlineautisten werden von diesem selbst nicht „gespürt", weil er über kein authentisches subliminales Beziehungstableau verfügt. Das, was wir an den (inter)personalen Simulationen des Borderlinekranken ganz diffus als „bizarr" empfinden, ist die verdeckte Wirksamkeit des gegenstandsmanipulativen Schemas, das sich mit dem authentischen (inter)personalen Geschehen insgesamt nicht „verträgt". Die simulativen Erfahrungs- und Verhaltenssfkulpturen werden im gleichen Verfahren hergestellt wie das objektive („kognitive") Körperschema, nämlich im ichkonstruktiven (primärfiktiven) Verfahren, weshalb ihnen in unserer Wahrnehmung etwas diffus Gemachtes, Unechtes anhaftet. Der Kranke verfügt über kein subliminal authentisches Beziehungstableau, seine diskreten Beziehungssimulationen bleiben deshalb unmoduliert und gewinnen dadurch eine gewisse konkretistische Prägnanz, die von naiven Beobachtern als „Direktheit", „Eindeutigkeit" oder „Ehrlichkeit" fehlinterpretiert wird. Auch der simulativ geschicktere Borderlinekranke fällt immer wieder auf, weil er seine Fehlleistungen im interpersonalen Feld, aufgrund des fehlenden (authentisch) subliminalen Referenzsystems, nicht „spürt" und selbst nicht korrigieren kann (er beobachtet laufend seine Interaktionspartner und orientiert sich an deren „Fehlermeldungen"). Es ist keineswegs so, daß der Borderlinekranke unbedingt immer mit seiner authentischen Beziehungsunfähigkeit beschäftigt wäre und an dieser Unfähigkeit leiden würde: Der durchschnittliche Borderlinekranke ist überwiegend mit der Dissimulation seines Defekts beschäftigt, er versucht, seine Simulationen durchzubringen und Fehler zu vermeiden, was er auch auf indirektem Wege erreichen kann, indem er nämlich bevorzugt solche Interaktionspartner bzw. Situationen aufsucht, in denen seine Simulationen tatsächlich oder scheinbar glatt durchgehen. Im Umgang mit anderen Borderlinekranken sinkt die Fehlerquote auf Null, hier zählt nur das simulative Leistungsniveau (geschicktere Simulanten versuchen sich jedoch oft gegen ungeschicktere Simulanten abzugrenzen). Der durchschnittliche Borderlineautist verhält sich in etwa wie ein totaler Analphabet, der seinen Analphabetismus ein Leben lang dissimuliert, allerdings mit dem kleinen Unterschied, daß der Analphabet ein Defizit und der Borderlinekranke einen echten Defekt dissimuliert.

Unterschiede: Integration vs konstruktive Montage

Integration findet auf der Ebene primärsinnlicher Erfahrung statt, konstruktive Montagen entstehen auf der primärfiktiven Ebene. Die primärsinnliche Erfahrung und damit alle Integrationsleistungen sind durch die körperlich sinnliche Organisation streng determiniert, die primärfiktive Erfahrung dagegen und damit alle fragmentativ-konstruktiven Leistungen vollziehen sich unter Bedingungen größter Beliebigkeit. Integration und Differenzierung beruhen auf einer schon vorhandenen, strengen Ordnung, nämlich der Ordnung des lebendigen Körpers, die als existentielles Referenzsystem in Gestalt des subliminalen Körperordners zur Verfügung steht, während Fragmentierung und konstruktive Montage über keine vergleichbar starke und geeignete Referenzordnung verfügen. Primärfiktive Kreationen müssen sich sozusagen selbst ein Referenzsystem erfinden (objektive Realitätskriterien). Dort, wo der körperlich sinnliche Ordner entfällt, muß eine andere, eine Surrogatordnung einspringen: Dieser Surrogatordner ist endogen angelegt, es handelt sich immer um eine fragmentativ-konstruktive Ordnung, die sich besonders deutlich beim Autisten nachweisen läßt, aber auch das ganz gewöhnliche Standardbewußtsein des gesunden Menschen beherrscht.

Aktiv und autonom, aber nicht gemacht

Bei der Integration neuer Erfahrungen in einen vorhandenen Erfahrungsschatz handelt es sich um einen autonomen Prozeß, der sich im Rahmen einer kontinuierlichen Erfahrungsverarbeitung vollzieht und auf die innere Logik der primärsinnlichen Erfahrung stützt. Die primärsinnliche Erfahrung ist körperliche Erfahrung und wird in Analogie zur Körperlogik geordnet, d. h. im buchstäblichen Sinne organisiert. Die Organisation komplexer menschlicher Erfahrungen vollzieht sich analog der lebendigen, materiellen und biographischen Körperlogik, dabei wird die Vermittlung von Körperlogik und Bewußtsein durch den sinnlichen Erfahrungsmodus gewährleistet. Durch die bewußte primärsinnliche Erfahrung bekommt das Bewußtsein sozusagen einen Einblick in ein bewußtseinsfremdes Gebiet. Das menschliche Bewußtsein ist dieser Körperlogik (und seiner materiellen Erfahrungsgeschichte) nicht unterworfen, hat sich aufgrund seiner primärfiktiven (i.w.S. sensorisch deprivierten) Arbeitsbasis von dieser Körperordnung vollkommen emanzipiert und operiert ausschließlich mit fragmentativ-konstruktiven Ordnungsmitteln. Alle gesunden und kranken Varianten des objektiven Kontrollbewußtseins sind bestenfalls in der Lage, bereits vorhandene integrierte und differenzierte Erfahrungskomplexe zu verwalten, zu moderieren, zu koordinieren, aufzurufen, zu aktualisieren oder neue Integrationen bzw. Differenzierungen anzubahnen und anzustoßen, und dies immer nur mit primärfiktiven Mitteln und Aktionen, die auf prinzipiell beliebigen und geschichtslosen fiktiven Ordnungen (Mechanismen, Systeme, abstrakte Logiken) basieren.

Integrierbar vs nicht-integrierbar

Diese zwangsläufig indirekte Beeinflussung bzw. Steuerung des integrativen Prozesses geschieht vorwiegend auf dem Wege der simulativen Aktion, d. h. der Konstruktion und Exekution simulativer Erfahrungs- und Verhaltensskulpturen. Die aus diesen diskreten Interventionen resultierenden deduktiven Erfahrungszyklen können nun mit ihren körperlich sinnlichen Erfahrungsresultaten zum induktiv erworbenen Erfahrungsschatz in ganz unterschiedliche funktionale Verhältnisse treten: Die Erfahrungsresultate der deduktiven diskreten Aktion können (idealtypisch gedacht) in den autonomen Integrationsprozeß mühelos inkorporiert (integriert) oder wie ein bösartiger Fremdkörper abgestoßen werden (nicht integrierbar).

Zweierlei Spaltung. Die Neurose als falsche Universalie

Insgesamt wird es wohl so sein, daß die „Abspaltung" eines unbewältigten Erfahrungskomplexes beim Neurotiker und die aktiven „Spaltungsoperationen" des Borderlineautisten jeweils völlig unterschiedlichen, inkommensurablen Ereignisklassen angehören und nicht voneinander abgeleitet werden können: Der Neurotiker „spaltet ab" um ein integriertes Ganzes zu bewahren, der Borderlineautist lebt in einer vollständig „gespaltenen" Erfahrungswelt und verfügt weder über ein integriertes Ganzes, das er bewahren könnte, noch über irgendwelche integrativen Fähigkeiten. Der neurotische „Spaltungsprozeß" führt zur relativen Isolierung eines traumatischen Erfahrungskomplexes, scheint sich innerhalb eines gesunden, aber letztendlich mißlingenden Prozesses der Erfahrungsverarbeitung zu bewegen und wird primär autonom, d. h. jenseits der Einflußsphäre des objektiven Kontrollbewußtseins abgewickelt. Die aktiven „Spaltungsoperationen" des Borderlinekranken dagegen sind Leistungen einer autistischen Ichformation, die sich als objektives Kontrollbewußtsein in Monopolposition näher bestimmen läßt. Die neurosenförmige „Abspaltungslogik" kann also unter gar keinen Umständen mit den „Spaltungs"-Operationen des Borderlinekranken gleichgesetzt werden. Der Autist hat niemals neurotische Probleme, weil ihm sämtliche Voraussetzungen für eine neurotische Erfahrungsverarbeitung fehlen, der Neurotiker dagegen kann unter bestimmten Umständen, etwa im Kontext einer traumatischen Psychose, sehr wohl einen funktionellen Autismus entwickeln. Der Grundsatzfehler der Psychoanalyse im Umgang mit den borderlinespezifischen Ich-„Abwehrmechanismen" (v.a. bei Kernberg) besteht darin, daß die mechanistische (fragmentativ-konstruktive) Arbeitsweise der autistischen Ichformation auf eine eindeutig neurosenspezifische „Abwehrlogik" projiziert wird. Da dem Borderlinekranken, bedingt durch seinen strukturellen Autismus, alle neurosenspezifischen Funktionsmerkmale fehlen, muß dieser kapitale Fehler nachträglich irgendwie ausgebügelt werden: Die vollständig fehlende Neurotizität wird dann in Gestalt des verborgenen „wahren Selbst" in die autistische Borderlinerealität hineinmontiert oder durch beliebige Zusatzhypothesen „wiederhergestellt".

Der Wahnsinn als Methode

Systemische Indifferenz: Das NLP als tiefensimulatives Inventar

Zumindest einige vereinzelte Protagonisten des NLP dürften sehr wohl den prinzipiellen Unterschied zwischen authentischen und simulativen Lebensäußerungen kennen, setzen aber dieses Wissen gewiß nicht konsequent in die Praxis um, u.a. auch deshalb, weil der Gesamtapparat des NLP über diesen Unterschied grundsätzlich hinweggeht, theoretisch wie therapiepraktisch. Wäre dem nicht so, dann hätten NLP-Therapeuten, die wie die meisten anderen Psychotherapeuten ganz unvermeidlich mit zahlreichen Borderlinepatienten konfrontiert sind, längst registriert, daß bei diesem Patientenkreis kein authentischer Rapport zustande kommt. Die systemische Indifferenz des NLP gegen totalsimulative Phänomene, bedingt durch den zutiefst simulativen Charakter des NLP selbst, hat dazu geführt, daß das NLP bislang keinen substanziellen Beitrag zur Borderlineproblematik beisteuern konnte. Das NLP erweist sich bei näherer Betrachtung als tiefensimulatives Inventar, es ermöglicht insbesondere dem durchschnittlich intelligenten, blanden oder superrealen Borderlinekranken die Verfeinerung des eigenen simulativen Repertoires und die Weitergabe dieser verfeinerten simulativen Fähigkeiten an andere Borderlinekranke, etwa im Rahmen von NLP-Trainings. Überall dort, wo es um die Verbesserung oder Reorganisation von authentischen Optionen geht, etwa in der Therapie der Neurosen, kann das NLP an sich eigentlich nichts leisten, d. h. nur indirekte, zufällige oder destruktive Effekte erzeugen. Dem NLP ist es sozusagen gleichgültig, ob es nun therapeutische Effekte des authentischen oder des nichtauthentischen, d. h. simulativen Typs erzeugt, die Qualität des jeweiligen realen Endergebnisses wird durch Faktoren determiniert, die außerhalb der theoretischen und therapiepraktischen Reichweite des NLP liegen. Anders ausgedrückt: Eine falsche, weil ganz und gar simulative Manipulationstechnik kann u.U. auch richtige, d. h. authentische Therapieeffekte in Gang setzen und steuern, ohne daß die krass unterschiedlichen Resultate (authentisch vs simulativ) mit den Mitteln eben dieser indifferenten Technik korrekt differenziert und bewertet werden könnten.

Unsinn als Programm und Heilsversprechen

Zahlreiche Grundpositionen des NLP sind schon auf den ersten Blick indiskutabel und diskreditieren das ganze Unternehmen, darunter die Mehrzahl jener Glaubenssätze, die sogar die offizielle NLP-Ausbildung, etwa in Deutschland, beherrschen. Da heißt es beispielsweise (alle folgenden Zitate: T. Stahl 1992): „Menschen funktionieren perfekt. Keiner ... 'hat einen Defekt' ...", „Wenn ein Mensch es lernen kann, etwas Bestimmtes zu tun, können es prinzipiell alle", oder „Menschen verfügen schon über alle Ressourcen ..., die sie brauchen, um die von ihnen angestrebten Veränderungen zu erreichen". Das ist offenkundiger Unsinn, das stimmt nicht einmal für die Produktion von Verhaltenssimulationen, weil nicht jeder Primärpsychotiker alles simulieren kann. Viele NLP-Praktiker bringen nicht einmal glaubwürdige Beziehungssimulationen zustande, sie manipulieren ganz offen und ziehen sich zurück (nicht unbedingt auf eine authentische Position), wenn man ihre Manipulationen nicht akzeptiert. Menschen funktionieren außerdem niemals perfekt, ganz egal welchen Maßstab man anlegt: Mechanistisch-tote Artefakte können perfekt sein, die authentische Welt ist gelebte kreative Unvollkommenheit. Das NLP selbst ist jedoch perfekt, es ist bis ins letzte Detail, d. h. tatsächlich perfekt auf die

Bedürfnisse des simulationsfähigen Autisten und damit auf eine psychotische Existenzform zugeschnitten.

Bedeutung = Effekt? Der erfolgreiche Psychopath als Leitbild des NLP

Der durchgängig indifferente Umgang des NLP mit simulativen bzw. total-simulativen Ereignissen, die prinzipiell so behandelt werden, als ob sie authentisch wären, wird insbesondere durch einen weiteren Glaubenssatz untermauert: „Die Bedeutung Deiner Kommunikation ist die Reaktion, die Du bekommst ... Kommunikation hat nichts mit der Absicht des Kommunizierenden zu tun, und auch nicht damit, die richtigen Worte sagen zu können. Kommunikation hat etwas damit zu tun, ein bestimmtes Erlebnis im Zuhörer zu erzeugen und eine bestimmte Reaktion von ihm zu erhalten". Wir alle, sofern wir uns als einigermaßen intakte Personen bezeichnen dürfen und über ein Minimum an Menschenkenntnis verfügen, wissen aus vielfältiger Erfahrung sehr genau und sehr sicher, daß andere immer wieder, z. B. in bösartig täuschender Absicht, bei uns „bestimmte Erlebnisse erzeugen" und von uns genau jene „Reaktionen erhalten" können, die ihren bösartig täuschenden Absichten entsprechen. Wir wissen außerdem, daß wir selbst vergleichbare Effekte bei anderen bewirken können. Die „Bedeutung" der Kommunikation ist in diesen Fällen und auch anderweitig ganz offensichtlich in keiner Weise identisch mit der „Reaktion", die der jeweilige Akteur „erhält". Die Logik, die diesem seltsamen Glaubenssatz zugrundeliegt, läuft exakt auf die ziemlich primitive Lebensphilosophie des unterdurchschnittlich intelligenten antisozialen Psychopathen hinaus: Wenn der Andere, den Du in Wirklichkeit haßt, nicht merkt, daß Deine Freundlichkeit nur simuliert ist und deshalb diese Simulation für bare Münze nimmt, d. h. darauf „reagiert", als ob die vermeintliche Freundlichkeit authentisch wäre, dann „bedeutet" Deine „erfolgreiche" Kommunikation (das durch Dich „erzeugte innere Erlebnis" eines „freundschaftlichen" Verhältnisses seitens des Getäuschten) tatsächlich, daß Du den Anderen so richtig „gern hast". Deine bösartige Absicht und Dein Haß haben dann laut NLP „nichts" (!) mit Deiner täuschenden Kommunikation und deren „Erfolg" zu tun, denn die „Bedeutung" der Kommunikation ergibt sich aus dem „Erfolg", dem tatsächlichen Effekt. Die erfolgreiche Täuschung, gemessen an der tatsächlichen Reaktion des Getäuschten, d. h. die gelungene Simulation soll also das Maß aller NLP-Dinge sein. Die Bedeutung einer Kommunikation ist hier völlig identisch mit der gelungenen Täuschung: Die bösartige Absicht, die hinter der Täuschung steckt, ist für den NLP-Menschen „bedeutungslos", nur der tatsächliche Effekt zählt. Aus dieser obskuren Logik spricht eine tiefe und echte Bewunderung für den geschickten Psychopathen und zugleich Haß auf die authentische Person und ihre beziehungskulturellen Minimalstandards, es ist eine durch und durch psychopathische Logik. Das NLP ist, sowohl auf der Anwender- als auch auf der Konsumentenseite, eigentlich geeicht auf primärpsychotische, d. h. totalsimulative Personen mit expansiven, manipulativ-destruktiven Tendenzen. Aus dieser Ecke ist häufig zu hören, daß alle Interaktionen ohnehin manipulativ seien, daß Manipulation nur ein anderes Wort für die Gestaltung zwischenmenschlicher Beziehungen sei usw.: Die systemische Täuschungsphilosophie übernimmt hier wortwörtlich und ganz ungeniert die Lebensphilosophie des antisozialen Psychopathen. Antisoziale Psychopathen, Erbschleicher, Trickbetrüger und skrupellose Versicherungsvertreter haben schon immer so etwas ähnliches wie NLP betrieben, ohne jedoch eine Pseudopsychologie daraus zu machen: Dort, wo die authentische

Beziehungsoption erloschen ist, bleibt als letzte Möglichkeit tatsächlich nur die Kontrolloption übrig, eben die gegenstandsmanipulative Kontrolle menschlicher Objekte. In dieser Randzone der menschlichen Kultur sitzt das NLP und versucht von dort aus als systemische (sprich: mechanistisch-tote) und konstruktivistische (sprich: autistisch-psychotische) Pseudopsychologie die Restbestände der authentischen Mehrheitskultur aufzurollen.

Resonanz

Um uns dem Phänomen des Rapports anzunähern, müssen wir uns zunächst das Fundament jeglichen zwischenmenschlichen Kontakts vergegenwärtigen, das als materielle Realität primärsinnlich erfahren wird: Zwei Personen, die sich begegnen, bewegen sich zwangsläufig in einem gemeinsamen Raum und reagieren als körperlich materielle Wesen kontinuierlich auf die Bewegungen des jeweils anderen, was sich als komplexes interaktives Ballett beschreiben läßt. Die in diesem interaktiven Ballett enthaltenen Aspekte des Rapports werden von den zuvor genannten Konzepten nicht angemessen oder überhaupt nicht abgebildet: Die orthodoxe Psychoanalyse etwa legt den Patienten flach und stellt dieses interaktive Ballett auf Null, das NLP erschöpft sich hier in der eindimensionalen Nachahmung des Patienten („pacing"). Das mechanistisch konzipierte, reduktionistische Konzept der Synchronizität und Gleichförmigkeit unterschlägt die reale, deutlich komplexere und eindeutig nichtmechanistische Gesamtdynamik, die man sich eher als Wechselspiel von annähernd synchronisierten, gleichförmigen und nichtsynchronen, ungleichförmigen Interaktionsaspekten vorstellen muß. Zum vollständigen authentischen Kontakt, auch im therapeutischen Kontext, gehören immer auch erhebliche Divergenzen, Unstimmigkeiten und Konflikte der interpersonalen Art. Die per „Pacing" (NLP) hergestellte, synchronisierte Gleichförmigkeit in den Reaktionen zweier Menschen kann ebenso gut, d. h. in identischer Weise, einschließlich der damit assoziierten tranceartigen Wohlgefühle, durch die aktive Selbst-Gleichschaltung einer Person mit einem mechanistisch-toten Prozeß, also mit den Bewegungen einer Maschine oder den von ihr hervorgebrachten Geräuschen erzeugt werden: Mit authentischem Rapport oder Authentizität überhaupt hat diese Form des Techno-Rapports absolut nichts mehr zu tun, es handelt sich um einen völlig apersonalen Prozeß, der auch dann nichts von seiner Anonymität einbüßt, wenn er in einer eigentlich (inter)personalen Situation installiert und exekutiert wird. Der authentische Behandler, der ein authentisches Nähefeld aufmacht, steht in der Regel nicht vor dem Problem, einen Rapport herstellen zu müssen, er hat ganz im Gegenteil allergrößte Mühe, den vorhandenen Rapport, d. h. ein Feuerwerk an primärsinnlich-subliminal codierten Beziehungserfahrungen zu ordnen: Der Patient ist immer und kontinuierlich in geradezu penetranter Weise subjektiv-erfahrungsmäßig und funktional präsent. Der authentische Behandler muß seinen Patienten vor den Auswirkungen dieses massiven Rapports eher schützen, darf diesen Rapport also nur schrittweise und in kleinen therapeutischen Portionen agieren.

Die pränatale Konstellation

M. Hertl

Was der modernen Psychologie und auch der modernen Psychopathologie schon immer gefehlt hat, ist ein einigermaßen realistisches Menschenbild, eine stimmige Anthropologie. Diese neue Anthropologie, zumindest im Sinne einer instrumentellen Anthropologie, die den Realitäten und Bedürfnissen von Psychologie und Psychopathologie gerecht wird, liegt eigentlich schon in einer kaum widerlegbaren Fassung vor, und zwar in den Erkenntnissen über die pränatale Entwicklung des menschlichen Lebens. In einer populärwissenschaftlichen Veröffentlichung aus dem Jahr 1994 („Die Welt des ungeborenen Kindes") beschreibt der Kinderarzt M. Hertl den Grundriß dieser neuen Anthropologie auf wenigen Seiten und in einer sehr einfachen und allgemein verständlichen Sprache. Die neue, aus der pränatalen Konstellation extrahierte Anthropologie, läßt sich wie folgt zusammenfassen (alle Zitate: M. Hertl 1994): Der Mensch ist immer, beginnend mit der „Vereinigung einer menschlichen Eizelle mit einer menschlichen Samenzelle", Mensch, „das ganze Leben bis zum Tode", und eben kein Tier, keine Maschine, kein Gespenst und kein System, weil „das in den Genen niedergelegte Entwicklungsprogramm immer einfach nur den Menschen verwirklichen kann". Alle symbiotischen Modelle in Psychologie und Psychopathologie sind unhaltbar, denn „zu keinem Zeitpunkt ist das Kind Teil seiner Mutter": Das werdende Leben ist eigenständiges Subjekt, wenn auch ein in Beziehung befindliches Subjekt und damit keine autistische oder autismusförmige Existenz. Der Mensch ist und bleibt immer, vom ersten Augenblick an und trotz aller bekannten Defizite und möglichen Defekte, menschliche Person und beseelt: Die Idee einer späteren Mensch- bzw. Personwerdung oder Beseelung, etwa im Sinne einer zweiten, dritten Geburt usw., beruht meist auf einem adultomorphen, bewußtseinspsychologischen Kurzschluß. „Aber auch Bewußtsein kann das Kriterium für den Menschen nicht sein. Auch nach Ausschaltung des Bewußtseins in Narkose oder durch ein schweres Hirntrauma mit anhaltendem Koma bleibt der Mensch Mensch". Der pränatale Mensch ist (Hertl zitiert Hufeland) „Leben in einem anderen Leben", und das heißt Person in (!) einer anderen Person. Die pränatale Konstellation zeigt uns ganz unübersehbar folgendes: Die menschliche Entwicklung ist ein elementar interpersonales Geschehen, wobei es für das Kind „wichtig ... ist, daß es die Mutter zu ihrem eigenen Leben annimmt und die Verbindungen so innig sind". Authentische Bindung und Beziehung, Liebe und Dialog ereignen sich zunächst und hauptsächlich auf einer körperlich fundierten, primärsinnlichen Funktions- und Erfahrungsebene. Die erste und zutiefst prägende Umwelt des Menschen ist tatsächlich eine im Medium des lebendig Körperlichen erfahrene andere Person, die Grundlage aller Psychologie und Psychopathologie ist demzufolge der kontinuierliche Prozeß der körperlich sinnlichen interpersonalen Erfahrung. Unsere Welt ist zunächst eine fundamental körperliche bzw. sinnliche Welt (Körper-im-Körper) und zugleich eine fundamental personale Welt (Person-in-Person). Anders ausgedrückt: Wir erfahren den mütterlichen Körper und damit unseren allerersten „Weltkörper" primär als Person und diese mütterliche Person primär als Körper bzw. „Weltkörper". Die persönliche Welt ist eine Körperwelt, die materielle Weltrealität eine persönliche (subjektive) Realität. Unsere Realität ist primär eine Beziehungsrealität, und der große Vermittler heißt Sinnlichkeit.

Die pränatale Konstellation als Fabrik des authentischen Totaldefekts?

Die pränatale Situation liefert nicht nur den Ansatzpunkt für eine korrekte Anthropologie, wie von Hertl expliziert, sondern darüber hinaus auch wichtige Hinweise auf die Genese schwerer und schwerster psychopathologischer Defekte. Im Falle einer Schwangeren etwa, die einen primärpsychotischen

Defekt aufweist oder sich in einem funktional gleichwertigen Defizitzustand befindet (psychotischer Zustand, voll ausgebildeter funktioneller Autismus), ergibt sich aufgrund der weiter oben beschriebenen Ich-vs-Fremdkörper-Konstellation ein pränatales Szenario, das sich auf die interpersonale Formel bringen läßt: Das Kind bzw. die werdende Person wächst als Fremdkörper in einem Fremdkörper heran. Der pränatale Mensch steht hier vor der Aufgabe, innerhalb eines subjektiv-erfahrungsmäßig und funktional anonymisierten, ent-ichten Mutterkörpers Person zu werden, er steckt also in einer autistischen Konstellation fest und muß so funktionieren, als ob er ein isoliertes, d. h. authentisch beziehungsloses, eben autistisches Wesen wäre. Die zutiefst prägenden Komplikationen, die sich aus der Bewältigung dieser Aufgabe für die werdende Person zwangsläufig ergeben müßten (frühe Umprogrammierung), werden schlagartig deutlich, wenn wir uns etwa die extrem autodestruktiven Manipulationen vor Augen führen, in denen sich die autistische Ich-vs-Fremdkörper-Konstellation häufig manifestiert: Keine Evidenz und keine Psychologik berechtigen uns zu der Annahme, daß ausgerechnet das werdende Kind von den mit der Ich-vs-Fremdkörper-Konstellation assoziierten autodestruktiven Tendenzen, die bevorzugt gegen die eigene (ichfremde) Körperlichkeit gerichtet werden, ausgespart und irgendwie verschont bleiben könnte. Strukturelle und funktionelle Autisten befinden sich häufig, offen oder verdeckt, im Kriegszustand mit dem mehr oder weniger „eigenen" (Nicht-Ich-)Fremdkörper. Der pränatale Mensch wächst also in einer Kampfzone heran und amplifiziert das ohnehin bedrohliche Eigenleben des Fremdkörpers der funktionell oder strukturell autistischen Schwangeren, indem er massive und unkontrollierbare Veränderungen innerhalb dieses Körperprozesses auslöst. In seiner unkontrollierbaren Eigenständigkeit attackiert und unterminiert schließlich das pränatale Kind, das sich zunehmend als Fremdkörper im Fremdkörper profiliert, die Körper-Kontrollambitionen der Schwangeren.

4 Das neue Bild des Borderline-Menschen

Die Borderlinekrankheit als Existenzform

Bürokratische Artefakte

Die wahrscheinlich einflußreichste Formulierung des Borderlineproblems liefert das „Diagnostic and Statistical Manual of Mental Disorders" (DSM) der American Psychiatric Association (DSM-IV 1994, dt. 1996). Hier hat man die Borderlinestörung in einer Großkategorie „Persönlichkeitsstörungen" untergebracht, wobei diese Kategorie so definiert ist, daß sie völlig unbrauchbar wird: Die Persönlichkeitsstörung sei ein „überdauerndes Muster von innerem Erleben und Verhalten", das „merklich von den Erwartungen der soziokulturellen Umgebung abweicht". Damit wird die pathologische Komponente, die in vielen Erwartungen bzw. Normen einer immer auch mehr oder weniger krankmachenden sozialen Umwelt enthalten ist, zum „gesunden Maßstab" erklärt bzw. verklärt. Das überdauernde Erlebens- und Verhaltensmuster, so heißt es dann weiter, habe „seinen Beginn in der Adoleszenz oder im frühen Erwachsenenalter". Das ist eine rein administrative Grenzziehung, die mit der Realität der im DSM beschriebenen Persönlichkeitsstörungen in keinem erkennbaren Zusammmenhang mehr steht und sich wissenschaftlich-professionell in keiner Weise rechtfertigen läßt. Alle Erfahrungswerte deuten eher, insbesondere im Fall der Borderlinestörung, auf einen ausgesprochen frühen Krankheitsbeginn hin, weshalb letztere auch, vor allem in der psychoanalytisch inspirierten Tradition, ganz explizit als Frühstörung geführt wird. Natürlich läßt sich die Geschichte eines Störungsbildes nicht mehr ohne weiteres in die Kindheit zurückverfolgen, sobald man mit diagnostischen Kriterien wie „rücksichtsloses Fahren" arbeitet (siehe: diagnostisches Kriterium Nr. 4 der Borderline Persönlichkeitsstörung des DSM-IV). Genauso gut könnte man irgendwelche geriatrischen Kriterien postulieren und die Borderlinekrankheit im hohen Alter beginnen lassen.

„Leid oder Beeinträchtigungen" vs Leidenlassen und kulturelle Selektionsvorteile

Von dem überdauernden Erlebens- und Verhaltensmuster heißt es dann weiter, daß es „zu Leid oder Beeinträchtigungen führt". Auch das stimmt mit der Realität nicht überein: Antisoziale Persönlichkeiten etwa müssen keineswegs an ihrem überdauernden Erlebens- und Verhaltensmuster leiden, sie zeichnen sich ganz im Gegenteil vor allem dadurch aus, daß sie anderen erhebliches Leid zufügen können und an diesem Leid des anderen in keiner Weise mitleiden, auch nachträglich nicht. Die Borderlinekrankheit, so wie sie sich vor allem im ambulanten Kontext darstellt, etwa als Blande Borderlineform, muß keineswegs unbedingt mit auffälligen (grob positivistisch verifizierbaren) objektiven Beeinträchtigungen einhergehen, sie kann sogar, ein gewisses ich-konstruktives Leistungsniveau und ein wenig simulative Geschicklichkeit vorausgesetzt, mit erheblichen soziokulturellen Selektionsvorteilen verbunden sein. Bei dem Leid der primärpsychotischen bzw. borderlinekranken Person handelt es sich außerdem um ein ganz anderes Leid als dasjenige der authentischen Erfahrungswelt, was sich allein schon an den borderlinespezifischen autodestruktiven Manipulationen am „eigenen" Fremdkörper ablesen läßt. Extreme Selbstverletzungen, die eigentlich Leid im authentischen Sinne verursachen müßten, fungieren im primärpsychotischen Kontext realpsychisch (erfahrungsmäßig und funktional) als multifunktionales Instrument zur Steuerung des psychophysischen Funktionsganzen, etwa als entspannende, befreiende Wohltat, und setzen eben kein „Leid" im üblichen Sinne und hinterlassen realpsychisch, da ja kein Leid im üblichen Sinne verursacht wurde, (psycho)logischer Weise auch keine traumatischen Spuren, auch wenn dem (Nicht-Ich-)Fremdkörper dabei ein erheblicher Schaden zugefügt wurde (fehlende Ichqualität). Kurzum, das angebliche Leid ist kein Leid im üblichen Sinne, und das aus der Selbstverletzung resultierende Trauma auch kein Trauma im üblichen Sinne.

Selbstverletzung oder psychochirurgischer Eingriff am Körperobjekt?

Im Grunde genommen dürften wir im primärpsychotischen Kontext gar nicht mehr von Selbstverletzung sprechen, erstens, weil die Verletzung nur bedingt ein Selbst trifft, sondern eher etwas nicht Ichhaftes (Fremdkörper als Außenweltsegment), zweitens deshalb, weil die vermeintliche Verletzung subjektiv-erfahrungsmäßig meist gar nicht als Verletzung im eigentlichen Sinne beabsichtigt ist und auch nicht so funktioniert, sondern eher wie die Einnahme eines Medikaments oder wie ein psychochirurgischer Eingriff. Die angebliche Verletzung des „Selbst" ist ein rein objektiver Beobachterbegriff, der sofort (falsche) Assoziationen aus dem authentischen Erfahrungsspektrum aufruft und dem „auto"-destruktiven Akteur beharrlich übergestülpt wird, auch wenn der Akteur absolut nichts dergleichen im Sinn hat. Subjektiv-erfahrungsmäßig und funktional handelt es sich weder um Verletzungen noch um ein verletztes Selbst, sondern um gezielte Interventionen, d. h. regulierende Eingriffe in ein Fremdkörper-Geschehen, d. h. in ein nichtichhaftes Geschehen. Die wissenschaftlich-professionelle Sprache ist, wie so häufig, eine elementar falsche Sprache, die keineswegs dadurch rehabilitiert wird, daß der Patient seinerseits diese falsche Sprache der Experten ebenfalls benutzt oder übernimmt: Was bleibt dem Patienten auch anderes übrig, wenn er mit dem normalsprachlichen, naiven Behandler in Kontakt bleiben und mit ihm kommunizieren will. Borderlinepatienten sind grundsätzlich gezwungen, ihre Erfahrungen in der Normalsprache zu artikulieren, ohne daß sie die authentischen Hintergrundassoziationen dieser Normalsprache beherrschen würden: Der authentische Erfahrungshintergrund, der diesen Sprachfiguren zugrunde liegt, fehlt dem Kranken vollständig. Allerspätestens dann, wenn dieser falsche Sprachgebrauch durch den tatsächlichen Ablauf realpsychisch (abfragbar) und auch objektiv (beobachtbar) in derart eklatanter Weise widerlegt wird, wie das bei den sog. „auto"-destruktiven Praktiken der Fall ist, sollte man diese entdifferenzierenden Globalbegriffe fallen lassen und die Dinge beim Namen nennen. Völlig unterschiedliche Realitäten verdienen auch unterschiedliche Namen.

Intakte Persönlichkeit mit Symptomen und symptomatische Persönlichkeit. Zweierlei Symptomlogik

Die ganze Großkategorie der Persönlichkeitsstörungen ist allein schon deswegen eine äußerst fragwürdige Konstruktion, weil Neurosen und Psychosen sich häufig als überdauernde Störungen der Gesamtpersönlichkeit darstellen, wobei das funktionale Verhältnis zwischen den prägnanten neurotischen bzw.

psychotischen Leitsymptomen und der schwerer faßbaren gestörten Gesamtpersönlichkeit noch nirgends befriedigend aufgeschlüsselt wurde. Der einzelne Patient wird klassifikatorisch zerstückelt, man verteilt die Gesamtperson
im vertikalen Querschnitt auf beliebig viele klassifikatorische Schubladen und
läßt ihn auf der horizontalen Zeitachse von einer Schublade in die andere fallen. Das Prinzip, mit dem sich der vermutliche Regelfall besser abbilden ließe,
wäre „eine Person, ein Schicksal, eine Diagnose". Diese Primärdiagnose
müßte eine Diagnose der Gesamtpersönlichkeit sein, als Ausnahme fungieren
dann all jene Fälle, bei denen relativ isolierte neurotische oder psychotische
Symptome innerhalb einer ansonst intakten Gesamtpersönlichkeit wirksam
werden.

Die Intaktheit einer Person kann aber nicht, wie üblich, anhand des Anpas-
sungs- und Effizienz-Kriteriums der psychischen Gesundheit definiert und
festgestellt werden. Erstens, weil glatte Anpassung und Effizienz unter krankmachenden Bedingungen ebenso gut als Zeichen einer gestörten Persönlichkeit gedeutet werden können, zweitens, weil Anpassung und Effizienz eigentlich keine echten psychopathologischen Kriterien darstellen. Extrem kranke
Personen können sozial sehr angepaßt sein und auch beruflich extrem effizient
funktionieren, eindeutig gesunde Personen können u.U. sehr unangepaßt und
in der Arbeitswelt nur sehr begrenzt einsetzbar sein.

Das Fundament der intakten Gesamtperson ist die authentische Beziehungsfähigkeit, die vollständige Abwesenheit dieser Fähigkeit konstituiert
wiederum eine eigene und vielgestaltige Klasse von Persönlichkeitsstörungen
(real: eine Vielfalt von Defekt-Manifestationen), die sich auf der Basis dieses
Defekts entwickeln. Aus diesem authentischen Totaldefekt alleine läßt sich
allerdings noch keine massive Symptomstruktur ableiten, es gibt hier keinen
psychopathologischen Automatismus, der zu einem prägnanten und objektiv
leicht faßbaren Symptombild führen würde. Die vollständige Abwesenheit der
authentischen Beziehungsfähigkeit konstituiert, psychopathologisch gesehen,
grundsätzlich ein offenes Spiel mit zunächst beliebigen Symptomoptionen.
Der authentische Totaldefekt selbst ist eigentlich kein Symptom und auch
keine Störung im üblichen Sinne, sondern ein Seinsmodus, der die gesamte
Existenz des Betroffenen umfaßt und völlig durchdringt (Persönlichkeit =
Krankheit). Von einer Persönlichkeits-„Störung" im eigentlichen Sinne (an
sich intakte Person mit gestörten Funktionen = gestörte Persönlichkeit) kann
also im Fall der Borderlinekrankheit oder des Autismus nicht mehr die Rede
sein. Konkret bedeutet das: Würde man alle vermeintlichen Störungen bzw.
Symptome des Borderlinekranken per Therapie vollständig heilen und somit
zum Verschwinden bringen, so würde der Borderlinekranke selbst als Person
von der Bildfläche verschwinden (Gesamtpersönlichkeit minus „Störung"
bzw. „Symptomatik" = bloßer Fremdkörper ohne Ich).

**Die „Persönlichkeitsstörungen" des DSM-IV als Segment des Borderline
Gesamtspektrums**

Alle Persönlichkeitsstörungen des DSM-IV lassen sich relativ umstandslos als
Variationen der Borderlinekrankheit identifizieren, wobei sich die unterschiedlichen Manifestationsformen regelmäßig um einen authentischen Totaldefekt herum aufbauen, den wir aus gutem Grund als primärpsychotischen
Defekt bezeichnet haben. Dieser Defekt determiniert die funktionale Qualität
aller vermeintlichen Symptome und Störungen, die auf der Basis dieses
Defekts produziert werden, in radikaler Weise: Wegen der vollständigen

Abwesenheit authentischer Potentiale gewinnen alle manifesten Lebensäußerungen, objektiv auffällige und unauffällige, objektiv störende und nicht störende, eine gewissermaßen simulative Qualität, sie gehorchen dann nicht mehr der klassischen neurotischen Symptomlogik, die durch das Vorhandensein authentischer Potentiale und damit einer prinzipiell vollständigen Gesamtpersönlichkeit geprägt ist. Neurotische Zwanghaftigkeit und neurotischer Narzißmus etwa unterscheiden sich radikal von der Zwanghaftigkeit bzw. dem Narzißmus der Borderlinekrankheit, wo sie außerhalb eines integrierten (authentischen) biographischen Rahmens produziert werden und deshalb ganz anders funktionieren. Wir müßten hier im Borderlinekontext eher von Pseudozwang, Pseudonarzißmus und überhaupt von Pseudosymptomen sprechen, die von einem primärpsychotischen Persönlichkeitskern produziert werden und der Stabilisierung dieses biographielosen Kerns dienen. Diese primärpsychotische „Symptom"-Logik ist Welten entfernt von der neurotischen Symptomlogik: Ein Neurotiker gerät beim Verschwinden seiner Symptome absolut niemals und unter gar keinen Umständen in eine psychotische Krise, ein Vorgang, mit dem man im Borderlinekontext grundsätzlich rechnen muß. Wir dürfen deshalb im Borderlinekontext grundsätzlich nicht mehr einfach von Symptomen sprechen, als ob die neurotische Symptomlogik eine universelle wäre, als ob es nur eine einzige Symptomlogik gäbe, die auch im psychotischen bzw. primärpsychotischen Kontext noch ihre Gültigkeit behält. Der primärpsychotische Defekt prägt nicht nur die Symptomlogik, sondern die ganze Person, die ganze Existenz des Kranken, so daß wir gute Gründe haben, von einer traumatischen Person, einer traumatischen Existenz zu sprechen. Die kranke Person insgesamt wäre dann, in letzter Konsequenz, quasi das Symptom des authentischen Defekts. Es ist dann nicht mehr eine irgendwie hintergründig und potentiell intakte Person, die Symptome hervorbringt, sondern ein umfassendes Symptom (bedingt durch eine fehlende Funktion, eine zentrale und fundamentale Funktionslücke), d. h. eine gänzlich symptomatische Person, die ihrerseits einen ganz anderen Symptomtypus produziert, nämlich Symptome zweiter Ordnung, die in gewisser Weise als Pseudosymptome fungieren. Daß primärpsychotische Personen, etwa vom Borderlinetypus, gänzlich symptomatische Personen sein könnten, wird insbesondere die traditionelle Psychiatrie nicht akzeptieren wollen, weil der Borderlinekranke, neben allen psychotischen „Symptomen", in der Regel über eine ausgeprägte objektive Realitätskontrolle verfügt, die für sich genommen (als exklusiver Modus) zwar eine eindeutig psychotische Qualität aufweist, der man aber immer erst dann einen Krankheitswert zugesteht, wenn sie ins „Verrückte" entgleist und gegen die jeweils gültigen objektiven Realitätsnormen eines bestimmten Kulturkreises verstößt. Unsere gesunde Realitätserfahrung und -kontrolle ist aber eine durch und durch subjektive. Die traditionelle Psychosedefinition mit ihrem objektiven bzw. objektivistischen Realitätsbegriff ist die zentrale Schwachstelle der modernen Psychopathologie und verhindert unter anderem auch die Entschlüsselung des Borderlinephänomens. Sobald wir das pathomorphe (d. h. antisubjektive) und äußerst beliebige Kriterium der objektiven Realitätskontrolle überwunden haben, erscheint der Borderlinekranke bzw. Autist als gänzlich symptomatische Person (pathologische Existenzform), die über keine intakten subjektiven Realitätskontrollen mehr verfügt und sich mit objektiven Ersatztechniken behelfen muß.

Irritationen um die simulative Qualität der Borderlinesymptomatik

Die Einzigartigkeit der Borderlinesymptomatik zeigt sich besonders deutlich im großen Überblick, aus der Vogelperspektive sozusagen: Die Borderline Persönlichkeitsstörung scheint alle bzw. beinahe alle Symptome hervorbringen zu können, die man in der psychopathologischen Welt überhaupt kennt. Gelegentlich heißt es, der Borderlinekranke könne alle oder beinahe alle bekannten Symptome simulieren. In Wirklichkeit müssen wir wohl davon ausgehen, daß die seltsam andersartige, unerklärliche Logik der borderlinespezifischen Symptomproduktion und die diffus empfundene, simulative Qualität der Symptome unmittelbar mit der tatsächlich total simulativen Persönlichkeitsstruktur zu tun haben. Die Symptome sind tatsächlich simulativ, auf eine schwer bestimmbare Weise wirken sie anderseits auch eigenartig authentisch. Diese Irritation entsteht durch Unwissenheit, man kennt den authentischen Totaldefekt nicht: Der Totalausfall des authentischen Hintergrunds, aus dem die Figur des Simulativen normalerweise herausragt, verändert nämlich die Wahrnehmung und die Bewertung der gezeigten Simulationen. Durch den authentischen Hintergrund wird das Simulative, und zwar per Kontrasteffekt, im Regelfall überhaupt erst identifizierbar. Bedingt durch diese Unkenntnis ist man also mit einem simulativen bzw. simulationsartigen Symptom konfrontiert, kann (darf) sich aber theoriebedingt nicht vorstellen, daß diesem Symptom alle authentischen Hintergrundreferenzen fehlen. Die professionelle Imagination konstruiert sich also gewohnheitsmäßig eine rein fiktive authentische Referenz und relativiert bzw. neutralisiert dadurch wieder die korrekt wahrgenommene simulative Qualität des Symptoms: Die Frage nach dem simulativen Charakter des Symptoms bleibt deshalb, ohne daß man genau sagen könnte warum, seltsam in der Schwebe, und das irritiert. Man hat es hier, gemessen an der intakten Gesamtkonstellation, sozusagen mit einer untypischen Simulation zu tun, die von authentischen Erfahrungen in keiner Weise moduliert wird. Sobald man den authentischen Totaldefekt anerkennt und damit das totalsimulative Fundament der Borderline Persönlichkeit, verschwindet auch die professionelle Illusion der authentischen Referenz und die ganze Irritation, die sie erzeugt hat: Das irgendwie simulativ wirkende Symptom kann dann tatsächlich als simulativ identifiziert werden, es ist die Produktion einer totalsimulativen Persönlichkeitsstruktur. Das Borderlinesymptom könnte also als Simulation zweiter Ordnung bestimmt werden. Im Gegensatz etwa zur gesunden bzw. neurotischen Person, die innerhalb eines authentischen Referenzrahmens simuliert, simuliert die primärpsychotische Person innerhalb eines simulativen Referenzrahmens (Simulation zweiter Ordnung innerhalb eines simulativen Rahmens erster Ordnung). Diese durchgängig simulative Qualität der Lebensäußerungen des Borderlinekranken könnte mit einer gewissen Berechtigung als eine, allerdings ziemlich seltsame Art von Authentizität fehlgedeutet werden. Die Authentizität des Borderlinekranken besteht darin, daß er immerzu im simulativen Modus operiert, weil er gar nicht anders kann, dadurch entsteht manchmal der Eindruck einer besonderen Ehrlichkeit bzw. Konsequenz: Die, wenn man so will, natürliche Zwiespältigkeit des gesunden Menschen, der mit authentischen und simulativen Optionen spielt, entfällt. Außerhalb des primärpsychotischen Spektrums müssen wir ständig zwischen authentischen und simulativen Produktionen unterscheiden, der Borderlinekranke dagegen macht es uns einfach: Wir haben es immer mit Simulationen, wenn auch unterschiedlichen Ordnungsgrades, zu tun. Zahlreiche Psychotherapeuten glauben dann in dieser penetranten Gleichförmigkeit des Simulativen eine neue Form von Authentizität, ja Hyperauthentizität entdeckt zu haben, unterwerfen sich dem totalsimulativen Regime ihres Borderlinepatienten, lassen sich von ihrem angeblich superauthentischen Patienten „supervidieren", d. h. sie verwandeln sich selbst in Borderlineskulpturen und fungieren dann als perfekte Co-Borderlines (siehe dazu: M. Linehan und viele andere).

Die Tücke des Subjekts

Widerständige Welt und Basisparanoia

Neben der Borderline Persönlichkeitsstörung finden wir im DSM-IV neun weitere, näher bezeichnete Persönlichkeitsstörungen, die sich alle relativ umstandslos dem Borderlinespektrum zuordnen lassen: Bei der paranoiden Persönlichkeitsstörung zum Beispiel „findet sich ein Muster von Mißtrauen und Argwohn und zwar in dem Sinne, daß die Motive anderer als böswillig ausgelegt werden". Das ist nichts anderes als die generalisierte und in Gestalt eines überwertigen Rückzugsmotivs fixierte Grundhaltung des durchschnittlichen Borderlinepatienten, in der sich seine Unfähigkeit widerspiegelt, komplexere Verhaltensmotive, die authentische Anteile enthalten, korrekt zu entschlüsseln. Die unterstellte Böswilligkeit gehört zu den Standards jeder Borderlinetherapie insbesondere dann, wenn der Kranke mit authentischen Anforderungen konfrontiert wird, die er natürlich nicht beantworten kann. Der Borderlinekranke operiert ausschließlich innerhalb eines objektiven Kontrollparadigmas: Der authentische Andere erscheint ihm dann zwangsläufig als besonders undurchsichtiges und störrisches Objekt, das seinen interpersonalen Fiktionen (ohne jegliche authentische Hintergrunderfahrung, die als innere Referenz bzw. authentische Gegenkontrolle dienen könnte) nicht gehorcht und sich dadurch seiner Kontrolle entzieht. Die unterstellte Böswilligkeit tritt regelmäßig als fiktives Element einer radikalen Komplexitätsreduktion auf, mit der eine (wegen ihrer authentischen Anteile) grundsätzlich undurchschaubare zwischenmenschliche Situation handhabbar gemacht werden soll.

Ablenkungsmanöver

Die unterstellte Böswilligkeit ist wesentlicher Bestandteil allgegenwärtiger dissimulativer Manöver, mit denen der Borderlinekranke sich selbst und andere über die stets drohende Offenbarung seiner authentischen Unfähigkeit hinwegtäuscht und sein Gegenüber in die Defensive drängt. Die in der unterstellten Böswilligkeit enthaltene Unterstellung bezieht sich insbesondere auf authentisch aufgeladene (auch ausgesprochen wohlwollende und großzügige) Erfahrungs- und Verhaltenskomplexe, die der Kranke nicht korrekt, d. h. realistisch entschlüsseln kann und deshalb im zweiten Schritt als böswilligen Angriff deutet, um sie auf diese Weise für sich zu entschärfen und handhabbar zu machen. Würde der Borderlinekranke sich dem authentischen, komplexen Angebot des Therapeuten grundsätzlich stellen, so brächte er sich selbst in eine doppelt ohnmächtige Situation: Er würde einerseits die Existenz einer ihm erfahrungsmäßig unbekannten Sache anerkennen und müßte andererseits früher oder später akzeptieren, daß er dieses authentisch aufgeladene Angebot in keiner Weise adäquat, d. h. auf der gleichen, eben authentischen Ebene

182

beantworten kann. Da sich der Borderlinekranke wie alle primärpsychotischen Personen ausschließlich innerhalb eines mächtigen Kontrollparadigmas definiert, käme diese Anerkennung des authentischen Angebots einer Selbstaufgabe gleich, denn das kontrollierende und manipulierende Konstruktive Ich hätte sich selbst, durch die Anerkennung der Existenz des Authentischen, so gut wie aller Handlungsoptionen beraubt und wäre nur noch passiver, hilfloser Teilnehmer an einem ihm völlig fremden Geschehen: Der Patient kann nicht antworten, er wäre interaktiv vollständig paralysiert.

Paralysieren oder paralysiert werden

Das zentrale Element der unterstellten Böswilligkeit ist ein projektives, d. h. der Patient unterstellt dem Therapeuten, daß dieser in gleicher Weise kontrollierend und manipulierend agiere wie der Patient selbst, der ja nicht anders kann und es noch nie anders konnte. Durch diese Projektion erzeugt der Patient eine gemeinsame, für den authentischen Therapeuten allerdings eher unangenehme Interaktionsbasis, nämlich auf einer rein fiktiven, d. h. psychotischen Ebene, die den Therapeuten als lebendige Person völlig ausblendet bzw. ihn in eine Projektionsfläche verwandelt. Der Patient bleibt dadurch handlungs- bzw. interaktionsfähig, und zwar auf der Basis seines ausschließlich simulativen Funktionsmodus, wodurch der der Therapeut wiederum in seinen deutlich komplexeren, authentischen Möglichkeiten paralysiert wird. Der Therapeut muß sich selbst als lebendige Person ausblenden, um mit dem Patienten eine simulative Interaktion in Gang zu setzen bzw. in Gang zu halten. Die Interaktion zwischen der primärpsychotischen Person und ihrem authentischen Totaldefekt einerseits und der vollständigen Person mit ihren authentisch-komplexen Optionen anderseits hat meist Kampfcharakter, es geht immer und grundsätzlich um Kontrolle und Gegenkontrolle in einem gemeinsamen Interaktionsfeld. Die Kampfhandlungen können immer wieder ausbrechen, auch wenn diese elementare Interaktionsdynamik mittels beliebiger kompromißhafter Sprachregelungen und diplomatischer Verhaltensarrangements vorübergehend stillgelegt wurde.

Und weil das überwiegend authentische und komplexere Angebot des Therapeuten nicht den bizarren, reduktionistischen (inter)personalen Fiktionen des Borderlinekranken gehorcht und auch gar nicht gehorchen kann, wird das therapeutische Angebot vom Patienten nicht nur ganz unvermeidlich (projektiv) als undurchsichtiger Kontrollvorgang erlebt und gedeutet, sondern immer wieder auch als böswillige Gegenkontrolle, und das aus der Sicht des Patienten ganz zu Recht. Das authentische bzw. authentisch aufgeladene Ansinnen greift den Borderlinekranken tatsächlich und ganz unvermeidlich in seiner inauthentischen (totalsimulativen) Subjektivität direkt an. Die unterstellte Böswilligkeit selbst stellt ebenfalls eine lupenreine Projektion dar, denn der Kranke reagiert ja seinerseits grundsätzlich „bösartig" (destruktiv) auf menschliche Hindernisse, die sich seinem idiosynkratischen ichkonstruktiven Kontroll- und Manipulationsansinnen entgegenstellen.

Kontrolle und Gegenkontrolle, Haß und Gegenhaß

Beide Projektionsfiguren (unterstellte Manipulation bzw. Unehrlichkeit, sowie die unterstellte Böswilligkeit) lassen sich grundsätzlich nicht in authentischen Beziehungsbegriffen oder biographischen Interpretationsmustern befriedigend auflösen, können aber im Einzelfall durchaus, und das nicht ganz zufällig, mit der Realität zur Deckung kommen, und zwar immer dann, wenn der

Therapeut tatsächlich Situationskontrolle ausübt und über die unentwegten Manipulationen des Borderlinepatienten in Wut gerät oder womöglich selbst mit gehässigen Reaktionen auf die penetranten Kontrollaktivitäten und Unterstellungen seines Patienten reagiert. Dieser Gegenhaß ist zunächst eine ganz unvermeidliche und absolut gesunde Reaktion auf den Versuch eines beliebigen Anderen, uns vollständig zu beherrschen. Die unterstellte Böswilligkeit trifft insbesondere die Helfer und Heiler ins berufsständische, ideologische Mark: Wird diese Böswilligkeit nur hartnäckig genug unterstellt, so ist Gegenhaß die ganz unvermeidliche Folge, weil dem Behandler durch diese mechanisch und realitätsunabhängig vorgebrachte, penetrante Unterstellung jede Legitimation aberkannt und alle Arbeitsgrundlagen entzogen werden. Die meisten Behandler unterwerfen sich diesem projektiven Regime des Borderlinepatienten, lassen sich zu projektionskonformen Co-Borderlines umskulpturieren und vermitteln dem Patienten dadurch ein extrem verzerrtes, kontraproduktives Bild von den zwischenmenschlicher Realitäten außerhalb der primärpsychotischen Erfahrungswelt. Der unvermeidliche Konflikt wird damit auf die alltägliche Umwelt des Kranken verschoben und muß dort von ahnungslosen Laien ausgetragen werden.

Das Weltobjekt ist tückisch. Der Primärpsychotiker steht neben sich, ist außer sich

Da die ganze Erfahrungswelt jenseits des Konstruktiven Ich, samt der darin enthaltenen lebendigen Subjekte, immer nur als Objekt dieses Konstruktiven Ich fungieren kann, kämpft der Borderlineautist unentwegt gegen die Tücke seiner ganz und gar objektiven Welt an. Als tückisches Objekt fungiert hier die ganze Welt, die jedoch besonders tückische Objekte enthält, nämlich die lebendigen Subjekte (das wäre die authentische Herausforderung) und der eigene Fremdkörper. Das vollständige Subjekt ist hier außerhalb der operativen Ichsphäre angesiedelt, die von einem sekundären Rest-Ich beherrscht wird. Die Tragik des Borderlinekranken bzw. Autisten liegt darin begründet, daß er das Fundament seiner eigenen Subjektivität zwar einigermaßen kontrollieren und vielleicht in gewisser Weise besitzen, daß er diese vollständige Subjektivität aber nicht sein, d. h. nicht mit ihr identisch sein kann und eine Defektform der Subjektivität leben muß. Der Kranke steht also subjektiv-erfahrungsmäßig und funktional in gewisser Weise neben sich, er ist tatsächlich permanent außer sich (siehe: exzentrische Ichposition). Der Verlust der vollständigen subjektiven Realität wird meist nur notdürftig überspielt und verdeckt durch eine mehr oder weniger ausgeprägte objektive Realitätstüchtigkeit, die den Verlust der vollständigen subjektiven Realität niemals kompensieren kann. Die objektive Erfahrungswelt ist angefüllt mit Objekten und das autistische Ich kann das Subjekt, auch die „eigene" vollständige Subjektivität, nur als seltsam irreguläres Objekt identifizieren. Die Selbstverständlichkeit des Ichseins und mit sich selbst Identischseins, sowie die daraus resultierende subjektive Realitätssicherheit und Weltgewißheit ist hier verloren und muß mit objektiven Mitteln notdürftig kompensiert werden. Der Borderlineautist versucht, sozusagen von außen kommend, mit objektiven Mitteln in seine „eigene" vollständige Subjektivität einzudringen. Das ist aber grundsätzlich unmöglich: Ich kann in diesem subjektiven Innenraum zwar sein, mich quasi darin aufhalten und von diesem festen Wohnsitz aus allerhand Ausflüge machen (sekundäre exzentrische Ichpositionen einnehmen), ich kann aber nicht, als fremdes unbehaustes Gespenst von außen kommend, in diesen (primärsinnlichen) Raum eindringen und mich wieder in etwas Körperliches verwandeln. Das primärfiktive Ich kann sich allenfalls im fiktiven Körperschema häuslich einrichten und dieses Schema, in objektiv korrekter Weise, an die beobachteten Strukturen und Bewegungen des materiellen Fremdkörperobjekts anpassen.

Weltangst, Angstwelt

Das intakte menschliche Subjekt sitzt in dem Innenraum fest, der durch die primärsinnliche Hautgrenze markiert wird, und kann nicht entkommen, beherrscht aber (sekundär) auch die objektive Perspektive. Der Autist ist aber der objektive Mensch schlechthin, der prototypische Wissenschaftler in eigener Sache, er sitzt in seinem objektiven Gefängnis fest und alles erscheint ihm als Seinesgleichen, eben als Objekt, die ganze Welt ist ihm ein großes zusammengesetztes oder zerfallendes Objekt. Die Emotionalität des objektiven Menschen rumort sozusagen im eigenen Fremdkörper, dringt als Fremdes in die objektive Ichsphäre ein und wird durch den Fortgang beliebiger ichkonstruktiver Projekte strukturiert. Wie ein (idealtypisch gedachter) Wissenschaftler, Technologe oder Verwalter freut sich der Borderlinekranke über objektive Erfolge, ärgert sich über objektive Mißerfolge und gerät in Wut, wenn ihm Hindernisse in den Weg gelegt werden. Da der Kranke, aufgrund seiner radikal reduzierten Subjektivität, selbst ein derartiges objektives Projekt ist, d. h. subjektiv-erfahrungsmäßig und funktional mit einem derartigen Ichprojekt identisch ist (nur fiktiv realisierbare Position), wird er die tiefsten Ängste und Haßaffekte immer dann erleben, wenn das fiktive Ichprojekt selbst in Frage gestellt wird und zu scheitern droht. Da er den Zugang zur vollständigen Subjektivität endgültig verloren hat, muß das gänzliche Scheitern des Ichprojekts, das Scheitern der einzig verbliebenen Restsubjektivität (Konstruktives Ich) als eine Art Ichtod erlebt werden. Die objektive Kontrolle des Weltobjekts wird hier erfahrungsmäßig und funktional zu einer Sache auf Leben und Tod. Das Weltobjekt einschließlich des „eigenen" Fremdkörpers ist dem Autisten grundsätzlich gefährlich, er muß das Weltobjekt beherrschen, um dessen Bedrohlichkeit und seine eigene Weltangst zu beherrschen. Auch der Borderlinekranke lebt als Autist in einer Angstwelt, die er ständig kontrollieren muß. Eine ungefährliche und angstfreie Sphäre jenseits seines ichkonstruktiven Kontrollprojekts, d. h. jenseits der aktiv betriebenen Angstkontrolle, kennt er nicht. Daher die Angstpolitik des Borderlinemenschen, die seltsame Unrast, das Getriebensein (Impulsivität, Agieren) und, im Wechselspiel damit, die extremen Fixierungen, Erstarrungen, die ebenfalls der Angstkontrolle dienen. Das Weltobjekt ist immer tückisch und muß immerzu kontrolliert werden. Dort, wo die ichkonstruktive Kontrolle nachgibt oder Lücken aufweist, droht das implodierende Weltobjekt das Ichprojekt einzuschnüren, zu erdrücken, zu überwältigen und auszulöschen. In (funktionaler) Abwesenheit des (primärsinnlichen) subliminalen Körperordners stellt sich die Welt als hyperkomplexe, nicht bewältigbare objektive Datenlawine dar, der objektive Mensch muß, wie der Wissenschaftler, zu extremen Formen der Komplexitätsreduktion greifen, um Herr der Lage zu bleiben. Und nicht anders als der Wissenschaftler blendet auch der Borderlineautist riesige Realitätsfelder aus, um sich überschaubare und objektiv beherrschbare Arbeitsfelder zu schaffen. Und wie der Wissenschaftler blendet auch der Borderlinekranke bevorzugt jene Realitäten aus, die ihm selbst aus seiner durchgängig objektiven und dadurch extrem verzerrten Perspektive als seltsame Objekte erscheinen müssen, nämlich die subjektiven Realitäten, die bei weitem tückischsten Bestandteile des bedrohlichen Weltobjekts.

Der generalisierte Vorwurf. Basisstrategie und Lebenshaltung des existentiellen Außenseiters

Das unterstellte Motiv der manipulativen Kontrolle und Böswilligkeit tritt in abgeschwächter Form als quasi technischer Vorwurf in Erscheinung: Der Therapeut mißverstehe dies oder das, verstehe überhaupt nichts, könne sich nicht richtig einfühlen, bemühe sich nicht intensiv genug. Diese oft eher taktisch, d. h. kurzfristig für begrenzte Zwecke, eingesetzten Vorwürfe sind meist Teil einer generalisierten Vorwurfshaltung, die einer einfachen Strategie folgt. Der Borderlinekranke delegiert hier die Lösung seines Problems, das er mit der authentizitätsfähigen Umwelt hat, an diese Umwelt, die aber genauso überfordert ist, wie der Kranke selbst, weil es sich um ein grundsätzlich unlösbares Problem handelt. Der Borderlinekranke gibt seiner überwiegend authentischen Umwelt die Schuld, daß er, der Kranke, so funktioniert, wie er funktioniert. Würde die Umwelt anders reagieren, so die Illusion, könnte auch er, der Kranke, anders funktionieren. In der verschärften Version ist es die menschliche Umwelt, die den Kranken zu dem macht, was er ist: Das überwiegend authentische Umfeld wird dann zum existentiellen Hindernis, zur Bedrohung, zur feindlichen, vernichtenden Macht, die den Kranken nicht sein bzw. leben läßt.

Aggressiver Export: Therapeutische Allianz gegen die authentische Welt

Wer als Therapeut, zusammen mit seinem Borderlinepatienten, die Illusion des authentischen Einfühlens und Verstehens pflegt, wird die elementare und unüberbrückbare Kluft zwischen dem Borderlinekranken und seinem alltäglichen Umfeld noch zusätzlich vertiefen, amplifizieren und die von dort ausgehenden Spannungen weiter verschärfen. Aus der Sicht dieser falschen therapeutischen Allianz erscheint dann, im Kontrasteffekt, die alltägliche Umwelt als besonders böswilliges, nichtverstehendes Feindesland. Derartige Allianzen fungieren letztendlich als Vehikel einer unaufhörlich expandierenden autistischen Sphäre, die immer tiefer in unser Alltagsleben eindringt und es mit ihren (nicht nur) subtil destruktiven Implikationen zunehmend kontaminiert. Häufig verbünden sich Therapeuten mit ihren borderlineautistischen Patienten, die dann, unter der Regie ihrer Behandler, sozusagen ausziehen, um die mehrheitlich authentische Umwelt das Fürchten zu lehren, d. h. diese in ihren authentischen Optionen zu attackieren und zu widerlegen. Nicht selten wird dieser aggressive Export des borderlineautistischen Existenzmodus von Therapeuten vorangetrieben, die selbst borderlinekrank sind. In der Fachliteratur wird über solche Vorgänge natürlich nichts berichtet.

Pseudopersonale und pseudosituative Zuordnungen

Dies alles, von der unterstellten Bösartigkeit bis zum generalisierten Vorwurf, sichert dem Borderlinekranken eine erhebliche Handlungsfreiheit, die es ihm erlaubt, seine eigenen Manipulationen, „Böswilligkeiten" und freischwebenden Haßaffekte als scheinbare Gegenreaktionen gegen die vermeintlichen (projizierten) Motive und fiktiven Mängel des Therapeuten in Anschlag zu bringen. Diese Fiktions- und Projektionsmaschinerie ist unentwegt in Betrieb, und das grundsätzlich unabhängig davon, was der Therapeut tatsächlich denkt, fühlt oder tut. Der Patient schafft sich ein Projektionsfeld, in dem er sich auskennt und das er konkret kontrollieren kann, er stellt damit ein Aktionsfeld her, das ihm die Vergegenständlichung bzw. Materialisierung seiner psychotischen Fiktionen erlaubt. Der Therapeut etwa wird in Bildhauermanier zu einer simulativen Skulptur umgearbeitet, falls er mitspielt, und er muß zunächst bis zu einem gewissen Grad mitspielen, um die simulative Skulptur eines therapeutischen Prozesses zu installieren und in Gang zu halten. Die durch unterstellte Böswilligkeit und generalisierten Vorwurf erzielte Realitätsumkehr erlaubt es dem Borderlinekranken insbesondere, herrenlose (Nicht-Ich-)Emotionen in situativ angemessener Form einzubringen bzw. unterzubringen. Die situationsunabhängigen und nichtbiographischen, quasi frei flottierenden Haßquanten etwa werden in das ichkonstruktive Handlungs- und Ereignisskelett eingebaut und machen plötzlich einen pseudopersönlichen und pseudosituativen Sinn. Dort, wo Gegenüber und Gesamtsituation dem Kranken keine passenden, d. h. für seine Zwecke leicht mißverstehbaren bzw. umdeutbaren Ankerpunkte liefern, werden solche schnell und mühelos gefunden bzw. erfunden. Der vitalere und expansivere Borderlinepatient braucht solche Ankerpunkte (Pseudoanlässe und Pseudogründe) und schafft sie sich auch, um seine destruktiven Impulse in einen pseudopersonalen Kontext einzubinden („Ich agiere bzw. reagiere so weil X"). Primärpsychotische Personen dagegen, die auf einem extrem niedrigen konstruktiven Ordnungsniveau operieren, sind daran gewöhnt, impulsartige Durchbrüche oder Entgleisungen entweder als rätselhafte Fremdkörper zu betrachten, die nicht zu ihnen gehören und auch situativ keinen Sinn machen („Es kommt über mich, es passiert mir"); oder sie konstruieren sich selbst und ihre Existenz um diese Impulse herum im Sinne einer nachträglichen, impulskontrollierten „kognitiven" Parallelisierung mit schwankenden pseudosituativen Attribuierungen („Ich bin halt so") und lassen sich von diesen Impulsen quasi durchs Leben treiben. Die Formeln, die der Kranke hier benutzt, entsprechen weitgehend jenen Formeln, die auch von authentischen Personen benutzt werden, die sich von ihren Handlungen distanzieren wollen: Schwache Selbstattribuierungen, die im authentischen Erwachsenen-Kontext eher als faule Ausreden fungieren, können im primärpsychotischen Kontext u.U. schon erhebliche ichkonstruktive Leistungen darstellen. Objektiv korrekte Selbstattribuierungen spielen in der Therapie des Borderlineautisten eine zentrale Rolle (objektive Rekonstruktion der Hautgrenze), werden aber durch Anpassungsprozesse des Behandlers oft torpediert und unterminiert (Co-Borderline-Mechanismen, Pflege des sog. Übertragungs-Gegenübertragungs-Strudels und exzessiver Einsatz von psychoseförmigen Therapietechniken).

Besondere Verletzbarkeit?
Nicht nur Partnerschaften unter Borderlinekranken, auch manch relativ glatter Therapieverlauf lebt anscheinend von einem Gleichgewicht des Schreckens. Borderlinekranke kommen auffällig häufig besonders dann gut zurecht, wenn genau jene Bedingungen gegeben sind, unter denen sie, zumindest dem Wortlaut nach, leiden, Bedingungen also, die ihre besondere Verletzbarkeit berühren und gegen die sie ständig ankämpfen müssen. Sie fühlen sich nämlich häufig besonders wohl in der Gegenwart anderer Borderlinekranker oder borderlinekranker Therapeuten. Wenn all das Schlechte, das im generalisierten Vorwurf und in den unterstellten Böswilligkeiten enthalten ist, dem Kranken nicht bloß fiktiv (Projektion), sondern tatsächlich als reichhaltiges und massives Angebot begegnet, können sich Borderlinekranke oft mühelos auf dieses

Schlechte einstellen, spielend damit umgehen und z. B. eine (simulative) Liebesbeziehung oder ähnliches auf dieser destruktiven Grundlage inszenieren. Die Verletzbarkeit, die der Borderlinepatient so regelmäßig für sich reklamiert, scheint sich weniger auf jene Erfahrungen zu beziehen, die in der authentischen Welt als verletzend empfunden werden, sondern auf etwas ganz anderes. Es scheint so, als gingen diese Verletzungen, die der Borderlinekranke beklagt, auch und vor allem von genau jenen Erfahrungen aus, die wir üblicherweise unter den Begriffen Liebe und Dialog abhandeln. Wer die Leichtgängigkeit dieser Interborderline-Kommunikation einmal von außen beobachtet hat (auch weit außerhalb des klinisch institutionellen Kontextes), dem wird außerdem an den konstruktiv gelungenen, glatten Varianten dieser Kommunikation eine irritierende, jedoch von den Beteiligten routiniert beherrschte Doppelbödigkeit aufgefallen sein. Die gesprochene Sprache ist dabei zweifelsfrei unsere gemeinsame Sprache, das allerdings, was in dieser Sprache verhandelt wird, können wir nicht mehr aus dem gesprochenen Wort und den Reaktionen der Beteiligten erfühlen oder rekonstruieren, nicht einmal dann, wenn wir über eine brauchbare Primärkompetenz und intensivere klinische Erfahrungen verfügen. Quasi unterhalb der Ebene des gesprochenen Wortes und der objektiv beobachtbaren Interaktion findet eine ganz andere, seltsame Kommunikation statt, die in einem für uns nicht einfach entschlüsselbaren Verhältnis zum Gesprochenen und beobachtbaren Verhalten steht (Borderline Double Talk – hat nichts mit dem klassischen Double-Bind zu tun).

Basisdestruktivität, Tantalusqualen und abstrakte Trauer

Borderlinewut: Inhärente zentrale Destruktivität

Das Spektrum der insgesamt nicht ichhaften, quasi frei flottierenden und aus dem Fremdkörper aufsteigenden impulsartigen Borderline-Emotionalität wird von destruktiven Emotionen beherrscht (v.a. Haß, meist als Borderlinewut beschrieben). Die Vorrangstellung der destruktiven Emotion und die daraus resultierende emotionale Gesamtordnung sind unmittelbare Folge des vorprogrammierten Scheiterns des ichkonstruktiven Projekts. Im Verlauf der zahllosen, immer wieder scheiternden Kontroll- und Manipulationsversuche baut sich die ständig wiederholte Wut des Scheiterns zu einem generalisierten Haßaffekt auf. Dieser freischwebende, existentielle Haß richtet sich, von einer exzentrischen, d. h. Außenposition aus gesteuert, u.U. auch gegen den eigenen Fremdkörper, vor allem aber gegen die Welt des Lebendigen und gegen das authentische Universum und dessen Bewohner, die sich dem ichkonstruktiven Regime immer wieder entziehen, was vom (naiven) Borderlinekranken letztendlich als böswillige Widerständigkeit gedeutet und erlebt wird. Auch dort, wo es dem Primärpsychotiker tatsächlich gelingt, eine tiefgreifende Kontrolle über seinen Fremdkörper, über Lebendiges und (inter)personal Authentisches zu installieren, bleibt das Objekt (!) der Begierde, d. h. der „eigene" Fremdkörper, das Lebendige und Authentische, auch noch als Beherrschtes, letztendlich immer außerhalb der Ichsphäre, es bleibt Nicht-Ich, und wird manchmal durch den ichkonstruktiven Zugriff massiv gestört, vielleicht sogar zerstört. Das primärfiktive Ich des Borderlineautisten kann körperliche, lebendige und authentische Objekte lediglich konstruktiv parallelisieren (kognitiv abdecken) und diesen Objekten dadurch eine sekundäre und fragile Ichhaftigkeit verleihen. Die gelungene ichkonstruktive Parallelisierung und die effiziente objektive Kontrolle über Körper, Lebendigkeit und Authentizität anderer Menschen mag vom Borderlinekranken, dem die primärsinnliche Hautgrenze abhanden gekommen ist, so erlebt werden, als ob er selbst im „Besitz" dieser Objekte und deren Qualitäten sei. Viele Borderlinekranke erliegen den Verlockungen dieser (rein fiktiven) stellvertretenden Teilhabe und streben ganz gezielt medizinische, pflegerische, pädagogische und psychotherapeutische Berufe an, wo sie dann auch deutlich überrepräsentiert sind. Das ist, wegen der mehr oder weniger ausgeprägten Basisdestruktivität der autistischen Grundkonstellation, nicht ganz unbedenklich.

Borderlinesehnsucht, Tantalusqualen

Die primärpsychotische Existenz zeigt sich als Tantalusexistenz, die sich vielleicht am prägnantesten in der zunächst diffus wirkenden sog. Borderlinesehnsucht artikuliert. In der Borderlinesehnsucht artikuliert sich nicht nur die Ausweglosigkeit des primärpsychotischen Fundamentaldilemmas, also die Sehnsucht nach dem vollständigen Besitz eines Objekts bzw. einer objektiv registrierten Qualität (lebendiger Körper, Leben, Authentizität), die letztendlich nicht beliebig kontrolliert und manipuliert, hergestellt oder in Besitz genommen werden kann. Es ist auch die Sehnsucht nach etwas vollkommen Fremdem, das allenfalls geahnt wird, aber nicht wirklich gewußt ist, weil es vom Kranken nie selbst, d. h. ichhaft erfahren wurde bzw. erfahren werden kann. Eines der vorrangigen Ziele einer Therapie der primärpsychotischen Person besteht darin, dieses aussichtslose und oft äußerst qualvolle Sehnen und Suchen nach diesem namenlosen Etwas in seiner ganzen Aussichtslosigkeit anzuerkennen, korrekt aufzuschlüsseln und den Kranken dahingehend zu beeinflussen, daß er diese Suche aufgibt und sich auf das für ihn real Machbare konzentriert, allein schon deshalb, weil diese qualvolle Suche meist in Kombination mit destruktiven Aktionen des impulsiven Typs betrieben wird und nicht selten einen katastrophalen Ausgang nimmt.

Trauern über die verlorene Trauer

Die mit dieser Borderlinesehnsucht zusammenhängende, häufig beschriebene Unfähigkeit des Borderlinekranken, Verluste in einem Prozeß des Trauerns zu verarbeiten, beruht nicht auf irgendwelchen hyperkomplexen psychologischen Mechanismen. Der Prozeß des Trauerns fällt deshalb aus, weil es nichts zu trauern gibt. Ein Verlust jenes Typs, der überhaupt betrauert werden könnte, hat schlicht und einfach nicht stattgefunden. Der Borderlinekranke hat das, was er nach authentischen Standards eigentlich betrauern könnte, gar nicht authentisch gehabt bzw. besessen (erfahren), so daß er es auch gar nicht im authentischen Sinne verlieren kann. Und was man im authentischen Sinne nicht verloren hat, kann man im authentischen Sinne auch nicht betrauern. Anstelle der authentischen Trauer finden wir im Borderlinekontext zwei sehr spezifische Trauersurrogate: Erstens, eine Ahnung von der Unerfüllbarkeit dieser Sehnsucht, die eine Teilhabe am authentischen Geschehen umkreist, und von der Unheilbarkeit des authentischen Defekts. Dies artikuliert sich als Wut, Verzweiflung und Hoffnungslosigkeit angesichts eines stetig scheiternden objektmanipulativen Projekts. Zweitens, die durch die kulturelle Allgegenwart der biographischen Interpretation amplifizierte und geformte Ahnung, daß ein archaischer Verlust stattgefunden haben könnte, der jedoch nur als nicht datierbarer, gestalt- und namenloser Verlust in Erscheinung tritt und deshalb beliebig ausgestaltet und nur noch fiktiv bzw. projektiv irgendwelchen beliebigen Ursachen bzw. Verursachern zugeordnet werden kann. Anstelle der Trauer finden wir also beim Borderlinekranken die diffuse, eher indirekt, sozusagen kognitiv vermittelte Ahnung von einem schicksalhaften Verlust unbekannten Zuschnitts, ein Verlust, der auf direktem, d. h. sinnlichem Wege nicht erfahren, nicht unmittelbar gespürt werden kann.

Arm geboren oder früh beraubt? Keine Erinnerung

Der Kranke oszilliert insgeheim, genauso wie sein Behandler, zwischen einer konstitutionellen und einer soziogenen Interpretation, er könnte also schon unvollständig, d. h. beschädigt auf die Welt gekommen sein, vielleicht wurde er aber von anderen beschädigt, d. h. um das beraubt, was ihm jetzt so schmerzlich fehlt und von dem er aus eigener Erfahrung nicht weiß, was es sein könnte und wie es sich anfühlen würde, wenn man es denn hätte. Beide, Patient und Behandler, sitzen in der Falle des klassischen, eher biologistischen Defektdenkens bzw. des klassisch biographischen Schemas, das sich an diskreten Traumatisierungen orientiert. Die klassische Trauma-Defekt-Logik ist auf die primärpsychotische Person grundsätzlich nicht mehr anwendbar, die Suche nach klassischen Trauma-Defekt-Mustern muß zwangsläufig scheitern. Es handelt sich erstens um eine derart frühe und radikale Umprogrammierung, daß kein dazu passendes Trauma aus dem gängigen Traumakatalog gefunden werden kann, zweitens um einen fundamentalen Defekt der (inter)personalen Erfahrung, der bislang überhaupt noch nie systematisch berücksichtigt wurde. Alle Beteiligten benutzen also elementar falsche Erkennungsmuster und suchen deshalb sehr angestrengt nach einem Nichtvorhandenen. Was aber nicht vorhanden ist, kann auch nicht gefunden werden.

Abstrakte Trauer

Der Borderlinekranke kennt sehr wohl so etwas ähnliches wie Trauer, es ist aber eine quasi abstrakte Trauer, die sich darauf bezieht, daß er nicht trauern kann, weil er nichts (authentisch) Betrauernswertes verlieren kann, und dies wiederum, weil er dieses Verlierbare nie erfahren hat und nicht einmal aus eigener Erfahrung weiß, was denn dieses unerreichbare Etwas sein könnte, das da anderswo gehabt, verloren und betrauert wird. Die Borderlinesehnsucht artikuliert also auch die borderline-konkretistisch formulierte abstrakte Sehnsucht nach Verlust und Trauer überhaupt, was allerdings den Besitz dieser verlierbaren und betrauerbaren Sache voraussetzen würde, von der der Kranke nicht sicher wissen kann, ob er sie jemals besessen hat. Der Borderlinekranke, solange jedenfalls, wie er sich noch mit der Eroberung des Authentischen beschäftigt, trauert in gewisser Weise schon, er tut dies jedoch im primärpsychotischen Modus. Diese primärfiktiv gesteuerte Surrogat-Trauer, die auf objektiver Beobachtung und ahnungsvollem Wissen beruht, betrauert im übertragenen Sinne einen zeitlos ewigen und personumfassenden Verlust oder Mangel, nämlich die völlige Abwesenheit der authentischen Option.

Neid, Gier und der verschlingende Blick

Sein ahnungsvolles Wissen um das Fehlende ermittelt der Kranke hauptsächlich durch objektive Beobachtung im Umgang mit anderen: Viele andere sind im Besitz dieser seltsam fremden Sache, die ihm anscheinend fehlt. Von daher ist es nicht weiter verwunderlich, daß die Borderlineexistenz von einem sehr tiefsitzenden und stets gegenwärtigen, sozusagen strukturellen (autistischen) Neid getragen wird, der auch die Form einer unersättlichen (autistischen) Gier annehmen kann. Diese Gier kann sich dann in sog. Impulshandlungen (z. B. Promiskuität) artikulieren oder eher subtil, d. h. in der autismusspezifischen, extrem ausgeprägten Tendenz zur fiktiven visuellen Aneignung (Objekte mit Blicken „aufsaugen", „verschlingen"). Der Borderlinekranke als simulationsfähiger Autist richtet seinen beziehungssimulativ aufgelockerten Radarblick auch auf körperliche, lebendige und authentische Objekte, bleibt aber genau wie der weitgehend simulations-unfähige Autist im gegenstandsmanipulativen Schema stecken, entschlüsselt also das (inter)personale Ereignisfeld mit den gleichen Instrumenten, die auch der simulations-unfähige Autist benutzt, der irgendwelche Gegenstände, z. B. Sandkörner analysiert.

Die projektbezogene Gefühlswelt des Manager-Ich

Borderlinewut und die Tücke des Objekts

Das Gesamtspektrum der Borderline-Emotionalität dürfte, sehr oberflächlich betrachtet, dem Spektrum der intakten bzw. neurotischen Emotionalität zunächst weitgehend entsprechen. Ob eine objektiv von außen wahrgenommene emotionale Äußerung einem intakten bzw. neurotischen Funktionsganzen oder einer primärpsychotischen Ich-plus-Fremdkörper-Konstellation entstammt, ist zunächst nicht ohne weiteres ersichtlich. Die Borderlinewut, die sich zwangsläufig aus dem wiederholten Scheitern der manipulativen Kontrolle über fremde Objekte (eigener Fremdkörper, andere Menschen) ergibt, unaufhörlich neue Nahrung bekommt und stets aktualisierbar bleibt, ist zunächst durchaus jener gewöhnlichen Wut vergleichbar, von der viele Menschen überwältigt werden, die an der sog. Tücke des Objekts scheitern. Wenn jedoch der überwältigende Haßaffekt chronisch durch die im psychotischen Modus, d. h. vollkommen realitätsunabhängig projizierte Tücke eines beliebigen menschlichen Objekts provoziert wird, dann ist etwas ganz anderes der Fall als das, was uns vertraut ist als gewöhnliche Wut über die Tücke des Objekts. Die Borderlinewut, die sich sowohl gegen Andere, als auch gegen den eigenen Fremdkörper richten kann, resultiert daraus, daß sich Subjekt und lebendig Subjektives meist nicht wie mechanistisch tote Objekte verhalten und sich nicht wie Objekte kontrollieren und manipulieren lassen. Der Haßaffekt des Borderlinekranken gilt also insbesondere der Tücke des Subjekts, die sich ihm als Tücke eines Objekts darstellt und vom Kranken dementsprechend behandelt wird. Die Objektwelt des Borderlineautisten kennt zwei besonders tückische Objekte, nämlich das eigene Fremdkörperobjekt und andere Menschenobjekte; beide zeigen aufgrund ihrer funktionalen Subjektivität eine Eigengesetzlichkeit bzw. ein Eigenleben, das sich dem objekt- bzw. gegenstandsmanipulativen Lebensprojekt des Autisten widersetzt.

Die projektbezogenen Gefühle des Manager-Ich

Die erkennbare Emotionalität des fortgeschrittenen Borderlinepatienten verliert allmählich ihren impulshaften Fremdkörper-Charakter und reduziert sich zunehmend auf jene projektbezogenen Gefühle, die sich um ichkonstruktive Kontrollprojekte ranken und schon von T. Grandin (1997), also einer intelligenten Autistin, beschrieben wurden: Die Freude an gelingenden oder gelungenen objektiven Kontrollprojekten, Wut bzw. Haß gegen widerständige Objekte, alles dreht sich um den ewigen Kampf gegen die Tücke des Objekts. Wegen des authentischen Totaldefekts ist die gesamte Emotionalität des Borderlinekranken zwangsläufig um ichkonstruktive Projekte bzw. Kontrollvorhaben zentriert, alle (sekundär ichhafte) Emotionalität rankt sich quasi um die Kontrolle des eigenen Fremdkörpers, menschlicher Objekte und der ganzen Gegenstandswelt (konkrete und abstrakte Objekte). Wegen der grundsätzlich sinnlich-körperlichen, dezidiert nicht-fiktiven Qualität jeglicher Emotion überhaupt ist der emotionale Prozeß beim Autisten bzw. Borderlineautisten fester Bestandteil des Fremdkörpergeschehens und damit zunächst ein nicht-ichhaftes Ereignis: Die Emotion wird deshalb, wie alles Fremdkörpergeschehen, zum Objekt des autistischen Ich. Es sind also die Emotionen des Borderlinekranken nicht nur objektive Emotionen, die sich bevorzugt um objektive ichkonstruktive Projekte ranken, sondern auch Objekte des operativen Ich, also emotionale Objekte. Diese doppelte Objektivität der Borderlineemotion verändert die gesamte Gefühlswelt des Kranken. Das Gefühlsleben des Borderlinekranken ist völlig anders geordnet als beim nicht-autistischen Menschen (ein wesentlicher Aspekt der ganz anderen, eben autistischen „Psychosomatik"). Dort, wo der emotionale bzw. körperliche Prozeß ichkonstruktiv (kognitiv) nicht abgedeckt (parallelisiert) bzw. ichkonstruktiv nicht zugeordnet (sekundäre Attribuierung) und in das ichkonstruktive Gerüst und seine Projekte eingebunden (Montage) werden kann, fällt der emotionale bzw. körperliche Vorgang erfahrungsmäßig und funktional in seinen offensichtlich ichfremden Ursprungszustand zurück und tritt wieder als impulsartiger Fremdprozeß in Erscheinung, etwa als plötzlich einschießender, herrenloser (offensichtlich anonymer) Borderlineaffekt, der aus dem Nichts zu kommen scheint.

Borderline-Emotionalität: Ichkonstruktive Attribuierung (Montage) und Parallelisierung

Komplexes Leben und komplexe Erfahrung sind durchgängig motiviert und immer emotional. Ein nicht motivierter oder nicht emotionaler Zustand ist immer nur als außerordentlich krankhafter, todesähnlicher bzw. todesnaher, wenn nicht toter Zustand denkbar. Emotionen, so wie wir sie üblicherweise verstehen, tauchen nicht als Diskretionen aus einem nichtemotionalen Vakuum auf, also aus einer fiktiven Baseline, es handelt sich immer nur um auffällige Spitzenprodukte, die als mehr oder weniger prägnante Prozeß- und Erfahrungsgestalten aus einem kontinuierlich ablaufenden emotionalen Ereignisfluß hervortreten. Emotionalität ist ein anderes Wort für die körperlich fundierte, sinnlich codierte und niemals neutrale subjektive Wertigkeit all unserer Lebensvollzüge. Emotion ist also, wie Motivation oder Beziehung, nichts, was zur menschlichen Erfahrung oder zum menschlichen Leben quasi ergänzend hinzukäme, sondern ein fundamentaler Dauerzustand. Vollkommen emotionsfrei ist eigentlich nur die rein fiktive Aktion, die im gesunden Standardfall (objektives Kontrollbewußtsein) eine abgelöste Sonderfunktion darstellt und als Monopolfunktion mit dem Konstruktiven Ich des Autisten bzw. Borderlineautisten weitgehend identisch ist. Bei der Idee der ergänzenden bzw. hinzukommenden Emotion handelt es sich um eine extrem pathomorphe Denkfigur, eine falsche Universalie, deren reale Bedeutung von der primärpsychotischen Person demonstriert wird: Emotionalität findet hier, ebenso wie Spontaneität und primärsinnliche Erfahrung überhaupt, subjektiv-erfahrungsmäßig und funktional außerhalb der operativen Ichsphäre statt und bedrängt in Gestalt von nicht ichhaftem, impulsivem Fremdmaterial das autistische Ich und seine Erfahrungswelt. Hier, und nur hier, kommt die Emotion tatsächlich hinzu, allerdings als Nicht-Ichhaftes, und ergänzt im Rahmen einer ichkonstruktiven Montage (Parallelisierung) einen sonst völlig emotionslosen, weil völlig entsinnlichten Ichprozeß. Mittels relativ fragiler, sekundärer Attribuierungen ordnet sich das Konstruktive Ich dieses Hinzukommende zu. Die daraus resultierende ganz andere Gefühlslogik zeigt sich vor allem dort, wo diese sekundären Zuordnungen noch nicht erarbeitet wurden bzw. wieder zerfallen, besonders imponierend etwa im Falle jenes borderlinetypischen quasi frei flottierenden Haßaffekts, der bei manchen Borderlinekranken als außerordentlich monotone, vollkommen unmodulierte emotionale Baseline fungiert und im subliminalen Tableau des (authentischen) Gegenübers deutliche, aber schwer dechiffrierbare Spuren hinterläßt. Der Affekt wird oft gut kontrolliert, d. h. weitgehend unter Verschluß gehalten, so daß er körpersprachlich nur schlecht gelesen werden kann. Er kann aber auch, in völlig unberechenbarer Weise, blitzartig in ein winziges Aktionselement quasi einschießen und genauso urplötzlich wieder von der Verhaltensoberfläche verschwinden, ohne auch nur die geringste Spur (Nachklang) in dieser Oberfläche zu hinterlassen. Der Affekt kann auch als Teilobjekt des Fremdkörperobjekts in bestimmten Situationen bzw. gegenüber bestimmten Person vollständig blockiert werden, während er in anderen Situationen bzw. gegenüber anderen Personen voll ausgefahren wird. Manche Borderlinekranke benutzen diesen sehr beweglichen Haßaffekt wie ein Disziplinierungsinstrument, mit dem sie das Verhalten widerspenstiger Interaktionspartner dressurartig zu steuern versuchen, was insbesondere dann gut funktioniert, wenn die Bedeutung dieser kleinen (Haß-)Hinweise zuvor durch destruktive oder autodestruktive Aktionen expliziert wurde. Diese Gefühlswelt unterliegt offensichtlich nicht mehr den Gesetzen der gewöhnlichen Emotionalität, die im autistischen Kontext produzierten Gefühle entsprechen nicht den authentischen Gefühlen: Die Borderlinewut beispielsweise hat mit der gewöhnlichen Wut, unter Berücksichtigung der subjektiv-erfahrungsmäßigen und funktionalen Kontexte, in denen beide jeweils auftreten, eigentlich nichts mehr gemein. So ist es im authentischen Kontext unmöglich, einen massiven Haßaffekt aus jedem denkbaren Erfahrungskontext herauszulösen und als isoliertes und außerordentlich bewegliches Haßquantum innerhalb des Funktionsganzen zu deponieren, wo es dann permanent zur Disposition steht und für beliebige Zwecke instrumentalisiert werden kann. Hier wird ein Primäraffekt zum Objekt und dieses Objekt wiederum zum konstitutiven Element einer Persönlichkeitsstruktur und Existenzform. Ein Affekt-Gegenstand kommt also im Rahmen einer gegenstandsmanipulativen Lebensstrategie zum Einsatz.

Herrenlose Emotionen

Die Parallelisierung (nicht Integration!) von ichhafter Fiktion und nicht ichhafter Emotion kann flächendeckend gelingen oder auch mißlingen. Im therapeutischen Kontext beeindruckt vor allem das Mißlingen: Herrenlose Emotionen, die nicht vom Konstruktiven Ich abgedeckt werden, scheinen wie Fremdkörper irgendwo im interaktiven Raum herumzuschweben und können vom Therapeuten nicht in die Sprache der gesunden Gefühlslogik übersetzt werden, weil diese Emotionen primäre Nicht-Ich-Ereignisse darstellen. Der Therapeut, der diese freischwebende, herrenlose und nicht-ichhafte Emotionalität seines Patienten fokussiert und bearbeitet, zwingt seinen Patienten zur nachträglichen Parallelisierung, was im Erfolgsfall gerne als integrativer Therapieerfolg fehlidentifiziert und als solcher verbucht und veröffentlicht wird. Diese impulsartig freischwebenden Emotionen dienen dem Patienten und seinem Therapeuten wegen ihrer elementaren Unbestimmtheit als Projektionsfelder: Der Standardtherapeut will aus Gründen der professionellen Ideologie die vollständig fehlende Ichhaftigkeit dieser „emotionalen Ufos" nicht anerkennen, während der primärpsychotische Patient schon immer und mit allergrößter Selbstverständlichkeit mit diesen Ufos lebt und ihnen beliebige (primärfiktive) Pseudobedeutungen zuweisen kann. Für manche Primärpsychotiker stellt diese Parallelisierung ein erstrebenswertes Ziel dar (ichkonstruktiver Nachholbedarf), andere, die sich auf einem ichkonstruktiv eher höheren Ordnungsniveau bewegen, brechen diese Parallelordnung bisweilen wieder im Selbstversuch auf, meist mit dem Ziel der Selbstverlebendigung (die regelmäßig chaotische Formen annimmt). Der Borderlineautist kann beliebige Teile des Fremdkörpergeschehens aus beliebigen Gründen und zu beliebigen Zwecken quasi freigeben und aus dem ichkonstruktiven Ruder laufen lassen.

Das konkretistische Borderline-Idiom als Objektsprache

Turbulenzen

Die ichkonstruktive und simulative Ungeschicklichkeit des Patienten wird durch die aktualisierte Authentizität des Therapeuten noch potenziert, und so kann durch das Zusammenwirken beider Faktoren insgesamt eine Situation entstehen, die der Patient nicht mehr (ichkonstruktiv und simulativ) bewältigen kann. Impulsive und expansive Borderlines werden in solchen Situationen, falls sie nicht schon von sich aus ein Verchaotisierungs- oder Impulsprogramm ablaufen lassen, zum Agieren animiert. Therapeuten, die nicht auf eine objektiv distanzierte und simulative Kontrollstrategie umschalten können, müssen sich spätestens an diesem Punkt auf allerhand Turbulenzen gefaßt machen.

Gebrauchsanweisungen

Dem Borderlinekranken ist am besten gedient mit einfacher Übersetzungsarbeit: Das authentische Geschehen wird dabei in ein quasi digitales, 1:1-konkretistisches Borderline-Idiom übertragen und dadurch für den Kranken kommensurabel gemacht. Zunächst muß der Therapeut sich selbst gegenüber seinem Borderlinepatienten in dieser Weise entschlüsseln und eine gemeinsame, artefaktische Sprachregelung installieren: „Dies bedeutet das, jenes wird so bezeichnet, das gehört nicht zu diesem Erfahrungskomplex, sondern ..." usw. Der Therapeut bringt seinem Patienten die digitalisierte Gebrauchsanweisung für die eigene Person (des Therapeuten) bei und minimiert dadurch die Tücke des Objekts, des Objekts, das er für seinen Borderlinepatienten ganz unweigerlich und immer darstellt.

Lebensähnlichkeit

Vernünftigerweise wird sich der Therapeut bei der Entwicklung dieser Kunstsprache an authentischen Modellen orientieren und dem Patienten dadurch die simulative Rekonstruktion der nach wie vor unzugänglichen authentischen Welt erleichtern (simulative Rehabilitation). Beim Vorliegen erheblicher ichkonstruktiver bzw. simulativer Defizite oder auch in Krisenzuständen kann und muß man bisweilen von dieser Linie, d. h. der Orientierung an authentischen Vorgaben abweichen: Beliebige Ordnungsmittel reichen dann aus, und selbst vollkommen absurde Konstruktionen können sich als nützlich erweisen.

Der durchschnittliche Borderlinepatient bemerkt diesen Unterschied (authentische vs nicht-authentische Referenz) in der Regel nicht, und es fällt ihm auch nicht auf, wenn sein Therapeut etwa zwischen authentischer Anfrage (quasi experimentell, bei unsicherer Diagnose) und distanzierter, d. h. (sekundär) simulativer Grundhaltung oszilliert. Der erfolgreiche Borderlinetherapeut wird wohl oder übel diese 1:1-konkretistische Übersetzungsarbeit verrichten müssen und im Erfolgsfall auch tatsächlich verrichtet haben, ob er selbst allerdings auch merkt, was er da eigentlich tut, ist nicht ganz klar. Die Literatur zur Psychotherapie der Borderlinekrankheit berichtet immer wieder von angeblich authentischen Begegnungen und vermeintlich authentischen Erfahrungen, die es ja im primärpsychotischen, d. h. autistischen Kontext gar nicht gibt und nicht geben kann, und zwar unter gar keinen Umständen. Die Borderlinepatienten selbst legen nicht den geringsten Wert auf authentische Kommunikation, ganz im Gegenteil.

Dekonstruktions-Rekonstruktions-Psychosen

Katastrophische Existenz

Die im Borderlinekontext auffällig häufig auftretenden katastrophischen Phantasien haben keine biographische Bedeutung und sind keineswegs als Widerspiegelungen umgrenzter traumatischer Erfahrungen oder Ausdruck umschriebener, begrenzter Ängste zu verstehen. Die primärpsychotische (strukturell autistische) Existenz ist eine durch und durch traumatische Existenz, und jetzt können wir ergänzen: Sie ist auch eine zutiefst katastrophische Existenz. Das autistische bzw. borderlineautistische Konstruktive Ich selbst ist schon die Katastrophe, sozusagen die Mutter aller Katastrophen, die in den katastrophischen Selbstdarstellungen und Phantasien der Borderlinekranken ständig thematisiert wird, denn mit dieser Ichformation ist schon ein unheilbar katastrophaler Dauerzustand konstelliert, der bestenfalls auf unterschiedlichen Ordnungsniveaus beherrscht und provisorisch stillgelegt werden kann. Diese katastrophische Subjektivität wird vom Kranken als solche nicht nur passiv erlebt, sondern, wie alle Positionen der primärpsychotischen Erfahrungswelt, auch immer wieder konkretistisch dargestellt und inszeniert (agiert bzw. inter-agiert) und für beliebige Zwecke instrumentalisiert, etwa als generalisierte Vermeidungsstrategie im sozialen Feld oder als chaotischer bzw. verchaotisierender Sprengsatz im aktiven und gezielten Selbstexperiment, das die Ausweglosigkeit des autistischen Fundamentaldilemmas buchstäblich aufsprengen soll. M.a.W.: Der routinierte Konstrukteur versteht sich auch auf's Dekonstruieren (aktive Dekonstruktion).

Die Beherrschung des psychotischen Handwerks. Kontrollierte Dekonstruktions-Rekonstruktions-Krisen

Eine Variante dieses katastrophischen Projektes wird gelegentlich deutlich erkennbar in relativ gut beherrschten manifesten Borderlinepsychosen, die sich auf der Basis eines strukturellen Autismus ereignen und deutlich von jenen („klassischen") manifesten Psychosen unterscheiden, die einen bloß funktionellen autistischen Kern aufweisen (Vulnerabilitätspsychose und traumatische Psychose). Der keineswegs ichschwache Borderlinekranke z. B. dekonstruiert aktiv sich selbst, d. h. sein erstarrtes und situativ gescheitertes konstruktives Ichsystem, indem er zuvor gut kontrolliertes „verrücktes" Material des destruktiven und impulsiven Typs aktualisiert, d. h. gezielt an die Verhaltensoberfläche treten und in das konstruktive Ichgerüst quasi hinein explodieren läßt, um es dann in einer „verrückten" Verpackung ebenso gezielt gegen einen Dritten zu richten (körperlicher Angriff), den er verantwortlich macht für das Scheitern irgendeines ichkonstruktiven Projekts (hier: ein berufliches Vorhaben). Der nunmehr auch nach den aktuell geltenden, objektiven Realitätsnormen offensichtlich psychotische, d. h. manifest „verrückte" Patient (traditioneller Psychosebegriff) kehrt, nach einer sehr kurzen, etwa zweiwöchigen stationären und medikamentösen Behandlung mit dem gleichen konstruktiven Projekt wieder in die gleiche Situation zurück und verhält sich nun so, als ob er diesen Dritten niemals angegriffen hätte (wodurch dieser Dritte sich einer besonders delikaten Drohung ausgesetzt sieht). Dabei hat sich der Patient zwischenzeitlich scheinbar vollkommen verändert, er ist rein äußerlich und auch in seinen Umgangsformen „ein anderer" geworden und praktiziert diese andere, neue Identität mit der gleichen Routine und Selbstverständlichkeit, mit der er auch die vorhergehende, abgestreifte alte Identität verwaltet hat. Insgesamt ergibt sich hier zwingend das Gesamtbild eines Menschen, der in einer bestimmten Situation mit seinem konstruktiven Vorhaben scheitert, sich dann selbst gezielt verchaotisiert und damit sozusagen die (seine) „Karten" neu mischt, um dann mit neu montierter Identität, d. h. mit vermeintlich „besseren Karten", in der gleichen Situation erneut anzutreten und das alte Projekt doch noch durchzusetzen. Der Borderlinekranke versucht ein starr fixiertes, fiktives (unrealistisches) Projekt durchzusetzen und instrumentalisiert zu diesem Zweck ein typisch antisoziales Muster, das er im Rahmen einer gezielt hergestellten borderlinepsychotischen Krise aktiviert, exekutiert und nach seiner Rückkehr in die Ausgangssituation als subtile Drohung (Wink mit dem Zaunpfahl), die mit ihm (neue Identität) „nichts zu tun hat", weiterwirken läßt.

Binnenstruktur einer instrumentellen Psychose

Die Zielscheibe dieses intelligenten und ziemlich komplexen Manövers, ein gewöhnlicher Arbeitgeber und psychologischer Laie, „darf" dann die einige Wochen zuvor tatsächlich exekutierte körperliche Attacke späterhin nicht ansprechen, ohne daß der Borderlinekranke, der an diesem Punkt für sich ganz alleine (!) eine besondere „Sensibilität" und „Verletzbarkeit" reklamiert, „sich angegriffen fühlt" bzw. wähnt (der Kranke hat ja, aufgrund seiner neuen Identität, „nichts damit zu tun") und sofort genau jenes, mit extremen Haßaffekten aufgeladene körperliche Angriffsmuster freizusetzen beginnt, das er zuvor schon einmal exekutiert hat. Die Zielscheibe dieses komplexen Manövers ist sozusagen schon vorgewarnt und der Kranke arbeitet nun gezielt und erfolgreich mit dieser Vorwarnung. Bemerkenswert die borderlinespezifische Multifunktionalität des Angriffsmusters: Der Kranke verschafft sich damit einerseits eine gewisse Kontrolle über andere Menschen, anderseits benutzt er dieses Angriffsmuster, und zwar in Gestalt einer Drohung, um die Realität eben dieses Angriffsmusters selbst zu verleugnen. Der Gesamtablauf ist typisch für die Borderlinekrankheit: Der Kranke ist, in seiner Sicht, keineswegs aggressiv, gerät aber selbstverständlich in Rage, wenn es jemand wagen sollte, seine destruktiven Aktionen zu beschreiben oder auch nur korrekt zu bezeichnen. Dieser böswillige Angriff des Anderen berechtigt ihn dann dazu, sich mit allen ihm zur Verfügung stehenden Mitteln zu verteidigen und aggressiv gegen den anderen vorzugehen. Die eigene Aggressivität ist dann nur eine Selbstschutzmaßnahme gegen einen unerhörten, lebensvernichtenden Angriff des Anderen, und der Andere ist dann selbst Schuld, wenn er angegriffen wird und zu Schaden kommt. Mancher objektiv realitätstüchtige Borderlinekranke mit besonders ausgeprägter, deutlich wahrnehmbarer und zugleich einigermaßen kontrollierter Basisdestruktivität verschafft sich mit Hilfe dieses permanenten Drohszenarios (bedrohlicher Lebensstil), der wie ein destruktiver Kokon funktioniert, erhebliche Handlungsspielräume, die auch von den Fachinstitutionen „anerkannt" und heimlich gefördert werden, solange dieser bedrohliche Lebensstil außerhalb der Institutionen abgewickelt wird (destruktive Toleranz).

Doppelleben

Psychosen mit dieser Prozeßstruktur, in der die objektive Realitätskontrolle durch das eigenaktive Zulassen und Amplifizieren sonst gut beherrschter Impulse gezielt und gekonnt beeinträchtigt wird, sind typisch für das primärpsychotische Spektrum. Der gut kontrollierte destruktive Impuls ist mit psychotischen Hintergrundproduktionen des „verrückten" Typs (objektiv normwidrig) assoziiert, zusammen mit dem Impuls wird auch dieses offensichtlich psychotische Material an die Verhaltensoberfläche gebracht und agiert. Um die hier per Impulsfreisetzung in Gang gesetzte Verchaotisierung des subjektiven Erfahrungsraums sowie den daraus resultierenden „verrückten" Dekonstruktions- und anschließenden Rekonstruktionsprozeß sicher beherrschen und unbeschadet überstehen zu können, ist ein ziemlich sattelfestes und kampferprobtes Konstruktives Ich erforderlich. Im primärpsychotischen Spektrum finden sich wahre Meister der Psychose, die ihr psychotisches Handwerk in ganz erstaunlicher Weise sicher beherrschen. Das gezielte und routinierte Spiel mit objektiv normgerechten (basispsychotischen) und objektiv normwidrigen (manifest psychotischen, „verrückten") Leistungen scheint für zahlreiche Primärpsychotiker kein Problem darzustellen, sie fahren zweigleisig, ein Leben lang. Die Grundstruktur dieses primärpsychotischen Verlustes der objektiven Realitätskontrolle („Verrücktheit") ist jedoch eine ganz andere als etwa beim Psychotiker vom Vulnerabilitätstypus, der im Gegensatz zum Primärpsychotiker über einen, wenn man so will, authentischen Nucleus verfügt, so daß seine „verrückten" Produktionen bzw. der funktionale Rahmen dieser Produktion subtile Spuren einer, wenn auch meist eher schwachen, authentischen Hintergrundmodulation enthalten. Es handelt sich hier, trotz aller Ähnlichkeiten der objektiven Oberfläche, um zwei grundlegend verschiedene Prozesse, d. h. zwei sehr unterschiedliche Grundformen der Psychose. Die Anwesenheit (funktioneller Autismus) oder Abwesenheit (struktureller Autismus) eines authentischen Nucleus macht sich bemerkbar. Das „schizoide Spektrum" zerfällt in zwei völlig unterschiedliche Abteilungen.

Das nachkatastrophische Borderlineparadies

C. Rohde-Dachser: Archetypische Borderlinephantasie

In ihrer für den deutschen Sprachraum maßgebenden Borderlinemonographie zitiert C. Rohde-Dachser (1991) anstelle eines zusammenfassenden Nachworts die repräsentative Selbstschilderung eines Borderlinepatienten, die sie „in ihrer ganzen Zwiespältigkeit und stummen Anfrage möglichst wortgetreu" wiedergibt. Wir können diese kryptische Selbstdarstellung mit dem psychopathologischen Werkzeug, das wir uns inzwischen erarbeitet haben, weitgehend entschlüsseln und übersetzen.

Rohde-Dachsers Patient berichtet: „Mir geht es gut, seit ich weiß, daß es für mich keine Zukunft gibt. Ich sitze mein Leben ab wie eine lebenslängliche Zuchthausstrafe, und ich bin dabei wunschlos unglücklich! Früher habe ich gelitten. Jetzt, wo ich keine Hoffnung mehr habe, kann mir niemand mehr etwas anhaben." Der Patient benutzt Allgemeinplätze im Sinne einer zwangsläufig falschen Sprache, die auf den ersten Blick ziemlich irritierend wirkt. Es ist der mühsame Versuch, die autistische Erfahrungswelt in die normale Erfahrungssprache zu übersetzen. Offensichtlich ist die gewöhnliche Erfahrungssprache für diesen Zweck nicht geeignet. Dieser ganz unvermeidlich falsche Sprachgebrauch erzeugt dann jene bizarren Ausdrucksformen (Begriffsmontagen, Metaphernkombinationen usw.), die wir aus dem Borderlinekontext kennen. „Wunschlos unglücklich" etwa wäre, buchstäblich genommen, eine subjektive Erfahrung, die zumindest als Dauerzustand im authentischen Kontext einfach nicht existiert, weil ja das Unglücklichsein auf einem frustrierten Wunsch basiert oder, mechanistisch ausgedrückt, einem nicht erreichten Sollzustand. Der Kranke artikuliert hier lediglich sein Wissen um das Scheitern seines gegenstandsmanipulativen Projekts im sozialen Raum, und bei den damit assoziierten Gefühlen handelt es sich um sekundäre projektbezogene Gefühle, er ist also weder glücklich noch unglücklich im authentischen Sinne. Er signalisiert uns mit dieser unmöglichen Begriffskombination, daß er eine nichtauthentische Erfahrung zu artikulieren versucht, er versucht es immer wieder, aber letztendlich doch vergeblich, denn die Normalsprache kann das nicht leisten. Dieses sprachliche Scheitern darf als Hinweis interpretiert werden, daß sich auch die ichkonstruktive Erfahrung selbst, die sich hier vergeblich zu artikulieren versucht, zur gesunden Erfahrung inkommensurabel verhält, allein deshalb, weil sie sich schon auf der sprachlichen Ebene als inkommensurabel erweist. Der Kranke beschreibt hier, in Gestalt einer pseudobiographischen Sequenz, die zwei Grundpositionen der primärpsychotischen Existenz.

Position 1

„Früher" (Position 1), so der Kranke, habe er noch Hoffnung gehabt, und deshalb habe er gelitten, und gelitten habe er wegen der anderen Menschen, die ihm etwas angetan hätten. Andere haben ihm also etwas angetan, weil (!) er Hoffnung hatte. Welche Hoffnung? Gemeint ist die immer vergebliche Hoffnung auf Zugang zur authentischen Erfahrung und damit auch zur authentischen Welt. Der Zugang ist versperrt, als Haupthindernis fungieren vor allem die authentischen Anderen (geizige Objekte, die das Erhoffte nicht liefern bzw. hergeben), die ihn jedoch, was der Kranke nicht sicher wissen kann, gar nicht einlassen könnten, auch wenn sie es wollten. Sein eigenes destruktiv aufgeladenes, ichkonstruktives Projekt, sich nämlich einen kontrollierend manipulativen Zutritt zur authentischen Welt zu verschaffen bzw. dort eindringen zu wollen (Hoffnung, Zukunft), wird als einfache psychotische Umkehrprojektion formuliert: Die authentischen Anderen wollen ihm etwas anhaben (siehe: generalisierter Vorwurf, unterstellte Böswilligkeit).

Position 2

„Jetzt" (Position 2), so der Kranke, wisse er, daß es für ihn keine Zukunft (Hoffnung auf Zugang zur authentischen Welt) gäbe, er sitze sein Leben ab wie eine lebenslängliche Zuchthausstrafe, es gehe ihm gut und er sei nunmehr wunschlos. Der Kranke zieht sich auf seine autistische Außenseiterposition zurück, verzichtet auf die Eroberung des Authentischen (siehe: Borderlinesehnsucht) und wird deshalb z. B. auch nicht mehr von den authentischen Zumutungen anderer behelligt. Dieser absolut realistische Verzicht dürfte das zentrale Erfolgskriterium jeder korrekten Borderlinetherapie sein. Die Wunschlosigkeit (Verzicht) wirft ihn (Konstruktives Ich) jedoch zurück in das Gefängnis seines Fremdkörpers, und das ist keine unbedingt gemütliche Behausung. Das Dilemma, das zuvor in eine pseudobiographische Pseudosequenz umgeformt wurde, bleibt also in Wirklichkeit als Ganzes unbeschädigt, wird aber nicht mehr im sozialen Feld agiert. Natürlich wird der Kranke nicht von den Menschen (man beachte die Hypergeneralisierung) grundsätzlich zurückgewiesen: Er selbst ist es, der aufgrund seines authentischen Totaldefekts alle authentischen Anfragen und die Menschen, von denen diese Anfragen ausgehen, grundsätzlich zurückweisen und enttäuschen muß (hier stimmt die Generalisierung). Und natürlich sind es nicht die anderen Menschen, die ihm grundsätzlich etwas anhaben wollen, er selbst ist es, von dem krankheitsbedingt und ganz grundsätzlich eine zumindest subtil destruktive Wirkung ausgeht.

Der Hunger nach Authentizität. Neid, Gier und Verzicht

Im (laut Rohde-Dachser) exemplarischen Selbstbericht des Borderlinekranken heißt es weiter: „Gestern habe ich den Faust-Film gesehen. Ich habe mir gedacht, was dem Faust wohl erspart geblieben wäre, wenn er sich durch den sentimentalen Gesang in der Kirche nicht vom Selbstmord hätte abhalten lassen. Und der Pakt mit dem Teufel: 'Könnt' ich zum Augenblicke sagen, verweile doch, du bist so schön! 'Einen Menschen, der an dieser Welt wirklich etwas schön findet, soll doch der Teufel holen! Warum macht man darum so ein Geschrei?". Hier artikuliert sich die Andersartigkeit der autistischen Erfahrungswelt: Manch ein Borderlinekranker verzehrt sich ein Leben lang danach, in den Besitz einer fremden Sache (Objekthunger) zu kommen, von der er aus eigener Erfahrung (reduziertes Subjekt) nicht wissen und auch nicht in Erfahrung bringen kann, wie sie beschaffen ist und wie sie sich sozusagen von innen anfühlt (ein wesentlicher Aspekt der borderlinetypischen Anhedonie). Wie er es auch anstellt, er kann sich diese Sache partout nicht einverleiben und macht sie deshalb schlecht. Auch das eine äußerst bizarre Kombination, die als fixe Dauerkonstellation nur in der ichkonstruktiven Erfahrungswelt so möglich ist, daß nämlich etwas zutiefst, ja existentiell Erstrebtes gleichzeitig (widerspruchsfrei!) abgrundtief schlecht sein kann, so wertlos, daß man sich die ganze Sache eigentlich, z. B. per Suizid, ersparen könnte.

Die Verschwörung der Besitzenden

Die eigentliche Schlechtigkeit der Welt liegt in ihrer beharrlichen Widerspenstigkeit begründet. Sie gibt die heiß begehrte authentische Sache nicht her, und wenn, dann nur bestimmten Anderen (den authentischen Anderen), die einen mühelosen, irgendwie magischen Zugang zu dieser Sache und zueinander haben. Sie tragen diese geheimnisvolle Sache anscheinend in sich, tauschen sie immer nur untereinander aus und geben nichts davon her, egal wie sich der Primärpsychotiker darum bemüht. Eine Art Verschwörung der Besitzenden (siehe: Paranoide Persönlichkeitsstörung, generalisierter Vorwurf, unterstellte Böswilligkeit). Die Grundhaltung des Borderlinekranken wird dementsprechend oft von einem generalisierten Gier-Neid-Komplex beherrscht, einer nagenden, bisweilen quälenden Unzufriedenheit und Dysphorie. Elternschaft, professionelle Macht über andere Menschen, auch Psychotherapie, wissenschaftliche Versuche am lebendigen Menschen und langdauernde Folterungen vom Beziehungstypus sind übrigens günstige Gelegenheiten, um der ersehnten Sache auf die Spur zu kommen oder sie zumindest in den objektiven Zugriff zu bekommen. Sich böswillig verweigernde Träger dieser unzugänglichen Sache können u.U. zur Strafe für ihren Geiz und stellvertretend für alle anderen Authentizitätsbesitzer systematisch attackiert und beschädigt werden. Auch eine Problemlösung: Wenn der Außenseiter die abgeriegelte (authentische) Innenwelt als Störfaktor auslöscht, bleibt nur die Außenwelt des Außenseiters übrig, und die ist dann, als einzig verbleibende Welt, eben Innenwelt, womit sich der Außenseiter in einen Insider verwandelt hätte. Die ansonst unüberbrückbare Kluft zwischen autistischer und authentischer Welt wäre hier als Groß- und Endlösung auf indirektem und offensichtlich destruktivem Wege beseitigt. Da primärpsychotische Personen ausschließlich innerhalb eines massiven Kontrollparadigmas operieren, verwechseln sie oft den Besitz und die effiziente Manipulation bzw. Simulation dieser ichfremden Sache (das authentische Objekt) mit dem authentischen Subjektsein (kein Besitz, keine Kontrolle). Bricht diese Selbsttäuschung (kontrollierender Besitz = Sein) krisenhaft zusammen, so wird der Betroffene auf die autistische Nullposition zurückgeworfen. Auch wenn diese Selbsttäuschung nicht mehr in der Außenwelt agiert wird, so kann sie doch noch fiktiv aufrechterhalten werden. Im exemplarischen Selbstbericht des Borderlinekranken ist diese Selbsttäuschungsformel schon ansatzweise zusammengebrochen und das entsprechende Vorhaben beinahe gänzlich aufgegeben worden. Die Phantasie des Kranken jedenfalls beschreibt eine vollständige autistische, d. h. absolut psychotische Welt.

Fiktive Reise in ein nachkatastrophisches Borderlineparadies

Weiter im Selbstbericht des Borderlinepatienten (lt. Rohde-Dachser): „Ich habe mir meine eigene Welt geschaffen. In diese Welt kann ich reisen, wann immer ich will; ich brauche dazu nur Alkohol und meine Musik. Ich habe dann eine 'Zeitmaschine'. Wenn ich in diese Zeitmaschine steige, kann ich beliebig in die Vergangenheit und in die Zukunft reisen. Mein Land, in das ich reise, ist eine weite Landschaft in einer fernen Zukunft, wo die Menschen nach einer Weltkatastrophe mit den Relikten unserer Zivilisation leben, deren Bedeutung sie nicht mehr kennen. Für mich hat diese Katastrophe bereits stattgefunden. Ich weiß nicht mehr, wann das gewesen ist". Der Borderlinekranke wickelt jetzt sein zentrales Lebensthema hauptsächlich in tagtraumartigen Fiktionen ab. „Wunschlos" (wunschlos unglücklich) heißt also zunächst, daß der Kranke die Grenze seiner autistischen Erfahrungswelt („Gefängnis") nicht mehr in der Realität, d. h. im experimentellen („privat-wissenschaftlichen") Umgang mit anderen, v.a. authentischen Anderen erprobt und zu überwinden versucht. Wieder benutzt der Kranke ein pseudosequentielles Muster („Vergangenheit, Zukunft"), diesmal verpackt in ein pseudohistorisches Muster („die Menschen, unsere Zivilisation"), um eine Gleichzeitigkeit darzustellen, nämlich seine beiden existentiellen Alternativen: Autistischer Rückzug oder simulative Teilhabe an der nichtautistischen Welt. Die Situation nach einer Weltkatastrophe, die er mit seiner „Zeitmaschine" aufsucht, beschreibt zunächst seine eigene autistische Ausgangssituation („Für mich hat diese Katastrophe schon stattgefunden") in Gestalt einer namenlosen und nicht datierbaren Katastrophe („Ich weiß nicht mehr, wann das gewesen ist"). Der Borderlinekranke bewegt sich außerhalb der lebendigen Körperzeit, er kennt keine Vergangenheit und keine Zukunft im biographischen oder historischen Sinne. Der Kranke beschreibt hier einen nicht-biographischen und ahistorischen (keine Geschichte ohne Biographie), letztendlich zeitlosen und universalen Existenzmodus, einen ewigen Zustand, der sich selbst in endlosen Variationen wiederholen kann, ohne sich jemals in etwas anderes verwandeln zu können (es passiert vielleicht viel und doch geschieht nichts). Die Welt, die hier zum Stillstand gekommen ist, ist die um ihre authentischen und subjektiven Optionen beraubte Welt, es ist die Welt des Autisten. Die Vorstellung eines radikal, v.a. menschlich authentisch reduzierten Zustands nach einer Weltkatastrophe und die Idee der Zeitmaschine (als konkretistisch vorgestelltes Fahrzeug des objektiven Homunculus) sind zwar auch Topoi der Populärkultur, sie entstammen aber in Wirklichkeit der autistischen bzw. psychotischen Erfahrungswelt und haben dort eine ganz andere, nämlich realpsychisch funktionale und existentielle Bedeutung. In diesen Fiktionen artikuliert sich nämlich, und zwar in aller wünschenswerten Eindeutigkeit, eine subjektexzentrische Erfahrungswelt, die sich mit unseren normalsprachlichen Mitteln kaum noch beschreiben läßt.

Wie ein „Holocaust im Kopf" entsteht

Rohde-Dachsers exemplarischer Borderlinepatient phantasiert sich eine weite Landschaft (ein typisch ichkonstruktives, relativ leeres Gebilde, vergleichbar dem leeren Traumhintergrund) „in einer fernen Zukunft, wo die Menschen nach einer Weltkatastrophe mit den Relikten unserer Zivilisation" leben, „deren Bedeutung sie nicht mehr kennen". Das entspricht erstens tatsächlich seiner persönlichen Erfahrungsrealität (der Kranke hat zuvor demonstriert, daß er die Bedeutung des Faust-„Relikts" als Symbol der authentischen Mehrheitskultur aus eigener Erfahrung „nicht mehr kennt"), enthält aber zweitens eine auffällig grobe Realitätsverzerrung, die sich umstandslos als plumpe fiktive Wunscherfüllung entschlüsseln läßt. Der existentielle Wunsch, den sich der Kranke hier mittels seiner fiktiven Weltkatastrophe selbst erfüllt: „Die" Menschen, und das heißt alle (!) Menschen, leben jetzt mit den Relikten „unserer" Zivilisation (falsche Universalie, falsche Sprache: es ist nicht die Kultur des autistischen Patienten!), „deren Bedeutung sie nicht mehr kennen". Die erlesene Schar derjenigen, die der Borderlinekranke in seiner Phantasie überleben läßt, besteht ausschließlich aus Seinesgleichen, d.h. aus Borderlineautisten, die, ganz wie der Patient, mit den genannten „Relikten" der authentischen Kultur nichts anfangen können. Mit der zutiefst ersehnten und unaufhörlich fiktiv reinszenierten Weltkatastrophe stellt der Kranke eine geschlossene borderlineautistische Sozietät her, die von diesem fiktiven Nullpunkt aus einen radikalen Neuanfang versucht, unbehelligt von lästigen authentischen Personen oder bedeutungslosen biographischen bzw. historischen Kultur-„Relikten". Die Borderlinewelt beginnt erst dort, wo die biographisch historische (authentische) Welt aufhört. Dieser nachkatastrophische Neuanfang des Borderlineautisten bedeutet für alle anderen Menschen das Ende von allem. Der Borderlinekranke projiziert seine eigene autistische Ausgangslage auf die Welt, seine neue Welt fungiert dann als generalisierter und vergrößerter konkretistischer „Gesamtautist".

Dieses zunächst irreale Gegenprojekt zur authentischen, d.h. biographisch historischen Welt läßt sich prinzipiell, wie andere fiktive Projekte, ohne weiteres realisieren bzw. materialisieren, d. h. auch im gesellschaftlich historischen Raum vergegenständlichen, vorausgesetzt, der borderlineautistische Betreiber eines derartigen Projekts verfügt über eine gewisse Intelligenz, ein wenig simulatives Geschick und kommt zu gesellschaftlicher Macht. Eine derartige Vergegenständlichung wäre dann eine simulative Skulptur: Die biographisch historische Welt liefert das Baumaterial, aus dem eine unbiographische und ahistorische Skulptur errichtet wird. Anders ausgedrückt: Aus Psychopathologie wird Geschichte, Geschichte allerdings, die sich letztendlich nur mit psychopathologischen Mitteln entschlüsseln läßt. Eine zeitlose Fiktion konkretisiert sich dann im Medium der Geschichte, in Gestalt eines konkreten historischen Geschehens. Ein seltsames Etwas bricht aus einer Sphäre hervor, die jenseits der lebendigen Zeit angesiedelt ist, und macht sich in der lebendigen Erfahrungswelt zu schaffen. Dort, wo dies geschieht, ist alle Biographie und Geschichte erloschen, die lebendige Zeit steht still.

Die erlesene Schar der Auserwählten und die Erlösung von dem Übel

Durch den fiktiven Supergenozid am authentischen Weltpersonal wird die nachkatastrophische Welt einer erlesenen Schar von offensichtlich privilegierten Borderlineautisten ausgeliefert, die anscheinend einen Anspruch auf diese Beute haben und durch das Schicksal dazu ausersehen sind, diese nachkatastrophische Beute zu verwalten. Die Auflösung des autistischen Dilemmas wird vom Kranken als fiktive Erlösung ersehnt und unaufhörlich reinszeniert: Er will erlöst werden von dieser authentischen, d. h. biographisch historischen Welt, die ihm den Zutritt so hartnäckig und böswillig verweigert, und vor allem, er will von den (schlechten) menschlichen Trägern dieser (schlechten) Welt erlöst werden, die er als Quelle des Übels schlechthin ausgemacht hat. In borderline-konkretistischer Manier deponiert der Kranke die Ursache seines Unglücks projektiv im authentischen Personal und stellt sich anschließend die Beseitigung seines Unglücks vor als Beseitigung dieser projektiven Container. Mit der Beseitigung der Container wird auch sein eigenes Unglück beseitigt oder zumindest deutlich vermindert.

Die mächtigste Fiktion des 20. Jahrhunderts?

Rohde-Dachsers durchaus exemplarischer Borderlineautist verrät uns hier in seiner Selbstschilderung die innere (Psycho-)Logik der historisch gesellschaftlichen Großkatastrophen des 20. Jahrhunderts, er berichtet vom inneren Mechanismus aller radikalen Großprojekte, die einen Neuen Menschen herstellen wollen, indem sie den authentischen Mehrheitsmenschen von sich selbst, d. h. von seinen authentischen Verunreinigungen erlösen. Mit dieser Katastrophe begleicht der existentielle Außenseiter alte Rechnungen, und zwar in Form einer Endabrechnung. Er rechnet mit jener Welt ab, die ihn, aus seiner Sicht, so gnadenlos abgewiesen hat.

Der historische Blick auf ein psychopathologisches Karree

Und so blickt die Welt immer wieder fasziniert und entsetzt auf das eine oder andere von Stacheldraht umzäunte Karree, in dem man eine Eisenbahnrampe, zahlreiche säuberlich aneinander gereihte Baracken und ein Krematorium mit großem Schornstein ausmachen kann, man starrt auf dieses seltsame Gebilde und denkt an den seltsamen Zweck, dem die ganze Anlage gewidmet war. Während man also diese Gesamtskulptur betrachtet und vergeblich mit historischen Kategorien zu entschlüsseln versucht, betreibt man in Wirklichkeit

Psychopathologie, die sich hier zwar in historischen Formen manifestiert, letztendlich aber nicht in historischen Kategorien auflösen läßt. Historisch sind zweifellos die gesellschaftlichen Rahmenbedingungen, die diese psychopathologische Manifestation ermöglicht haben. Es ist jedoch eine absolut ahistorische, zeitlos ewige psychopathologische Universalie, die hier ein historisches Symptom produziert. Und das mit dem Symptom ist wortwörtlich, buchstäblich gemeint: Ich kann keinen einzigen vernünftigen Grund finden, warum psychisch kranke Personen ihre Krankheit nicht im Medium des gesellschaftlich historischen Geschehens artikulieren und realisieren (materialisieren) sollten, sei's als Kunstwerk, exakte Wissenschaft, politisches Projekt oder eben als Menschentötungsfabrik. Der geschichtliche Prozeß stellt sich, und zwar in Gestalt einer Gesellschaft, mit Material und Personal als Verlängerung des ahistorischen Symptoms zur Verfügung, materialisiert und agiert dann das Symptom und bringt es zur Darstellung. Das Symptom wird auf der Bühne der Geschichte und mit geschichtlichen Mitteln aufgeführt. Es stimmt einfach nicht, daß der Wahnsinn immer nur am wahnsinnigen Menschen haften bleibt und ausschließlich in den dafür zuständigen Institutionen verwaltet und unter Verschluß gehalten werden könnte. Das ist allenfalls eine beruhigende Mystifikation. Die große und weltmächtige Seite des Wahnsinns wird weitgehend ignoriert, man tut so, als gäbe es diese Seite nicht, man will nichts davon wissen und nichts damit zu tun haben. Man hält dem Wahnsinn sozusagen die gesellschaftliche Bühne frei, bis zum nächsten Auftritt.

Lebloses Ich oder ichloses Leben

Sekundäre Attribuierungen

Das Konstruktive Ich kann sich den eigenen Körper, den es als ichhafte Realität gar nicht unmittelbar erfahren kann (deshalb: Fremdkörper), nur auf dem Wege sekundärer Attribuierungen zuordnen: Einerseits wird dem Kranken diese Zuordnung auf passivem Wege nahegelegt, einfach wegen der objektiv beobachteten Präsenz des Fremdkörpers, der als ständiger Begleiter des Konstruktiven Ich fungiert, andererseits kommt es zu einer aktionsbedingten Zuordnung, die durch diskrete Aktionen und die direkte ichkonstruktive Kontrolle bzw. Manipulation dieses Fremdkörpers erzielt und gefestigt wird. Diesem Stück nicht ichhafter Außenwelt, das sich durch eine spezifische Form der objektiv beobachteten Verfügbarkeit und Manipulierbarkeit auszeichnet, wird auf dem Wege der sekundären Attribuierung eine gewisse, erfahrungsbedingte Ichqualität zugeschrieben. Der Autist kann jenes Außenweltsegment, das von seinem Fremdkörper repräsentiert wird, mit objektiven Mitteln von anderen Außenweltsegmenten unterscheiden. In Krisenzuständen kann diese fragile Attribuierung auch wieder zurückgenommen werden: Der eigene Fremdkörper wird dann wieder als ein Stück Nicht-Ich-Außenwelt, wie andere Außenweltobjekte auch (Äquidistanz) erlebt und womöglich auch so behandelt. Gezielte und effiziente Körpermanipulationen verstärken den sekundären Zusammenhang von Fremdkörper und Ich, die auf konstruktivem Wege in Verbindung „gebracht", d. h. parallelisiert werden. Die Zuordnung ist also nicht einfach gegeben, sie muß letztendlich immer wieder gemacht bzw. (wieder)hergestellt werden.

Autodestruktion als experimenteller Kurzschluß

Die autodestruktive Manipulation des Borderlinekranken kann in diesem Zusammenhang u. a. auch als abgekürztes Verfahren gedeutet werden, als Versuch eines „Kurzschlusses", der die sekundäre Ichhaftigkeit des Fremdkörpers und damit die ebenfalls sekundäre „Lebendigkeit" des Konstruktiven Ich aktualisiert und quasi verifiziert. Die manchmal erheblichen Spannungen zwischen ichkonstruktiver Kontrolle und teilweise unkontrollierbarem Eigenleben des Fremdkörpers werden hier vielleicht vorübergehend aufgelöst (Entspannung). Ein wesentlicher Aspekt der borderlinespezifischen Autodestruktion könnte also darin bestehen, daß der Kranke per Kurzschlußverfahren eine schnell wirksame Surrogaterfahrung erzwingt, die der intensiven Körpererfahrung des Gesunden und der damit assoziierten Wahrnehmung der vollständigen Subjektivität (Ganzheit, Identität) in etwa entspricht, allerdings auf einer ganz anderen, nämlich autistischen Funktionsebene. Der Borderlinekranke experimentiert hier wahrscheinlich mit den fragmentierten Grundfunktionen seiner autistischen Existenz (Konstruktives Ich vs Fremdkörper).

Durchlässige Ichgrenzen?

Die Ichgrenzen des gesunden Menschen sind identisch mit den Grenzen des lebendigen Subjekts (Gesamt-Ich), und das kann nur die primärsinnliche Hautgrenze sein. Alle Subjektmodelle, die quasi hinter die Hautgrenze zurückfallen und ein Ich postulieren, das nicht alles umfaßt, was innerhalb der Hautgrenze geschieht, gehen von einem extrem pathomorphen, letztendlich psychotischen Funktionsmodus aus. Die Ichgrenzen des Borderlinekranken sind keineswegs durchlässig, wie das immer wieder behauptet wird: Das ganze primärsinnliche Erfahrungsspektrum und damit die vollständige Subjektivität als solche bleiben prinzipiell ausgeschlossen, insofern sind die Ichgrenzen völlig undurchlässig. Eine erhöhte Durchlässigkeit besteht tatsächlich, jedoch nur für fiktive Prozesse: Das primärfiktive Ich ist nämlich offen und durchlässig für Fiktionen. In Wirklichkeit ist die primärsinnliche Hautgrenze des gesunden Gesamt-Ich, trotz ihrer außerordentlichen Stabilität, eine ziemlich durchlässige Veranstaltung und muß es auch sein, da durch diese Grenze hindurch die primärsinnliche Ich-Welt-Beziehungserfahrung abgewickelt wird. Die authentische Hautgrenze ist also außerordentlich stabil und gleichzeitig durchlässig. Das psychoanalytische Ideal der undurchlässigen Ichgrenze beschreibt, wie so viele Positionen der psychoanalytischen Lehre, einen psychotischen Tatbestand. Durchlässigkeit bedeutet im Kontext der autistischen Ichformation etwas anderes als im Kontext der nicht-autistischen Ichformation.

Das autistische Borderline-Ich ist beweglich

Das Konstruktive Ich des Primärpsychotikers bleibt, sobald es einmal installiert wurde, als solches unveränderlich erhalten und kann allenfalls dekonstruieren, d. h. in die Fragmente zerlegt werden, aus denen es besteht (komplexe ichkonstruktive Fragmentmontage). Die sekundäre, fragile und an sich starre Zuordnung von Ichprozeß und Fremdkörper (Parallelisierung) erzeugt fälschlicherweise den Eindruck durchlässiger Ichgrenzen, wenn diese Zuordnung instabil wird und in Bewegung gerät: Die oszillierenden ichkonstruktiven Zuordnungen vermitteln dem Außenstehenden den Eindruck der Durchlässigkeit. In Wirklichkeit ist hier der immer gleiche autistische Ichprozeß am Werk, der aufgrund seiner primärfiktiven Qualität nur fiktive Ichgrenzen kennt und

204

unter günstigen Trainingsbedingungen das eigentliche Gesamt-Ich (Fremdkörper), das als allenfalls kontrollierbares Objekt außerhalb seiner Sphäre
angesiedelt ist, objektiv korrekt (lebensähnlich) abdecken, d. h. parallelisieren
und objektiv gut kontrollieren kann ... wodurch wiederum fälschlicherweise
der Eindruck einer intakten Ichgrenze erzeugt wird. Die primärfiktive, d. h.
psychotisch beliebige Qualität der ichhaft zentralen Borderlineproduktionen
wird immer dann verkannt, wenn diese Produktionen objektiv richtig konstruiert sind, d. h. den aktuell gültigen objektiven Normvorstellungen davon, wie
ichhaft zentrale Prozesse sich „normalerweise" manifestieren, ungefähr entsprechen. Dieser wissenschaftlich-professionelle Irrtum verdeckt die Tatsache,
daß der Primärpsychotiker keineswegs über ein schwaches und löchriges Ich
verfügt, sondern über ein starkes hermetisches, im primärfiktiven Arbeitsmodus eingekapseltes und weit hinter die Hautgrenze (fiktiv) zurückgezoge-
nes Ich, dessen (fiktive) Operationsbasis beliebig disloziert (im fiktiven Raum)
und dessen (fiktiver) Aktionsradius beliebig ausgedehnt werden kann (psychotische Ichvergrößerung).

Das Gefühl, innerlich tot zu sein

Die Grundkonstellation, bei der sich ein (autistisches) Konstruktives Ich und
ein Fremdkörper gegenüberstehen, liefert ein sehr brauchbares Schema, um
diverse körperbetonte Symptome der Borderlinekrankheit und des gesamten
primärpsychotischen Spektrums einzuordnen und ansatzweise zu erklären. Zu
den spezifisch primärpsychotischen Erlebnissymptomen zählt etwa das Gefühl
fehlender Lebendigkeit, d. h. der Patient gibt an, sich innerlich tot zu fühlen.
Dieses Gefühl dürfte den Primärpsychotiker sein ganzes Leben lang plagen,
mal mehr, mal weniger. Das Konstruktive Ich mit seinen abstrakten und
mechanistischen Strategien und Instrumenten kann unter gar keinen Umständen ein Gefühl des Lebendigseins vermitteln. Wenn der Borderlinekranke von
einem Gefühl fehlender Lebendigkeit spricht, dann benutzt er eine falsche
Sprache. Da es sich um eine sehr frühe und vollständige Umprogrammierung
handelt, wurde das Konstruktive Ich und die darauf aufbauende Persönlichkeitsstruktur und Erfahrungswelt ebenfalls schon sehr frühzeitig fixiert. Das,
was wir aus unserer authentischen Perspektive unter Gefühl der Lebendigkeit
verstehen, hat der Borderlinekranke also nie erlebt, er weiß demzufolge gar
nicht, wovon er da spricht, und wird es aller Wahrscheinlichkeit nach auch nie
wissen können. Der Kranke meint hier vermutlich etwas ganz anderes, nämlich die abstraktlogische und mechanistische Qualität des Konstruktiven Ich
selbst, die er nicht loswerden kann, ohne sich selbst aufzulösen, denn dieses
Konstruktive Ich ist ja in seiner Monopolposition der alleinige Träger des subjektiven Prozesses (Ich), während das verbleibende Rest-Ich seine ichhafte
Qualität endgültig verloren hat. Allein schon im Umgang mit seinem Fremdkörper stößt der Borderlinekranke immer wieder auf diese Unvereinbarkeit:
Die Arbeitsweise des autistischen Ich (Konstruktives Ich) einerseits, das in
einer mechanistisch geordneten Schwarz-Weiß-Welt operiert, und der seltsam
fremden Lebendigkeit des eigenen Körpers anderseits. Daß es sich bei dieser
fremden und eigengesetzlichen Lebendigkeit des Fremdkörpers, die sich dem
Kranken zunächst als tückisches Objekt darstellt, das sich seiner gegenstandsmanipulativen Basisroutine beharrlich widersetzt, vielleicht auch um etwas
Wertvolles, Erstrebenswertes handeln könnte, wird dem Kranken womöglich
erst durch gewisse kulturelle Formeln und Praktiken vermittelt. Borderlinekranke übernehmen häufig diese Formeln und versuchen dann in den Besitz

dieser Lebendigkeit zu kommen, etwa so, wie sie sich auch das authentische Objekt anzueignen versuchen. Neben dem ichkonstruktiven Projekt der Eroberung des Authentischen läßt sich auch dasjenige einer Eroberung des Lebendigen nachweisen. Beide Projekte scheitern: Das Authentische bleibt in den authentischen Personen stecken und das Lebendige hängt im eigenen Fremdkörper fest, alles bleibt an seinem Platz und der Primärpsychotiker geht leer aus. Den gewöhnlichen Grenzzustand jedenfalls, in dem sich unser intaktes Bewußtsein zum Körperprozeß hin öffnet und vom Erfahrungsfluß quasi überwältigt wird, erlebt der Borderlinekranke ganz anders: Während wir an diesem Punkt sozusagen zu uns kommen (bewußte Aktualisierung einer annähernd vollständigen Subjektivität), wird die konstruktive Ichsphäre des Borderlinekranken tatsächlich von Nicht-Ich-Material überschwemmt, d. h. der Borderlinekranke geht hier tatsächlich unter, und zwar erfahrungsmäßig und funktional (konstruktiver Ichtod).

Entweder Ich oder Leben. Beides zugleich geht nicht

Vielleicht stehen wir hier vor dem tiefsten Dilemma der autistischen bzw. borderlineautistischen Existenz überhaupt: Ich oder Leben, so lauten die Alternativen. Das konstruktive Monopol-Ich operiert im mechanistisch toten Modus, der lebendige Körper fungiert dagegen als nicht ichhafter Fremdkörper. Eine Entscheidung zugunsten des Ich bedeutet eine Selbstfestlegung auf den mechanistisch toten Modus und damit auch eine gewisse Erstarrung der Lebensordnung. Die Entscheidung zugunsten des Ich bedeutet zugleich einen Verzicht auf alle ohnehin aussichtslosen Versuche, das Lebendige in die Ichsphäre hineinzuholen und erfahrbar zu machen. Eine Entscheidung zugunsten der ersehnten, aber subjektiv-erfahrungsmäßig unbekannten Lebendigkeit läßt sich, wenn überhaupt, nur über eine quasi experimentelle Auflockerung bzw. Dekonstruktion der mechanistisch toten Ichstrukturen verwirklichen, was immer eine impulsartige Freisetzung von Nicht-Ich-Material zu Folge hat. Impulsartige Exzesse bringen jedoch, selbst bei ständiger „Dosissteigerung", den gewünschten Effekt letztendlich nicht: Der Fremdkörper bleibt lebendig, das Konstruktive Ich operiert weiterhin im mechanistisch toten Modus, alles bleibt an seinem Platz, nichts bewegt sich. Dieses Projekt der Verlebendigung bedeutet unweigerlich, daß Ichstrukturen aufgelöst werden müssen, also einen Ichverlust, der im Extremfall vielleicht als Ichtod erlebt wird. Dieses Dilemma kann in höchst dramatischer Weise abgewickelt oder in irgend einem Kompromißzustand fixiert und damit vorübergehend bzw. dauerhaft stillgelegt werden.

Hautgrenze, punktförmiges und unendliches Ich

Der subjektive Prozeß basiert auf zwei fundamentalen, subjektiv-erfahrungsmäßigen und funktionalen Basiskategorien: Ich und Nicht-Ich. Das Subjekt ist weitgehend identisch mit dem, was innerhalb der eigenen Hautgrenze passiert. Das Nicht-Ich, die Außenwelt, beginnt jenseits der Grenzen unserer eigenen Haut. Diese Ichgrenze kann erfahrungsmäßig weit nach innen verschoben sein, so daß wesentliche Bestandteile des eigentlichen Gesamt-Ich als verfremdetes Nicht-Ich und deshalb als Außenwelt erlebt werden. Im Extremfall schrumpft das operative Ich auf ein annähernd punktförmiges, fiktives Gebilde zusammen, welches dann den eigentlichen Ausgangspunkt des fiktiven Ichprozesses darstellt (siehe: objektiver Homunculus). Die Ichgrenze kann aber auch weit nach außen verschoben werden, dann wird Nicht-Ich-Material der Außenwelt als Ich bzw. Verlängerung des Ich erlebt, d. h. ichhaft, als ob es Ich wäre. Im Extremfall wird die ganze Welt als Ich bzw. Verlängerung oder Körper des Ich erlebt (göttliche Ichfiktion). Die Hautgrenze wird im gesunden Fall durch körperlich sinnliche Erfahrung ständig bestätigt, es handelt sich um eine primärevidente, d. h. selbstverständlich gegebene Realität bzw. Erfahrungsrealität. Das punktförmig zusammengeschrumpfte und das grenzenlose gottähnliche Ich sind zwei Extrempositionen ein und desselben hypertrophierten (übermächtigen) fiktiven Vorgangs, der nur dann in dieser Form entgleisen kann, wenn die Realität der auf körperlich sinnlicher Erfahrung basierenden, nichtfiktiven Hautgrenze aufgegeben oder überwunden wurde. Die stabile, erfahrungsmäßige und funktionale Überwindung der realen Hautgrenze ist identisch mit dem autistischen Ich (Konstruktives Ich). Nach Überwindung der Hautgrenze kann das operative Ich, ausgehend von einem fiktiven Ich-Nullpunkt, zwischen den genannten Extrempositionen oszillieren, und sich darüber hinaus an jedem beliebigen Punkt des fiktiven Ich-Welt-Universums in Position bringen (siehe: „schneller Rechner").

Früherkennung psychotischer Prozesse

Schwere psychische Störungen v.a. des psychotischen Typs müssen wohl innerhalb dieses Bezugsrahmens entschlüsselt werden, nämlich als fehlerhafte Dynamik von sinnlich erfahrener Hautgrenze und fiktiver Ichposition. Schwere psychische Störungen zeichnen sich dadurch aus, daß die fiktiven Ichpositionen und der fiktive Leistungskatalog insgesamt nicht mehr durch die sinnlich erfahrene Hautgrenze und die damit assoziierten subjektiven Erfahrungen und subjektiven Realitäten wirksam kontrolliert werden. Dieser Verlust der Hautgrenze und die extreme Dislozierung der fiktiven Ichposition ist nicht nur absolut vereinbar mit objektiver Realitätskontrolle gemäß der jeweils geltenden objektiven Norm, die objektive Realitätskontrolle ist die einzige Form der Realitätskontrolle, die noch übrig bleibt, wenn die primärsubjektive Realitätskontrolle unwirksam geworden bzw. deren Basis beschädigt worden ist. Die objektiven Kontrolloptionen müssen dann quasi das ganze Realitätsgeschäft erledigen und dabei unweigerlich kompensatorisch hypertrophieren. Die extrem hypertrophierte objektive Realitätskontrolle innerhalb der subjektiven Sphäre, gleichgültig, ob sie nun den jeweils gültigen objektiven Realitätsnormen entspricht oder nicht, ist ein untrügliches Zeichen für das Vorhandensein eines psychotischen Prozesses. Das dürfte für die Früherkennung verdeckter psychotischer Prozesse von erheblicher Bedeutung sein. Wer über keine subjektive Realitätskontrolle verfügt, befindet sich mit Sicherheit in einem psychotischen Zustand, auch wenn die objektiven Realitätskontrollen perfekt funktionieren.

Objektives Genie und subjektives Genie

Diese individuelle Hypertrophie der objektiven Realitätskontrolle, die, wenn sie früh installiert wird, in ordentlichen Bahnen verläuft (lebenslanges Training) und sich überwiegend innerhalb der geltenden objektiven Realitätsnorm bewegt (also nicht ins Verrückte entgleist), kann u.U. zur kompensatorischen Entfaltung von Intelligenz bzw. spezifischer Intelligenzkomponenten führen und bildet somit eine mögliche Grundlage für geniale Leistungen im objektiven Leistungsspektrum. Die intelligente Autistin T. Grandin (1997) etwa beschreibt in ihrem Selbstbericht den Zusammenhang von autistischem Ichmodus (Konstruktives Ich) und objektivwissenschaftlicher Sonderleistung und identifiziert Albert Einstein als ihresgleichen, d. h. als primärpsychotische Person und damit als ein typisch objektives Genie, das in abstraktlogischen und mechanistisch toten Fiktionen zuhause ist. Beim typisch künstlerischen Genie dagegen dürfte es sich eher um ein primär subjektives Genie handeln, das hauptsächlich von eigenen lebendigen Erfahrungen authentisch biographischer und historischer Art zehrt. Hier gibt es allerdings auch Genies zweiter Ordnung, die ausschließlich die Erfahrungen anderer verwerten und selbst als Person nichts Verwertbares vorzuweisen haben oder, aufgrund eines primärpsychotischen Defekts, im authentischen Sinne erfahrungsunfähig sind. Auch Kunst bzw. der künstlerische Prozeß kann, wie alles andere auch, simuliert werden. An den Selbstbildnissen Borderlinekranker, die im Rahmen der üblichen Gestaltungstherapie produziert werden, läßt sich das gleiche, sehr grundsätzliche und unlösbare Ausdrucksproblem studieren, das auch die alltägliche verbale Produktion des Kranken (Borderlinesprache, Borderlinedialog) bestimmt: Der Kranke bedient sich regelmäßig einer begrifflichen, metaphorischen oder auch bildnerischen Subjektsprache, um ein gegenstandsmanipulatives Ichprojekt zu artikulieren. Der Borderlineautist will sich dabei nicht, wie der simulations-unfähige Autist, auf mechanistisch konstruktive Selbstartikulationen beschränken. Durch das konsequente Beharren auf diesen Subjektsprachen, die sich offensichtlich nicht zur Darstellung des gegenstandsmanipulativen Ansinnens eignen, demonstriert der simulationsfähige Autist seine expansiven simulativen Lebensansprüche, durch die er sich vom simulations-unfähigen Autisten unterscheidet. Aus der Wahl der falschen Darstellungsmittel resultieren im Falle des Borderlinekranken, sowohl in der sprachlichen als auch in der bildnerischen Selbstartikulation, immer nur formale Hybridgestalten, d. h. das Autistische artikuliert sich im nicht-autistischen Medium. Die autistische Erfahrungswelt ist zwar sprachlich und bildnerisch darstellbar, aber nicht mit den üblichen Darstellungsmitteln: Der authentische Ausdruck des Nichtauthentischen kann, wenn überhaupt, am ehesten noch im objektiv-wissenschaftlichen Idiom, mit mechanistisch konstruktiven Gestaltungsmitteln oder autistischen Bildmontagen des photographischen Typs gelingen. Diese Ausdrucksebene wird innerhalb des gewöhnlichen klinischen Settings nicht akzeptiert und erst recht nicht gefördert, weil das der mächtigen, impliziten Ideologie des unzerstörbaren, obligatorischen Nucleus der Authentizität zuwiderlaufen würde. Die Patienten sollen unbedingt immer irgendwie authentisch sein, auch wenn der professionelle Apparat es schon längst nicht mehr ist.

Der Übergriff auf fremdes Leben

Zugriff auf fremdes Leben

T. Grandin (1997) beschreibt, stellvertretend für alle Autisten, auch Borderlineautisten, den primärpsychotischen Zugriff auf fremdes Leben folgendermaßen: „Am ersten Betriebstag in der Fabrik war ich imstande ... die Klappfalle (für Rinder, J.E.M.) ... fast perfekt zu bedienen. Ich arbeitete am besten, wenn ich die hydraulischen Hebel unbewußt bediente, so als setzte ich meine Beine zum Gehen ein ... Ich mußte mich zwingen, ... die Box ... zu einem Teil meines Körpers werden zu lassen ... Die Maschine wurde zu meinem Arm, den ich ausstreckte, um das Tier zu halten. Wenn ich seinen Kopf im Joch hielt, stellte ich mir vor, ich würde meine Hände auf seine Stirn und unter sein Kinn ...

legen und es behutsam in die richtige Position ... bringen. Die körperlichen Grenzen schienen zu verschwinden ... Autistische Menschen haben manchmal Probleme mit den körperlichen Grenzen. Sie sind unfähig, zu beurteilen, wo ihr Körper endet und wo der Stuhl, auf dem sie sitzen, oder das Objekt, das sie in der Hand halten, beginnt. Es ist fast wie bei einer Person, die ein Körperglied verliert, jedoch weiterhin das Gefühl hat, das Glied sei da. In diesem Fall fühlten sich die Teile des Apparats, die das Tier hielten, wie eine Fortsetzung meines Körpers an, ähnlich wie bei den Phantomempfindungen nach einer Amputation". So weit T. Grandin, die wir in einem entscheidenden Punkt korrigieren müssen: Autistische Menschen haben nicht nur „manchmal" Probleme „mit ihren körperlichen Grenzen", sondern immer, denn beim Autismus, auch in seiner Borderlinevariante, stimmen Hautgrenze und die zurückgenommene Grenze des fiktiv exzentrischen Ich grundsätzlich nicht überein. Das Konstruktive Ich haust immer in einem mehr oder weniger „eigenen" Fremdkörper und kann seine fiktive Ichgrenze prinzipiell beliebig, d. h. unbeeinflußt von primärsinnlicher Körpererfahrung definieren (bewegliche Ichgrenze). In dem Maße, wie es dem Betroffenen gelingt, den „eigenen" Fremdkörper im Körperschema objektiv korrekt zu repräsentieren und über dieses objektive Schema als Objekt bzw. Instrument in effizienter Weise zu kontrollieren, kommen Ichgrenze und Hautgrenze zur Deckung, ohne daß dabei eine primärsinnliche Identität bzw. die entsprechende Identitätserfahrung zustande kommt.

Eine Quetschmaschine vermittelt Geborgenheit: Projektion der maschinellen Erfahrung auf lebendig Menschliches

Diese subjektiv-erfahrungsmäßige und funktionale Identität von mechanistisch toter Außenwelt-Realität (objektiv, anonym) und lebendig körperlicher Fremdkörper-Realität (eigentlich subjektiv), die beide in gleicher Weise manipuliert und „gespürt" werden (Expansion des Körperschemas), wird von T. Grandin auch im Zusammenhang mit einer „Quetschmaschine" vollzogen, die sie für den Eigengebrauch konstruiert hat, um die aus dem eigenen Fremdkörper aufsteigenden quälenden Störereignisse (unkontrolliert, nicht parallelisiert) zu dämpfen und zu beherrschen. Der von der Maschine ausgeübte kontrollierte Druck vermittelte ihr, so T. Grandin, das „Gefühl einer Umarmung", das „Gefühl ... gehalten zu werden", und „angenehme Gefühle ... die mit der Liebe ... einhergingen": „Ich baute eine Maschine, die nicht nur den behaglichen Kontakt und die Geborgenheit lieferte, nach denen ich mich sehnte, sondern mir auch ... körperliche Zuwendung gab". Und weiter: „Ich verstand ..., daß ich die Empfindung, die mir meine Quetschmaschine vermittelte, auch im Kontakt mit anderen Menschen entwickeln mußte". Die Autorin irrt hier: Eine Maschine kann als mechanistisch totes und anonymes Objekt die (inter)personale Erfahrung von Umarmung, Gehaltenwerden, Liebe, behaglichem Kontakt, Geborgenheit und körperlicher Zuwendung in keiner Weise und unter gar keinen Umständen erzeugen. Diese Gefühle, die durch eine Maschine erzeugt wurden, lassen sich zwar ohne weiteres auf Menschen „übertragen" (T. Grandin), haben aber mit den (inter)personalen Erfahrungen, die mit Umarmung, Gehaltenwerden, Liebe (!), behaglichem Kontakt, Geborgenheit und lebendig (!) körperlicher Zuwendung assoziiert sind, absolut nichts zu tun. Der Autorin unterläuft hier ein typisch autistischer Fehler: Die Fundamentalkategorien des Lebendigen und des absolut Nichtlebendigen bzw. mechanistisch Toten, des Subjektiven und des Objektiven, des Personalen und des Anonymen werden in einen Topf geworfen. Die Erfahrung mit mechanistisch toten und anonymen Objekten kann keine personale Erfahrung generieren. „Übertragen" kann man prinzipiell alles auf jedes, lebendige Erfahrung bzw. Menschliches überhaupt kann etwa auf mechanistisch tote Realitäten „übertragen" werden (generalisierter Vitalismus, Anthropomorphisierung) oder mechanistisch tote Logiken und Strukturen auf lebendige Realitäten (Mechanisierung des Lebendigen: objektive Wissenschaft, Systemdenken). Bei diesen kategorialen Grenzverletzungen handelt es sich aber in Wirklichkeit um Manöver des psychotischen Typs.

Phantomerfahrung und amputatives Ich

T. Grandin benutzt hier das Modell der Phantomerfahrung (Phantomglied, Phantomschmerz), die sich nach einer Amputation einstellt, um die Expansion ihrer konstruktiven Ichgrenzen, die schließlich auch Teile der Maschine umfassen, zu erklären (das „Spüren" der Maschine und ihrer Bewegungen). Dieser Vergleich ist unzulässig: Die Phantomerfahrung beruht auf der Persistenz bzw. Trägheit des erinnerten primärsinnlichen subliminalen Körperordners, der nach der Amputation sozusagen weiterklingt (ausklingt) und als (noch) vollständiges Erfahrungsbild in Konflikt gerät mit dem aktuellen, per Amputation beschädigten subliminalen Körpertableau. Erinnerte, sozusagen geronnene Erfahrung und aktueller Erfahrungsfluß divergieren: Die Konkurrenz findet auf subliminaler Ebene statt, die konkurrierenden Erfahrungskomplexe sind solche vom primärsinnlichen Typus. Mit autistischen bzw. psychotischen Prozessen hat das nur scheinbar etwas zu tun, denn das aktuelle, amputationsbedingt unvollständige primärsinnlich-subliminale Körpertableau konstelliert, im Kontrast zum erinnerten vollständigen Tableau („Erfahrungsschatz"), allenfalls eine passagere Entfremdungserfahrung: Der reale Defekt des aktuellen Erfahrungsflusses verwandelt nämlich den aktuell erfahrenen Körper als Ganzes in eine Art neuen, unbekannten Pseudofremdkörper, der sich vom erinnerten und „nachklingenden" vollständigen Subjekt deutlich unterscheidet und den persistierenden primärsinnlichen Erwartungen und Haltungen (Vollständigkeit) zuwiderläuft. Dieser Konflikt findet zwischen zwei ganz und gar realistischen, subjektiven Erfahrungskomplexen statt, der Entfremdungseffekt resultiert dabei aus der Konkurrenz zweier primärsinnlicher Erfahrungskomplexe: Die amputationsbedingte Entfremdungserfahrung ist ein sozusagen gesundes, unvermeidliches binnenauthentisches Ereignis und hat mit den ganz andersartigen Entfremdungen der autistischen bzw. psychotischen Erfahrung eigentlich gar nichts zu tun. Auch der gesunde Mensch kann, aus welchen Gründen auch immer, den Organverlust verleugnen: Die einzige zentral wirksame Option, die ihm für diese neurotische Verleugnungsaktion zur Verfügung steht, ist die Manipulation des Körperschemas. Der Betroffene kann also das alte, intakte Körperschema fixieren und dadurch eine pseudoautistische bzw. pseudopsychotische Konstellation herstellen.

Körperschema-Probleme

Das primärsinnliche Referenzsystem arbeit zwar auch beim Autisten, verrichtet seine Arbeit jedoch immer und grundsätzlich außerhalb der operativen Ichsphäre: Das autistische Ich (Konstruktives Ich) gewinnt durch diese Entsubjektivierung allerhand objektive Freiheitsgrade, d. h. die (fiktiven) Ichgrenzen und Körperschema-Entwürfe werden sehr beweglich und können leicht ins objektiv Anorme (Bizarre, „Verrückte") entgleisen. Dauerhaft extreme dysmorphophobische Erlebenssymptome zeigen in aller Regel an, daß ein strukturell oder funktionell autistischer und damit psychotischer Prozeß vorliegt oder sich anbahnt (wichtig für die Früherkennung). In diesen extrem dysmorphophobischen Symptomen gibt der Kranke Unsicherheiten bei der objektiven Kalibrierung des Körperschemas zu erkennen, die nicht aus einer wie auch immer begründeten „gestörten" (primärsinnlichen) Körperwahrnehmung resultieren (die ist auf der ichhaften Erfahrungsebene ohnehin ausgeschaltet), sondern aus strategischen Irritationen und technischen Mängeln der konstruktiven Körperschemafabrikation selbst: Der Kranke hat für sich die psychotische Beweglichkeit bzw. Verformbarkeit des Körperschemas erkannt, das Körperschema zum Objekt gegenstandsmanipulativer Experimente gemacht, relativiert dabei die objektiven Maßstäbe, an denen er sich bislang orientiert hat (Dekonstruktion) und „philosophiert" nun in eigener Sache und anhand der dabei erzielten Manipulationserfolge (Körperschemaveränderungen) über seine mehr oder weniger bedrohliche Entdeckung. Er macht das ichhafte Körperschema selbst zum Objekt gegenstandsmanipulativer Beobachtungen und Aktionen, so wie er auch Impulse oder Emotionen grundsätzlich als Objekte behandelt, mit dem kleinen Unterschied, daß er im Falle des Körperschemas wichtiges fiktives Ich-Territorium preisgibt. Dabei verschiebt er die fiktive Ichgrenze noch weiter nach innen und fixiert sie in dieser zurückgenommenen Position. Der Kranke (das autistische Ich) distanziert sich hier subjektiv-erfahrungsmäßige und funktional von zentralen konstruktiven Ich-Bestandteilen: Er steht jetzt kurz vor der grausamen Entdeckung, daß er selbst (operatives Ich) ein ausdehnungsloser, autistischer Nullpunkt sein könnte, der in einem objektiven Homunculus steckt. Der Kranke hat jetzt sozusagen seinen eigenen psychotischen Status entdeckt, und zwar mit binnenpsychotischen Mitteln (gegenstandsmanipulativ). Mit dem dauerhaft extrem dysmorphophobischen Erlebenssymptom stellt sich der Betreffende eine Selbstdiagnose: Das, was er da entdeckt (extrem bewegliches Körperschema), und wie er es entdeckt (gegenstandsmanipulativ), ist nichts anderes als der (autistische) Kernprozeß der Psychose selbst. Der Patient, der mit dauerhaft extrem dysmorphophobischen Symptomen vorstellig wird, tritt mit einer korrekten Selbstdiagnose an: Er will und sollte auch als Psychotiker behandelt werden.

Phantomraster und Fremdkörper: Echter psychophysischer Dualismus

Die gewöhnliche Phantomerfahrung ist eher das Musterbeispiel für einen authentischen Prozeß und genau das Gegenteil dessen, was T. Grandin als Expansion des Konstruktiven Ich beschreibt. Das autistische Ich ist ein grundsätzlich amputatives Ich, es hat sich selbst fiktiv von seinem Fremdkörper vollständig abgelöst und emanzipiert (sich quasi selbst amputiert). Subjektiverfahrungsmäßig und funktional läuft diese Selbstamputation zugleich auf die fiktive Totalamputation des Fremdkörpers (reales vollständiges Subjekt, Gesamt-Ich innerhalb der Hautgrenze) hinaus, der vom (reduzierten) Ichprozeß abgeschnitten wird. Der Autist bzw. Borderlineautist arbeitet also grundsätzlich schon immer und ausschließlich mit Phantomgliedern bzw. einem Phantomkörper, den er mit dem (fiktiv amputierten) nicht ichhaften Fremdkörper parallelisiert, den er grundsätzlich nicht fühlen kann. Während das „sich innerlich tot Fühlen" eher die indirekt ermittelte, mechanistisch tote Qualität der ichkonstruktiven Erfahrungswelt und die Unzugänglichkeit der lebendigen Körperwelt reflektiert, thematisiert das „Gefühl des robothaften Funktionierens" ein ebenfalls indirekt ermitteltes Bewußtsein des Gefangenseins im autistischen Basismodus und seinen simulativen Erfahrungs- und Verhaltens-skulpturen. Ausgehend von dem um einen fiktiven Nullpunkt angeordneten objektiven Homunculus, kontrolliert und dirigiert das Konstruktive Ich seinen Fremdkörper mit Hilfe konstruktivistischer Phantomskulpturen (Körper-schema). Der reale Körper fungiert als Marionette, als Marionette aus Fleisch und Blut. Dabei wird dieses fiktive Körperschema tatsächlich von einer mecha-nistisch toten Logik regiert, es handelt sich also insofern tatsächlich um einen fiktiven Körperrobot. Der Patient, der ein robothaftes Funktionieren beklagt, hat in gewisser Weise recht. Das Robothafte ist eine zutreffende Metapher für die ichkonstruktive Körperkontrolle, für die Handlungssteuerung des primär-psychotischen Typs und für die Arbeitsweise des Konstruktiven Ich überhaupt. Leblosigkeit und Robothaftigkeit sind Merkmale des primärfiktiven und damit auch des bewußten Prozesses: Die Klage über robothafte Leblosigkeit ist eine Klage über die Hypertrophie des primärfiktiven und bewußten Prozesses. Das Bewußtsein artikuliert sich hier sozusagen in eigener Sache. Das Bewußtsein fühlt nichts, aber es weiß aus anderen Quellen etwas von sich selbst. Der Bor-derlinekranke, der sich über seine eigene robothafte Leblosigkeit beklagt, artikuliert damit ein indirekt ermitteltes Wissen, daß es nämlich jenseits seiner Ichsphäre eine nicht robothafte, lebendige Welt gibt. Eine ihm vollkommen fremde und letztendlich unerreichbare Welt.

Impulsivität als Surrogat-Spontaneität

Surrogat-Spontaneität

Der mechanistisch-robothafte Ichprozeß des Borderlinekranken ist assoziiert mit der vollständigen Abwesenheit dessen, was gemeinhin als Spontaneität beschrieben wird. Das Konstruktive Ich des Borderlineautisten operiert aus-schließlich innerhalb eines elementaren Kontrollparadigmas: Was anderweitig (im gesunden Kontext) als spontane ichhafte Lebensäußerung fungiert, ent-stammt hier immer der Nicht-Ich-Sphäre des Fremdkörpers und stellt grund-sätzlich einen direkten Angriff auf die Souveränität und Stabilität des Kon-struktiven Ich dar. Das, was im gesunden Kontext als Spontaneität fungiert, erscheint hier, im Kontext der totalen ichhaften Kontrolle, zwangsläufig und prinzipiell als radikal nicht-ichhaftes Ereignis, nämlich als impulsiver Durch-bruch. Bei der Impulsivität des Borderlinekranken handelt es sich um ein arte-faktisches Phänomen, eine Surrogatspontaneität, die direkt aus der autisti-schen Grundkonstellation resultiert und unabhängig von diesem autistischen Ichmodus nicht entschlüsselt und erklärt werden kann. Diese Impulsivität ist eigentlich nur die andere Seite des autistischen bzw. borderlineautistischen Ichprozesses: Die „falsche Spontaneität" einer absolut nichtspontanen Person. Die Impulsivität der primärpsychotischen Person fungiert aber nicht nur als erlittenes Problem, das etwa durch Impulskontroll-Trainings usw. entschärft werden muß, sondern auch als gezielte und manchmal sehr gekonnte Strate-gie, um die eigene, robothaft erstarrte Erfahrungswelt, zumindest von der Absicht her, aufzulockern, aufzubrechen und insgesamt zu verlebendigen: Eine Art Pseudoverlebendigung, bei der das Konstruktive Ich seine mechani-stisch-tote Arbeitsweise letztendlich doch nicht abschütteln kann, ohne sich selbst aufzulösen, und das impulsive Material seine Nicht-Ich-Qualität nie ver-liert, auch wenn es noch so heftig agiert wird. Der einzige Surrogatgenuß, der dem Primärpsychotiker bleibt, ist die Freude über gelingende oder gelungene

Kontrollprojekte, alle anderen bekannten Genüsse sind ihm grundsätzlich versperrt. Er kann jedoch auch diesen authentischen Genuß zum Objekt eines Kontrollprojekts machen und versuchen, in den (ichhaften) „Besitz" dieses im Fremdkörpergeschehen eingeschlossenen Genuß-Objekts zu kommen. Der Borderlinekranke kann also lebendige und genußanaloge Prozeßobjekte beobachten, ichkonstruktiv parallelisieren (dem autistischen Ich sekundär zuordnen) und auch manipulieren, bleibt aber als Beobachter immer außerhalb dieser Fremdkörperobjekte. Im günstigsten Fall gelingt es ihm, den authentischen Genuß perfekt nachzuahmen, z. B. auch durch (objektive) Schulung seiner Sinne. Im allergünstigsten Fall kommt es zur Konstruktion superrealer (lebensähnlicher) Simulationen des Genießens. Im schlimmsten Fall läßt der Primärpsychotiker extrem destruktive Impulsdurchbrüche zu, die er regelmäßig mit genußartigen Erfahrungen (Lebendigkeit, Leidenschaft usw.) verwechselt. Anhedonie ist ein weithin unterschätztes, zentrales Moment der autistischen und damit auch borderlineautistischen Existenz. Ein wesentliches, tragendes Element dessen, was sich uns als gutes, sinnvolles Leben darstellt, entfällt also gänzlich.

Impulsivität und suchtartige Prozeßstruktur

Diese Selbstverlebendigungs-Versuche finden im Rahmen eines ichkonstruktiven Projekts zur Eroberung des Lebendigen statt und werden innerhalb einer suchtartigen Prozeßstruktur abgewickelt, wobei den Dosissteigerungen im Bereich der bewußt zugelassenen und gezielt amplifizierten Impulsivität, wegen der im primärpsychotischen Kontext stets vorhandenen, teilweise extrem ausgeprägten destruktiven Potentiale, eine besondere Brisanz zukommt. Ähnliches kann auch im Kontext manisch-psychotischer Zustände geschehen, die ebenfalls suchtartig gesucht, gezielt aktualisiert und amplifiziert werden. Eine effiziente Therapie dieser Borderlineimpulsivität sollte sich nicht in Impulskontroll-Programmen erschöpfen, denn das hieße, den Teufel mit Beelzebub austreiben zu wollen: Diese Impulsivität ist das direkte Resultat eines bereits existierenden mächtigen Kontrollprogramms, nämlich des Konstruktiven Ich. Die innere Logik des impulsiven Experiments und die Absichten des Experimentierenden müssen entschlüsselt werden. Innere Logik und Absicht lassen sich zunächst und primär als aussichtsloser, weil unmöglicher Versuch der Selbstverlebendigung interpretieren. Impulsivität wird darüber hinaus sekundär, wie eigentlich alle anderen Positionen der primärpsychotischen Existenz, vom Betroffenen auch als multifunktionales Instrument zu beliebigen Zwecken eingesetzt und muß dann dementsprechend entschlüsselt und behandelt werden. Der grundsätzlich nicht-ichhafte Borderlineimpuls unterscheidet sich grundlegend vom Impuls der nichtautistischen Person, der immer eine, wenn auch nachrangige, d. h. verminderte oder verdeckte, z. B. verleugnete ichhafte Qualität besitzt: Diese reduzierte Ichhaftigkeit wird dann, im Vergleich zur vollständig erlebten Ichhaftigkeit, grob vereinfachend als Nichtichhaftigkeit qualifiziert und professionell meist als „ichdystones" Ereignis beschrieben. Der Borderlinekranke bzw. Autist könnte auch, aufgrund des durchgängig impulsiven und ständig zu kontrollierenden Fremdkörpergeschehens, als impulsiver Mensch schlechthin definiert werden, wobei die Binnenlogik dieses Lebensprojekts sich insgesamt v.a. als ein umfassendes Impulskontrollvorhaben darstellt. Dort wo die Impulsverwaltung gelingt, scheint auch die Impulshaftigkeit zu verschwinden, d. h. der gut kontrollierte Impuls tritt als solcher, d. h. in seiner elementaren Nichtichhaftigkeit nicht mehr in Erscheinung. M.a.W.: Nur beim unkontrollierten und damit problematischen, d. h. auffällig störenden Impuls wird dessen Nichtichhaftigkeit regelmäßig identifiziert, der kontrollierte Impuls dagegen wird qua Kontrolle ebenso regelmäßig als ichhaftes Ereignis fehlinterpretiert (ein unscheinbarer, aber folgenreicher Denkfehler). Die Borderlinekrankheit kann also mit einigem Recht auch als Erscheinungsform der Impulsiven Persönlichkeitsstörung (ICD) klassifiziert werden. Die unübersehbare Schwäche dieses Klassifikationsversuchs resultiert aus seiner autistischen Perspektive, die den Menschen isoliert betrachtet, um dann die binnenpsychischen Ereignisse zu fokussieren, die innerhalb des vereinzelten Individuums ablaufen. Dieser Grundsatzfehler paßt jedoch ganz gut zum autistischen Basismodus des Borderlinekranken, während uns die eigentlich korrekte Beziehungsperspektive des DSM-IV eine, wenn auch beschädigte Beziehungsfähigkeit des Borderlinekranken vorgaukelt, die so (im authentischen Sinne) gar nicht vorhanden ist.

Jeder echte Suchtprozeß installiert, und zwar über extreme Gewöhnungsprozesse, einen autonomen (verselbständigten) und nicht ichhaft erlebten, funktionalen Fremdkörper, dessen Eigenbewegungen quasi als sekundäre Impulse fungieren und den Betroffenen ebenfalls mit (sekundären) Impulskontrollproblemen konfrontiert. Es macht psychopathologisch und therapiepraktisch einen gewaltigen Unterschied, ob nun dieses sekundäre Impulskontrollproblem (z. B. Alkoholismus) sozusagen auf einem anderen, grundlegenderen Impulsproblem aufsitzt (z. B. Borderlineautismus) oder ob es sich im Rahmen einer intakten bzw. neurotischen Persönlichkeitsstruktur ausbreitet. Der Suchttherapeut, der einen borderlinekranken Abhängigen behandelt, behandelt eigentlich keinen Abhängigen und keinen Suchtprozeß im üblichen Sinne, sondern ein autistisches Sekundärsymptom, er betreibt in Wirklichkeit eine symptomatische Therapie des Autismus. Die gängigen Logiken und Instrumente der Suchttherapie dürften dieser besonderen Aufgabenstellung nicht ganz gewachsen sein.

Der Körper als Störfaktor

Basisvitalität als ichkonstruktives Problem

Neben der Leistungsfähigkeit des Konstruktiven Ich mit seinen abstraktlogischen und mechanistisch konstruktiven Instrumenten (nicht identisch mit Intelligenz) und dem Ordnungsniveau des simulativen bzw. dissimulativen Korsetts (Dissimulation des autismusförmigen Persönlichkeitskerns) sorgt vor allem ein wenig beachteter und nicht einfach meßbarer Faktor für die schier unüberschaubare Vielfalt der Manifestationsformen innerhalb des Borderline Gesamtspektrums, ein Faktor, den wir in Ermangelung brauchbarer Alternativbegriffe am besten als interindividuell unterschiedlich ausgeprägte Basisvitalität bezeichnen sollten. Diese Basisvitalität ist in Wirklichkeit auch eine Basiskategorie jeder seriösen Psychologie und Psychopathologie, eine Kategorie allerdings, die ähnlich nachlässig behandelt wird wie die Basiskategorie des Authentischen bzw. Simulativen, nämlich als diffuse und randständige Kategorie, die, wenn überhaupt, nur unsystematisch benutzt wird und erst dann in ihrer grundsätzlichen psychopathologischen Bedeutung etwas deutlicher hervortritt und einigermaßen anerkannt wird, wenn sie sich als diskret herausragendes Ereignis derart massiv aufdrängt, daß ihre grundsätzliche Bedeutung sogar für den Laien unmittelbar evident wird und anerkannt werden muß. Der zentrale Faktor Basisvitalität wird also, ganz wie der authentische Totaldefekt, in irgendwelchen Randphänomenen deponiert ... und vergessen.

Und so, wie man den authentischen Totaldefekt und damit den funktionalen Kern des ganzen primärpsychotischen Spektrums nur dort einigermaßen sichtbar werden läßt und ziemlich widerwillig anerkennt, wo es gar nicht mehr anders geht, nämlich im Kontext des klassischen, v.a. frühkindlichen Autismus, rückt der Basisfaktor Vitalität hauptsächlich in den randständigen Extremfällen deutlicher ins Blickfeld, vor allem im Kontext psychotischer Extremzustände und der Pharmakotherapie psychotischer Prozesse, die direkt in den vitalen Haushalt einzugreifen scheint und mit den therapeutischen Nebenwirkungen einer relativ globalen Reduktion des vitalen Status kalkuliert (Dämpfung des strukturellen oder funktionellen Fremdkörpergeschehens). Man reserviert diesen ziemlich erklärungsmächtigen Basisfaktor anscheinend für Extremereignisse und versucht im mittleren Bereich des vitalen Ereignisspektrums weitgehend ohne ihn auszukommen, was eigentlich nur unter der impliziten Vorannahme praktiziert werden kann, daß der Faktor Vitalität als Art universelle Konstante fungiert, die im Regelfall, also jenseits der Extremausprägungen, grundsätzlich vernachlässigt werden darf.

Die große Mehrheit aller Menschen kennt diesen Faktor Vitalität aus eigener Erfahrung und weiß auch einigermaßen damit umzugehen, kann auch unterscheiden zwischen vital schwach aufgeladenem, mechanistisch robothaftem Hyperaktionismus und vital stark aufgeladenen Zuständen vollständiger Inaktivität (Handlungslähmung), wobei Vitalität und Aktivität als komplementäre Elemente einer fundamentalen Dynamik fungieren, die auch für die wissenschaftliche Psychopathologie von außerordentlicher Bedeutung ist und in der Behandlung extrempsychotischer Zustände schon einigermaßen berücksichtigt wird, aber außerhalb dieses Arbeitsfeldes wenig Beachtung findet. Es geht hier um eine Differenzierung der Faktoren Vitalität und Aktivitätsniveau und deren Wechselwirkung, beispielsweise um Zustände weitgehend devitalisierter Hyperaktivität und vital aufgeladener Inaktivität, und vor allem um die Rolle beherrschter oder unbeherrschter Vitalität im Borderlinekontext, wo diese umfassendere Fragestellung, nämlich die nach einem Kontinuum individuell unterschiedlich ausgeprägter (Basis)Vitalitätsniveaus, eine entscheidende Rolle zu spielen scheint, insbesondere im Kontext der Borderlineimpulsivität und der Impulskontrolle. Um mit dieser fundamentalen Dynamik auch außerhalb eng umgrenzter Spezialgebiete systematisch arbeiten zu können, müßte aber zunächst der Faktor Vitalität als grundlegender und universeller psychologischer und psychopathologischer Erklärungsfaktor anerkannt werden.

Beispiel: Eine leichte Form neurotischer Zwanghaftigkeit

Ein psychisch intakter kleiner Junge hat Mühe, seine ausgeprägte, überdurchschnittliche Vitalität in einem ebenfalls weitgehend intakten typisch städtischen Familienhaushalt auszuleben und unterzubringen, er fällt im Vergleich zu seinen Geschwistern ein wenig aus dem Rahmen, zeigt sich als sehr unternehmungs- und abenteuerlustig, riskiert manchmal zuviel und kommt spontan auf zahlreiche dumme Ideen, die er auch konsequent in die Tat umsetzt. Er stößt immer wieder auf Grenzen, die ihm aus seiner vitaleren Perspektive nicht ganz verständlich sind, eckt wegen seiner Vitalität immer wieder an, wird zunehmend häufiger ermahnt und gelegentlich auch bestraft. Es scheint so, aus der Perspektive seiner vital relativ gedämpften Umgebung, als ob er etwas hyperaktiv wäre. Diese Standardumgebung kann seine Vitalität offensichtlich nicht auffangen, bietet ihm keine ausreichenden Möglichkeiten an, diese Vitalität zu formen und in gute Erfahrungs- und Verhaltensgestalten umzumünzen. Stattdessen stört der Junge immer wieder, zunächst unbeabsichtigt, macht sich unbeliebt, er wird von anderen immer wieder angefeindet, angegriffen und manchmal auch von gemeinsamen Aktivitäten ausgeschlossen. Die Umgebung erkennt hier sehr wohl, daß da so etwas wie ein Faktor Vitalität am Werke ist, der immer wieder auf äußere Grenzen stößt, überläßt aber die Ausformung dieser anstößigen Vitalität dem kleinen Jungen, der eindeutig unzureichende Gestaltungsspielräume bzw. -angebote (Formen, Modelle) vorfindet und deswegen dieses situative Defizit durch frühzeitig einsetzende Selbstkontrollversuche hyperkompensieren muß.

Entweder Ich oder die Anderen

Der Junge steckt in einem überfordernden Dilemma fest, das sich etwa folgendermaßen zusammenfassen läßt: Entweder „Ich (vital) alleine gegen die Anderen" oder „Ich (vital gebremst) mit den Anderen". Der Konflikt verschärft sich einerseits durch die Tatsache, daß seine Vitalität genauso stark ausgeprägt ist wie sein (authentisches) Beziehungspotential, andererseits, und das ist entscheidend, durch eine durchaus naheliegende, aber verhängnisvolle Komplexitätsreduktion, deren funktionales Endprodukt schon sehr früh fixiert, generalisiert und habitualisiert wird: Als intakter kleiner Mensch kann und will er sich eigentlich von der durchgehend ichhaft vitalen Qualität seiner Lebensführung nicht distanzieren und sich selbst von einer Außenposition aus wie einen kranken Fremdkörper behandeln („meine" Vitalität), deshalb trifft ihn die Ablehnung, auf die er immer wieder stößt, als ganze Person. Er beginnt Kompromisse zu machen und zwischen zwei hintergründigen Selbstkonzepten zu oszillieren, die sich situativ bedingt allmählich zu einem überwertigen Motivkomplex entwickeln: „Eigentlich bin ich ja lieb (und liebenswert)" vs „Ich bin ganz schön aggressiv und böse (nicht liebenswert)". So wie er sich selbst, und zwar als vitaler Mensch, von Anfang an heftig (und intelligent) verteidigt, so verteidigt er auch seine neu erworbenen inneren Kompromisse ziemlich aggressiv, so daß man ihm, je älter er wird, die eher liebenswerte Seite nicht mehr so richtig abnimmt, was ihn zusätzlich zornig macht (Ungerechtigkeit). Ein kleiner Zirkel hat sich geschlossen. Parallel dazu entwickelt er zunehmend elaborierte Systeme der Selbst- und Situationskontrolle, mit denen er seine sozialen und insbesondere authentischen Bedürfnisse abzusichern versucht. Daraus wiederum entsteht eine generalisierte und habitualisierte Grundhaltung, die in der Regel als leicht neurotischer Zwangscharakter diagnostiziert wird, ein Syndrom, das etwa mit Verspannungen, Kopfschmerzen, Lernstörungen und Arbeitshemmungen einhergeht ... und kurioserweise auch mit Kommunikations- und Beziehungsproblemen, die ja zuvor per (offenbar zwangsträchtiger) Selbst- und Situationskontrolle minimiert werden sollten und tatsächlich auch minimiert wurden. Genau jener Lebensbereich also, den er sich einst per Selbstkontrolle einigermaßen erschließen und absichern konnte, verschließt sich ihm teilweise wieder, und zwar wegen der leicht kontrollierenden und nunmehr generalisierten Zwangshaltung (authentische Beziehungen lassen sich nicht kontrollieren). Da die jahrzehntelange Kompromißarbeit immer nur begrenzt honoriert wurde, leistet er sich immer wieder vitale Ausbrüche (er hat ja aus seiner Sicht kaum etwas zu verlieren), die jedoch, bedingt durch die zwischenzeitlich angesammelten Ressentiments, eher eine leicht destruktive Schlagseite aufweisen.

Therapieerfolg: Der Zwangskranke wird in ein psychoanalytisches Monster umgearbeitet

An die 200 Stunden Psychoanalyse haben für unseren nunmehr erwachsen gewordenen Jungen vor allem zwei Resultate gebracht: Erstens, die extrem pathomorphe Ideologie der Psychoanalyse (siehe: anonymisierte Es-Bestie) hat seine ohnehin negativen Selbstbildkomponenten (aggressiv, böse) deutlich amplifiziert. Er glaubt jetzt, nach erfolgreicher Psychoanalyse, mit ganz ungeheuerlich destruktiven, ja mörderischen Gedanken und Impulsen angefüllt zu sein (sagt er) und redet sich das auch unaufhörlich ein. Eine maßlose Übertreibung, die allerdings mit einer unüberhörbaren, typisch psychoanalytischen Begleitmusik daherkommt: Als (fiktives) psychoanalytisches Monster kann er sich in der psychoanalytischen Literatur wiederfinden, wo es ja von Monstrositäten geradezu wimmelt, und sich selbst gleichzeitig als ausgesprochen faszinierendes und irgendwie attraktives Monsterobjekt imaginieren (er möchte ständig über seine vermeintliche Monstrosität reden, die ihn offensichtlich aufzuwerten scheint). Zweitens beschuldigt er aufgrund der psychoanalytischen Therapieerfahrung verstärkt seine Eltern, daß sie völlig versagt hätten, weil sie ihn als Kind nie richtig anerkannt bzw. geliebt und ihm nicht das beigebracht hätten, was ihm an Sozialverhalten jetzt so schmerzlich fehle. Diese Herleitung der sozialen Defizite ist ziemlich unrealistisch, letztendlich falsch, weil ihm die Eltern durchaus Liebe und Anerkennung zuteil werden ließen, ohne ihm allerdings ein perfekt passendes Ambiente bzw. angemessene Formen oder Modelle bieten zu können.

Familiendynamik?

Der Zwang erscheint, zumindest in diesem einen Fall, als überwiegend situativ bedingte Eigenkreation. Eine gesunde, jedoch situativ unpassende vitale Ausstattung erzeugt ein (inter)personales Problem und schließlich eine leichte Symptomatik des neurotischen Typs. Das Vitalitätsproblem spiegelt sich in der gesamten Lebensführung des Betroffenen und in allen seinen sozialen Erfahrungen wider. Die (inter)personale Problematik ist hier eine Funktion der vitalen Ausstattung und nicht umgekehrt: Die typisch biographische, nur auf interpersonale Beziehungen fixierte Perspektive verfehlt gleichermaßen die Realität des Patienten und die tatsächliche therapeutische Aufgabe. Dieser Zwangsneurotiker wird in einen sprachlosen Raum manövriert, kann sich nicht angemessen artikulieren und sich selbst nicht verstehen, bleibt in einem gewissen Sinne unerlöst. Als Surrogat für die nicht erfolgte psychotherapeutische Hilfestellung wurde dem Patienten ein monströses Selbstbild vermittelt, mit dem er nun hausieren geht, auch er ist nun, als Besitzer einer anonymen Es-Bestie, ein ausgewiesenes Mitglied der psychoanalytischen Gemeinschaft. In Wirklichkeit ist der Patient nur etwas vitaler als der Durchschnitt seiner Mitmenschen, muß aber deshalb nicht unbedingt als Monster enden. Ohne Anerkennung des Faktors Vitalität jedenfalls läßt sich dieser perspektivische Fehler nicht heilen und der Patient nicht korrekt behandeln.

Kinderarbeit. Jenseits von Familie und Trauma

Was „überwiegend situativ", im Gegensatz zu „interpersonal", bedeutet, kann folgendermaßen veranschaulicht werden: Als kleiner Junge konnte der eben beschriebene Patient während des Sommerurlaubs auf einem Bauernhof mitarbeiten, wobei er aus dem Stand mehrere vollständige bäuerliche Arbeitstage hintereinander mühelos und mit anhaltender Begeisterung bewältigte, ohne irgendwelche Anzeichen von Überdruß oder Erschöpfung. Laut Rückmeldung des Bauern arbeitete der Junge wie ein Erwachsener, er sei umsichtig und verständig, handwerklich geschickt und könne zupacken, kurzum, er würde als Erwachsener jederzeit einen großen Hof führen können (er hätte den Kleinen am liebsten adoptiert). In dieser Zeit der Kinderarbeit, einer Zeit der realistischen Beanspruchung (subjektiv: der vollständigen Heilung und Rehabilitation), das ergibt die erweiterte biographische Rekonstruktion, waren sämtliche Probleme, mit denen der Junge schon damals zu kämpfen hatte, schlicht und einfach nicht mehr existent, verflogen, ausgelöscht, und zwar für ihn selbst und sein gesamtes engeres und weiteres mitmenschliches Umfeld. Eine rein selbst- und körperorientierte Vitalitätskontrolle vom sportlich konkurrierenden Typus hätte schon damals nicht die gleiche heilsame Wirkung gehabt, denn der Junge wollte sich samt seiner ganzen Vitalität offensichtlich lieber in einen eindeutig sozialen Kontext vom Beziehungstypus einbringen, d. h. für andere und mit anderen etwas wirklich Nützliches und wirklich Wichtiges tun. Aus Mangel an entsprechenden Gelegenheiten mußte er später auf den eher sportlich konkurrierenden Sektor ausweichen. Da die Eltern keinen Bauernhof anzubieten hatten und nicht einmal einen Handwerksbetrieb, sah sich der Junge gezwungen, unaufhörlich eher weniger nützliche Taten und Untaten zu vollbringen, meist mit sehr großem Energieaufwand: Als deplazierter Hoferbe und zupackender Handwerksbursche trieb er sozusagen sein eigentlich beneidenswert gesundes Unwesen in einem vital gedämpften städtischen Durchschnittshaushalt, machte sich dabei immer wieder unbeliebt und mußte ordentlich einstecken. Der Patient ist intelligent und hat gemerkt, trotz aller psychoanalytischen Indoktrination, daß die interpersonale Zuschreibung (Beziehung zu den Eltern als Ursache seiner Probleme) „irgendwie" nicht so ganz stimmt und war zuletzt einige Jahre auf der psychoanalytisch angeleiteten, aber ganz und gar vergeblichen Suche nach einem geeigneten, fest umrissenen „Trauma", das er gerne für sein Unglück verantwortlich machen wollte, konnte aber keines finden. Als der Mann bei mir vorstellig wurde, „litt" er vor allem daran, daß er trotz heftigster Anstrengungen partout kein wirklich „passendes" frühkindliches Trauma finden konnte. Man kann offensichtlich auch, die Psychoanalyse macht's möglich, an einem Trauma-Mangel „leiden". Nicht nur die klassisch interpersonalen, biographischen Logiken, auch die gängigen traumatischen Schemata greifen hier nicht. Man kennt zwar den Zwang, aber welcher psychopathologische Traumakatalog enthält schon die Position einer unzureichend geformten bzw. sozialisierten Basisvitalität? Welche Psychopathologie benutzt den Faktor Vitalität als universellen Erklärungsfaktor?

Gesteigerte Vitalität potenziert den Fremdkörper als Störfaktor
Während eine gesteigerte Vitalität in der Medizin zu Recht eher als Heilfaktor fungiert, der den Genesungsprozeß beschleunigt und die Überlebenschancen erhöht, scheint dieser Grundsatz in weiten Bereichen der Psychopathologie, und dies vielleicht nicht ganz zufällig, nicht mehr zu gelten. Das zeigt sich im Bereich der Psychose, die anscheinend über eine pharmakologisch induzierte Vitalitätsreduktion beherrscht wird, und auch im Bereich der primärpsychotischen Störungen, dem bei weitem größten und wichtigsten Segment des psychopathologischen Gesamttableaus, wo sich autistischer Ichprozeß und

Fremdkörperprozeß in einer unüberbrückbaren funktionalen Gegenposition sozusagen feindlich gegenüberstehen. Die fiktive Erfahrung verdankt sich einem Prozeß der sensorischen Deprivation und kann deshalb grundsätzlich nicht vitalisiert (verlebendigt) werden, kann sich dafür aber bei reduzierter Vitalität u.U. auch optimal entwickeln. Der körperliche Verfall kann also sehr weit fortschreiten, ohne den geistigen Prozeß zu beeinträchtigen. Das Konstruktive Ich mit seinen mechanistisch toten Instrumenten wird prinzipiell bedroht durch das lebendige Fremdkörpergeschehen (Nicht-Ich): Dort wo Ich ist, kann kein Leben sein, und dort wo Leben ist, kein Ich. Ich oder Leben, darauf läuft das primärpsychotische Fundamentaldilemma hinaus. Vereinfacht: Ein gesteigerter vitaler Gesamtstatus steigert automatisch die immer schon gegebene Bedrohlichkeit des Fremdkörpers. Praktisch bedeutet das: Je vitaler die primärpsychotische Person, desto schwieriger gestaltet sich die ichkonstruktive Kontrolle des Femdkörpergeschehens, das fiktiv abgebildet (parallelisiert) und über primärfiktive Erfahrungs- und Manipulationsskulpturen beherrscht werden muß. Der intakte Mensch kontrolliert und beherrscht „seinen" Körper auch im objektiven Modus, aber nicht unentwegt und nicht als etwas grundsätzlich Fremdes, denn der Körper ist hier immer Ich, wenn auch von anderer (substanzieller) Ichhaftigkeit als das bewußte Ich, und der Körper bleibt immer Ich, auch wenn er nicht objektiv kontrolliert wird bzw. nicht kontrolliert werden kann. Gesteigerte Vitalität kann schon im authentischen Kontext u.U. erhebliche Integrationsprobleme hervorrufen. Im ganz anders angelegten autistischen bzw. borderlineautistischen Kontext, also bei einer grundsätzlich (funktional) feindseligen Gegenposition von Konstruktivem Ich und Fremdkörper, kann gesteigerte Vitalität ausgesprochen dramatische Entwicklungen provozieren. Der nicht ichhafte Fremdkörper fungiert als Träger der ebenfalls nicht ichhaften Vitalität: Gesteigerte Vitalität potenziert hier sozusagen den Gegner des autarken Konstruktiven Ich, das hier vor einer deutlich schwierigeren Aufgabe steht.

Ein vital reduzierter Status verbessert die ichkonstruktiven Arbeitsbedingungen

Umgekehrt ist es so, daß ein niedriger vitaler Gesamtstatus die ichkonstruktive Kontrollaufgabe deutlich erleichtert: Die feindselige Dauerspannung zwischen Fremdkörper und Konstruktivem Ich ist reduziert. Diese deutlich reduzierte Vitalität erleichtert nicht nur die Kontrolle des Fremdkörpers, sondern auch die Bewältigung anderer ichkonstruktiver Herausforderungen im Bereich der sozialen Anpassung (Simulation) und beruflichen Effizienz, und dürfte eine wesentliche Voraussetzung darstellen für die Erfolgsgeschichte jener blanden Mehrheit von Borderlinekranken, die der Psychopathologie bisher völlig entgangen sind. Borderlinekranke können vital sehr abgeflacht sein, sie haben dann keine Ähnlichkeit mehr mit dem eher impulsiven Muster, das unser Bild vom Borderlinekranken bestimmt. Eine herausragende Rolle spielt der Faktor Vitalität innerhalb jenes Segments des Borderlinespektrums, das gewöhnlich als antisozial bezeichnet wird.

Extreme Antisozialität. Zwei idealtypische Antworten auf den Impuls

Dort, wo das Fremdkörpergeschehen (ebenso der subliminale Prozeß) nicht mehr ichkonstruktiv abgedeckt (parallelisiert) bzw. kontrolliert werden kann, tritt es, aus der ichkonstruktiven Perspektive betrachtet, als ichfremdes impulsartiges Ereignis in Erscheinung. Die vitale Aufladung eines derartigen

Nicht-Ich-Impulses verleiht ihm eine gewisse Schubkraft und setzt den primärpsychotischen Menschen unter Handlungsdruck, genauso wie ihn irgend
ein Ereignis jenseits seiner Hautgrenze unter Druck setzen kann. Ein nicht ichhafter Angriffsimpuls etwa, der aus einem nicht ausreichend parallelisierten
Funktionskomplex der Fremdkörpersphäre hervorbricht, wird vom Primärpsychotiker zunächst genauso erlebt, wie wir ein Geschehen erleben, das von jenseits der Hautgrenze und aus einer anonymer Quelle in unseren Erfahrungsraum eintritt. Der Kranke muß sich entscheiden, wie er mit dem Ereignis verfahren soll, dabei verfügt er über zwei idealtypisch gedachte Optionen.
Erstens: Aus dem üblichen Borderlinekontext kennen wir die Versuche, diese
ichkonstruktiv nicht abgedeckten Impulse in den ichkonstruktiven Griff zu
bekommen. Der Impuls soll sozusagen in das herrschende Kontrollschema
(wieder oder erstmalig) eingemeindet werden (Impulskontroll-Strategie), etwa
so, wie der (primärsinnliche) subliminale Körperordner vom (primärfiktiven)
Körperschema erfaßt und parallelisiert (ver-icht) werden sollte. Zweitens: Die
Impulskontroll-Strategie wird umgedreht, der Prozeß läuft nun hauptsächlich
in die entgegengesetzte Richtung. Die ichkonstruktive Produktion paßt sich
dann ständig den ichfremden Impulsen an, läuft dem impulsiven Geschehen
quasi hinterher und versucht, den voll ausgefahrenen Impuls nachträglich zu
parallelisieren, d. h. das ichkonstruktive Kontrollschema um diesen Impuls
herum zu drapieren. Der Betreffende funktioniert dann im Extremfall als
Marionette des ichfremden Impulses und seine ichkonstruktive (fiktive) Produktion beschränkt sich darauf, für diesen Impuls geeignete Objekte, leichte
Wege und günstige Gelegenheiten zu finden, Lücken und Schwachstellen
eines Weltobjekts, das ihm immer nur als Beute, Instrument oder Hindernis
erscheint. Dabei können auch Hindernisse, die „ohne Rücksicht auf Verluste"
durchbrochen werden, jenes Impulsprogramm verifizieren und dem marionet-
tenhaften Programmvollzieher eine Existenzbestätigung verschaffen. Der
extrem antisoziale Borderline lebt quasi ein Impulsprogramm, er ist weitgehend identisch mit diesem Programm (manchmal fast ohne Beiwerk).

Impuls, Identität und impulsiver Lebensstil

Impulskontroll-Trainings zeitigen womöglich in vielen Fällen erst dann einen
substanziellen, langfristigen Erfolg, wenn das Vitalitätsniveau deutlich
gesenkt wurde (Altersprozeß oder pharmakologische Dämpfung), wobei diese
Vitalitätsreduktion eine gewaltige Umstellung für den Betroffenen bedeutet,
weil er sich ja über diesen quasi impulsiven Lebensstil selbst definiert. Er ist
identisch mit diesem privaten Impulsprogramm; der Verlust des impulsiven
Musters bedeutet zugleich den Verlust der Identität (Ichverlust). Es stimmt
wahrscheinlich nicht, daß der Betroffene sich nicht beherrschen könnte, es ist
wohl eher so, daß sich der Betreffende, indem er sein Impulsmuster unterdrückt, sich selbst sozusagen auflöst und zum Verschwinden bringt. Die Verbesserung des simulativen Inventars und Impulskontroll-Trainings fungieren
deshalb unter diesen Bedingungen leicht in einem kontraproduktiven Sinne,
verhelfen nämlich dem Kranken zur besseren Durchsetzung des eigentlichen
Impulsprogramms und damit zur (pathologischen) Selbstverwirklichung. Grob
vereinfacht: Das Impulsgeschehen des impulsiven Lebensstils (z. B. typische
Borderline Antisozialität) transportiert Identität. Im Vergleich zur chamäleon-
artig fluktuierenden Identität vieler Borderlinekranker zeigt der antisoziale
Borderline häufig ein eindeutigeres, jedoch destruktives Profil: Der prägnante
Impuls verleiht dem Impulsmanager „Persönlichkeit", seine Existenz rankt

sich um die Verwaltung des Impulsmusters. Das simulative Profil zentriert sich um einen absolut ichfremden Vorgang (Fremdkörper). Die Zähigkeit des impulsiven Lebensstils verdankt sich also der Tatsache, daß der Betroffene es vorzieht, ein stolzer antisozialer Impulsmanager (Verwalter seines „eigenen" Impulses) zu sein, trotz der damit verbundenen Nachteile, statt ein Niemand, ein Nichts. Auch dann, wenn tatsächlich eine vollständige und dauerhafte Impulskontrolle erzielt wird, ändert sich an dieser Ausgangslage nichts: Manchen Betroffenen gelingt es, eine stabile Impulsunterdrückungs-Identität zu konstruieren und in diesem erweiterten und komplexeren Rahmen die ursprüngliche Impulsidentität unbeschädigt zu erhalten. Die nunmehr strenge Verwaltung (Unterdrückung) der ursprünglich großzügigen (impulsfreundlichen) Impulsverwaltung stiftet einen erweiterten Identitätsrahmen; der Kranke definiert sich nun als Ex-Impulsverwalter des antisozialen Typs.

Borderlinekrankheit und Suchtmittelabhängigkeit

Auch im Bereich der Suchtmittelabhängigkeit finden wir Exuser, die nach Bewältigung des akuten Suchtprozesses für den Rest ihres Lebens nur noch Exuser sind und sonst nichts, wobei dies bei einem nicht unerheblichen Teil dieser „professionellen" Exuser tatsächlich in einem streng psychopathologischen Sinne zutrifft: Es handelt sich hier regelmäßig um Borderlineautisten, die sich zunächst über einen (sekundären) Suchtprozeß definiert haben, um dann ihr konstruktives Ichprojekt auf die (tertiäre) Beherrschung dieses Suchtprozesses auszudehnen (jenseits der Sucht und deren Beherrschung beginnt die Nicht-Ichsphäre). Als Suchtkranker und auch als Exuser findet der Borderlineautist einen Platz in der authentischen Welt, die ihrerseits den diffus und unsicher wahrgenommenen authentischen Totaldefekt des Süchtigen regelmäßig fehldeutet und fälschlicherweise auf die Suchtkrankheit zurückführt. Ganz falsch liegt man mit dieser Fehldeutung allerdings nicht, denn mit dem Suchtprozeß, dem auch im authentischen Kontext immer eine massive und primäre Identitätsproblematik zugrundeliegt, wird tatsächlich auch eine anonyme und anonymisierende Struktur installiert, die in vielfacher Hinsicht wie ein sekundärer, aufgesetzter Borderlineautismus funktioniert, d. h. die authentizitätsfähige Person funktioniert im akuten Suchtprozeß gewissermaßen als Pseudoborderline. Der Borderlinekranke profitiert jedenfalls in seiner Rolle als „Süchtiger", „Antisozialer" usw. von einem, wenn man so will, Exotenbonus, der auch Menschen aus fremden Kulturen oder Subkulturen gewährt wird: Wir können die teilweise subtilen Befremdlichkeiten des authentischen Totaldefekts von den weitgehend undurchschauten kulturellen Fremdheiten nicht einfach unterscheiden und verwechseln beides leicht.

Borderlinespezifische Identitätspolitik und wissenschaftliche Identitäts-Container

Diese existentielle Identitätspolitik des Borderlineautisten wird von der praktizierten Psychopathologie oft unbesehen übernommen und sozusagen verdoppelt: Das Angebot des Borderlinekranken zum Beispiel, der sich ausschließlich über eine ausgeprägte Anorexie definiert und sein konstruktives Ichprojekt einzig und allein darauf begründet (anorektische Identität), wird gerne ungefiltert aufgegriffen und unreflektiert amplifiziert, etwa dergestalt, daß der Anorektiker administrativ nicht mehr als Borderline geführt und gesondert behandelt wird, womit der eigentlich primäre Borderlinekomplex zu einem vermeintlichen Sekundäraspekt der angeblich primären Anorexie verkommt. Die

Identitätspolitik des Borderlineautisten wird also für bare Münze genommen und administrativ bestätigt, der Borderlinekranke ist dann kein Borderlinekranker mehr, sondern ein „Anorektiker". Die außerordentliche Beweglichkeit und Anpassungsfähigkeit der Manifestationsformen des Borderlineautismus resultiert nicht nur aus der Krankheit selbst, es sind die gesellschaftlich und institutionell jeweils bereitgestellten Formen (oder auch Formeln), in die sich die Identitätspolitik der instabilen Mitglieder des Borderlinesegments quasi ergießt. Der Borderlineautist, dem die primäre (vollständige) Subjektivität endgültig abhanden gekommen ist, greift im instabilen Zustand nach jeder sich bietenden identitätsstiftenden externalen Form, die ihn und alle anderen vor der Wahrnehmung und Anerkennung seines autistischen Basismodus bewahrt. Eine dieser Formen ist die Figur der extrem ausgeprägten Antisozialen Persönlichkeit: Wer näher hinsieht, wird regelmäßig einen authentischen Totaldefekt entdecken. Der Großteil des extrem antisozialen Spektrums wird von Autisten gestellt, mehr oder weniger simulationsfähigen Autisten, Borderlineautisten.

Impulsiver Lebensstil und ichkonstruktive Verantwortung

Extremformen der Antisozialität entstehen jedenfalls durch das funktionale Mißverhältnis von ichkonstruktiver bzw. simulativer Geschicklichkeit einerseits und vitaler Aufladung des Fremdkörpergeschehens anderseits. Bei besonders ausgeprägter Vitalität wird die ichkonstruktive Parallelisierung und Kontrolle des Fremdkörpergeschehens, ganz anders als beim vital flachen Borderlinekranken, zu einem beinahe unlösbaren Problem. Kommen noch durch frühe Trainingsmängel bedingte ichkonstruktive bzw. simulative Defizite hinzu, also eine grundlegend reduzierte Kontrollfähigkeit, so bleibt dem Kranken eigentlich nichts anderes übrig, als sein konstruktives Ichprojekt um das zunächst ichfremde, überbordende und voll ausgefahrene Impulsgeschehen herum anzuordnen und es auf diese Weise nachträglich zu parallelisieren und quasi einzugemeinden. Das Ich wird dabei zu einem Anhängsel, zum beflissenen Diener des nicht ichhaften Impulsgeschehens. Die konstruktive Ichsphäre wird durch diese Eingemeindung des extremen Impulsmusters deformiert, gewissermaßen ausgebeult oder eingedellt. Die eigentliche Leistung der extrem antisozialen Person besteht darin, daß sie, im Widerspruch zu ihren eigenen, von außen aufgezwungenen Dementis, auf ihre ganz besondere, nämlich borderlineautistische Weise die Verantwortung für das fragliche Impulsmuster übernimmt, indem sie es als identitätsstiftendes Element in das eigene Ichprojekt einbaut. Übernimmt der extrem Antisoziale diese ichkonstruktive Verantwortung nicht, so ergibt das sehr schnell eine Konstellation, die allenfalls noch in geschlossenen psychiatrischen Abteilungen überleben könnte, nämlich ein gespaltener und weitgehend unzurechnungsfähiger Mensch: ein Subjekt, das sich als äußerst enges konstruktives Ichprojekt darstellt, dessen Reichweite sich auf das beschränkt, was es einigermaßen abdekken (parallelisieren) und sicher beherrschen kann, während nicht parallelisierte Funktionskomplexe des Fremdkörpers unaufhörlich Impulsexzesse hervorbringen, die unkontrollierbar aus einer Nicht-Ich-Sphäre aufsteigen. Manche Borderlinekranke, die ichkonstruktiv und simulativ schwach ausgerüstet sind, haben sich längst an derartig isolierte Eruptionen anonymen Ursprungs gewöhnt und nehmen die Impulsexzesse mit Gleichmut hin. Verschiebt sich jedoch dieses funktionale Mißverhältnis zwischen ichkonstruktiv abgedeckten und nicht mehr abgedeckten Produktionen noch weiter zugunsten der ichfremden und (ichkonstruktiv) nicht verantworteten Produktionen, so wird der grundsätzlich psychotische Status dieser Person immer offensichtlicher und eine entsprechende Diagnose zunehmend wahrscheinlicher. Gelingt die objektive Kontrolle des Fremdkörpers einigermaßen, so wird man die Psychose nicht mehr als Psychose identifizieren, sondern als irgend etwas anderes. Es ist hauptsächlich die deutlich gesteigerte Vitalität, die den impulsiven Borderlinekranken plötzlich im (fiktiven, normativ überfrachteten) antisozialen Spektrum „erscheinen" läßt. Und es ist vor allem eine deutlich reduzierte Vitalausstattung, die es dem Borderlinekranken erheblich erleichtert, samt seiner Basisdestruktivität und seiner elementaren Antisozialität im blanden Borderlinespektrum zu „verschwinden". Das alles ist deshalb von besonderer Bedeutung, weil eine gesteigerte Vitalität immer auch die inhärente, strukturelle Borderlinedestruktivität amplifiziert und zusätzliche ichkonstruktive Kontrollprobleme heraufbeschwört.

Anwesend und doch abwesend

In gewissen psychotischen Zuständen, die nicht auf das primärpsychotische Spektrum begrenzt sind, finden wir eine quasi neutrale Fremdkörperpolitik: Das Kontrollvorhaben wird beispielsweise weitgehend aufgegeben und auf das Notwendigste beschränkt, der Kranke zieht sich dabei aus „seinem" Fremdkörper, den er nur noch beiläufig benutzt, in eine fiktive Welt zurück. Er verläßt gewissermaßen den Fremdkörper, der nunmehr auch ganz offiziell als herrenloses und in gewisser Weise entseeltes Objekt zurückbleibt. In abgeschwächter Form: Ein Psychosekranker sitzt vor uns und erzählt uns immer wieder seine Geschichte, die er ist, mit der er identisch ist, während er „seinem" Körper beinahe gleichgültig gegenübersteht. Der Fremdkörper dient ihm hauptsächlich als eher zufälliger Behälter und nachrangiges Transportmittel für die Geschichte, die er in sich aufrechterhalten und ständig bearbeiten muß, die Geschichte, die er ist. Das Fremdkörperobjekt wird deshalb eher beiläufig kontrolliert und oft in auffälliger Weise vernachlässigt. Diese friedliche Koexistenz von Konstruktivem Ich und Fremdkörper dürfte einen Haupt- und Standardeffekt in der Pharmakotherapie der Psychose darstellen. Ein funktionaler Waffenstillstand sozusagen: Der Fremdkörper ist subjektiv-erfahrungsmäßig und funktional weitgehend stillgelegt und als Störkörper entschärft, das Konstruktive Ich kann relativ unbehelligt seinen Geschäften nachgehen. Während wir uns mit diesem Konstruktiven Ich vielleicht ausgesprochen vernünftig unterhalten, d. h. im Rahmen der aktuell geltenden objektiven Realitätsstandards unserer Kultur, spielt sozusagen der lebendige Fremdkörper des psychotischen Menschen fortlaufend auf unserem subliminalen Klavier. Der Kranke ist, in unserer authentischen Wahrnehmung, ganz und gar da, vollständig präsent, gleichzeitig zieht er uns in den Bann seines objektiven Geistes, der sich von diesem Fremdkörper völlig emanzipiert hat und nun aus diesem Fremdkörper heraus zu uns spricht und uns mit einem womöglich ziemlich beweglichen (objektiven) Radarblick beobachtet. Er ist da und doch nicht da. Wir sollen uns voll auf das gespenstische Ich und seine Kreationen konzentrieren und den Fremdkörper (vollständiges Subjekt innerhalb der Hautgrenze) als grundsätzlich irrelevantes Außenweltobjekt behandeln, genau so, wie der Kranke das macht. Dem Kranken fällt das leicht, er ist im Augenblick so, er ist mit diesem objektiven bzw. objektivierenden Gespenst identisch, mit dessen Geschichten und Problemen, in denen der Kranke sich selbst neu erfindet, d. h. die primärfiktive Biographie dieses Gespenstes ausspinnt, das er nun ist.

Stellvertretender Schmerz

Uns fällt es schwer, den Kranken so zu behandeln, wie er sich selbst behandelt: Der Kranke bleibt nämlich immer, allein schon auf der subliminalen Ebene, als ganzes, wenn auch funktional gespaltenes Subjekt kontinuierlich und massiv präsent. Die Art und Weise, wie er seinen Körper, d. h. sich selbst verwahrlosen läßt, tut uns quasi weh (subliminal). Wenn wir uns mit ihm unterhalten, müssen wir ständig so tun, als sei er nicht präsent, als funktionierten wir genau so wie er. Es ist diese Selbstverstellung, die den Umgang mit akut psychotischen Menschen so schwierig macht. Gut möglich, daß sich über die bislang stark vernachlässigten körperorientierten Verfahren substanzielle Fortschritte in der Therapie der Psychose erzielen lassen. Primärpsychotiker (Autisten, Borderlineautisten) kommen dabei niemals über eine mehr oder weniger gelungene ichkonstruktive Parallelisierung und Kontrolle des Fremdkörpers hinaus, der immer Fremdkörper bleibt, wobei sich auch Umfang und Qualität der subpersonalen (nicht ichhaften) Integrationen verbessern lassen. Ganz anders die Situation beim Psychotiker vom Vulnerabilitätstypus (mehr oder weniger elaborierter authentischer Nucleus vorhanden) und erst recht bei der traumatischen Psychose, die innerhalb einer vollständig ausgebildeten authentischen Persönlichkeitsstruktur explodiert, diese überwältigt, überlagert und durchdringt. Die Psychose ist, aus subjekt- bzw. ichpsychologischer Sicht, eigentlich immer primär Körperkrankheit, allerdings in einer sonderbaren Form, nämlich als erfahrungsmäßiger und auch funktionaler Körperverlust: Der Körper ist verloren und mit dem Körper zugleich die vollständige Subjektivität und die darin enthaltenen subjektiven Realitätskontrollen und (falls vorhanden) authentischen Optionen.

Die Stunde der körperorientierten Verfahren

Der emanzipierte, entwurzelte und hypertrophierende fiktive Ichprozeß verstößt dann leicht gegen die herrschenden objektiven Realitätsnormen und entgleist schließlich auch ins offensichtlich verrückte Spektrum (Verstöße gegen die jeweils geltenden objektiven Realitätsnormen). Daß diese Bewegung des Psychotikers in eine fixierte exzentrische Außenposition relativ zu „seiner" Körperlichkeit (Gesamt-Ich) eine unmögliche, illusionäre, nur fiktiv machbare ist, wissen wir allein schon aufgrund unser eigenen subjektiven Realitätskontrolle: Der akute Psychotiker und auch der strukturelle Autist sind in unserer subliminalen Wahrnehmung als vollständige Subjekte präsent, hier sind sie sozusagen noch heil. Die Psychose ist der wie auch immer verursachte Versuch, diese subjektive Realität, wie sie sich auch in unserer primärsinnlich-subliminalen Wahrnehmung darstellt, in eigener Sache leibhaftig zu widerlegen. Die Therapie der Psychose, falls sie denn überhaupt möglich sein sollte, läuft letztendlich darauf hinaus, den funktionell autistischen Psychotiker zu widerlegen, und zwar möglichst gründlich und dauerhaft. Der Primärpsychotiker allerdings kann und darf nicht widerlegt werden, denn der psychotische Verlust des Körpers (aus der Sicht des emanzipierten autistischen Ich) ist hier ein endgültiger Verlust. Der strukturelle Autist bzw. Borderlineautist muß also mit diesem Verlust leben und anderweitig zurechtkommen, wobei die große Mehrheit aller Autisten schon ganz gut zurechtkommt, auch ohne Therapie. Wer mit diesem Verlust aufwächst, kennt es nicht anders, gewöhnt sich an diese körperlose Lebensweise und weiß damit einigermaßen umzugehen. Die gespenstische Lebensform des Borderlineautisten scheint trotz des kapitalen

Verlustes in der Mehrzahl aller Fälle, zumindest von außen betrachtet, nicht sonderlich dramatisch abzulaufen.

Der „eigene" Fremdkörper und der Fremdkörper des Anderen

Der typisch antisoziale Borderline fungiert als Marionette seines Impulsprogramms (er ist dieses Programm). Reale Hindernisse, die sich seiner um das Impulsprogramm herum drapierten Existenz entgegenstellen, erlebt er grundsätzlich als direkten Angriff auf seine Existenz, als bösartige Verneinung seiner Existenzberechtigung, gegen die er, u.U. ohne Rücksicht auf Verluste, sein Impulsprogramm, d. h. sich selbst durchsetzt. Zum Unglück für seine Umwelt ist es leider so, daß diese gegen beliebige Hindernisse gerichtete Selbstdurchsetzung der Impulsmarionette an und für sich eine massive Bestätigung der Existenz und der eigenen Lebensrechte liefert, weshalb der Antisoziale solche Hindernisse immer wieder gezielt aufsucht, herstellt oder erfindet, um sich als Impulsmarionette immer wieder durchzusetzen und dadurch seine Lebensrechte und seine primärpsychotische Existenz überhaupt zu verifizieren. Jenseits des konstruktiven Ichprojekts, das sein Impulsprogramm umklammert, hört er einfach auf zu existieren: Der Verlust des identitätsstiftenden Impulsmusters kommt einem erfahrungsmäßigen Ichtod gleich, bei dem als Restzustand nur eine Art Zombie zurückbleiben würde, der genauso gut in einem Gefängnis „auf Eis gelegt" oder in einem Zuchthaus „beerdigt" werden könnte. Daß die Impulsmarionette auch ohne Rücksicht auf eigene Verluste vorgeht und erhebliche Verletzungen bzw. den eigenen Tod riskiert, liegt einfach darin begründet, daß der primärpsychotische Fremdkörper aus der Perspektive des Konstruktiven Ich grundsätzlich als Außenwelt fungiert, die dem Ichprozeß nur mittels sekundärer Attribuierungen zugeordnet werden kann. Diese fragile Zuordnung wird immer dann etwas deutlicher erkennbar, wenn der Betroffene „seinen" Fremdkörper tatsächlich genauso wie ein beliebiges Außenweltobjekt behandelt.

Simulative Empathie-Surrogate

Aufgrund des authentischen Totaldefekts sind alle empathischen Fähigkeiten vollständig und endgültig erloschen und können allenfalls durch primärfiktive Surrogate notdürftig ersetzt werden (fixierte und mit subpersonalen Integrationen unterfütterte Verhaltensregeln und andere simulative Erfahrungs- und Verhaltenssskulpturen): Der empathische Defekt macht sich natürlich nicht nur im Umgang mit den Fremdkörpern anderer Menschen bemerkbar, sondern in vergleichbarer Weise auch im Umgang mit dem (mehr oder weniger) eigenen Fremdkörper. Beide Körper, der eigene und der des anderen, sind Fremdkörper und werden als solche in analoger Weise behandelt bzw. mißhandelt. Der Primärpsychotiker, der seine körperliche Unversehrtheit oder sein Leben riskiert, riskiert aus seiner vergeistigten (bewußten) ichkonstruktiven Sicht etwas ganz anderes als der gesunde Mensch, nämlich ein letztendlich ichfremdes Außenweltobjekt. Die funktionale Qualität der simulativen Empathiesurrogate erreicht bei vielen (nicht antisozialen) Borderlinekranken ein relativ hohes Niveau, insbesondere wenn sie sich im Verlauf der Eroberung des Authentischen einem intensiven Simulationstraining unterzogen haben: Die simulativen Empathieskulpturen sind dann mit sekundärsinnlichen Rückmeldungen locker verbunden, die sich zu mehr oder weniger gut organisierten und lebensähnlichen subpersonalen Integrationen aufsummieren können. Den nicht-antisozialen Borderline und seine authentische Umwelt verbindet häufig die gemeinsame Illusion eines grenzüberschreitenden Dialogs, während der typisch antisoziale Borderline nur noch mit den dialogischen Illusionen der Anderen spielt und diese Illusion allenfalls zur Durchsetzung des Impulsprogramms instrumentalisiert (siehe: „psychopathischer Charme").

Extreme Antisozialität unter einer blanden Borderlinefassade

Intelligente, ichkonstruktiv und simulativ geschickte Borderlinekranke schaffen das Kunststück, ein mitunter extrem destruktives Impulsprogramm antisozialen Zuschnitts in einer betont blanden Borderlinefassade fest zu installieren und von dieser unverfänglichen und geschützen Operationsbasis aus über Jahrzehnte hin zu realisieren. Ein gutes Beispiel für diese Konstellation ist etwa der Fall eines allseits beliebten und anerkannten Jugendpfarrers, der über Jahrzehnte hinweg und an verschiedenen Einsatzorten einige hundert (!) Kinder und Jugendliche sexuell mißbraucht und auf seinem unheilvollen Weg eine breite Spur schwer traumatisierter Menschen hinterläßt. Das extrem antisoziale Impulsprogramm wird im Schutze einer blanden Borderlinestruktur exekutiert, die in Expertenkreisen nach wie vor keine Anerkennung findet. An solchen Fällen läßt sich deutlich erkennen, daß es sich bei der extrem ausgeprägten Antisozialen Persönlichkeit nur um einen eher vitalen Borderlinekranken handelt, dem die ichkonstruktiven Werkzeuge und simulativen Mittel fehlen, um sein destruktives Impulsprojekt in ein einigermaßen stabiles blandes Korsett einzubauen und dort sicher zu verstauen, um es bei günstiger Gelegenheit ungestraft realisieren zu können. Diese Konstellation, nämlich ein extrem antisoziales (destruktives) Impulsprogramm in einer stabilen blanden Fassade, dürfte den idealtypischen Psychopathen beschreiben. Der Psychopath ist ein Borderlinekranker.

Der intelligente, extrem antisoziale Psychopath als normative Macht und Gesetzgeber

Die Antisoziale Persönlichkeitsstörung beschreibt im wesentlichen und streng genommen gar keine eigenständige psychopathologische Realität, sondern eine wissenschaftliche und administrative Fiktion. In Wirklichkeit ist es wohl eher so, daß manche Borderlinekranke sich den gängigen sozialen Verpflichtungen entziehen und gegen irgendwelche Gesetze verstoßen. Blenden wir den normativen Aspekt für einen Augenblick aus: Die Gestalt des typisch Antisozialen zerfällt sofort und gibt eine Borderlinestruktur frei. Schon der eher impulsive und expansive Borderline des DSM-IV verhält sich im authentischen Kontext massiv antisozial und verletzt dabei unentwegt ungeschriebene (Erfahrungs-)Gesetze, in denen die (authentische) Substanz des Sozialen aufbewahrt ist. Das geschriebene Gesetz ist ohnehin nur ein prothetisches Surrogat, als solches kann es das antisoziale Phänomen in psychopathologisch relevanter Weise nicht definieren. Das reale antisoziale Phänomen setzt beim authentischen Defekt oder Defizit an und muß keineswegs die Grenzen des geschriebenen Gesetzes übertreten. Reale Antisozialität kann sogar die geschriebenen bzw. praktizierten Gesetze dahingehend verändern, daß gewisse extrem antisoziale Aktionen zur Norm erklärt werden und eindeutig (authentisch) prosoziale Aktionen als Verbrechen erscheinen. Es sind insbesondere intelligente Borderlinekranke, die ihre projektiv aufgeblähten, extrem antisozialen Impulsprojekte (z. B. großkalibrige Tötungsprogramme) in entsprechende Gesetze und konkrete Normen ummünzen und im Rahmen totalitärer Systeme zur Entfaltung bringen. Oft verhält sich die Bevölkerungsmehrheit sehr objektiv-wissenschaftlich und unterwirft sich den jeweils herrschenden Normen, so wie es die wissenschaftliche Psychopathologie mit großer Begeisterung vormacht. Auch unter dem Hitlerismus oder dem Stalinismus hat sich die Mehrheit der Bevölkerung jeweils ausgesprochen objektiv-wissenschaftlich verhalten. Das hohe Ideal der Wissenschaft ist also längst ein integraler Bestandteil der Mentalität breiter Bevölkerungsschichten geworden.

Zweierlei Zwang

In einer vital ungünstigen Situation muß sich eine betont vitale Person entweder für sich selbst (und gegen die Anderen) oder für die Anderen (und gegen sich selbst) entscheiden. Wenn es sich um eine intakte (vollständige), z. B. neurotische Person handelt, die auf authentische Beziehungen nicht verzichten will und kann, entscheidet sie sich auch teilweise gegen sich selbst, womit ein sekundäres Dilemma vom Typus „Ich oder Vitalität" bzw. „Ich oder Leben" konstelliert wäre. Die Formel „Ich oder Leben" beschreibt aber auch das unüberwindliche Fundamentaldilemma des primärpsychotischen Menschen, der seinerseits, wenn er nur könnte (was aber ausgeschlossen ist), für sein Leben gerne genau dorthin gelangen würde, wo der weiter oben beschriebene Zwangsneurotiker herkommt. Der Primärpsychotiker hätte auch liebend gerne genau die Probleme, unter denen der Zwangsneurotiker leidet: Die Borderlineimpulsivität als gegen die ichkonstruktive Zwangsjacke gerichtete Selbstverlebendigungs-Strategie erweist sich über weite Strecken als ichkonstruktiv gesteuerte Simulation jener betont vitalen Ausgangslage des Zwangsneurotikers, wobei die destruktiven Konflikte, die im neurotischen Spektrum aus dieser vitalen Ausgangslage resultieren, vom Borderlinekranken sehr überzeugend nachgeahmt und teilweise noch konkretistisch übersteigert werden, während die entsprechende ichhaft-vitale Ausgangslage selbst immer fehlt und niemals hergestellt werden kann (egal, wie impulsiv der Borderlinekranke auch immer agieren mag). Der Borderlinekranke agiert hier so, als ob er ein Zwangsneurotiker wäre und benutzt zur Selbstbeschreibung einen pseudo-neurotischen Jargon, der das Motiv der Selbstverlebendigung umkreist. Eine Psychopathologie, die den pseudo-neurotischen Jargon des Borderlinekranken (sich lebendig fühlen usw.) ungefiltert übernimmt, wird den Pseudo-Zwang des Kranken unweigerlich falsch einordnen. Der Borderlineautist kann „seine" Lebendigkeit zwar als Objekt beobachten und aus der ichkonstruktiven Kontrolle entlassen, d. h. als nicht-ichhaften Impuls freisetzen, er kann dieses Objekt jedoch nicht „spüren": Das autistische Ich als rein fiktive Ichformation kann nichts „spüren", sondern lediglich die entsprechenden primärsinnlich-subliminalen Prozesse des „Spürens" beobachten und manipulieren.

Die Wege kreuzen sich

Der extreme Zwangsneurotiker mag deshalb auf den ersten Blick wie ein vorwiegend mit Selbstverlebendigung befaßter Borderlinekranker erscheinen (umgekehrt ebenso). Der Zwangsneurotiker wiederum bemüht sich, genau dorthin zu gelangen, wo der impulsive Borderline zu stehen scheint, der sich einem Impulskontrolltraining erfolgreich unterzogen und alle konflikthaft destruktiven Probleme im (ichkonstruktiven) Griff hat, ohne daß sich der Zwangsneurotiker jemals in eine primärpsychotische Person verwandeln könnte. Aus einer eher objektiven Perspektive betrachtet, vollziehen beide sehr ähnliche oszillierende Bewegungen zwischen Impulsivität und Impulskontrolle, jedoch auf zwei ganz unterschiedlichen und völlig getrennten, inkommensurablen psychopathologischen Ebenen, die quasi räumlich zueinander versetzt stehen und sich an keinem Punkt berühren. Diese scheinbaren, bloß fiktiven Berührungen entstehen durch eine falsche entdifferenzierende (professionelle) Sprache und die darin versteckten pathomorphen Denkfiguren. Der eine kontrolliert sich als vitale Person, um reichlich vorhandene authentische Beziehungsoptionen abzusichern, was vielleicht nur sehr begrenzt gelingt, weil der generalisierte Kontrollmodus den Beziehungsprozeß blockiert. Der andere verfügt über keine authentischen Potentiale und versucht mittels impulsiver (Fremdkörper-)Aktionen eine vitale Person zu werden oder das, was er dafür hält, natürlich vergeblich, denn eine nichtvitale Ichformation kann grundsätzlich nicht durch das Agieren von Nicht-Ich-Impulsen verlebendigt, sondern allenfalls destabilisiert werden und dekonstruieren (konstruktiver Ichverlust bzw. konstruktiver Ichtod). Die autistische Welt hat erfahrungsmäßig und funktional mit der neurotischen Welt und deren Störungsformen bzw. Deformationen nichts gemein, es handelt sich um zwei streng getrennte Welten. Die autistische Welt kann mit der „neurotischen Metapher" nicht aufgeschlossen, nicht aufgeschlüsselt werden: Es ergeben sich bei diesem Verfahren immer nur fiktive Hybridgestalten ohne Gebrauchswert, neurotisch verzerrte Zerrbilder des Autistischen.

Impulsive Existenzbeweise

Ein extrem destruktives und vital stark aufgeladenes Impulsprogramm kann als zentrales Ichprojekt ein ganzes Leben lang erfolgreich unter ichkonstruktivem Verschluß gehalten, d. h. in einem größeren konstruktiven Ichprojekt verstaut und sozusagen auf Eis gelegt werden und wird in der Vertraulichkeit der psychotherapeutischen Situation gelegentlich als solches preisgegeben. Das Impulsprogramm kann auch als einmaliges Ereignis gezielt reaktiviert bzw. zugelassen werden, wobei der mitunter extrem destruktive Impulsdurchbruch insbesondere den Menschen im näheren Umfeld als ganz besonders rätselhaftes Ereignis erscheint, das wie ein Blitz aus heiterem Himmel einschlägt. Der Betreffende kann aber auch mit Impulsoptionen und -aktionen regelrecht spielen, sich an regelmäßige Impulsaktionen gewöhnen und ihnen gleichgültig gegenüberstehen (Distanzierung). Im Extremfall definiert der Kranke sich selbst ausschließlich als Marionette eines explosiven Impulsprogramms und baut sein Leben um dieses Programm herum auf, stößt deshalb immer wieder schnell auf soziale Grenzen und kommt, weil er sein Programm nicht unter Verschluß halten kann oder will, meist selbst längerfristig unter Verschluß. Diese objektiv sehr unterschiedlichen Formen der Impulspolitik unterscheiden sich psychopathologisch nicht wesentlich voneinander, es handelt sich um ein Kontinuum der Impulsverwaltung. Das Kontinuum beginnt bei einem vital schwachen und völlig blanden Borderline, der in der ambulanten Behandlungssituation z. B. seine mörderischen Fiktionen preisgibt, und endet etwa beim Serienmörder, der sich mit seinem Impulsprojekt identifiziert hat und sich durch die Exekution dieses zentralen Ichprojekts seiner eigenen (autistischen) Existenz versichert. Dieser fiktive Existenzbeweis ist innerhalb des vollständig fiktiven Bezugssystems wichtiger als das Überleben des „eigenen" Fremdkörpers, der ohnehin nur als instrumentelles Objekt fungiert, das zur Materialisierung des Projekts benötigt wird (auch andere Menschen können als ferngesteuerte Objekte in analoger Weise benutzt werden). Der fiktive Existenzbeweis kann, was zunächst paradox erscheinen mag, am eigenen Fremdkörper erbracht werden, etwa durch Autodestruktion oder Suizid (letzteres allerdings nur einmalig). Ein grundsätzlicher, d. h. psychopathologisch relevanter Unterschied zwischen eigenem Fremdkörper und dem Fremdkörper der anderen besteht für den Borderlineautisten eigentlich nicht, trotzdem versucht wohl die Mehrzahl aller extrem antisozialen Borderlines, das extrem destruktive Impulsprogramm in eine objektiv normgerechte Situation einzupassen, d. h. solche Situationen aufzusuchen oder eigenaktiv herzustellen, die eine annähernd objektiv normgerechte Exekution des destruktiven Projekts erlauben (gewalttätige Konflikte und Milieus, Kriegszustände usw.). Dort, wo diese objektiv normgerechte Einpassung (Montage) konkret-materiell nicht gelingt, beschränkt sich die konstruktive Einpassung des destruktiven Impulsprojekts meist auf einen psychotisch-projektiven Mechanismus: Irgendein beliebiges Ereignis wird als Angriff auf die eigenen „Lebensrechte" interpretiert und entsprechend beantwortet (mit einem vermeintlichen „Gegenangriff", der als identitätsstiftender Angriffsimpuls ohnehin chronisch bereitliegt). Gelegentlich stoßen wir auch auf extrem destruktive Impulsaktionen, die in keiner erkennbaren Weise ichkonstruktiv („kognitiv") abgedeckt sind: Diese Aktionen erweisen sich bei näherer Betrachtung als die bei weitem „sinnvollsten" Elemente einer sonst leeren (weitgehend anonymen und orientierungslosen) Existenz. Mit biographischen Erklärungsmustern des klassischen Typs ist derartig extrem antisozialen Aktionen nicht beizukommen. Extreme Antisozialität ist ein Borderlineproblem und kann ohne eine Revision unseres Autismusbegriffs und ohne ein handfestes Konzept der Psychosimulation nicht entschlüsselt werden.

Täterfreundlich: Systemische Exkulpation durch anonyme Kausalmechanismen

Eine starke Unterströmung postmodernen Zuschnitts, aufgrund ihrer konstruktivistischen Schlagseite ohnehin auf der Macherseite, argumentiert in dieser Sache eher zugunsten des Täters und bedient sich dabei eines systemischen Interpretationsmusters, das die individuelle Verantwortung als humane Kernposition weitgehend „auflöst". Das aus der Nachrichtentechnik entliehene Interpretationsschema deckt sich mit der autistischen Logik, die sich fiktive Zusammenhänge, Kausalitäten und Handlungsbegründungen aus fragmentierten Daten montiert: Der extrem antisoziale Autist versucht ebenfalls nicht selten nach vollbrachter Tat, diese Tat auf seine meist eher unbeholfene Art „systemisch" zu deuten, in einen eher authentischen Kontext (an dem er nicht teilhat) einzupassen und damit zu legitimieren. Als stehende Figur des primitiv systemischen Typs fungiert die schlechte, schwierige Kindheit. In Wirklichkeit ist sich der Autist als hyperbewußter Mensch seiner Verantwortlichkeit meist sehr wohl bewußt, und selbst der extrem antisoziale Borderlineautist zeigt häufig, und zwar in Gestalt seiner gezielten und gekonnten Impulsverwaltung (z. B. Warten auf günstige Gelegenheiten), daß er die ihm fremden und sinnlos erscheinenden Grenzen, die ihm die authentische Mehrheitskultur setzt, durchaus kennt und zu berücksichtigen weiß.

Typischer Borderline vs antisozialer Borderline

Der Borderline vom antisozialen Typus dürfte sich also vom typischen Borderlinepatienten, wie er etwa vom DSM-IV definiert wird, nur graduell und hauptsächlich durch folgende Merkmale unterscheiden: Erstens, die borderlineinhärente Destruktivität wird im Falle des antisozialen Borderline durch einen deutlich erhöhten vitalen Basisstatus amplifiziert. Zweitens, die Impuls-kontrollstrategie funktioniert beim antisozialen Borderline in die entgegenge-setzte Richtung: Der destruktive Impuls kontrolliert hier quasi die Kontrollakti-vität (Ausdruck eines leistungsmäßig stark reduzierten, eher defensiv operie-renden Konstruktiven Ich). Diese sozusagen „negative Impulskontrolle" findet beim typischen Borderline, der ja außerordentlich komplexe und umfassende ichkonstruktive Projekte betreiben kann, wenn überhaupt, nur als nachrangi-ges Ereignis innerhalb gut kontrollierter Primärprojekte statt. Drittens, der antisoziale Borderline kennt das Motiv der Eroberung des Authentischen in der Regel nicht und simuliert authentische Prozesse, um sich als Marionette seines Impulsprogramms und damit dieses ichfremde Programm selbst voran-zubringen und durchzusetzen. Das insbesondere von weiblichen Borderline-kranken als Ausbluten beschriebene, endlos wiederholte Scheitern dieser Eroberung des Authentischen, das im traditionellen Borderlinefeld (DSM-IV) häufig vorkommt, spielt im antisozialen Kontext keine erkennbare Rolle mehr. Die Antisoziale Persönlichkeit leidet nicht an ihrer authentischen Unfähigkeit und ist vollauf damit beschäftigt, sich als Marionette des „eigenen" Impulspro-gramms durchzusetzen.

Der Anorexie-Bulimie-Komplex

Anorexie-Bulimie, Fremdkörper-Kontrolle und Beziehungsunfähigkeit

Beispielhaft für die Auseinandersetzung mit dem Fremdkörper sind die extrem autodestruktiven und teilweise lebensgefährlichen Körpermanipulationen, wie sie im Kontext von Anorexie und Bulimie exekutiert werden. Der Großteil aller Anorexie-Bulimie-Patienten dürfte dem eher blanden Segment des Bor-derlinespektrums entstammen: Das konstruktive Ichprojekt konzentriert sich hier, über eine bloße Kontrolle überschießender Störimpulse hinausgehend, auf eine totale Kontrolle des lebendigen Fremdkörpergeschehens anhand aus-gesuchter Teilfunktionen. Das Fremdkörpergeschehen ist zunächst allein schon wegen seiner (unkontrollierbaren) Lebendigkeit brisant, wobei Frauen in ihrer Entwicklung wesentlich massiveren Fremdkörper-Veränderungen unterworfen sind als Männer. Außerdem wird der Anorexie-Bulimie-Komplex in genau jener Entwicklungsphase virulent, in der sich die zentrale Problema-tik des Primärpsychotikers bzw. Borderlinekranken ebenfalls zuspitzt, nämlich dann, wenn Beziehung und Liebe ganz unvermeidlich auf der Tagesordnung stehen. In dieser Phase werden Borderlinekranke zunehmend mit ihrem authentischen Totaldefekt konfrontiert, junge Frauen geraten dabei unter erheblich stärkeren Druck, und zwar aufgrund allgemeiner geschlechtsbezo-gener Erwartungshaltungen, die selbst vom wissenschaftlich-professionellen Apparat verdoppelt und amplifiziert werden (Beziehung ist eher eine Frauen-sache, Männer beherrschen eher die Dingwelt). Borderlinekranke Frauen, wir sagten es schon, sind (wie alle Borderlines) stark außenorientiert und überneh-men dieses identitätsstiftende Muster (eine richtige Frau sein usw.) in ihr simu-latives Korsett, und zwar in Gestalt einer borderline-konkretistischen Auf-gabe, nämlich der ewig scheiternden Eroberung des Authentischen (Bezie-hung, Liebe), weshalb sie eher als borderlinekranke Männer „ausbluten" und als authentisch Scheiternde professionelle Hilfe beanspruchen.

Geschlechtsreife, Beziehung und Vermeidung

Neben dem primärpsychotischen Basismotiv der Fremdkörper-Kontrolle dürfte also im Anorexie-Bulimie-Komplex ein präventives Motiv wirksam werden: Die Verzögerung bzw. Vermeidung der ganz zu Recht mit dem „eigenen" Fremdkörper assoziierten authentischen Konfrontation (Liebe, Beziehung) und die extrem gesteigerten und neuartigen Simulationsanforderungen, die hier vermeintlich oder tatsächlich gestellt sind bzw. vermutet werden. Auch wenn die Betroffenen diesen Zusammenhang zwischen Geschlechtsreife und Beziehung vielleicht nicht sicher wissen, sie ahnen ihn doch. Die große Mehrheit der Anorexie-Bulimie-Patienten befindet sich also in keiner authentischen Identitätskrise und verarbeitet auch keineswegs irgendeine authentische Eigenentwicklung (sexuell) oder authentische Beziehungen (familiär): Es handelt sich überwiegend um Borderlinekranke, die mit ihrem Fremdkörper auf Kriegsfuß stehen und einen simulativen Entwicklungsschritt verweigern, statt sich auf Nähesimulationen vom Typus Beziehung und Liebe einzulassen und „auszubluten", was das Schicksal all jener vor allem weiblichen Borderlines ist, die sich der authentischen Herausforderung tatsächlich stellen. Der Ausweg bestünde hier also im gezielten Training von Nähesimulationen. Das dürfte den intrasubjektiven Kern des besonders radikalen Fremdkörper-Kontrollprojekts ausmachen, der den anorektisch-bulimischen Symptom-Komplex weitgehend beherrscht.

Elterliches Kontrollmonopol. Autonomie als Gegen-Abhängigkeit

Innerhalb eines primärpsychotisch familiären Machtkampfes, wo sich ja anstelle des authentischen Beziehungsgeschehens immer ein Muster von wechselseitiger Kontrolle und Gegenkontrolle entfaltet, kann allerdings der Fremdkörper des heranwachsenden Kindes zum gemeinsamen Thema bzw. Spielball und zur bevorzugten Kampfzone der Borderlinefamilie avancieren und auf diese Funktion fixiert werden. Alle Mitglieder der primärpsychotischen Familie, auch die designierte Patientin selbst, wickeln dann beliebige ichkonstruktive Projekte an diesem Ort bzw. Objekt ab, d. h. am Fremdkörper der Patientin. Auch die ichkonstruktive Autonomie der designierten Patientin muß dann auf diesem Schlachtfeld des eigenen Fremdkörpers durchgefochten und ausgebaut werden. In der vom authentischen Totaldefekt geprägten Erfahrungswelt gibt es keine Abhängigkeit und keine Autonomie im herkömmlichen Sinne, die zwischenmenschlichen Verbindungen bzw. Verbindlichkeiten werden ausschließlich innerhalb eines mächtigen Kontrollparadigmas verwaltet. Simulative "Autonomie" nimmt deshalb immer die Form der Gegen-„Abhängigkeit" an, d. h. Kontrolle wird mit Gegenkontrolle beantwortet, die oft ganz eindeutig das mechanistisch konzipierte Gegenteil des gegnerischen Kontrollvorhabens (etwa der Eltern) betreibt. Wenn beispielsweise die (primärpsychotischen) Eltern den Vorgang der Nahrungsaufnahme zum bevorzugten familiären Kontrollinstrument machen, dieses Kontrollthema schließlich monopolisieren und das Eßverhalten des Kindes vollständig kontrollieren („Du mußt jetzt in dieser oder jener Weise essen, sonst passiert dies oder das"), so wird die designierte Anorexie-Bulimie-Patientin als borderlineautistische Person in eine sehr ungünstige Kampfposition gebracht, weil sie dazu verleitet wird, auf einen extrem autodestruktiven, tendenziell suizidalen Modus der Gegenkontrolle auszuweichen, um ihre im Kontrollparadigma definierte Eigenexistenz und Existenzberechtigung zu verifizieren und durchzusetzen (drohender primärpsychotischer Ichverlust). Mit ihren extremen Körperkontroll-Praktiken behauptet sie sich als autistische Person und verteidigt ihre beziehungssimulativen Lebensrechte (in der Regel gegen die Eltern). Wenn das elterliche Kontrollmonopol eine objektiv richtige Montage wesentlicher Lebenszusammenhänge enthält („Wenn du nicht in dieser oder jener Weise ißt, dann wirst du krank, stirbst du" usw.), dann bleibt der designierten Anorexie-Bulimie-Patientin, die diesen thematisch eingeengten Kampf innerhalb des pseudofamiliären Borderlineszenarios aufnehmen und ausfechten will, kaum eine andere strategische Alternative als die direkte mechanistische Widerlegung am eigenen Fremdkörper.

Identitätsarbeit am eigenen Fremdkörper

Die typische Anorexie-Bulimie-Patientin betreibt, indem sie ihren Fremdkörper malträtiert, Identitätsarbeit: Das konstruktive Ichprojekt ist der Versuch, Gegenabhängigkeit (Pseudoautonomie als mechanistische Widerlegung des elterlichen Kontrollprojekts) am eigenen Fremdkörper zu exekutieren und sich dadurch der eigenen ichkonstruktiven Identität zu versichern. Das ganze anorektisch-bulimische Ichprojekt ist allerdings vollständig fremdbestimmt, denn die praktizierte Strategie der Gegenabhängigkeit ist der einfache, mechanistisch konzipierte Gegenentwurf zum elterlichen Kontrollprogramm und wiederholt (verdoppelt) lediglich dieses Programm mit umgekehrten Vorzeichen. Kampfzone und Thema, d. h. Eßverhalten usw. sind von den Eltern definiert worden. Das Kampfprojekt der Patientin ist der Versuch, die Eltern mit den Mitteln der Eltern zu schlagen. Ein eigener Beitrag der Betroffenen ist nicht erkennbar, der Gesamtvorgang ist anonymisiert.

Auch die Kampfzone ist anonym

Der funktionale Fremdkörper der primärpsychotischen Person bietet sich aufgrund seiner grundlegenden Nicht-Ichhaftigkeit als Kampfzone geradezu an: Der Kontrollangriff der Eltern unterscheidet sich erfahrungsmäßig und funktional nicht wesentlich von den Kontrollbemühungen des Konstruktiven Ich der designierten Patientin selbst, und da es sich zumindest bei einem Elternteil ebenfalls um eine primärpsychotische Person handelt, macht es auch für den Angreifer keinen wesentlichen Unterschied, ob er nun in die eigene Fremdkörpersphäre eingreift oder in die Fremdkörpersphäre eines anderen Menschen. Aus der Perspektive des Konstruktiven Ich unterscheiden sich eigener Fremdkörper und der Fremdkörper des Anderen erfahrungsmäßig nicht wesentlich (funktionale Äquidistanz), die Differenzierung bzw. ichkonstruktive Zuordnung (mein vs dein Fremdkörper) ist zunächst nicht gegeben und muß sekundär ermittelt werden (sekundäre Attribuierung). Auch für die designierte Patientin macht es prinzipiell keinen Unterschied, ob sie diesen Kontrollkampf am eigenen Fremdkörper oder etwa am Fremdkörper der Mutter abwickelt: Die Eltern sind ihr lediglich, aus einer Position der objektiven Überlegenheit, zuvorgekommen und haben den Fremdkörper der designierten Patientin als Kampfplatz bestimmt. Zumindest einer der beiden Primärversorger hat die eigenen Fremdkörper-Kontrollpraktiken projektiv auf den Fremdkörper der Patientin ausgedehnt und damit die ureigenen Fremdkörper-Kontrollpraktiken der Patientin überlagert, was eine ichkonstruktive Konfusion ergibt: Die Patientin versucht diese überlagernde Fremdkontrolle durch direkte Gegenkontrolle abzuwehren und auszuschalten, um die Oberhand in ihrer „eigenen" Fremdkörperzone zu behalten. Wegen der einfach gestrick-

232

ten, mechanistischen Umkehrstrategie, die sie befolgt, betreibt sie jedoch die Sache des Angreifers, und dies um so mehr, je konsequenter sie ihre eigene Sache betreibt: Die anorektisch-bulimische Gegenkontrolle ist zunächst paradox angelegt.

Ichkonstruktiver Existenzbeweis am eigenen Fremdkörper:
Internalisierung und Verselbständigung

Beim Versuch, den elterlichen Angriff zu widerlegen und den mechanistisch definierten Gegenbeweis zu erbringen (z. B. anders oder nicht essen und trotzdem nicht krank werden usw.), arbeitet sich die Anorexie-Bulimie-Patientin immer tiefer in ein double-bind-artiges Dilemma hinein: Je konsequenter sie die Kontrollvorgabe der Eltern widerlegt, desto mehr Bestätigungen liefert sie für die Richtigkeit der elterlichen Vorgabe, die Patientin widerlegt sich also zunehmend selbst und sieht sich gezwungen, ihren Einsatz laufend zu erhöhen, wie ein Spieler, der seine Verluste jeweils durch die anschließende Verdoppelung seines Einsatzes wettmachen will. An irgendeinem individuell definierten Extrempunkt dieses suchtartigen Prozesses mag die Patientin die interaktionale Komponente weitgehend ausblenden und ganz auf eine Verwaltung der bis dahin erzielten körperlichen Katastrophe umschalten, ohne den ursprünglichen Kampf und das darin verfolgte konstruktive Ichprojekt wirklich aufzugeben. Sie bleibt dann in dem Dilemma stecken, konzentriert sich beispielsweise auf körperliche Zerfallsprozesse und versucht womöglich von hier aus und um diese Zerfallsprozesse und Risiken herum eine anorektisch-bulimische Identität und Existenz aufzubauen. Der ursprüngliche Kampf kann sich, wie vermutlich alle psychopathologischen Prozesse, verselbständigen und auch bei andauernder (physischer) Abwesenheit des ursprünglichen Gegners abgewickelt werden: Der Gegner muß dann nicht einmal fiktiv, d. h. „im Kopf" der Patientin präsent sein bzw. eine funktional nennenswerte Rolle spielen. In der Konzentration auf die Verwaltung der selbst erzeugten körperlichen Zerfallsprozesse findet der ursprüngliche Mehrpersonenkampf auf der Einpersonenbühne statt, die Kranke agiert alle Rollen selbst, in sich und an sich selbst. Die körperlichen Zerfallsprozesse, die ja eigenhändig herbeigeführt wurden, bestätigen zwar die Vorhersagen des elterlichen Kontrollangriffs, manövrieren aber den Gegner indirekt in eine andere, neue und strategisch schlechte Position: Die Patientin bringt die Eltern in eine offensichtlich ohnmächtige Situation, widerlegt die Eltern also letztendlich doch, und zwar durch eine eigenhändige, vermeintlich eigenständige Aktion. Die Patientin hat jetzt eigentlich gewonnen und festigt ihre quasi siegreiche Gegenidentität, indem sie die körperlichen Zerfallsprozesse in ihr konstruktives Ichprojekt einbaut: Sie ist jetzt, nach langen Kämpfen, ein Jemand. Sie ist Jemand, d. h. ein Ich, das selbst erzeugte körperliche Zerfallsprozesse verwaltet (gestaltet, anund abschaltet) und mit diesem eigenen Kontrollprojekt zugleich ein invasives Kontrollprojekt der (nunmehr ohnmächtigen) Eltern widerlegt.

Rückzug auf den umkämpften Fremdkörper und sekundärer
Krankheitsgewinn

Die ichkonstruktive Selbstbehauptung kann sich späterhin ausschließlich auf den eigenen Fremdkörper konzentrieren. Die Beteiligung anderer Menschen ist für die Abwicklung dieses primärpsychotischen Dramas grundsätzlich nicht erforderlich. Beliebige Andere können aber nachträglich in dieses Drama eingebaut (hinein montiert) und beliebig instrumentalisiert werden. Sobald das

Drama aus dem reduzierten (anonymisierten) intrasubjektiven und pseudofamiliären Szenario hinaustritt und mit der sozialen Umwelt in Berührung kommt, kann es auch behilflich sein, den zugrundeliegenden authentischen Totaldefekt zu managen und zu dissimulieren. Das Fremdkörper-Kontrolldrama kann dann, ganz im Sinne eines klassischen sekundären Krankheitsgewinns, als defensiver Surrogatordner und Steuerungsinstrument fungieren, um den einerseits alle Sozialkontakte angeordnet werden, mit dem sich andererseits simulative Beziehungen steuern und authentische Herausforderungen sehr wirkungsvoll vermeiden lassen. Wegen des offensichtlichen Krankheitswerts dieses Dramas, insbesondere seiner autodestruktiven Dynamik, „können" bzw. „dürfen" keine authentischen Anforderungen mehr gestellt werden. Die Patientin „kann" und „darf" dann die Interaktionen in ihrem Sinne steuern und gestalten. Andere, auch Therapeuten, verwandeln sich deshalb eigenaktiv in komplementäre simulative Skulpturen (Co-Borderlines) und fungieren dann als Instrumente eines expandierenden ichkonstruktiven Projekts. Therapeuten, die ihrerseits eine gewisse Kontrolle über Patientin und Krankheitsgeschehen gewinnen wollen, geben der eigenaktiv betriebenen, professionellen Selbstskulpturierung (zum Co-Borderline), mit der sie sich in das übermächtige Kontrollprojekt der Patientin einschalten, recht ansprechende (meist „authentische") Namen und verschleiern damit die Tatsache, daß sie hier, wenn auch partiell und passager (und zu einem sicherlich guten Zweck), als veritable Co-Borderlines bzw. Als-Ob-Borderlines funktionieren, was sich ja gar nicht vermeiden läßt, weil der authentische Zugang versperrt ist. Der Borderlinekranke, der seine autistische Grundstörung in Gestalt eines Anorexie-Bulimie-Problems präsentiert, hat sein konstruktives Ichprojekt (psychotische Identität) zugleich in eine gesellschaftlich handhabbare und identitätsfördernde allgemeine Form gebracht: Als Anorektiker ist der Autist auch für die Gesellschaft „Jemand", eben ein Anorektiker und kein Autist (oft nicht einmal ein Borderline). Sobald es dem simulationsfähigen Autisten gelingt, seine autistische Grundstörung in eine gesellschaftlich akzeptierte allgemeine Form zu bringen (Hysterie, Antisozialität, Sucht usw.), wird der authentische Totaldefekt von den Fachleuten ignoriert und nur noch der formale Container „therapiert".

Der autistische Körperkrieg und seine Verschaltung mit familiären Kontrollkämpfen

Anorexie-Bulimie ist eines der Gehäuse, in die unsere Gesellschaft, die es mit authentischer Beziehung und Autismus nicht so genau nimmt (nehmen will), gewisse, wenn man so will, Kriegsopfer unterbringt, nämlich die Opfer des autistischen Körperkrieges. Anorexie-Bulimie ist im wesentlichen nichts anderes als eine Variante dieses unaufhörlichen Krieges, den der Autist gegen seinen Fremdkörper führt. Autodestruktive Manipulation des eigenen Fremdkörpers jeglicher Art, einschließlich solche vom Typus Anorexie-Bulimie, werden vom Autisten auch ganz und gar eigenständig, d. h. unabhängig vom interaktionalen bzw. familiären Kontext praktiziert, und zwar als Selbstexperiment in der Auseinandersetzung mit dem seltsam bedrohlichen Eigenleben des Fremdkörpers. Dieses selbstexperimentelle Muster kann jederzeit durch einen externalen, d. h. interaktionalen bzw. pseudofamiliären Kontrollkampf aktualisiert und mit den Elementen dieses Kampfes verschaltet werden. Genau das scheint im typischen Anorexie-Bulimie-Geschehen der Fall zu sein: Ein interaktionaler autistischer Kampfmechanismus verschaltet sich mit einem selbst-

experimentellen Mechanismus, beide treten in Wechselwirkung, bis schließlich der selbstexperimentelle Mechanismus den interaktionalen Mechanismus
kontrolliert bzw. massiv gegenkontrolliert. Das Schlußbild, nämlich das verselbständigte Selbstexperiment, das auch noch in seiner vermeintlich „gesunden", objektiv korrekten Version (objektiv normgerechtes Eßverhalten usw.)
ein psychotisches Kontrollprojekt bleibt, hätte sich jederzeit auch ohne den
interaktionalen Anstoß entwickeln können: Der ichkonstruktive (primärfiktive) Konnex zwischen Selbstexperiment und pseudofamiliärem Kontrollkampf ist ein prinzipiell beliebiger und demzufolge auch schwacher.

Opferung des Fremdkörpers als Triumph des Konstruktiven Ich

Verminderter Aktionsradius, Krankheit und sogar der bevorstehende Tod
geraten zum ichkonstruktiven Triumph über den widerspenstigen Fremdkörper und zugleich über die offensichtlich ohnmächtigen elterlichen Kontroll-
figuren (und deren fiktive Stellvertreter). Motor dieser sonst nicht vernünftig
erklärbaren Autodestruktion ist das Konstruktive Ich, das (ähnlich wie im antisozialen Subspektrum) seine gespenstische Existenz sogar auf Kosten des
„eigenen" Fremdkörpers verifiziert. Bei diesem Körperopfer wird einerseits
etwas Fremdes, primär Nicht-Ichhaftes und funktional Nachrangiges (Körper
als Objekt und Instrument) geopfert, anderseits etwas Ichhaftes und Vorrangi-
ges ausgeübt, durchgesetzt und verifiziert, nämlich ein primärfiktives Ichprojekt. Anorexie-Bulimie funktioniert natürlich anders, wenn sie außerhalb des
primärpsychotischen Kontextes, d. h. innerhalb eines authentischen Erfah-
rungsrahmens und jenseits der Fremdkörperproblematik praktiziert wird,
etwa bei intakten bzw. neurotischen Personen, die anorektisch-bulimische
Aktionen benutzen, um traumatische Erfahrungen (z. B. Mißbrauch) oder
authentisch biographische Krisen zu verarbeiten (z. B. im Zusammenhang mit
geschlechtlicher Identität bzw. extremer externaler Orientierung).

Bizarre psychosomatische Skulpturen

Die linke und die rechte Hand: Kollektive Fiktionen des psychotischen Typs

In das primärfiktive Fragment der „linken Hand" etwa kann sogar kollektiv
(Rechtshänder-Mehrheit) ein primärfiktives „Unreines, Schlechtes, Böses"
bzw. ein Fragment (z. B. Aspekt) dieser Fiktion hineinmontiert und mittels kollektiver pseudopsychotischer Praktiken am lebendigen Körper selbst konkretistisch „kontrolliert", „unterdrückt" oder auch regelrecht „verfolgt" werden.
Das ist Ausdruck einer kollektiven Hypertrophie des objektiven Kontrollbewußtseins bzw. einer tendenziell pathologischen Dominanz der fragmentativ-
konstruktiven Ordnung, denn die „linke Hand" (des Rechtshänders) ist
wesentlich sensibler bzw. empfänglicher für Erfahrungen und Realitäten des
integrativen Typs, weil die linksseitigen „Hand-Hirn-(Sub)Integrationen" im
Gegensatz zu den rechtsseitigen Subintegrationen eben nicht im gleichen
Maß von fragmentativ-konstruktiv gesteuerten Erfahrungsmustern überformt,
durchdrungen und deformiert sind. Das Konstruktive Ich des Primärpsychotikers und damit auch der Ichprozeß des Borderlinekranken lassen sich als
objektives Kontrollbewußtsein in Monopolposition beschreiben, d. h. die frag-
mentiv-konstruktive Ordnung des Standardbewußtseins fungiert beim Borderlinekranken als alles beherrschende Superordnung.

Neue Psychosomatik

Die Auswirkungen des fragmentativ-konstruktiven Superordners auf das menschliche Funktionsganze („Psychosomatik") läßt sich besonders schön zeigen anhand eines meist flüchtigen, aber sehr spezifischen Borderlinephänomens, wie es etwa von U. Rauchfleisch in einer Arbeit über antisoziale Borderlines (1981) beschrieben wird: „ ... wurde die Patientin von einem heftigen Schluchzen geschüttelt, wobei aber Tränen lediglich aus dem linken, mir zugewandten Auge flossen", was der Autor als ein „sich im Körperlichen" ausdrückendes „Splitting" interpretiert, „das dazu führte, daß sich das Weinen lediglich auf das eine Auge beschränkte". Diese sehr ungewöhnliche und höchst interessante Fähigkeit, den Ausdruck eines emotionalen Geschehens, wie auch immer, auf eine Körperhälfte zu beschränken bzw. an der anderen Körperhälfte zu unterdrücken, zu hemmen, dürfte sich im Borderlinekontext tatsächlich sehr häufig in dieser oder ähnlicher Form manifestieren, wird aber kaum wahrgenommen, bewußt registriert oder gar protokolliert.

Der Zentaur

Ich selbst habe sehr beeindruckende Formen dieses „Splitting" beobachtet, und zwar bei relativ unauffälligen blanden Borderlines (ohne massive Symptome, nicht-„impulsiv"), etwa im Fall einer Borderlinekranken, die ich nach einer Sitzung, die nicht ganz nach ihren (reichlich bizarren) Vorstellungen verlief, voller Entrüstung davongehen sah: Ein schwer zu beschreibendes, zorniges Aufstampfen aus einer (gleichzeitig) rollenden Hüftbewegung heraus, während der gesamte Oberkörper stolz aufgerichtet und völlig starr auf diesem Rumpf davonzuschweben schien, wie ein seltsamer Zentaur. Bei diesem „Splitting" wurde der ganze Körper bzw. der ganze Bewegungsablauf auf Hüfthöhe, diesmal sozusagen per Querschnitt, in zwei strikt getrennte und divergente emotionale Ausdrucksgestalten zerlegt. Diese besondere Konfiguration konnte ich nur ein einziges Mal beobachten, und es schien so, als wäre das eine einmalige Augenblickskreation gewesen. Solche einmaligen Fragmentmontagen lassen sich beim Borderlinekranken auch in anderen Zusammenhängen immer wieder nachweisen, etwa im Verbal- oder Interaktionsverhalten. Wir können diese überaus seltsamen, oft auffällig bizarren und manchmal objektiv annähernd korrekten („lebensähnlichen") Fragmentmontagen beim besten Willen nicht irgend einem authentisch-biographischen oder integrativen (körperlich-sinnlichen) Erfahrungszusammenhang zuordnen, sie müssen wohl oder übel einer „übergeordneten" Gestaltungsmacht zugeschrieben werden, nämlich einem fragmentativ-konstruktiven Superordner, der das ganze Subjekt beherrscht. M.a.W.: Das Konstruktive Ich des Borderlinekranken verfügt anscheinend über ein primärfiktives, ganz und gar konstruiertes (d. h. durch primärsinnliche Erfahrung unmoduliertes) motorisches Körperschema und ein entsprechend elaboriertes und sicher beherrschtes Reservoir an simulativen Aktionsoptionen.

Flüchtige Bizarrheiten: Einmal und nie wieder

Das fragmentativ-konstruktive, subliminale Körperschema wird im Falle des blanden und stabilen Borderline eher objektiv korrekte „lebensähnliche" Bewegungs- und Ausdrucksmontagen produzieren, bei ich-konstruktiv ungeschickten oder instabilen Borderlines auch objektiv nonkonforme, d. h. äußerst bizarre Montagen hervorbringen. In dem hier beschriebenen Fall (Zentaur) kam es unter mäßigem Streß zu einer leichten, gut beherrschten und folgenlosen Dekonstruktion der objektiv normgerechten Ausdrucksgestalt: Das ichkonstruktive Niveau der objektiven Fremdkörper-Kontrolle (siehe: Sekundäre Attribuierung, ichkonstruktive Parallelisierung) dekonstruierte vorübergehend von einem unauffällig-„lebensähnlichen" Niveau auf ein schon etwas auffälligeres bizarres („verrücktes") Niveau. Der fragmentativ-konstruktive Superordner greift offenbar derart tief in das emotionale und körperliche Fremdkörpergeschehen ein, daß wir gezwungen sind, von einer neuen, ganz anderen Psychosomatik auszugehen, die von einer dezidiert nichtintegrativen, eben fragmentativ-konstruktiven Psychologik regiert wird. Hier stehen sich tatsächlich einerseits ein subjektiv-erfahrungsmäßig und funktional emanzipiertes Bewußtsein (Ich) und andererseits ein subjektiv-erfahrungsmäßig und funktional „entseelter", bloß körperlicher Fremdkörper (Nicht-Ich) gegenüber. Diese neue Psychosomatik ist subjektiv-erfahrungsmäßig und funktional vollkommen identisch mit dem alten psychophysischen Dualismus. Um diese neue und andersartige Psychosomatik erkennen und korrekt analysieren zu können, müssen wir den alten Dualismus als pathomorphe Denkfigur durchschauen und überwinden.

Trägheit, Elastizität, Plastizität

Integrative, etwa authentisch biographische Ordnungen, zeichnen sich einerseits durch eine gewisse Trägheit aus, andererseits durch eine gewisse Elastizität bzw. Plastizität. Die gesunde Gesamtordnung funktioniert insgesamt deutlich anders: Die Beliebigkeit, d. h. die beliebigen und beliebig schnellen Veränderungen, sowie die beliebigen und beliebig starren Fixierungen, die ganze Dynamik von abruptem Wechsel und Erstarrung, all das tritt hier nur als Sekundärphänomen im Rahmen der integrativen Superordnung oder als umschriebenes pathologisches Sekundärereignis in Erscheinung. Beim Borderlinekranken, dessen Existenz ausschließlich innerhalb einer fragmentativkonstruktiven Superordnung stattfindet, fungieren integrative Prozesse bzw. Erfahrungsmuster immer nur als Nicht-Ich-Ereignisse, d. h. als Fremdkörper- und damit Außenweltereignis: Der Borderlinekranke ist eine durch und durch fragmentierte Existenz, und zwar aufgrund seiner pathologischen Ichfunktion (Konstruktives Ich), die ausschließlich und unkorrigierbar mit und in einer fragmentativ-konstruktiven Ordnung operiert. Alle integrativen Leistungen finden außerhalb des Borderline-Ich statt, ausnahmslos alle Integrationsleistungen behalten immer ihren Nicht-Ich-Charakter. Bei den Integrationsleistungen des Borderlinemenschen handelt es sich grundsätzlich um subpersonale (anonyme) Integrationen. Anders ausgedrückt: Das Borderline-Ich kann nicht integrieren und wird es nie können. Erfahrungsmäßige und funktionale Integrationen des ichhaften Typs haben zunächst und grundsätzlich nichts zu tun mit Fiktion, Objektivität, Beobachtung, Kontrolle, Bewußtsein, Verbalisierung, Denken, Erinnern, Erklären, Wissen. Ichhafte Integration ist zunächst und eigentlich ein völlig materielles, körperliches Ereignis, die Vermittlung zwischen ichhafter Integration und Bewußtsein wird durch das Kontinuum der primärsinnlichen Erfahrung gewährleistet. Ein Bewußtseinsprozeß, der von diesem Kontinuum abgeschnitten ist, ist auch von jeder ichhaften Integration abgeschnitten. Was bleibt ist das reine Bewußtsein, ein heimatloser Geist, eine gespenstische „Seele", die als Untermieter in einem Fremdkörper-Tempel haust, eben das autistische Ich.

Der Intellektuelle als Pseudo-Borderline

Kopffüßlers Sorgen

Wissenschaftler und Intellektuelle überhaupt, die ihre rationale Routine gerne auch auf persönliche Angelegenheiten ausdehnen, wirken nicht selten bei oberflächlicher Betrachtung wie intelligente Primärpsychotiker und produzieren bevorzugt, quasi aus der Distanz, komplexe objektive Analysen des gesammelten persönlichen Erfahrungsmaterials, statt die vorhandenen Erfahrungen aus einer subjektiven Perspektive zu reflektieren und zu vertiefen. Konfrontiert mit den alltäglichen Aspekten des Borderlineproblems und der Frage der Authentizität, beziehen sie das Gesagte insgeheim auf sich und stellen allerlei vorsichtige, sorgsam formulierte Fragen, die mehr als ein nur allgemeines und distanziertes Interesse an der ganzen Angelegenheit verraten, kurzum, der Intelligenzmensch ist verunsichert und spekuliert ein wenig darüber, ob er nicht vielleicht selbst ein „intelligenter Borderline" sein oder für einen solchen gehalten werden könnte. Im Verlauf des Gesprächs erinnert sich der Betreffende dann, meist am roten Faden jener diffusen Irritationen und namenlosen Mißempfindungen entlang, an eine ganze Reihe von seltsamen Begegnungen, die er nicht einmal rational einigermaßen einordnen konnte und beiseite gelegt, aber nicht vergessen hat. Im Wissenschaftsbetrieb, insbesondere im Zusammenhang mit genialen oder beinahe genialen Leistungsfähigkeiten, findet der Insider schließlich zahlreiche Personen, die aller Wahrscheinlichkeit nach als intelligente Borderlines eingestuft werden müssen. Die Wahrnehmung der rationalen Leistungsfähigkeit des Genies bzw. Beinahe-Genies (oder „Hochbegabten") überstimmt und übertönt dann, im Sinne eines Exotenbonus, den authentischen Totaldefekt, dessen Wahrnehmung regelmäßig umgedeutet wird. Der Defekt verschwindet hinter den irgendwie erwarteten Bizarrheiten des Genies bzw. Beinahe-Genies und wird nicht mehr bewußt wahrgenommen. Sobald der analytische Blick nicht mehr die manchmal faszinierenden Verhaltensbizarrheiten fokussiert und auf die An- oder Abwesenheit authentisch (inter)personaler Erfahrungen ausgeweitet wird, ergeben sich echte Überraschungseffekte: Manche Menschen, mit denen der Intelligenzler über viele Jahre hin immer wieder näher zu tun hatte, werden rückblickend durch die intensive Erinnerungsarbeit als Personen zunehmend unkenntlicher und dort, wo man irgendeine Art von Freundschaft vermutet hatte, bleibt nicht selten ein Vakuum oder ein großes Fragezeichen zurück.

Stellenbeschreibung: Der ideale Angestellte ist ein blander Borderlineautist

Da mehr oder weniger intelligente Borderlinekranke in allen sog. Funktionseliten überrepräsentiert sind, kennen auch psychisch intakte Unternehmens- bzw. Personal-Berater diese seltsamen Begegnungen, wobei sie jedoch die borderlinekranken Kunden, falls überhaupt, eher als narzißtisch gestört einstufen, fälschlicherweise allerdings. Primärpsychotiker sind aufgrund ihrer Krankheit oftmals extrem fungibel, d. h. widerstandslos mit anonymen Mechanismen verschaltbar, und der authentische Defekt bedeutet keinen Nachteil in den Funktionsabläufen moderner Institutionen bzw. Unternehmen, insbesondere nicht auf den höheren Führungsebenen. Authentische Fähigkeiten nützen hier nichts und stören eher. Authentizität soll, das ist durchaus erwünscht, dargestellt und simuliert werden, mehr aber nicht. Die simulative Führungskultur und der aufwendige Persönlichkeitskult größerer Unternehmen und

Institutionen muß wohl im wesentlichen als erfolgreiche sozialpsychiatrische Veranstaltung entschlüsselt werden, der simulative Aufwand dient der Rehabilitation des fungiblen Borderlineautisten, der es in beliebigen anonymen Mechanismen weit bringen kann, im Authentischen aber sofort scheitert. Authentische Personen, ja authentische Fähigkeiten überhaupt sind entgegen anderslautenden Gerüchten in den anonymisierten Mechanismen der spätmodernen Arbeitswelt, bei denen es sich immer um mechanistisch-tote Ordnungen handelt (und niemals um „Organisationen"), kontraproduktiv. Gefragt ist allenfalls ein Menschentypus, der sich mit den mechanistisch-toten Prinzipien und Abläufen des Apparats „identifizieren" (sprich: verschalten) kann und bei Gelegenheit, d. h. im Kontext von Führung, Außenkontakt, Kundenbetreuung und Verkauf gewisse instrumentelle Simulationen des pseudopersonalen Typs anwenden kann: Diese „Stellenbeschreibung" ist in Wirklichkeit eine ziemlich exakte klinisch-psychopathologische Definition, sie beschreibt nämlich den Borderlineautisten, vulgo Borderlinekranken. Diese Grundtendenz wird auch dort sichtbar, wo zwischenmenschliche Kompetenzen im innerbetrieblichen bzw. innerinstitutionellen Kontext trainiert werden: Das „Persönliche" bzw. „Interpersonale" wird regelmäßig mit Hilfe ganz unzweideutiger Simulationstrainings „entwickelt", das Simulative ist hier identisch mit dem vermeintlich Authentischen (das Authentische fungiert als gelungene Simulation).

Unternehmenskultur: Die erfolgreiche berufliche Rehabilitation des Borderlineautisten

Mit ziemlich kuriosen und eigentlich entlarvenden Trainingskonzepten versucht man dem Führungsnachwuchs auf die Sprünge zu helfen. Sie haben meist eine unübersehbar psychopathologische Stoßrichtung und sind auf Borderlineautisten zugeschnitten, die auf einem außerordentlich niedrigen simulativen Niveau funktionieren, es sind echte klinische Veranstaltungen. Die großen Unternehmen und Institutionen betreiben also, weitgehend unbeachtet von der Öffentlichkeit und der Fachwelt, ganz ausgezeichnete aktive Sozialpsychiatrie und sind im Sektor der beruflichen Rehabilitation offensichtlich auch sehr erfolgreich. Wenn wirklich etwas Großes geleistet wird, gibt es, wie üblich, keine Anerkennung, so auch hier; die sozialpsychiatrische Arbeit wird also im Stillen verrichtet, Tag für Tag. Lebendige authentische Personen können sich, auch wenn sie es wollten und mit aller Kraft versuchten, niemals vollständig mit beliebigen mechanistisch-toten und anonymen Mechanismen verschalten, sie haben in diesem absolut toten Szenario einfach die schlechteren Karten.

Jenseits von Liebe und Beziehung: Marilyn Monroe und Romy Schneider

Jenseits des Biographischen: Anonyme Ablaufmuster

Ferndiagnosen sind immer ein wenig fragwürdig, trotzdem möchte ich aus dem überaus reichhaltigen Angebot an internationaler Borderlineprominenz zwei Schauspielerinnen herausgreifen, die in exemplarischer Weise zu Ikonen moderner Weiblichkeit gemacht wurden und auch heute noch, lange nach ihrem Ableben, als Projektionsflächen mißbraucht werden: Marilyn Monroe und Romy Schneider, beides borderlinekranke Frauen, deren Lebensproto-

kolle sich insgesamt als Illustrationen zum (weiblich dominierten) Borderlinebild des DSM-IV lesen lassen. Natürlich müssen die entsprechenden Pseudo-
biographien kritisch gelesen werden, weil die vermeintlichen Biographen
nicht mit psychopathologischen Interpretationen arbeiten. Trotzdem schimmert durch die (falsche) authentische Darstellungsebene, durch das ganze
Geflecht des Pseudobiographischen hindurch das letztendlich immergleiche
Borderlineschicksal hervor, in seiner ganzen Tristesse. Beide Frauen starten
ihre Lebensbahn aus dem blanden Spektrum heraus mit deutlich superrealen
Anklängen („natürlicher Charme", „unkomplizierte Spontaneität" usw.),
R. Schneider eher aus der Mitte des blanden Spektrums, während M. Monroe
sich eher am Rand des blanden Spektrums bewegt. Im Lauf der Jahre, bei
bröckelnder Fassade (Nachlassen der dissimulativen Anstrengungen und allmähliche Dekonstruktion des simulativen Korsetts), entfalten beide das symptomatische Borderlinebild des DSM-IV. M. Monroe entwickelt sogar, deutlicher als R. Schneider, ein klassisches Borderline-„Syndrom". Beide lassen,
vom Leben zutiefst enttäuscht, in ihren objektiven Kontrollbemühungen allmählich nach, ihr konstruktives Ichprojekt zerfällt und zeigt zunehmend das
Bild einer gleichmütig ertragenen Verwahrlosung, unterbrochen von gele-
gentlichen Ausbruchs- bzw. Selbstrettungsversuchen (große Totallösungen),
die in immer dichterer Folge gestartet werden, um schließlich in ein Feuerwerk impulshaft (auto)destruktiver Aktionen einzumünden, die im wesentlichen nur von borderline-depressiven Phasen der Erschöpfung (Todesgedan-
ken) unterbrochen werden. Während M. Monroe beinahe alle beziehungssimulativen Anstrengungen aufgibt, was meist als Prozeß der Infantilisierung
fehlgedeutet wird, kann R. Schneider ihre eher erwachsenförmige Simula-
tionsroutine anscheinend bis zum Schluß aufrechterhalten. Die Dekonstruktion des simulativen Lebensgerüstes lockt zahlreiche Helfer an, die sich als
externale Ordnungsfaktoren und externalisierte Ichsurrogate einschalten, und
die manchmal kaum mehr als geahnte Suizidalität ruft Retter auf den Plan.
Helfer und Retter, falls sie nicht selbst borderlinekrank sind, mißverstehen in
sehr systematischer Weise das ganze (nicht verstehbare) Geschehen, dem sie
ihre eigenen eher authentischen Verstehensmuster überstülpen, was natürlich
durch den Borderlinekranken selbst und seine falsche Sprache erleichtert
wird. Der Kranke benutzt (er hat ja keine andere Wahl) die gemeinsame,
authentisch-kontaminierte Sprache, um etwas ganz anderes auszudrücken, er
spricht von „Leben" und „Liebe", weiß aber aus eigener (eigensinnlicher)
Erfahrung nicht, wovon er da eigentlich spricht: Die Retter merken es nicht,
wie sollten sie auch, nicht einmal hochkarätige Borderlineexperten merken es.
Noch in der heftigsten präsuizidalen Dekonstruktionskrise muß der Borderlinekranke als Projektionsfläche herhalten, selbst über den Tod hinaus, eigentlich immer. Beide Schauspielerinnen betreiben einen sich steigernden,
schließlich exzessiven Suchtmittelabusus und sterben frühzeitig eines unna-
türlichen Todes.

Das Borderline-Uhrwerk: Katastrophale Eigendynamik

Beide Fälle sind tatsächlich exemplarisch, aber ausschließlich im psychopathologischen Sinne, d. h. exemplarisch für eine bestimmte, fest umrissene Gruppe
von psychisch Kranken. Autistische Einzelexistenzen mögen exemplarisch
sein, aber immer nur für die autistische Lebensform, für die authentische
Mehrheitskultur dagegen sind sie nur noch als Totalnegation der authentischen Lebenform, als radikaler Gegenentwurf exemplarisch, etwa so, wie

Blindheit als „exemplarisches" Gegenmodell zur intakten Sehfähigkeit benutzt werden könnte. Die Lebensprotokolle von M. Monroe und R. Schneider beschreiben ein universelles, ziemlich invariantes und weitgehend kontextunabhängiges Ablaufmuster, das von seinen Borderlineproduzenten eigenaktiv in Gang gesetzt und oft bis zum bitteren Ende vorangetrieben wird. Das hat dann eine beachtliche Eigendynamik, die sich in zahllosen, vor allem weiblichen Borderline-Lebensgeschichten wiederfindet und in der einschlägigen Literatur ausführlich dokumentiert ist. Diese Eigendynamik wird meist flankiert, „legitimiert" und maskiert durch fiktive und erfahrungsleere, d. h. psychotische Schuldzuweisungen (siehe: borderlinespezifische Basisparanoia, unterstellte Böswilligkeit, habitualisierter Vorwurf), die von ahnungslosen Wegbegleitern und einfältigen Pseudobiographen (und Borderlineexperten) unbesehen übernommen werden. Der Borderlinekranke stellt seine individuelle Katastrophe her und läßt sie aktiv zu, „begründet" seine Selbstzerstörung fiktiv und external. Von außen betrachtet scheint sich das Ganze wie ein Uhrwerk auf das unabwendbare katastrophale Ende hinzuarbeiten, und dieser Eindruck ist richtig. Aus der authentischen Perspektive macht dieses für Borderlinefrauen nicht untypische Katastrophenprojekt keinen erkennbaren Sinn, in der primärpsychotischen Sicht folgt es aber doch einer sehr einfachen, allerdings autistischen Logik.

Beharrliche Sehnsucht: Der Außenseiter begehrt Einlaß

Häufiger als Borderlinemänner stellen sich Borderlinefrauen, trotz aussichtsloser Ausgangslage (was die Betroffenen vielleicht ahnen, aber nicht sicher wissen können), der authentischen Herausforderung: Dieses primärfiktive Projekt wird, wenn es überhaupt beachtet wird, meist als Borderlinesehnsucht beschrieben. Primärfiktiv bedeutet: Die Borderlinefrau beobachtet (objektiv) Ereignisse, die sie für „Liebe und Beziehung" hält oder halten muß (externale objektive Realitätsnorm), die sie aber aus eigener Erfahrung nicht kennt. Die Kranke denkt sich dann aus, was diese heiß begehrte Sache sein und wie sie funktionieren könnte, wenn man sie denn hätte. Sie möchte diese Sache unbedingt haben und fixiert dieses Habenwollen im Sinne eines zentralen, überwertigen Lebensmotivs: Die Weichen sind damit gestellt und die Katastrophe nimmt ihren Lauf. Sehnsüchtig ver-sucht die Betroffene nun an die begehrte und zugleich unbekannte Sache heranzukommen, aber je heftiger und entschlossener sie zupackt, desto weiter entfernt sich das diffus Ersehnte, bleibt dann dort draußen in der Welt gut sichtbar und doch unerreichbar liegen (Tantalusqualen). Dieses Objekt der Begierde wird (primärfiktiv-psychotisch) als eine Art Paradies imaginiert, das eine Erlösung aus dem autistischen Gefängnis verheißt. Das Projekt der Eroberung des Authentischen ist, ganz allgemein betrachtet, richtig und wertvoll, für den Borderlinekranken jedoch praktisch undurchführbar. Die Borderlinesehnsucht wird von erfahrungsleeren Primärfiktionen angetrieben: „Lebendig" sein, „jemand" (eine Person) sein, „Beziehung" und „Liebe" haben. All diese Schätze, die sich als bloße Fiktion, angereichert mit objektiven Beobachtungen, in den Köpfen der Betroffenen festgesetzt haben, bilden das beherrschende Lebensmotiv zahlreicher Borderlinefrauen. In diesen Fiktionen artikuliert sich die Sehnsucht des existentiellen Außenseiters nach einer Teilhabe am menschlichen Leben, das sich auf geheimnisvolle Weise dort draußen vor seinen Augen abspielt.

Ausbluten und Aufgeben: Der privilegierte Fremdkörper nützt nichts

Im Verlauf dieser von vorneherein aussichtslosen Eroberungszüge verschleißen sich die sehnsüchtig Suchenden regelmäßig, bluten aus (eine Borderlineformel, die vor allem von Borderlinefrauen benutzt wird) und stehen irgendwann kurz vor dem Nichts, d. h. dem autistischen Nullpunkt (vermutlich als drohender Ich-Tod erlebt). Nachdem sich die ersehnte Sache, ganz egal wie sie es anstellen, immer wieder ihrem Zugriff entzieht, bleibt schließlich nur noch der enttäuschte Beobachter zurück mit seinem leeren, hungrigen Blick. In Augenblicken der größten Enttäuschung und Erschöpfung wird die Borderlinekranke auf diesen bloßen Blick zurückgeworfen, der immer nur von außen auf das Leben schaut und nie teilhaben darf: Die Kranke steht kurz davor, ihren autistischen Basismodus zu entdecken. Die Betroffenen oszillieren dann oft zwischen zwei primärfiktiven Interpretationen. Entweder die authentische Welt verschließt sich böswillig und will ihnen partout keinen Zutritt gewähren, oder aber, sie wurden in dunkler Vorzeit von unheimlichen Mächten zu dieser qualvollen Existenz verdammt. Die Eroberung des Authentischen gewinnt im Falle von M. Monroe und R. Schneider eine besondere Brisanz, weil beide über vielversprechende objektive Anwartschaften verfügen: Beide besitzen privilegierte Fremdkörper, die zumindest von Zeitgenossen als außerordentlich attraktiv eingeschätzt werden (was den Betroffenen nicht entgangen sein dürfte), und können deshalb, was Männer- und sonstige Bekanntschaften, Beziehungen und Liebe anbelangt, sozusagen aus dem Vollen schöpfen. Die aussichtslose Suche nach der großen Liebe löst sich, wie so häufig im Borderlinekontext, in einem mehr oder weniger promisken Muster auf: Viele kleine Fiktionen treten an die Stelle der einen, großen Fiktion. Ein zusätzlicher Kontrasteffekt, ebenfalls qualvoll und ziemlich ernüchternd: Trotz objektiv bester Voraussetzungen stellt sich das Ersehnte nicht ein. Ein weiterer Kontrasteffekt verschärft die Lage: Als Schauspielerinnen müssen beide, M. Monroe und R. Schneider, immer wieder genau das spielen, was sie eben gar nicht besitzen und doch so gerne hätten, nämlich die ganze Welt der authentischen Erfahrung, der authentischen Person. Beide demonstrieren der Welt in ihren Filmen immer wieder genau das, was sie eben nicht sind und nicht können: Die Welt mag glauben, daß die Schauspielerinnen tatsächlich ein wenig von den authentischen Optionen besitzen, die sie darstellen, aber die Schauspielerinnen selbst wissen wohl, daß das nicht der Fall ist. Sie täuschen die Welt also zweimal: Hinter der Kamera und vor der Kamera.

So nah und doch so fern: Das Paradies vor Augen

Wenn M. Monroe und R. Schneider der festen Überzeugung sind, und dies auch immer wieder artikulieren, daß sie von „den anderen", „der Welt" nicht verstanden werden, dann haben sie vollkommen recht: Niemand kann sie verstehen und sie verstehen sich ja auch selbst nicht. Die autistische Erfahrungswelt kann nicht eingefühlt und nicht verstanden werden, erklären kann man sie schon. Beide Schauspielerinnen sind in Wirklichkeit keine Schauspielerinnen, sondern (existentielle) Schauspielerinnen, die so tun, als ob sie (professionelle) Schauspieler wären. Beide sind nicht einfach Frauen, wie andere Frauen auch, sondern Frauen, deren anonymisierte Weiblichkeit in einem (Nicht-Ich)-Fremdkörper feststeckt und von dort aus im Sinne einer objektiven „Bühnenpräsenz" allerlei superreale Effekte erzeugt. Beide sind schließlich auch keine Personen im üblichen Sinne, deren Existenz sich als Biographie fassen ließe.

Es sind zwei borderline-autistische Existenzen, die ihre unaussprechlich-namenlose Lebenserfahrung, in Ermangelung anderer Gelegenheiten, im inkommensurablen Medium der authentischen Mehrheitskultur zu materialisieren und gleichzeitig zu überwinden versuchen, so gut sie eben können. Obwohl beide, M. Monroe und R. Schneider, nach wie vor von der Mehrheitskultur vereinnahmt werden, haben wir es in beiden Fällen mit ganz und gar psychopathologischen Phänomenen, durch und durch pathologischen Existenzen zu tun, die eigentlich nur als psychopathologische Fallgeschichten abgehandelt werden können, deren Eigendynamik mit „moderner Gesellschaft", „Filmindustrie", „Weiblichkeit" oder „Emanzipation" in keinem erkennbaren Zusammenhang steht. Manche Borderlinefrauen mögen die therapeutische Lüge, daß sie nämlich doch irgendwie authentizitätsfähig seien, als fiktives Beruhigungsmittel (Placebo) in ihr simulatives Repertoire einbauen und ihre aussichtslose Suche abbrechen, für andere Borderlinekranke, etwa M. Monroe und R. Schneider, käme diese an sich gut gemeinte, professionelle Lüge fast einem Todesurteil gleich: Sie müßten ihr Projekt der Eroberung des Authentischen bis zum bitteren Ende durchziehen. Niemand hat ihnen gesagt, daß das, was sie da insgeheim versuchen, nicht möglich ist, und auch jetzt noch, viele Jahre nach ihrem Tod, werden sie als multifunktionale Projektionsflächen mißbraucht. Es sind Borderlinefrauen dieses Typs, die mit ihrem beharrlich vorgetragenen Sehnsuchtsprojekt und als tragisch Scheiternde unserer authentischen Lebenswelt wohl am nächsten kommen, immer hart an der begehrten Sache, bis zum Schluß. Eintreten können sie unsere Welt aber nicht, in diese seltsam fremde Welt, die ihnen wie ein unerreichbares Paradies vorkommen mag. Keine Erlösung, nie: Das Objekt der Begierde bleibt immerzu eine Fata Morgana. Währenddessen hocken wir ungerührt und wenig beeindruckt mitten in dieser Fata Morgana, die uns, wenn wir ehrlich sind, gar nicht so paradiesisch vorkommt. Und da haben wir alle ausnahmsweise mal recht: Die authentische Lebenswelt, unser authentisches Universum, mag ja alles mögliche sein, ein Paradies ist sie gewiß nicht.

5 Borderline-Genese und Plötzlicher Kindstod

Auf der Suche nach der verlorenen Kindheit des Borderlinemenschen

Mißbrauch und anderes

Die moderne Psychopathologie kennt das Borderlinephänomen nun schon seit etwa hundert Jahren, hat es unter wechselnden Bezeichnungen und mit Hilfe unterschiedlichster Modellvorstellungen einzufangen versucht. Zehntausende von professionellen Behandlern, Diagnostikern und Forschern aller Schulrichtungen waren mit Hunderttausenden von Borderlinepatienten konfrontiert. Die Zahl der Borderlinepatienten, der Borderlinekranken überhaupt und auch die Zahl der Psychoprofis wächst unaufhörlich, insbesondere auch die Zahl der mit Borderlinepatienten befaßten Fachleute. Und was weiß man inzwischen über die Ursachen der Borderlinekrankheit? Eigentlich nichts! Etwa 75% aller Borderlinefälle sind weiblichen Geschlechts. Auffällig viele Borderlinepatienten wurden als Kinder mißhandelt und sexuell mißbraucht. Da Mädchen die bevorzugten Objekte innerfamiliärer Übergriffe sind, liegt der Gedanke nicht fern, daß es sich bei der Borderlinekrankheit um eine posttraumatische Störung handelt, die durch derartige Übergriffe verursacht oder wesentlich mitverursacht wird. Die Phänomenologie von Borderlinekrankheit und posttraumatischen Störungen decken sich zum Teil in auffälliger Weise. Und was dürfen wir daraus folgern? Eigentlich gar nichts, weil sich bei zu vielen Borderlinepatienten nicht der geringste Hinweis auf irgendeine Mißbrauchserfahrung oder eine äquivalente Traumatisierung finden läßt. Die Borderlinekrankheit hat also eher etwas zu tun mit einem subtil-destruktiven Milieu, wobei sich diese Destruktivität auch, und das überzufällig häufig, in direkter körperlicher Gewalt und sexuellen Übergriffen manifestieren kann, aber nicht unbedingt muß. Wir suchen also nach einer subtilen Form von zwischenmenschlicher Destruktivität, die sich leicht in derartigen Übegriffen manifestiert. Destruktive Übergriffe dieser Art sind keine zufälligen Ereignisse, sie brechen nicht plötzlich aus einem psychopathologischen Nichts hervor.

M.S. Mahler: Loslösung und Wiederannäherung. Ein Erfolgsrezept aus der psychoanalytischen Trickkiste

Eine sehr einflußreiche Theorie der Borderlinegenese entstammt den theoretischen Arbeiten von M.S. Mahler (1975, dt.1994), die sich mit der Dynamik von „Symbiose und Individuation" beschäftigen, wobei die Psychoanalytikerin glaubt, daß die „Individuation" des Menschen ihren Ausgang in einer Mutter-Kind-„Symbiose" nimmt (psychosenförmiger Ichprozeß beim Kind, Hautgrenze angeblich noch nicht installiert) und irgendwann im Verlauf des dritten Lebensjahres abgeschlossen wird. Vor dieser eigentlichen „psychischen Geburt des Individuums" im Verlauf des dritten Lebensjahres haben wir es womöglich mit einer „Art von unbewußten ... Erleben" zu tun, „die nicht anders strukturiert ist als etwa die Bewegung der Amöbe", so der Psychoanalytiker J. Rattner (1976). Mahlers Beitrag ist vollkommen irrelevant für unsere Fragestellung: Einerseits stützt er sich auf die traditionell extrem pathomorphen Grundlagen der Psychoanalyse, anderseits bemüht er sich sehr erfolgreich, den fundamentalen Unterschied zwischen authentischen und simulativen Lebensäußerungen systematisch zu ignorieren. Dieser Unterschied ist jedoch konstitutiv für jede seriöse Psychologie und Psychopathologie. Die Autonomie der authentischen Person ist eine ganz andere als diejenige der totalsimulativen Person, die in einem gegenstandsmanipulativen Paradigma operiert (das gilt für Mutter und Kind). Ohne authentische Beziehung gibt es auch keine authentische Individuation, im Falle einer autistischen Konstellation ist etwas ganz anderes der Fall. Wenn überhaupt, dann ist der von Mahler fokussierte Zeitraum zwischen zweitem und drittem Lebensjahr interessant im Kontext neurotischer Störungen, weil sich in diesem Zeitraum narzißtische Entwicklungen regelmäßig deutlicher manifestieren und krisenhaft zuspitzen. Die Dynamik von Abhängigkeit und Autonomie ist für die lebendige Person konstitutiv, die entsprechende Bewegung beginnt weder in den ersten drei nachgeburtlichen Lebensjahren noch wird sie in diesem Zeitraum in irgendeiner Weise abgeschlossen (das ist eine borderline-konkretistische Zuordnung: die Gesamtdynamik wird mit den motorischen Bewegungen des Kleinkindes verwechselt). Die lebendige Person wird auch nicht von einer symbiotischen Ursuppe hervorgebracht (das ist eine psychotische Projektion, der Projizierende kann das authentische Beziehungsgeschehen nicht wahrnehmen), die lebendige Person ist schon pränatal als eigenständiges Subjekt voll in Aktion.

Der undurchdringliche Nebel der Theorie überlagert den Morgen des menschlichen Lebens

Der grobpositivistisch überbewertete, leicht objektivierbare Einschnitt der „biologischen" Geburt lenkt unseren Blick ab von den massiven prä-peripostnatalen Kontinuitäten. Wenn sich der analytische Blick der Psychopathologie seit hundert Jahren auf das nachgeburtliche Geschehen konzentriert und dort partout nichts findet, dann könnte das sehr wohl daran liegen, daß dort schlicht und einfach nichts Signifikantes zu finden ist, was noch lange nicht heißt, daß wir es deshalb mit einem genetischen Faktor oder einem organmedizinisch objektivierbaren Krankheitsprozeß zu tun hätten. Weder die dunkle Archaik der tiefenpsychologischen Spekulation noch die objektiven Fragmente der naturwissenschaftlichen Beobachtung oder die Mechanismen der Systemik helfen hier weiter. Richtige Ahnungen gibt es aber schon. Die vielleicht stärkste Ahnung jenes Vorgangs, der die Borderlineentwicklung tatsächlich in Gang setzt, finden wir wieder einmal bei C. Rohde-Dachser (1994), die schon im Kontext der blanden Borderlineform kurz vor der Entdeckung der Borderlinerealität stand: Die Autorin glaubt, „daß allein mit den Kategorien der psychoanalytischen Triebtheorie diese tiefgreifende Form der Beziehungsstörung nicht ausreichend erfaßt werden kann". Daß die Psychoanalyse grundsätzlich unfähig sein könnte, diese „tiefgreifende Beziehungsstörung" als solche korrekt abzubilden, kann auch sie sich nicht vorstellen. Die „paradigmatischen" Szenarien, mit denen Rohde-Dachser (1994) die vermeintliche Genese der Borderlinekrankheit darzustellen versucht, beschreiben allesamt nicht die Genese der Krankheit, sondern genau jene simulativ ungeschickten Interaktionsformen, die sich auf der Basis eines schon vorhandenen authentischen Totaldefekts entfalten und auch dem ungeübten Betrachter auffallen müssen.

Defekte Theorie: Gelernte Empathie und generalisierter Narzißmus

Zu den sehr grundsätzlichen und typisch psychoanalytischen Erkenntnishindernissen zählen folgende Vorurteile, die auch von Rohde-Dachser ventiliert werden: Erstens, Empathie, so die Autorin, werde „im Lauf des Sozialisationsprozesses im Umgang mit wichtigen Bezugspersonen erlernt". Die Realität: Empathische Resonanzeffekte sind auf körperlich-sinnlicher bzw. emotionaler Ebene schon immer gegeben und subliminal kontinuierlich wirksam. Zweitens, beim "Ausfall des empathischen Objekts in der frühen Kindheit" (falsche, weil pathomorphe Sprache, gemeint ist das andere Subjekt, J.E.M.) werde das Kind zwingend auf sich selbst zurückgeworfen und müsse unweigerlich zu einer „narzißtischen Ersatzlösung" greifen. Die Realität: Die werdende Person verfügt über eine realitätstüchtige und interaktionsfähige Alternative, nämlich den Modus der objektiven Situationskontrolle, gesteuert vom objektiven Kontrollbewußtsein bzw. seinen Vor- oder Frühformen. Der „Ausfall des empathischen Objekts" wirkt sich in unterschiedlichen Entwicklungsphasen des Kindes extrem unterschiedlich aus und dürfte keinen (neurotisch) narzißtischen Prozeß auslösen, sondern eher eine zumindest sekundär-autistische Antwort (Amplifizierung des primärfiktiven Produktion). Der (neurotische) Narzißmus entsteht außerdem nicht durch den „Ausfall des empathischen Objekts", sondern ganz im Gegenteil durch Grenzverletzungen des durchaus empathisch präsenten Primärversorgers, d. h. durch sehr spezifische, eng umschriebene Empathiedefizite oder -blockaden bezüglich der wachsenden Autonomie des Kindes. Narzißmus ist eine frühe, nicht-autistische Form der authentischen Selbstbehauptung, die mangels konkreter Handlungsoptionen über fiktive Ichkonstruktionen des „großartigen" Typs vollzogen werden muß: Der narzißtische Effekt wird sogar noch amplifiziert, wenn die Grenzüberschreitung selbst empathisch aufgeladen ist (empathische Invasionen sind noch schwerer zu parieren). Selbst der intakte und stabile Erwachsene erträgt es nicht, wenn andere sich unaufhörlich zutiefst in ihn einfühlen, um ihn fortlaufend empathisch zu verstehen.

Knapp daneben ist auch daneben

Rohde-Dachser: „Wie könnte man die Traumatisierung eines Menschen beschreiben, die in einer so tiefreichenden und umfassenden Beziehungsstörung mündet? Die Frage ist vermutlich falsch gestellt, denn das Trauma ist die Beziehungsstörung". Im Borderlinefall, wo das Trauma Person bzw. traumatische Persönlichkeit geworden ist, kann von einem Trauma im üblichen Sinne eigentlich nicht mehr die Rede sein (deshalb: durch „frühe Umprogrammierung" bedingter autistischer Defekt), und von einer Beziehungs-„Störung" ist weit und breit nichts zu sehen, denn die (authentische) Beziehungsfähigkeit ist keineswegs „gestört", sondern schlichtweg nicht vorhanden. Etwas nicht Vorhandenes kann nicht „gestört" sein. Rohde-Dachser ahnt, daß die Borderlinekrankheit in einer Art Kettenreaktion „über Generationen hinweg weitergegeben" wird. Dem Gedanken, daß die Psychoanalyse einer Borderlinelogik folgen und selbst eine Art pathomorphe Borderlinepsychologie darstellen könnte, nähert sich Rohde-Dachser folgendermaßen.

Pseudo-Double-Bind und paranoide Pseudo-Empathie

Zunächst interpretiert die Autorin jene elementaren, unüberwindlichen Mißverständnisse, die sich zwangsläufig in der Konfrontation zwischen authentischer und totalsimulativer Person ergeben, fälschlicherweise als klassische Double-Bind-Effekte, beschreibt dann aber die borderlinespezifische Paranoia im Umgang mit den letztendlich undurchdringlichen und nicht beherrschten Komplexitäten der authentischen Erfahrungswelt: „Das gleiche (Double-Bind-Kommunikation, J.E.M.) gilt später für andere wichtige Beziehungspersonen", deren „Bemühungen um einen wechselseitigen Dialog dann oft als eine Art Betrugsmanöver abgetan werden, das lediglich die dahinterliegenden latenten Absichten verschleiern und einen aufs Glatteis führen soll. Dem liegt die Phantasie zugrunde, daß erst dann ein wirklich sinnvoller Dialog (Borderlinedialog, J.E.M.) möglich ist, wenn der andere sich zu seiner Latenz bekennt" (sich als verkappter Borderline outet, um dann ganz unverstellt wie ein Borderline zu funktionieren, J.E.M.). Tatsächlich wird die authentische Komplexität insbesondere vom ichkonstruktiv und simulativ ungeschickten Borderlinekranken gerne paranoid, nämlich als besonders „raffinierte" und „hinterhältige" Form der Simulation gedeutet, die der Betreffende (etwa als Patient) zerstören muß, um an den vermeintlichen (autistischen) Borderlinekern seines Gegenübers zu kommen. Dem naiven Borderline sind alle Menschen Borderlines (so-wie-ich), manche von diesen vermeintlichen Borderlines verhalten sich jedoch auf eine unangenehm unkontrollierbare Weise anders, verbergen ihr wirkliches Borderline-Sein. Die autistische Grundkonstellation (fiktive Ichformation plus Fremdkörper) hat mit dem klassischen Double-Bind absolut nichts zu tun, der Autist zwingt allen Menschen, mit denen er interagiert, eine zweigleisige Interaktion auf, die sich immer im Rahmen des klassischen Leib-Seele-Dualismus bewegen muß. Ein Kanal, nämlich der körperlich-sinnliche, gibt an sich keine ichhaft sinnvollen „Botschaften" von sich (bloßer Körper), es sei denn, der körperlich-sinnliche Prozeß wird durch fiktive Ichprozesse bewegt bzw. skulpturiert. Der körperlich-sinnliche Prozeß drückt dann eine fiktive Ichbewegung aus. Dort, wo das autistische Fremdkörpergeschehen ichkonstruktiv nicht abgedeckt (parallelisiert) wird, drückt der Fremdkörper nichts Ichhaftes aus, außer sich selbst als anonymes Körperobjekt.

Der entgleiste und der unmögliche Dialog

Rohde-Dachser: „Mir kam allerdings manchmal der Gedanke, ob eine solche Neigung zu selektiver Empathie nicht auch eine Motivation für die Berufswahl zum Psychoanalytiker sein könnte, hat man es dort doch professionell ständig mit der Einfühlung in die Latenz des Patienten zu tun". Rohde-Dachser: „Es geht auch darum, daß das so dringlich herbeigesehnte Objekt, wäre es zu wirklicher Einfühlung bereit, auch alle jene Gefahren verkörpern würde, derentwegen der Dialog zum ersten Mal entgleiste": Hier definiert die Autorin das Dilemma des Vulnerabilitäts-Psychotikers, der angesichts der (subjektiv) erfahrungsmäßigen Hyperpräsenz des Anderen zutiefst erschrickt und auf die Realisierung seines authentischen Potentials weitgehend verzichtet (schwach elaborierter Nucleus), sie verwechselt dieses Schicksal also mit der primärpsychotischen Situation des existentiellen Außenseiters, der von Anbeginn an aus der authentischen Laufbahn geschleudert wurde und nie mehr zurückkehren kann. Das, was jeder Suchtmittelabhängige, der zum Ex-User avancieren will, früher oder später akzeptieren muß, nämlich die Abhängigkeit als lebenslangen und die ganze Persönlichkeit tangierenden Defekt, den es zu beherrschen gilt, darf im Borderlinekontext nicht einmal gedacht, geschweige denn therapeutisch umgesetzt werden. Das Haupthindernis ist ideologischer Art, es ist der heilige Nucleus der obligatorischen Authentizität, der insbesondere dann unbedingt vorhanden sein muß, wenn von ihm weit und breit nichts mehr zu sehen ist.

Gleichung mit zwei Unbekannten

Die Frage nach der Borderlinegenese muß zunächst bei der Borderlinekrankheit selbst ansetzen. Ist das Ausgangsproblem, also die Krankheit selbst, schlecht, d. h. falsch oder zu unklar definiert, so wird sich die Suche nach Ursachen bzw. Entstehungsbedingungen dieser Krankheit recht schwierig gestalten. Diese Ursachenforschung könnte aber u.U. auch einiges zur Klärung der Problemdefinition beitragen. Dies gilt insbesondere für solche psychopathologische Phänomene, bei denen wir eine lebensgeschichtlich früh ansetzende psycho- bzw. soziogene Verursachung annehmen dürfen. Ein Stück Ursachenforschung wiederum ist implizit enthalten in allen Versuchen, den individualtherapeutischen Ansatz aufzubrechen und die Ursprungsfamilie des Borderlinekranken in die Intervention mit einzubeziehen. Familientherapeuten betreiben also im Prinzip immer auch Ursachenforschung, d. h. Erkundungsarbeiten, die interessante Hinweise auf Ursachen und Entstehungsbedingungen des fraglichen Phänomens liefern können. Die Daten und Erfahrungswerte, die aus dieser Erkundungsarbeit resultieren, müssen dann mit jenen Hypothesen zur Pathogenese verglichen werden, die sich aus der individuum-zentrierten Intervention ergeben. Dieser Datenabgleich von familientherapeutischen Explorationsergebnissen und der Rekonstruktion der Pathogenese aus dem Einzelfall hat bislang nicht stattgefunden, zumindest nicht in systematischer Weise. Es sind zunächst die unerledigten Grundsatzprobleme der modernen Psychopathologie, die die Konstruktion eines klaren, schlüssigen und praktikablen Krankheitsbildes gar nicht zulassen.

Individuum-Zentriertheit und Ausblendung der Borderlinekindheit

Darüber hinaus leidet die moderne Psychopathologie grundsätzlich an ihrer Individuum-Zentriertheit, die etwa durch die Mechanismen der systemisch orientierten Familientherapie und ihrer informationstechnologischen Einseitigkeiten keineswegs geheilt wird. Die Borderlineforschung bietet insgesamt das Bild einer Tradition, die ihren eigentlichen Gegenstand immer wieder aus den Augen verliert: Wie kann eine ausgesprochene Frühstörung in der Adoleszenz beginnen? Die riesigen Erklärungslöcher, die man auf diese Weise systematisch herstellt, werden dann, falls sich überhaupt irgend jemand an dieser Absurdität stört, allenfalls mit fragwürdigen Provisorien zugeschüttet, bevorzugt mit äußerst diffusen Vorstellungen von „Latenz". Man hat also erstens eine sehr früh einsetzende und sehr elementare Beziehungsstörung (Steckenpferd der Psychoanalyse), zweitens eine etwa fünfzehn Lebensjahre umfassende „Latenz-Periode", in der sich die sehr elementare Beziehungsstörung entfaltet ohne massive Symptome hervorzubringen (Steckenpferd der „Spektrum"-Spekulanten), was sich drittens in der Adoleszenz häufig ändert, weil sich dieser „latente Faktor" in leicht erkennbaren Symptomen zu manifestieren beginnt oder auch nicht (Steckenpferd der wissenschaftlichen Psychopathologie).

Everett et al.: Ein pragmatischer Zugang zum Borderlineproblem

Als hervorragendes Beispiel für einen ausgesprochen pragmatischen, relativ offenen und explorativen Zugang zur Borderlinegenese könnte uns etwa eine klinische Studie aus den U.S.A. (C. Everett et. al. 1989) dienen, die sich auf

umfangreiche und intensive Erfahrungen aus der Therapie von Borderline-
familien stützt. Die Studie basiert auf einer systemischen Strategie und versucht spezifische Interaktionsmuster innerhalb des Familiensystems zu identifizieren, wobei hier eine Variante des systemischen Denkens zum Zuge
kommt, die vernünftigerweise und im deutlichen Gegensatz zum NLP weitgehend darauf verzichtet, eine eigene „systemische" Psychologie, Psychopathologie oder Anthropologie zu formulieren. Systemik wird hier als Mechanismus
benutzt, um „scheinbar unzusammenhängende und widersprüchliche Daten"
zu ordnen und zu stimmigen, sinnvollen Mustern zusammenzufügen („orga-
nizing mechanism"). Die Autoren der Studie arbeiten auf der Basis einer Psychologie bzw. Psychopathologie, die in der Tradition der klassisch-psychiatri-
schen (DSM-Konzept und Vorläufer) und psychoanalytischen Borderlineforschung (Ich- und Objektbeziehungs-Psychologie) steht und diesbezüglich
keine wesentlichen Neuigkeiten zu bieten hat. Interessant in diesem Zusammenhang allerdings sind Selektion und Auswertung der referierten Border-
linestudien, denn die Schwerpunktsetzungen und Schlußfolgerungen der
Autoren verraten uns etwas über das, was die Autoren zwar ahnen, aber noch
nicht explizieren können.

Persona non grata: Die gespenstische Präsenz des blanden Borderline

Die Borderlinekrankheit manifestiere sich, so die Autoren, in den vielfältigsten
Formen: Es gebe restringierte und expansive, unterwürfige und aggressive
Borderlinekranke, solche, die schon aufgegeben hätten und noch suchen würden (siehe: Borderlinesehnsucht). Wir kombinieren einige dieser Merkmale
und erhalten die Gestalt des restringierten und zugleich unterwürfigen Borderlinekranken, der den ohnehin vergeblichen Kampf um die Eroberung des
Authentischen schon aufgegeben hat, also eine Variante des blanden Subspektrums (frei von massiven Symptomen), das dem gängigen Impulsivitäts-
schema der Borderlinekrankheit zuwiderläuft. Die blande Borderlineform ist
also implizit präsent, wie anderswo auch, wird aber nicht direkt abgehandelt
und sorgt deshalb als nicht-explizierte, aber überaus wichtige Realität, quasi
aus dem Erkenntnishintergrund heraus, für allerhand Mißverständnisse und
anhaltende Verwirrung im Borderlinefeld. Die Autoren ahnen, daß eine Beziehung des authentischen Typs in der Borderlinetherapie nicht stattfindet und
betonen den Machtkampf ('sadistic' power struggle), der regelmäßig zwischen
dem vitaleren und expansiveren Borderlinepatienten und seinem Therapeuten entbrennt: „Die therapeutische Arbeitsbeziehung kann ... durch die Tatsache gefährdet werden, daß der Klient die therapeutische Veränderung als
'Unterwerfung' unter die Kontrolle oder den Willen des Therapeuten erfährt".

Everett et al.: Ahnungen vom authentischen Totaldefekt

Everett et al. (1989), die Autoren der hier referierten, relativ unvoreingenom-
menen pragmatischen Studie, beschreiben die Borderlinekrankheit aufgrund
eigener Erfahrungswerte immer wieder im Sinne eines authentischen Totaldefizits, können aber, wie viele andere Experten auch, diese Sichtweise nicht
durchhalten, einerseits, weil sie die Denkfigur des authentischen Totaldefizits,
die sich erfahrungsbedingt geradezu aufdrängt, nicht kennen und aus ideologischen, d. h. nicht-professionellen bzw. nicht-wissenschaftlichen Gründen
nicht anerkennen wollen, andererseits, weil sie auf eine Psychologie zurückgreifen (Psychoanalyse), die zwar exzessiv mit den Begriffen Authentizität
bzw. Integration und den entsprechenden Analyse-Instrumenten arbeitet, an

den Grenzen dieser Ereignisklassen jedoch, also im Falle des authentischen bzw. ichintegrativen Totaldefizits oder Totaldefekts, außerordentlich unscharf und letztendlich unbrauchbar wird. Die korrekte, realistische Erfahrung wird, wie so oft, in einem falschen Theorie- und Praxisraster aufgelöst und wieder „zum Verschwinden" gebracht. Das äußert sich bei Everett et al. folgendermaßen: Die An- oder Abwesenheit von „Empathie in der persönlichen Entwicklungsgeschichte", so die Autoren, werde von vielen Experten als kritischer Faktor betrachtet, durch den sich „Borderline-Verhalten" von „Nicht-Borderline-Verhalten" unterscheiden läßt. Auch die Rolle der borderlinespezifischen „Pseudo-Empathie", die in Abwesenheit authentisch-empathischer Optionen ein besonders hohes (objektives) Leistungsniveau erreichen kann, ist den Autoren nicht ganz fremd, ebenso die Tatsache, daß diese hyperkompensatorische Pseudoempathie insbesondere im Rahmen der borderlinespezifischen Basisparanoia aktiviert wird, um versteckte Gefahren (authentische Anforderungen) zu identifizieren und zu beherrschen (distant early warning system), die sich im authentischen Nähefeld (close relationship) ergeben. All dies und vieles mehr weist auf einen authentisches Totaldefizit bzw. einen entsprechenden Defekt hin, die richtige Schlußfolgerung darf aber nicht gezogen werden.

Der versunkene Kontinent: Die sogenannte Latenz

Borderline-Systeme, Mehrgenerationen-Systeme und Latenz

Die wichtigsten Resultate der Studie von Everett et al. können wie folgt zusammengefaßt werden: In Partnerschaften, Familien und Ursprungsfamilien von Borderlinepatienten finden sich regelmäßig globale borderlinetypische Interaktionsformen, weshalb man hier von Borderlinefamilien oder „Borderlinesystemen" sprechen kann. Diese Interaktionsformen bzw. Borderlinesysteme werden anscheinend nicht unbedingt immer nur vom Borderlinepatienten selbst bzw. durch Anpassungsleistungen seines Nichtborderline-Umfeldes (siehe: Co-Borderline) erzeugt: Die familientherapeutisch erschlossenen Borderlinesysteme werden nicht selten von mehreren Borderlinekranken betrieben und aufrechterhalten. Die Autoren glauben außerdem, daß es sich bei der Borderlinegenese um einen Generationen übergreifenden, kumulativen Prozeß handelt. Ein mindestens drei Generationen umfassendes latentes Borderline-Familiensystem in Verbindung mit systemkonformer Partnerwahl sei erforderlich, um schließlich eine manifeste Borderlinekrankheit (DSM-gemäß) hervorzubringen. Die Problematik dieser Hypothese hat zunächst mit der „Latenz" zu tun, aus der die manifeste Borderlineentwicklung (gemäß DSM) angeblich „evolviert", wobei diese Latenz definiert wird als das Vorhandensein borderlinespezifischer Interaktionsmuster in Abwesenheit manifester Borderlinesymptome, d. h. in Abwesenheit von Borderline Persönlichkeiten gemäß DSM. Diese vermeintliche Latenz beschreibt also nichts anderes als die Interaktionsformen des eher blanden Borderlinekranken, der selbstverständlich auch borderlinespezifische Interaktionsmuster und Borderlinesysteme generieren kann, entweder reine Borderlinesysteme (Borderline-plus-Borderline) oder gemischte Systeme (Borderline-plus-Co-Borderline). Die mysteriöse Latenz, die drei bis vier Generationen braucht, um unter allerhand Komplikationen ein manifestes Borderlinesyndrom zu gebären, läßt sich umstandslos als Ereignisfolge entschlüsseln, die innerhalb des blanden Borderlinespektrums stattfindet. Da die überwältigende Mehrheit aller Borderlinekranken ohnehin dem blanden Spektrum angehört und die grosse Masse aller Borderlineleistungen eher als bland charakterisiert werden muß, d. h. aus dem DSM-Schema herausfällt, werden auch zahlreiche manifeste Borderlineereignisse (gemäß DSM) regelmäßig aus einem blanden Ereignisspektrum „evolvieren" und, nach erfolgreicher (Simulations)Therapie, wieder in dieses blande Spektrum zurückfallen. Die Parallelität von manifest symptomatischem und blandem Borderline-Funktionsmodus und das problemlose Oszillieren zwischen beiden läßt sich ohnehin schon bei zahlreichen Borderlinepatienten beobachten, die ganz eindeutig als symptom-produzierende Borderline Persönlichkeiten gemäß DSM diagnostiziert wurden. Die Autoren dieser Studie scheinen die Bedeutung der fundamentalen Differenz von authentischer vs simulativer Lebensäußerung zu kennen, ebenso die Möglichkeit eines authentischen Totaldefizits, auch die Figur des blanden Borderline ist ihnen, zumindest erfahrungsmäßig, nicht ganz fremd, sie wissen aber nichts Rechtes damit anzufangen.

Latenz als Mystifikation des blanden Borderlinespektrums

Die Idee dieser vermeintlichen Mehrgenerationen-Latenz, die wir als Mystifikation des blanden Borderlinegeschehens entschlüsseln können, mag den Autoren anläßlich einer sehr interessanten Beobachtung gekommen sein. Sie berichten nämlich, daß sie im Verlauf ihrer umfangreichen (mehr als 200 Fälle) und langfristigen Studie (etwa 8 Jahre), etwas bemerkt hätten, nämlich die Existenz von „Borderline-Mustern (Interaktions-Mustern, J.E.M.) in Familien-Systemen, in denen keiner der Eltern jemals als Borderline (gemäß DSM, J.E.M.) diagnostiziert worden war". Es gibt Menschen, die exakt wie Borderlines funktionieren, aber keine massive DSM-Symptomatik zeigen und deshalb keine Borderlinediagnose bekommen dürfen. Das, was die Autoren hier „entdeckt" haben, dürfte identisch sein mit Rohde-Dachsers blandem Borderline oder der Als-Ob-Persönlichkeit nach H. Deutsch. Die rätselhaften „Borderlinemuster" werden von blanden Borderlines produziert.

Intelligente Mogelei

Die Art und Weise, mit der Everett et al. ihr Projekt betreiben, zeugt von klinischer Intelligenz und Erfahrungsnähe: Ohne ihre Vorgehensweise explizit zu machen, unterlaufen sie das widersinnige DSM-Diktat, das die Borderlinekrankheit im „frühen Erwachsenenalter" beginnen läßt und untersuchen die Ursprungsfamilien von Borderlinekranken im Kindesalter, die es, laut DSM, eigentlich nicht gibt bzw. nicht geben darf. Die Autoren fokussieren einen kindlichen Persönlichkeitstypus, den sie als „Verfolger-Kind" (Persecuting Child) beschreiben, das sich wegen seiner „terrorisierenden Verhaltensweisen", die sich oft in sehr bedrohlicher Weise auch gegen die eigene Familie richten, regelmäßig als Präsentierproblem des kranken Familiensystems anbietet. Insbesondere diese kindliche Variante der Borderline Persönlichkeitsstörung, die keine eigentlich „rebellischen" Qualitäten erkennen läßt, wie sie etwa im Zusammenhang mit klassischen Autoritätsproblemen oder narzißtischen Selbstbehauptungs-Kämpfen zu erwarten wären, wird von den Autoren benutzt, um die familiären Entstehungsbedingungen der Borderlinekrankheit zu erforschen. Das „Verfolger-Kind" erinnert eher an den Antisozialen Komplex des DSM, und es mag wohl so sein, daß das Antisoziale (gemäß DSM) eine bruchlose Fortsetzung des „Verfolger-Kindes" darstellt, ohne daß wir irgendwelche Zusatzhypothesen erfinden müßten, um den Übergang zu erklären. Bei den Eltern des „Verfolger-Kindes", einer kindlichen Variante der Borderline Persönlichkeit vom Antisozialen Typus, handelt es sich also häufig um blande Borderlines, die ihrerseits keine leicht beobachtbaren bzw. objektivierbaren expansiv-destruktiven Verhaltensweisen zeigen. Das typische Borderline-Interaktionsmuster allerdings ist an sich ziemlich destruktiv und entfaltet seine inhärente Destruktivität auch auf höchst subtilen Kommunikations-Kanälen.

Vom Borderlinesystem zum Primärversorger des Borderlinekranken

Die Borderlinekrankheit des Patienten, so könnten wir die (impliziten) Ergebnisse von Everett et al. zusammenfassen, wird durch Borderlineeltern verursacht, die selbst Borderlineeltern haben usw. (Mehrgenerationen-Borderlinesystem). Anhand der referierten Literatur erfahren wir Genaueres über die ätiologischen Hypothesen der Autoren, sie fokussieren, wie viele andere Borderlinefachleute auch, die Mutter des Borderlinekranken und vermuten ein authentisches Defizit seitens der Mutter, bedingt durch irgendeine psychische Erkrankung der Mutter, bevorzugt eine Borderlinekrankheit. Der Versuch, dieses authentische Defizit innerhalb des Mahler'schen Interpretationsrasters von „Separation und Wiederannäherung" aufzulösen, differenziert nicht zwischen authentischen und simulativen Beziehungsformen und scheitert deshalb in dieser Studie von Everett et al. wie anderswo auch. Man kann sich also durchaus vorstellen, daß die Borderlinekrankheit durch die Borderlinekrankheit des Primärversorgers verursacht wird. Die Borderlinekrankheit wird als das Resultat einer sehr früh einsetzenden authentischen Deprivation (Liebe und Dialog) aufgefaßt, ohne daß man die entsprechenden Einzelheiten bestimmen und verifizieren könnte. Diese Auffassung dürfte annähernd korrekt sein, kann aber im Rahmen der modernen Psychopathologie nicht gegenstandsadäquat beforscht, verifiziert oder falsifiziert werden. Die unerledigten Grundsatzprobleme der Psychopathologie lassen das zunächst nicht zu.

Die Rolle der Primärversorger

Everett et al. lassen in der Art und Weise, wie sie die Schlußfolgerungen anderer Borderlineexperten referieren und zu einem Bild komponieren, durchblicken, vermutlich aufgrund eigener subjektiver Erfahrungen, daß ihnen die Vorstellung eines authentischen Totaldefizits nicht ganz fremd ist. Dieses Totaldefizit schimmert quasi als Subtext durch das Referat hindurch: Die Unfähigkeit zu (authentischer) Empathie sei möglicherweise pathognomonisch für die Borderlinekrankheit. Anders als der neurotische Patient verfüge das Borderline-Individuum nicht über die notwendigen Ichfunktionen oder emotionalen Kontaktfähigkeiten, um sich auf einen therapeutischen Prozeß einzulassen, der auf substanzielle innere Veränderungen abziele. Der Borderlinepatient könne seinen Therapeuten als nicht-humanes bzw. nicht-lebendiges Objekt oder als Nicht-Existierendes wahrnehmen und entsprechend behandeln. Der Prozeß der Borderlinetherapie finde eher auf der Ebene von Kontrolle und Gegenkontrolle statt und nicht im Modus einer personalen Beziehung. Solche und ähnliche Erfahrungen bzw. Erkenntnisse, die immer wieder die tabuisierte Denkfigur einer elementaren und totalen Beziehungsunfähigkeit umkreisen, sind dafür verantwortlich, daß man dort, wo eine Psycho- bzw. Soziogenese angenommen wird, überwiegend von einer frühen, möglicherweise sehr frühen Verursachung der Borderlinekrankheit („Frühstörung") ausgeht. Die designierte Borderlineperson macht ihre frühen Interaktionserfahrungen, denen

oft ein mehr oder weniger prägender, evtl. unkorrigierbarer Einfluß zugeschrieben wird, im Umgang mit den Primärversorgern.

Vom Primärversorger zur Mutter

Als Primärversorger fungieren die leiblichen Eltern und, deutlich seltener,
irgendwelche Surrogat-Eltern anstelle der leiblichen Eltern. Bevorzugte Zielscheibe der pathogenetischen Spekulation ist und bleibt die leibliche Mutter
bzw. Surrogatmutter, jedenfalls eine weibliche Person. Hier vermengen sich
zwei Denktraditionen, eine richtige und eine falsche: Richtig ist wohl die Vorstellung, daß die leibliche Mutter eine herausragende und unvergleichliche
Rolle in der Entwicklung des Kindes spielt (siehe: pränatale Konstellation),
falsch jedoch die weit verbreitete und mächtige Idee eines geschlechtsspezifischen Gefälles im Bereich der authentischen Beziehungsfähigkeit („Liebe und
Dialog"), die sich beispielsweise in einem ziemlich unreflektierten Dispens
artikuliert, der total beziehungsunfähigen Männern gewährt wird, deren
Unfähigkeit allerdings nicht der tatsächlich vorhandenen Borderlinekrankheit
zugeschrieben wird, sondern einem diffusen männlichen Faktor. Beide
Dimensionen der authentischen Beziehungsfähigkeit sind ineinander ver-
schränkt, denn auch der männliche Erwachsene ist genauso wie sein weibliches Pendant immer und unvermeidlich (zumindest pränatal) durch die mütterliche, d. h. weibliche Schule gegangen.

Die „emotional unverfügbare" Mutter als pathogenetische Vermittlungsagentur

Die Mutter des Borderlinekranken, so Everett et al., sei für den designierten
Borderlinepatienten, warum auch immer, „emotional unverfügbar", wobei
diese Mutter, von einer objektiven Warte aus betrachtet, durchaus imstande
ist, ihre „Mutterpflichten" zu erfüllen, während sie tatsächlich in einer ganz
andersartigen „Phantasiewelt" lebt und sich letztendlich unfähig zeigt, die
authentischen Bedürfnisse ihres Kindes zu beantworten. Anstelle des authentischen Beziehungsgeschehens finden sich dann borderlinespezifische Formen der Pseudobezogenheit und Pseudoautonomie, die nur noch manipula-
tive und kampfbetont-destruktive Aktionen (victim vs victimizer) zulassen:
Dort, wo keine authentische Beziehung stattfindet, wird das Feld von Kontrolle
und Gegenkontrolle regiert. Interaktive Kontrolle bzw. Früh- oder Vorformen
dieser Kontrolle sind exakt das, was übrig bleibt, wenn der authentische Beziehungsmodus ausfällt. Das NLP wäre übrigens paradigmatisch für diesen Inter-
aktionstypus, da es die „Bedeutung" einer zwischenmenschlichen Aktion mit
der Wirkung gleichsetzt, die diese Interaktion beim Empfänger hervorruft:
Diese Definition ist extrem pathomorph, sie beschreibt exakt den autistisch-
psychotischen bzw. borderlinetypischen Interaktionsmodus der reinen gegenstandsmanipulativen Kontrolle. Es gibt „Borderline-Familien", so die Beobachtung von Everett et al., in denen sich „kein einziges symptomatisches Individuum" findet, „das als Borderline diagnostiziert werden kann; auf diesem
Wege kann ein Familienmitglied, oft ist es die Mutter, Borderline-Merkmale
tragen, die vorhergehenden Erfahrungsmustern der Ursprungs-Familie entstammen, ohne daß sie (die Borderline-Merkmale, J.E.M.) offen gezeigt werden müßten". Als bevorzugter „Borderline-Carrier", d. h. Überträger bzw. Ver-
mittlungsagentur der Borderlinekrankheit fungiert hier, wie anderswo auch,
die Mutter der designierten Borderline Persönlichkeit. Unabhängig von den
vielfältigen Diagnosen, die den Müttern von Borderlinepatienten zugeordnet

würden, sei „die emotionale Unerreichbarkeit der zentrale Faktor, der seinerseits zahlreiche Ursachen haben könne". Die emotionale Nicht-Verfügbarkeit ist aber nur eine andere Formel für das Vorhandensein eines authentischen Totaldefizits oder Totaldefekts seitens der Mutter und damit ein autistischer Befund, der auf das Vorhandensein einer autistischen, borderline-autistischen oder (funktionell autistischen) psychotischen Erkrankung der Mutter hinweist. Die defektartige „emotionale Unerreichbarkeit" der Mutter muß keineswegs „zahlreiche Ursachen" haben, es ist wahrscheinlich so, daß diese defektartige Unerreichbarkeit immer nur durch einen einzigen Faktor verursacht wird, nämlich durch den Autismus des jeweiligen Primärversorgers.

Einige einfache Beobachtungen zur Borderline-Genese

Meine persönliche Beobachtungen, nicht unbedingt repräsentativ und ohne Beweiskraft, laufen auf folgende Zusammenhänge hinaus: Erstens, Borderlinepatienten haben immer borderlinekranke Mütter und die Mütter dieser Mütter sind ebenfalls immer borderlinekrank. Zweitens, borderlinekranke Mütter haben immer borderlinekranke Kinder und die Geschwister von Borderlinepatienten sind immer borderlinekrank. Die Mütter von Borderlinekranken sind immer entweder selbst borderlinekrank, in seltenen Ausnahmefällen operieren sie auf einer borderline-äquivalenten Ebene. Als funktionale Borderline-Äquivalente kommen in Frage: Das gesamte strukturell autistische Spektrum und alle funktionell autistischen Zustände (Psychose). Dies alles unter Berücksichtigung der blanden Borderlineform. Grob vereinfacht: Borderline erzeugt Borderline, Defekt erzeugt Defekt, Beziehungsunfähigkeit erzeugt Beziehungsunfähigkeit. Die Entstehung des authentischen Totaldefekts scheint einem Alles-oder-Nichts-Prinzip zu gehorchen: Der Defekt ist immer ein vollständiger.

Die reale Macht der realen Mutter

Die Mutter als Quelle allen Übels und als Unschuldslamm

Es ist noch gar nicht so lange her, da galt es als ausgemachte Sache, daß hauptsächlich das Verhalten der Mutter für den Großteil der bekannten psychopathologischen Phänomene und insbesondere für schwere und schwerste Formen der Psychopathologie verantwortlich zu machen sei. Als Paradebeispiel wird meist die sog. schizophrenogene Mutter herangezogen. Im Lauf der Zeit sah man sich hier wie auch in anderen Zusammenhängen gezwungen, dieses Dogma einer universellen Einbahnmechanik (Mutter-macht-Kind-krank) aufzulockern, indem man etwa dem designierten Schizophrenen eine gewisse Vulnerabilität zuschrieb, d. h. eine endogene Bereitschaft zur Entwicklung schizophrener Symptome. Nachdem man die Mütter über Jahrzehnte hin als Quelle allen Übels überstrapaziert hatte, begann sich das Blatt allmählich zu wenden: Ganze Familien bzw. Familiensysteme oder auch Väter traten stärker ins Blickfeld, letztere vor allem als Gewälttäter und Mißbrauchende. Jetzt, auf dem Sprung ins nächste Jahrtausend, scheint sich das Blatt vollständig zu wenden und nach einer langen Ära der gewohnheitsmäßigen Mutterschelte erkennen wir deutliche Anzeichen einer ebenso absurden Bewegung, die auf eine pathogenetische Generalabsolution der modernen, vielseitig engagierten und weitgehend emanzipierten Mutter hinausläuft. Ein hübsches Beispiel für diese halboffizielle Exkulpationspolitik findet sich beispielsweise in einer

Arbeit von C. Rohde-Dachser (1992), die sich aus psychoanalytischer Sicht mit dem Problem der Geschlechterdifferenz beschäftigt. Dort heißt es: „Neuere Studien ... kommen ... zu dem übereinstimmenden Ergebnis, daß die Väter zu ihren Säuglingen von Geburt an eine intensive Beziehung entwickeln, die sich, soweit dies mit den relativ globalen Methoden der Säuglingsforschung analysierbar ist, nicht wesentlich von der Mutter-Kind-Beziehung unterscheiden läßt. Auch wenn immer wieder versucht wird, geschlechtsspezifische Differenzen aufzuspüren, so überwiegen doch bei weitem die Ähnlichkeiten im Umgang und im Erleben mit dem Säugling. 'Den ersten Kontakt mit dem Neugeborenen erleben die Väter nicht weniger intensiv und beglückend und folgen bei der ersten Kontaktaufnahme demselben sich vortastenden Verhaltensmuster' ...". Die angebliche Gleichwertigkeit von Mutter-Kind- und Vater-Kind-Beziehung, die uns eine prinzipielle Austauschbarkeit beider Positionen suggerieren möchte, ist nichts anderes als ein methodisches und ideologisches Artefakt: Was diese Studien auch immer analysieren mögen, Beziehungen erfassen sie ganz gewiß nicht. Aus ihnen läßt sich allenfalls die Schlußfolgerung ziehen, daß eine Mehrheit von Müttern und Vätern fähig ist, objektiv korrekte Beziehungssimulationen vor Beobachtern auszuführen: Alles, was über dieses Resultat hinausgeht, überschreitet die Möglichkeiten dieser Art von Forschung.

Die leibliche Mutter

Die Beziehung zwischen der Mutter und ihrem leiblichen Kind ist eine ganz und gar einmalige, unvergleichliche, bedingt durch die gemeinsame pränatale Vorgeschichte. Wie sollte diese pränatale Erfahrung zu irgendeinem Zeitpunkt gelöscht werden? Und warum sollte diese pränatale Erfahrung ausgerechnet im Kontext der Pathogenese schwerer und schwerster psychischer Krankheiten keine zentrale Rolle spielen? Die werdende Person wächst im Körper der Mutter heran, in einer lebendig-personalen Körperwelt. Die Mutter trägt ihr Kind in sich, d. h. innerhalb der Grenzen ihrer eigenen Person, innerhalb der Hautgrenze. Wenn etwa die mütterliche und die väterliche Beziehung zum Säugling überhaupt verglichen werden können, dann nur deshalb, weil beide, Mutter und Vater, in ihrer Beziehungsfähigkeit das Produkt der „pränatalen Sozialisation" sind, beide sind also immer durch die „Schule der leiblichen Mutter" gegangen. Die pränatale Beziehungserfahrung findet während einer formativen Phase der werdenden Person statt, in der das, was wir endogenes Integrationsprogramm genannt haben, entweder beantwortet wird und sich ausgeformt oder aber unbeantwortet bleibt und erlischt. Diese subjekt-konstitutive Erfahrung ist nicht nachholbar: Die insbesondere von Psychoanalytikern propagierte Vorstellung, daß sinnliche Primärerfahrungen irgendwie nachgeholt werden könnten, ist absurd, zumindest in diesem Kontext. Wir sind zwar alle aus dem mütterlichen Körper hervorgegangen, können aber definitiv nicht mehr zurück. Die Idee des „Nachholens" früher und frühester primärsinnlicher Erfahrung ist eine primärfiktive Konstruktion eindeutig psychotischer bzw. psychosenförmiger Art. Die Uhr des Lebens läßt sich nicht zurückstellen, nicht alles ist machbar.

Die patriarchalische Illusion

Die pränatale Konstellation repräsentiert den Nucleus der menschlichen Kultur, die in all ihren Spielarten tatsächlich immer als grundlegend mütterliche und damit auch zutiefst weibliche Kultur funktioniert. Die patriarchalische Tradition dagegen läßt sich als primärfiktive Veranstaltung deuten. Die Überzeugungskraft der großen patriarchalischen Illusion geht so weit, daß ihr sogar ausgesprochen intelligente und emanzipierte Denkerinnen unterliegen: Im Rahmen ihrer Spekulationen zur Geschlechterdifferenz machen sie sich auf die Suche nach dem spezifisch Weiblichen, indem sie das Gesuchte durch ein dichtes Geflecht patriarchalischer Illusionen hindurch zu erkennen und aus einem Wust von partiarchalischen Materialiserungen zu extrahieren trachten, wobei sie sich bevorzugt typisch patriarchalischer Denkfiguren und Analysemethoden bedienen.

Der dunkle Kontinent: Im hellsten Tageslicht

Die mütterliche und mithin weibliche Welt liegt offen zutage, sie ist identisch mit der Substanz der menschlichen Kultur in allen ihren Variationen, und Menschen männlichen Geschlechts sind integraler Bestandteil dieser mütterlichen und mithin weiblichen Welt: Alle (authentisch) beziehungsfähigen Menschen als solche sind lebende Beweise und Zeugen dieser mütterlichen und demzufolge weiblichen Kultur. Das Besondere, das Fragliche wäre, wenn überhaupt, der Mann, die männliche Existenzform und ihre Stellung zur fundamentalen Welt der (authentischen) Beziehung. Die entscheidende Frage lautet: Was tun Männer tatsächlich, um diese (authentische) Beziehungssubstanz jeder menschlichen Kultur zu erhalten und zur Entfaltung zu bringen? Die Beziehungssubstanz, das liegt in der Natur der Sache, läßt sich nur durch (authentische) Beziehungsbeiträge bereichern und nicht durch großartige Philosophien und grandiose Abstraktionen. Die besondere Leistung des männlichen Subpopulation scheint sich b.a.w. hauptsächlich in einer Negation der Beziehungskultur zu erschöpfen. Zur Debatte steht der „dunkle Kontinent" des Männlichen, der tatsächlich wie eine undurchdringlich dichte, dunkle und schwere Wolke über der mütterlich-weiblichen Welt liegt und diese einhüllt und unter sich begräbt: Wie kommt es, daß wir die weibliche Welt immer nur durch das Objektiv des Männlichen betrachten, daß also die sekundäre „Figur" des Männlichen unseren Blick auf den primären „Hintergrund" des Weiblichen so gründlich verstellt?

Das Männliche und das Objektiv

Das liegt wohl am Objektiv selbst, an jener autistischen Objektivität, die eine beziehungs-exzentrische Außenposition konstelliert: Objektivität hat auf den ersten Blick sehr direkt mit Männlichkeit zu tun und mit realer Macht im Sinne einer nachrangigen und parasitären Gegenmacht zur realen Macht der Beziehung. Vielleicht haben unsere Erkenntnisprobleme in dieser Sache damit zu tun, daß funktional eher parasitäre soziale Positionen und Perspektiven traditionell, auch und verstärkt unter spätmodernen Konkurrenzbedingungen, ganz allgemein als besonders wichtig, attraktiv und realitätshaltig gelten, vor allem dann, wenn sie mit realer Macht assoziiert sind. Die reale Macht schafft sich eigene „Realitäten", etwa jene „objektive Realität", die wir schon als primärfiktives Wahngebilde kennengelernt haben. Die objektive „Realität" ist aber, wenn man so will, nicht beziehungstauglich, es ist die „Realität" des Autisten. Lebendige menschliche Subjekte und ihre (authentischen) Beziehungen sind keine objektiven Realitäten, und sie können auch nicht gemacht bzw. hergestellt werden, erst recht nicht aus einer objektiven Position oder mit objektiven Mitteln. Die (authentische) Beziehung ist eine andere Art von Macht, eigentlich keine Macht im engeren Sinne, weil sie mit dem Machen im engeren Sinne absolut nichts zu tun hat. Männer blicken nach wie vor gerne, von einer fiktiven Außenposition aus, durch ein Objektiv auf die Beziehungswelt, und Frauen, die einstmals durch ein gewaltiges „Subjektiv" auf die ziemlich exotische Männerwelt blickten, benutzen inzwischen ebenfalls immer häufiger das alte männliche Objektiv, weil es mit realer Macht assoziiert ist.

Das objektive Monokel als Emanzipationsziel?

Die spätmoderne Welt scheint, zumindest auf den ersten Blick, eine durch und durch männliche Welt zu sein: Auch die spätmoderne Frau setzt sich das objektive Monokel auf, gliedert sich in die anonymen und mechanistisch-toten Abläufe der fortgeschrittenen Moderne ein und kommt zu (anonymer, mechanistisch-toter) Macht. Die Frau emanzipiert sich, zumindest in dieser Hinsicht, zum Mann, und zu diesem Mannsein gehört natürlich das objektive Monokel. Im Grunde genommen ist dieses objektive Monokel ja nichts Männliches und auch nichts Weibliches, es ist ein neutrales Drittes, ein mechanistisch-totes und fiktives, letztendlich ein autistisch-psychotisches Ding. Vielleicht müßten sich Frauen und Männer erst einmal von diesem psychotischen Ding, diesem autistischen Gerät emanzipieren. Die Attraktivität dieses vermeintlich männlichen Objektivs resultiert aus den Machtoptionen, mit denen es assoziiert ist, und diese spezifisch objektiven Machtoptionen resultieren hauptsächlich aus der autistischen Negation des (subjektiven) Beziehungsgeschehens: Die Männer, die sich schon immer dieses Objektivs bedient haben, und die Frauen, die sich zunehmend dieses Objektivs bedienen, haben sich allenfalls von der Beziehungskultur emanzipiert und sich in die autistische Machtkultur eingegliedert. Von Emanzipation kann also nicht die Rede sein, es handelt sich um einen Prozeß der Pseudo-Emanzipation. Die zentrale und fundamentale Alternative lautet nicht Macht oder Ohnmacht, sondern Macht oder (authentische) Beziehung. Der vollkommen geschlechtsneutrale, durch und durch anonyme (apersonale) und mechanistisch-tote Machtmechanismus und die damit verbundene Krankheit der Objektivität (Autismus) unterspülen und torpedieren alle (authentischen) Emanzipationsbewegungen.

Der traditionelle Supermann und die spätmoderne Superfrau: Eunuch und Eunuchin

Der patriarchalische Mann der spätmodernen Gesellschaft ist gar kein authentischer Mann, sondern ein Beziehungswesen männlichen Geschlechts, das sich als solches weitgehend negiert: Seine vermeintliche „Männlichkeit" verdankt sich einem geschlechtsneutralen, anonymen und mechanistisch-toten Objektiv. Die moderne Frau, die sich im Zuge der Eroberung der Macht an diesem Ideal orientiert, verwandelt sich unversehens in eine funktionelle Eunuchin. Aus diesem Prozeß der Entmännlichung und Entweiblichung fällt dann ganz unweigerlich das Artefakt der isolierten Geschlechtlichkeit heraus („Männlichkeit" an sich, „Weiblichkeit" an sich, „Sexualität" an sich). Die spätmoderne Gesellschaft imitiert mit ihrem Geschlechter-Diskurs und in ihren Emanzipationsritualen in gewisser Weise die Pseudo-Androgynität des Autisten, die direkt aus der Fremdkörper-Konstellation resultiert: Der Körper samt seiner Geschlechtlichkeit ist hier subjektiv-erfahrungsmäßig und funktional ein Nicht-Ich und Objekt, d. h. ein Anonymes und Verdinglichtes, während die fiktive Ich-Formation des Autisten ein Entsinnlichtes und mithin vollkommen Geschlechtloses darstellt. Spätmoderne Menschen beiderlei Geschlechts nähern sich nun gemeinsam, unter der Regie gemeinsamer Primärfiktionen (kollektive Wahngebilde) und mittels simulativer Verrenkungen und angestrengter Selbstdeformationen dem Ideal des autistischen Eunuchen an, das der traditionelle Mann schon immer vorgelebt hat. Alle zusammen blicken nun immer seltener auf den (vermeintlich) „dunklen Kontinent" des ewig Weiblichen, sondern eher auf den endgültig verdunkelten und allmählich versinkenden Kontinent der (authentischen) Beziehung und der darin eingeschlossenen (authentischen) Geschlechtlichkeit.

Männer und Frauen konkurrieren gegen die Maschine. Die Maschine gewinnt

Spätmoderne Männer und Frauen konkurrieren in diesem seltsamen Verteilungskampf um geschlechtsspezifische Anteile an jener Macht, die das eunuchisch-autistische Objektiv gewährt, in Wirklichkeit mit der realen Maschine, die diesen Wettbewerb gewinnen wird: Die Maschine ist immer viel „objektiver", „geschlechtsloser" und „autistischer" (und destruktiver, d. h. mächtiger) als es irgend ein Mensch sein könnte. Es geht in der Hauptsache längst nicht mehr darum, welches Geschlecht nun die Macht des eunuchisch-autistischen Objektivs kontrolliert. Der wirkliche Krieg findet auf einer ganz anderen Ebene statt, nämlich zwischen der (authentischen) Beziehungskultur und dem Autismus als geballter gesellschaftlicher Kraft, die sich aus einer expansiven Minorität von Autisten (geschätzte 20%) und dem autistischen Objektiv und seinen Produkten (Megamaschine der Moderne) zusammensetzt. Diese expandierende autistische Welt enthält weder authentische Personen noch authentische Beziehungen noch authentische Geschlechtlichkeit, diese Welt ist eine zutiefst anonyme, beziehungslose und geschlechtslose Welt. Eine Teilhabe an dieser Welt hat mit Emanzipation absolut nichts zu tun. Emanzipation findet in der (authentischen) Beziehungswelt statt oder überhaupt nicht.

Falsche Front

Eine Emanzipation, die sich des eunuchisch-autistischen Objektivs bedient, ist keine Emanzipation, sondern Anti-Emanzipation. Das läßt sich an jenen Menschen demonstrieren, die sich schon emanzipiert haben. Der simulationsfähige Autist ist vollkommen emanzipiert. Diese vollkommene Emanzipation ist aber zugleich auch immer eine vollkommene Emanzipation von der authentischen Welt, eine Befreiung von der menschlichen Substanz, die eine (authentisch) beziehungskulturelle ist. Niemand kann sich wirklich von dieser Beziehungskultur emanzipieren, ohne wahnsinnig zu werden, und alle, weibliche und männliche Beziehungswesen, gehen durch die (v.a. pränatale) Schule der Mütter. Darüber kann man nicht diskutieren, das ist so, ob es einem nun paßt oder nicht. Die einzig reale Negation dieser stark weiblich betonten Beziehungskultur wird nicht von der männlichen Position repräsentiert (die ist ein leicht unterprivilegierter, dennoch integraler Bestandteil dieser Kultur), sondern von der ungeschlechtlichen (eunuchischen), beziehungs-exzentrischen (autistischen) und mechanistisch-toten Position der Objektivität, die absolut nichts Männliches an sich hat. Emanzipation ist immer nur und ausschließlich innerhalb der (authentischen) Beziehungskultur und gegen das eunuchisch-autistische Objekt und seine Megamaschine möglich. Der mechanistisch-tote Apparat kann die Beziehungskultur zerstören, aber keinen substanziellen Beitrag zur Beziehungskultur leisten. Reale Beiträge zur Substanz der Beziehungskultur können immer nur (authentische) Beziehungsbeiträge sein. Die Megamaschine kann hier nichts beitragen, die (authentische) Person muß liefern.

258

Objektive Wissenschaft als zentrales Element der patriarchalischen Illusion

Und ganz allgemein: Wer oder was zwingt uns, das Fundament der menschlichen Kultur, d. h. die ganze Welt der interpersonalen Beziehung immer wieder in einer apersonal-anonymen Maschinerie der Nicht- bzw. Pseudobeziehung und toten Sachlichkeit „aufzulösen" (objektive Wissenschaft, gegenstandsmanipulative Technologie), gedanklich und handlungspraktisch, im Alltag und auch in der professionellen Routine? Scheitert der Gesamtapparat der modernen Psychologie und Psychopathologie deshalb so grundsätzlich und gründlich, weil er als quasi „männliches" Ritual in eine eigentlich „weibliche" Domäne einbricht? Die Domäne der (authentischen) Beziehung ist für die Mehrheit der Männer eigentlich gar keine „fremde", sie erscheint nur als solche aus der weitgehend habitualisierten Perspektive der spezifisch männlichen Negation der Beziehungswelt: Männer sind mehrheitlich ebenfalls Beziehungswesen und kommen ebenfalls aus der „Schule der Mütter", auch wenn die durchschnittliche Frau in dieser Hinsicht über einen kleinen, aber signifikanten Vorteil verfügt. Die männliche Subkultur entsteht im wesentlichen durch die „heroische" Selbstverleugnung als Beziehungswesen, die nicht selten durch eine ebenso „heroische" Pseudoteilhabe (am zuvor Verleugneten, Negierten) komplettiert wird, welche aus eben dieser irrealen Position der Selbstnegation heraus vollzogen wird. Die Welt der (authentischen) Beziehung soll sozusagen von außen und über einen Umweg, nämlich von einer fiktiven Außenposition (Pseudodistanz) erobert werden durch einen Akt der inneren Kolonisierung, der manchmal, insbesondere im Falle der „heroischen Einfühlung", den Aspekt einer symbolischen Wiedergutmachung zu transportieren scheint. Das eunuchisch-autistische Objektiv als Inbegriff des vermeintlich Männlichen fungiert allerdings auch in der weiblichen und damit mütterlichen Denk- und Erfahrungswelt als stehende Figur und wird im männlichen Nachwuchs systematisch installiert, die Ergänzungsfigur der „heroischen Einfühlung" ebenso.

Die Borderline-Mutter und ihr Borderline-Kind

Das Borderlinekind existiert

In einer Arbeit aus dem Jahr 1975 beschreibt die Psychoanalytikerin R. Schneider „Das Borderline-Syndrom" des Kindes. Die Studie beginnt mit dem Satz: „Es ist erstaunlich, wie wenig die psychoanalytische Forschung das kindliche Borderline-Syndrom ... berücksichtigt hat". Das gilt, 25 Jahre später, für die gesamte Borderlineforschung, angeführt vom DSM, das die Borderline Persönlichkeitsstörung im „frühen Erwachsenenalter" beginnen läßt, obwohl es sich allem Anschein nach um eine ausgesprochene Frühstörung handelt. Grundsätzlich sind die psychoanalytischen Konzepte des intrapsychischen Funktionierens, die ja nicht an positivistische Symptomkataloge (DSM usw.) gebunden sind, eher imstande, nicht nur die blande Borderlineform, sondern auch die ganze Entwicklungsgeschichte der Borderlinekrankheit abzubilden. Sogar die Abbildung eines psychopathologischen Tatbestandes in einem elementar falschen Medium (etwa Psychoanalyse), sofern die Abbildung in systemimmanent konsequenter Weise erfolgt, kann wertvolle Erkenntnisse liefern, insbesondere dann, wenn man die system-immanenten Verzerrungsfaktoren kennt. Unter Berücksichtigung dieser Verzerrungen läßt sich der Tatbestand nachträglich und annäherungsweise rekonstruieren. Sollten irgendwelche

259

psychoanalytisch orientierten Experten die Erwachsenenform der Borderlinekrankheit tatsächlich bis zu ihren kindlichen Frühformen zurückverfolgt haben, dann hatten diese Arbeiten (ich kenne keine einzige) jedenfalls keinen Einfluß auf den Mainstream der psychoanalytischen Borderlinetheorie.

Kreisbewegungen: Ein Schritt vorwärts, zwei Schritte zurück

Ähnlich wie Everett et al. (persecuting child), definiert R. Schneider die kindliche Borderlineperson in grob positivistischer Manier: „Das Borderline-Kind ist das allgemein bekannte schwer verhaltensgestörte Kind". Diese Eingrenzung blendet den blanden Borderlinetypus aus, der ja die Borderlinemehrheit und den Borderline-Normzustand repräsentiert, wobei ich keinen Grund entdekken kann, warum sich das bei den kindlichen Frühformen der Borderkrankheit anders verhalten sollte. Immerhin, für die Autorin gibt es das Borderlinekind tatsächlich, und zwar als identifizierbare Einzelperson, es taucht nicht plötzlich, wie vom DSM vorgesehen, aus einer rätselhaften „Latenz" auf. Wir sehen, daß das Borderlinekind einmal existiert hat, als zulässige Denkfigur und als konkreter Patient, theoretisch und therapiepraktisch. Vor Jahrzehnten. Zwischenzeitlich hat man aber das Borderlinekind, als Patienten und sogar als Denkfigur, wieder in der wissenschaftlichen Versenkung verschwinden lassen.

Anni, 6 Jahre alt. Ein Borderline-Kind und seine „intellektuelle" Mutter

R. Schneider gelingt es offenbar, das Spannungsverhältnis zwischen prothetischer (hier: psychoanalytischer) und authentischer Eigenerfahrung einigermaßen auszuhalten: Die primärkompetenten Erfahrungswerte werden nicht gänzlich geopfert, so daß die in diesen Erfahrungswerten transportierte bzw. abgebildete Borderlinerealität, die ja sonst im psychoanalytischen Interpretationsraster weitgehend „aufgelöst" und „zum Verschwinden" gebracht wird, weitgehend erhalten bleibt, und sei's nur als penetranter Subtext. Dieser ahnungsvolle Subtext nimmt hier die Gestalt einer geradezu luziden Falldarstellung an, die uns in ihren zentralen, nicht-psychoanalytisch formulierten („deskriptiven") Anteilen ein höchst aufschlußreiches Bild der Borderlinerealität und vor allem Hinweise auf die Borderlinegenese liefert. Ausgangspunkt der hier in Ausschnitten wiedergegebenen klinischen Studie ist die fünfjährige Anni, die wegen ihrer extrem-destruktiven Verhaltensauffälligkeiten einer psychotherapeutischen Institution zugeführt und als Borderlinekind („kindliches Borderline-Syndrom") identifiziert wurde: „Annis Mutter war eine knabenhaft-kindliche, anorektische Frau, die stets einen angespannten, ruhelosen und flatterhaften Eindruck vermittelte. Sie war bewundert und gemieden wegen ihrer endlosen Reden, sie wußte zu allem etwas zu sagen, hatte stets eine patente Lösung zur Hand und forderte für alles, was sie sprach, volle Aufmerksamkeit und Zustimmung. Mit Vehemenz managte sie ihren Haushalt, ihren eher stillen, feminin-weichen Mann und ihre kleine Tochter. Frau K.s Kommunikation mit anderen Menschen war jedoch nur auf einer rein intellektuellen Ebene möglich. Emotional war sie hilflos und ängstlich, sie konnte weder Gefühle äußern, noch konnte sie sie erwidern, weil sie Gefühle entweder gar nicht wahrnahm oder aber diese bei ihr resonanzlos wie in einem großen Loch versackten. Zeigte sie Gefühle, so wirkten sie stereotyp, angelernt und leer".

Emotion vs Intellekt als Surrogatdimension

Das erinnert uns sehr an Helene Deutschs Als-Ob-Persönlichkeit und an die kleinen begrifflichen Unsauberkeiten, mit denen schon H. Deutsch ihre vom Ansatz her aussichtsreiche Untersuchung des Borderlinephänomens unterminiert und letztendlich verdorben hatte: Die Dichotomie Intellekt-Emotion (Verstand-Gefühl) soll die explizite und konsequente Anwendung der Fundamentalkategorie des Authentischen bzw. Simulativen ersetzen, womit die Autorin ein heilloses Chaos erzeugt. So behauptet sie etwa, die betreffende Person, Frau K., könne keine Gefühle äußern, gleichzeitig jedoch schreibt sie ihr zahlreiche Gefühle bzw. emotional aufgeladene Zustände zu, unter anderem (Angst, Panik, Schuldgefühl, Niedergeschlagenheit, Verzweiflung, Haß) auch Pseudogefühle, die „stereotyp, angelernt und leer" wirken. Diese „Leere" des unechten Gefühls, das wissen wir schon, existiert subjektiv-erfahrungsmäßig und funktional nicht: Das Pseudogefühl wird also von einem simulativen Erfahrungshintergrund generiert (siehe: Tiefensimulation). Frau K. kann mit anderen Menschen, so die Autorin, grundsätzlich nur auf einer „rein intellektuellen Ebene" kommunizieren. Der Primärpsychotiker, dem alle authentischen Optionen abhanden gekommen sind, wird auf das objektive Kontrollbewußtsein zurückgeworfen und bleibt in diesem Ichmodus ein Leben lang stekken, ohne unbedingt ein „Intellektueller" zu werden. Auch Intellektuelle müssen nicht unbedingt bar jeder (authentischen) Emotion oder gar borderlinekrank sein. Der Begriff der „Intellektualität" taugt bestenfalls als allererste Annäherung (besser als nichts) an den autistischen Ichmodus, der einer fragmentativ-konstruktiven Logik folgt, wobei das, was wir unter Intellektualität und Intelligenz verstehen, tatsächlich von eben dieser Logik beherrscht wird. Wie dem auch sei, Frau K., die leibliche Mutter von Anni, wird als blander Borderline beschrieben.

Die Mutter der Mutter

Weiter im Text: „Zu ihrem Mann und ihrer Tochter bestand eine starke Abhängigkeitsbeziehung, die darin begründet war, daß sich Frau K. panikartig vor dem Alleinsein fürchtete". Die Begriffe Abhängigkeit, Beziehung und Alleinsein, mit denen wir ganz selbstverständlich Erfahrungsmuster aus dem authentischen Kontext assoziieren, werden hier in entdifferenzierender Manier benutzt: Unter Bedingungen der Beziehungsunfähigkeit (authentischer Totaldefekt) stimmen unsere Assoziationen nicht mehr, die Begriffe führen uns in die Irre. Pseudo-Abhängigkeit, Pseudo-Beziehung und Pseudo-Alleinsein wären keine schlechte Alternativen, aber noch genauer wäre es, eine fundamentale, existentielle Nichtbeziehung (Autismus) in Betracht zu ziehen und von unterschiedlichen Formen der instrumentellen Objektkontrolle oder gegenstandsmanipulativen Strategien zu sprechen. Frau K. (Mutter von Anni), offenbar ein blander Borderline, beschreibt ihre Nichtbeziehung zur eigenen Mutter: „Sie empfand Leere, Verschwommenheit und Schuldgefühle, wenn sie an sie (die eigene Mutter, J.E.M.) dachte. An eine Zärtlichkeit oder Bestätigung von ihrer Seite konnte sie sich nicht erinnern." Das erinnert uns an H. Deutschs exemplarische Patientin, die „Prinzessin", die ähnliches berichtet hat. Wenn Borderlinepatienten von fehlender Zuwendung, Bestätigung und Liebe sprechen, so kann es wohl sein, daß sie sich dabei notgedrungen einer falschen Sprache bedienen, um sich mit dem Therapeuten überhaupt austauschen zu können. Der mehrheitlich naive Autist glaubt fest daran, daß seine beziehungssimulativen Erfahrungen mit der imitierten authentischen Originalerfahrung identisch seien. „Als Frau K. schließlich ihre Eltern verließ, um tun zu können, was sie wollte, war sie überrascht, wie müde, elend und einsam sie sich fühlte und wie schwer sie Kontakt zu Studienkollegen fand". Frau K. ist simulativ ungeschickt, angefüllt mit primärfiktiven Projekten bzw. Beziehungsprojekten (ohne authentische Erfahrungsbasis) und hat große Schwierigkeiten, andere Menschen gemäß dieser ichkonstruktiven Projekte zu instrumentalisieren. Die Eltern ließen sich schon nicht projektkonform manipulieren, die Studienkollegen wollten sich anscheinend ebenfalls nicht in das simulative Schema einfügen, und letzteres machte sie „müde, elend und einsam". Das Projekt läuft ins Leere, Frau K. verausgabt sich umsonst, sie „blutet aus" (Borderlinejargon).

Mechanistische, borderline-konkretistische Partnerwahl

„Dieser Zustand fand erst ein Ende, als sie ihren Mann kennenlernte. Sie schwärmte für ihn, weil er ganz anders war als ihr ('brutal-herrschsüchtiger', J.E.M.) Vater ... sie hatte keine Angst vor ihm ... Sie liebte besonders, mit ihm zusammen Zukunftspläne zu schmieden". Klartext: „Anders sein als Person X" ist kein authentisch-personales Kriterium, weil es zahlreiche extrem unterschiedliche Personen gibt, die nicht brutal-herrschsüchtig sind. Die Logik dieser Partnerwahl ist eine mechanistische: Brutale Herrschsüchtigkeit ist schlecht, soweit können wir noch folgen, das „objektive Gegenteil" davon im Sinne einer mechanistisch-konkretistisch registrierten Abwesenheit von Brutalität, das wissen wir alle aus (authentischer) Erfahrung, muß keineswegs automatisch etwas Gutes sein. Der „eher stille, feminin-weiche", stets „freundliche, zärtliche, manchmal auch melancholische" Mann, ist „nicht schlecht" (nicht brutal) und „deshalb" gut. Gut wozu? Erstens, der Mann war „gut" als passiv-unterwürfiges Objekt ichkonstruktiver Projekte („Zukunftspläne"), zweitens als indifferenter Adressat jener unaufhörlich fordernd-kontrollierenden, „resonanzlos"-unempathischen (nicht einmal pseudoempathischen) Aktivitäten. Der Mann muß entweder ein perfekter Co-Borderline oder, noch wahrscheinlicher, selbst ein blander Borderline sein, und zwar aufgrund seiner offenbar uneingeschränkten Kompatibilität, durch die er sich von den vergleichsweise widerspenstigen „Studienkollegen" und der Therapeutin (R. Schneider) unterscheidet, die mit der penetranten „Intellektualität" und Unechtheit der Frau K. nichts Rechtes anzufangen wissen.

Frau K. muß ihren Verfolger austragen

Daß wir mit unserer Ausgangshypothese der Beziehungsunfähigkeit richtig liegen, wird durch den Fortgang der Ereignisse eher bestätigt als widerlegt: „Als Frau K. schwanger war, heirateten sie ... Nachdem sich Frau K. ihrer Schwangerschaft sicher war, geriet sie in eine furchtbare Angst. 'Jetzt bin ich gefangen, jetzt gibt es in meinem Leben etwas, das immer da sein wird, mich verfolgen und nicht mehr loslassen wird'. Mit der Absicht, eine Abtreibung machen zu lassen, wollte sie einen Arzt aufsuchen, wagte es dann aber doch nicht aus Angst- und Schuldgefühlen". Frau K. kann sich ihr Kind nur als fordernd-kontrollierendes Wesen vorstellen, also als Ihresgleichen (psychotische Projektion), fühlt sich vom werdenden Kind verfolgt (paranoide Projektion) und reagiert ihrerseits verfolgend (psychotisch begründetes Abtreibungsprojekt): Als ob beide wirklich Kontrahenten seien, die auf gleicher Ebene gegeneinander antreten (psychotische Baseline). Und weiter: „Lange Zeit versuchte sie, ihre Schwangerschaft, indem sie sie einfach nicht wahrnahm, zu verleugnen. Ihre große Angst und Niedergeschlagenheit wechselten mit romantischen Vorstellungen über ein Mutter-Vater-Kind-Verhältnis, denen sie sich hingab, um ihre Verzweiflung abzuwehren". Die „romantischen Vorstellungen" sind von der gleichen Bauart wie jene Vorstellungen, die ihre Partnerwahl bestimmten: Ichkonstruktive Projekte ohne jegliche authentische Erfahrungsbasis (Primärfiktionen). „Dominierend waren ihre Unsicherheit und Angst gegenüber der Verantwortung, die auf sie zukam". Im Gegensatz zu Borderlinekranken männlichen Geschlechts werden borderlinekranke Frauen viel häufiger und massiver mit ihrem authentischen Defekt konfrontiert. Insbesondere dann, wenn sie ichkonstruktiv schwach und simulativ ungeschickt und diesbezüglich schon oft gescheitert sind, d. h. mit ihren Projekten und Simulationen nicht immer „durchkommen", wie dies bei Frau K. der Fall ist, verwandeln sich Mutterschaft bzw. Schwangerschaft leicht in äußerst bedrohliche Prüfungen: Die unsicher-ängstlich vorweggenommene „Verantwortung" bezieht sich hier vor allem auf einen eklatanten Mangel an objektiv normgerechten Fiktionen, Projekten und Simulationen, d. h. Frau K. weiß nicht (kognitiv), was sie mit dem Kind konkret anfangen soll. Die „romantischen" (primärfiktiven) Vorstellungen von einer Eltern-Kind-Triade sind rein instrumenteller Natur, sie sollen die „Verzweiflung abwehren" (gegenkontrollieren), die aus dem paranoiden „Beziehungs"-Szenario von Verfolgtwerden-und-Verfolgen und den darin enthaltenen destruktiven Motiven resultieren. Das psychotische Abtreibungsprojekt wurde ja nur aufgrund von „Angst- und Schuldgefühlen" nicht ausgeführt, und Frau K. war offenbar außerstande, sich ein handlungspraktisches Projekt jenseits des Verfolgungs- und Tötungsprojektes zu konstruieren. Sie muß also den gefürchteten und gehaßten Verfolger austragen. Eine wahrlich verzweifelte Situation.

Die Geburt des Borderlinekindes und die Zeit danach

R. Schneider: „Als man ihr (Frau K., J.E.M.) nach einer unkomplizierten Geburt das Kind schließlich in den Arm legte, fühlte sie sich zwar hilflos, war aber doch stolz und glücklich, daß sie es geschafft hatte". Frau K. hat „es" geschafft: Eine auch in authentischen Erfahrungszusammenhängen sehr gebräuchliche Formel, die hier jedoch ganz anders, nämlich buchstäblich gemeint ist. Wenn borderlinekranke Frauen von ihrer Schwangerschaft reden, dann benutzen sie auffällig häufig diese Formel. Wer genau hinhört, merkt, daß diese Formel, egal ob sie nun eine defensiv-ängstliche oder eher offensiv-manipulative Grundhaltung ausdrückt, sehr ernst, sehr konkret und ausschließlich gemeint ist: „Es" zu „schaffen", d. h. das Schwangerschaftsgeschehen wie ein beliebiges Objekt zu kontrollieren und zu beherrschen, ist hier das zentrale Anliegen. Wir wissen aber, daß das Schwangerschaftsgeschehen, ebenso wie authentische und körperlich-lebendige Prozesse überhaupt, zwar nicht dem objektiven Kontrollparadigma gehorchen, diesem aber jederzeit (mit tendenziell destruktiven „Nebenwirkungen") unterworfen werden können. Die Folgen dieser Unterwerfungsprozedur sind oft verheerend.

Schwangerschaft als paranoides Inferno

Im Verlauf der Schwangerschaft wird die borderlinekranke Frau ganz unmittelbar mit zwei existentiellen Defekten konfrontiert: Ihr (Nicht-Ich-)Fremdkörper ist, erstens, Veränderungen unterworfen, die das routinisierte Fremdkörper-Kontrollschema sprengen, diese Veränderungen sind, zweitens, eindeutig (inter)personaler Natur, d. h. der Veränderungsprozeß besteht darin, daß da eine Person in einer Person heranwächst (Subjekt-im-Subjekt). Dieser inter-subjektive Prozeß ist genau das, was die Borderlineperson in keiner Weise erfahren oder praktizieren kann. Wir sprachen schon von der borderlinespezi-fischen Basisparanoia: Die (funktional) durchaus reale Bedrohung durch das Authentisch-Lebendige, das tückische Subjekt, sitzt nun mitten in der eigenen Fremdkörpersphäre und greift nun die ichkonstruktive Existenz (der Mutter) von dort aus direkt an, als Objekt im Objekt, als tückischer Fremdkörper im ohnehin tückischen Fremdkörper. Hatte schon das Eigenleben des „eigenen" Fremdkörpers u.U. heftige Kontrollprobleme aufgeworfen (siehe: autode-struktive Manipulation, Anorexie-Bulimie), so wird dieser meist verdeckte Dauerkonflikt zwischen psychotischem Gespenster-Ich und „seinem" Fremd-körper durch das Auftauchen dieses neuen Fremdkörpers noch potenziert und auf die Spitze getrieben. Der neue Fremdkörper-im-Fremdkörper zeigt ein kaum kontrollierbares Eigenleben, verändert laufend den Fremdkörper der Mutter und torpediert die ichkonstruktiven Projekte der Mutter, falls nicht die Schwangerschaft selbst als Teilprojekt eines (expansiven) konstruktiven Ich-Projekts in die Wege geleitet und abgewickelt oder in diesem Sinne nachträg-lich ichkonstruktiv (objektiv normgerecht) abgedeckt und eingemeindet wird. Bei Frau K. scheint es sich um eine ichkonstruktiv schwach ausgerüstete und simulativ ungeschickte Borderlineperson zu handeln: Es gelingt ihr offenbar nicht, Schwangerschaft bzw. Mutterschaft in objektiv korrekter Weise (objek-tive Realitätsnorm) ich-konstruktiv („kognitiv") abzudecken und simulativ zu bewältigen. Mutterschaft und werdendes Kind werden weiterhin, auch nach der Geburt, in eher „verrückter" Weise erlebt, d. h. innerhalb eines Erfah-rungsschemas von Kontrolle und Gegenkontrolle, Angriff und Gegenangriff, Verfolgung und Gegenverfolgung, Zerstörung und Gegenzerstörung. Das Kind ist und bleibt erfahrungsmäßig ein bedrohlich verfolgender Fremdkör-per, auch nachdem es den mütterlichen Fremdkörper verlassen hat. Die authentisch-interpersonale Erfahrungsebene ist, defektbedingt, nicht existent, darüber hinaus gelingt es Frau K. nicht, diesen Defekt anderweitig zu kom-pensieren, d. h. objektiv norm-gerechte Surrogate zu kreieren. Die Lückenhaf-tigkeit des simulativen Korsetts ermöglicht uns hier einen relativ freien, unbe-hinderten Blick auf den autistischen Ichprozeß der Borderlinekranken.

Pseudo-Refugium: Mutterschaft als Medizin?

Weiter im Text: „Obwohl ihr das Stillen eine Art freundliches Refugium bedeu-tete, während dessen sie die Nähe und Intimität mit ihrer Tochter genoß, tat sie nichts, um eine Mastitis zu verhindern, die sie zwang, nach 6 Wochen abzustil-len." Daß es sich bei diesem „freundlichen Refugium", der „Nähe und Intimi-tät" und dem „Genießen" tatsächlich um authentische Ereignisse handelt, ist mehr als zweifelhaft, angesichts einer Mutter, bei der sich weder aktuell noch in ihrer gesamten Lebensgeschichte glaubwürdige Hinweise auf das Vorhan-densein einer authentischen Erfahrungsoption finden lassen. Daß ein lebens-lang verborgener, „obligatorischer" authentischer Nucleus durch die intimen Näheerfahrungen der Mutterschaft plötzlich aktiviert werden könnte, gehört zu den Alltagsmythen, die, wenn auch inoffiziell, in die psychotherapeutische und psychiatrische Praxis Eingang gefunden haben, und zwar mit katastro-phalen Folgen. Die tatsächliche Bedeutung des „freundlichen Refugiums" für die Mutter wird etwas deutlicher in Anbetracht der auffälligen Gleichgültig-keit, mit der die Mutter die Auflösung dieses „Refugium" geschehen läßt: Die

Mutter „tut nichts" gegen eine Brustdrüsenentzündung und „muß" deshalb abstillen, Refugium und Nicht-Refugium erscheinen als gleichwertige, austauschbare Ereignisse, eine im authentischen Kontext eigentlich unmögliche Konfiguration.

Gleichgültigkeit, scheinbarer Widerspruch

Diese Gleichgültigkeit scheint das „freundlichen Refugium" in eklatanter Weise zu widerlegen, in Wirklichkeit jedoch handelt es sich hier nicht um einen echten Widerspruch, sondern um ein theoriebedingtes Artefakt, nämlich die unterschiedslose Übertragung tendenziell authentischer (integrativer) Logiken auf alles und jedes, in diesem Fall auf ein dezidiert inauthentisches (beziehungssimulatives) Ereignis. M.a.W.: Der Widerspruch existiert nur in der authentischen Erfahrung, nicht jedoch in der Borderlineerfahrung. Die Borderlinekranke, etwa Frau K., erlebt hier keinen Widerspruch, ganz im Gegenteil, die Borderlineexistenz wird von einer fragmentativ-konstruktiven Superstruktur beherrscht und durchdrungen, besteht also aus lauter derartigen Pseudo-„-Widersprüchen", die innerhalb dieser Superstruktur grundsätzlich nicht mehr als Widerspruch fungieren oder erlebt werden, sondern als geradezu konstitutive Elemente einer anderen Art der subjektiven Existenz. Die Autorin konstatiert diesen Widerspruch (Refugium vs Gleichgültigkeit) und ist offensichtlich irritiert, Frau K. jedoch nicht. Wenn der Borderlinekranke einen grundsätzlichen Widerspruch erlebt, dann ist es der unüberbrückbare Widerspruch zwischen seinem primärpsychotischen (nicht-authentischen) Existenzmodus und der authentischen Welt. Wir erleben den Borderlinekranken fälschlicherweise als in sich selbst elementar widersprüchliche Existenz, der Borderlinekranke selbst erlebt einen anderen Widerspruch, und das ganz zu Recht, nämlich denjenigen zwischen seiner eigenen Existenzform und der ihm fremden authentischen Lebenswelt, ein Gegensatz, dessen scharfe Konturen sich immer wieder im dichten Geflecht mehr oder minder gelungener Simulationen aufzulösen scheinen.

Simulative Nebelwände

Das „freundliche Refugium", von dem Frau K. rückblickend erzählt, darf nicht einfach in einem authentischen Interpretationsraster „aufgelöst" werden, wie es die Autorin der hier referierten Studie tut: Ob es sich bei der „Nähe und Intimität", die die Mutter beim Stillen ihres Kindes „genießt", tatsächlich um authentische Erfahrungen handelt, ist mehr als fraglich, alle Kontextdaten, die uns von R. Schneider geliefert werden, sprechen dagegen. Es wird wohl eher so sein, daß es dem Säugling hier, vorübergehend und beschränkt auf den Vorgang des Stillens, ausnahmsweise gelingt, der Mutter ein objektiv einigermaßen korrektes (simulatives) Interaktionsschema quasi aufzudrängen: Die Mutter weiß, daß sie genau diese simulative Interaktionsleistung dauerhaft aufbringen müßte, sie verfügt aber nicht über passende und ausreichend stabile simulative Aktionsmuster. Das äußerst begrenzte und fragile Konditionierungsresultat, nämlich das „freundliche Refugium", bleibt ohne nennenswerte Folgen, die Mutter kann dieses simulative Erfahrungsfragment in ihr extrem verarmtes Simulationskorsett nicht dauerhaft einbauen: Die simulative Leistungsfähigkeit Mutter als Mutter beschränkt sich weitgehend auf sprachliche Produktionen, objektiv normgerechte simulative Handlungsfiktionen fehlen weitgehend oder werden von einem konkurrierenden Ichprojekt überlagert und blockiert.

Dissimulation: Angst vor der „Verantwortung als Mutter"

Die „Unsicherheit und Angst" vor der mit der Mutterschaft einhergehenden „Verantwortung" bezieht sich hier nicht nur auf die authentische Erfahrungsebene, die für die Mutter ohnehin unzugänglich ist (Totaldefekt), Frau K. hat sogar schon im Vorfeld, d. h. bei der Produktion objektiv korrekter Simulationen erhebliche Schwierigkeiten (simulatives Defizit). Frau K. weiß von ihrem simulativen Defizit, wenn auch nur auf einer sehr allgemeinen Verarbeitungsebene, sie kann dieses Wissen zwar verbalisieren, aber nicht in ein effizientes ichkonstruktives Projekt umsetzen. Kurzum, der Säugling manövriert die eigene Mutter in ein objektiv korrektes, simulatives Muster des Stillverhaltens hinein und hält sie dort kurzfristig fest, das Trainingsresultat fällt jedoch in ein ungünstiges, d. h. simulativ und ichkonstruktiv schwaches Erfahrungsfeld, der Lerneffekt bleibt deshalb ein isoliertes, marginales und flüchtiges Ereignis: Das „freundliche Refugium" bricht zusammen, die Mutter aber „tut nichts" dagegen und stillt ab. Und das war's auch schon, zumindest für die Mutter. Nicht so für den Säugling, der eine erfolgreiche, wenn auch äußerst begrenzte, Kontrolloption verliert.

Kontrolle statt Beziehung: Training im Hypothesenbilden

Wenn die subjektiv-authentische Beziehungsoption entfällt, bleibt dem Kind nur die objektive Kontrolloption übrig, und ist die konkrete, sinnlich-materielle Ebene des verbleibenden objektiven Kontrollvorhabens blockiert, dann wird das Kind auf die primärfiktive (pseudointellektuelle) Funktionsebene zurückgeworfen. Von hier aus muß dann das Kind frühzeitig in das Geschäft der primärfiktiven Mustererkennung und „Hypothesen"-Bildung einsteigen, d. h. sich einen ichkonstruktiven „Reim" auf die seltsam unkontrollierbaren Bewegungen seiner Umwelt (Mutter) machen, die sich von den Gesetzmäßigkeiten der subpersonalen Integrationen beider Beteiligten beliebig weit entfernen können.

Gelähmte Einfühlung, entgleister Dialog usw.

Und weiter im Text: „Mehr und mehr wuchsen in ihr Unsicherheit und Abneigung gegenüber den Bedürfnissen ihrer Tochter, indem sie sich, wie sie später sagte, nicht auf ihr 'gelähmtes Einfühlungsvermögen' verlassen konnte, sich stets unbeholfen und hilflos fühlte, wenn sie sich, wie sie es gelesen hatte, zärtlich und liebevoll ihrer Tochter zuwenden sollte". Frau K. sieht sich seit Beginn der Schwangerschaft in verschärfter Form mit ihrem eigenen authentischen Totaldefekt und ihrem massiven simulativen bzw. ichkonstruktiven Defizit konfrontiert. Daß die „Unsicherheit und Abneigung gegenüber den Bedürfnissen" der eigenen Tochter „wachse", dürfte kaum mehr als eine pseudo-authentische Erzählweise sein, die vielleicht von der Mutter benutzt (falsche Sprache) und von der Psychoanalytikerin unreflektiert verdoppelt wird: Das Kind bleibt für die Mutter erfahrungsmäßig der mit tendenziell tödlichem Haß verfolgte „bösartige Verfolger", der es schon immer war (borderlinespezifische Basisparanoia), und wenn sich hier etwas verändert, dann ist es das simulative Korsett der borderlinekranken Mutter. Gewisse Simulationen (oder Dissimulationen) beginnen zu bröckeln, und die Basisparanoia, eine unzerstörbare Konstante in der Erfahrungswelt der Mutter, tritt immer deutlicher hervor. Das angeblich „gelähmte Einfühlungsvermögen" ist natürlich nicht „gelähmt", sondern schlicht und einfach nicht vorhanden: Diese Denkfigur ist uns schon einmal begegnet, und zwar in Gestalt des „entgleisten Dialogs", der als hübsche, aber irreführende Umschreibung eines Nichtdialogs dient. Frau K. scheint in Wirklichkeit nicht einmal über jene pseudo-empathischen Möglichkeiten zu verfügen, die sich bei vielen anderen Borderlinekranken beobachten lassen.

Pseudo-Ekel, Pseudo-Romantik usw.

„Der unmittelbare Körperkontakt zu ihr (der Tochter, J.E.M.), das Baden, Saubermachen, Cremen erfüllten sie mit Ekel, den sie zu unterdrücken suchte; sie vermied den körperlichen und emotionalen Kontakt zu ihrer Tochter, so weit es möglich war, und überließ ihre Fürsorge und Pflege weitgehend ihrem Mann". Die Autorin übernimmt vermutlich mit dem Begriff „Ekel" ein falsches Sprachmuster der Frau K.: Es handelt sich aller Wahrscheinlichkeit nach um eine aus einem fremden Erfahrungskontext entlehnte Formel, die hier im dissimulativen Sinne benutzt wird und den gerade noch beherrschten Haß auf das eigene Kind meint. „Vermieden" wird hier natürlich nicht der authentische „körperliche und emotionale Kontakt", der ja defektbedingt gar nicht zur Verfügung steht und demzufolge auch nicht „vermieden" werden kann, sondern der „körperliche und emotionale Kontakt" auf simulativer Ebene: Frau K. will nicht einmal einen Pseudokontakt aufnehmen. Warum sollte sie auch? Der Kontakt zum „bösartigen Verfolger" macht keinen Sinn, im Rahmen der hier vorherrschenden psychotischen Binnenlogik mußte sie eher zusehen, daß sie ihren Verfolger abschüttelt und los wird, bevor sie von diesem völlig ausgesaugt wird. Die Mutter will nicht „ausbluten", d.h. sich in „unehrlichen" Simulationen erschöpfen, die sie ohnehin nur in sehr begrenztem Umfang ausgebildet hat und die außerdem ihrem fiktiven („romantischen") Primärprojekt zuwiderlaufen.

Helene Deutsch als Mutter

Das erinnert uns an die Geschichte der Helene Deutsch als Mutter: Die Psychoanalytikerin, der wir das Konzept der Als-Ob-Persönlichkeit verdanken, wurde als Kind von der eigenen Mutter zutiefst abgelehnt und gehaßt (H. Deutsch 1975, L. Appignanesi & J. Forrester 1996). Als erwachsene Frau scheint sie nicht fähig zu sein, ein Kind auszutragen („unbewußte Ablehnung" der Mutterschaft bzw. des Kindes, Totgeburt), durch die psychotische „Identifikation" mit einer „schwangeren Freundin" jedoch kommt eine Art fiktive Parallelisierung beider Schwangerschaften zustande, so daß H. Deutsch eine von „Angstvorstellungen" begleitete Schwangerschaft erlebt und ein Kind zur Welt bringt. Die nachfolgende zweite, ebenfalls psychotisch „parallelisierte" Schwangerschaft scheitert: Die Freundin zieht in eine andere Stadt und H. Deutsch hat „schon am nächsten Tag einen Abortus". Das Stillen des ersten und einzigen Kindes ist für H. Deutsch eine „... 'qualvolle' Beschäftigung, die sie physisch und psychisch 'auslaugte' ". Auch sie schiebt ihr Kind ab, und zwar an den Ehemann und an diverse, häufig wechselnde Ammen, die in einem fiktiven Wettbewerb um die wahre Mutterschaft als rivalisierende Verfolger erlebt und ihrerseits von H. Deutsch verfolgt wurden. Das Kind, nicht weiter verwunderlich, klammerte sich an den Vater (Surrogatmutter), haßte seine Mutter („eine gewisse Feindseligkeit") und erlebte etwa die Abwesenheit des Vaters bzw. ein Zusammensein allein mit seiner Mutter als „so quälend", daß es schnellsten wieder in die Obhut des Vaters, der Surrogat-Mutterfigur also, zurückgebracht werden mußte. Auf der soliden Basis dieses kata-

strophalen Scheiterns als Mutter veröffentlichte H. Deutsch 1944 ihr „einfluß-
reichstes Buch", die „Psychologie der Frau", das ein „Loblied auf die Mutterschaft" und die Mutterliebe enthält. Die „(sehr geschätzte) Lehr- und Kontroll-
analytikerin" und „(brillante) Lehrmeisterin für viele Analytiker der nächsten
Generation" verbreitet sich hier über ein Thema, das sie aus eigener authentischer Erfahrung nicht bzw. nur als extrem pathologische Erfahrung kennt.
Hier bewährt sich, wie so oft, die Psychoanalyse als theoretisch-methodische
Prothese: Der Analytiker kann als Person noch so offensichtlich gestört und
inkompetent sein, die Beherrschung der professionellen Prothese verwandelt
jede nur erdenkliche psychische Krankheit in eine seltsame Art von Kompetenz. Die Grenze vom pathomorphen Denken zur pathomorphen Praxis ist
schnell überschritten. H. Deutschs Vorstellung von „Intuition" („Okkulte Vorgänge während der Psychoanalyse" heißt ein Aufsatz aus dem Jahr 1926) erinnert stark an Gedankenlesen und borderlinespezifische Pseudoempathie. Sie
selbst hat wohl „auch ihr eigenes Leben als als eine 'Als ob'-Existenz empfunden ... Mit Liebermann lebte sie, 'als ob' sie eine Sozialistin wäre, mit Felix
Deutsch, 'als ob' sie eine konventionelle Ehefrau und Mutter wäre, und durch
ihre Identifizierung mit Freud, 'als ob' sie eine Psychoanalytikerin wäre"
(L. Appignanesi & J. Forrester 1996).

War Helene Deutsch eine Borderlineperson?

Selbstzeugnisse und Fremdeinschätzungen sprechen dafür, daß es sich bei
Helene Deutsch tatsächlich um eine intelligente, ichkonstruktiv und simulativ
geschickte, weitgehend blande Borderlineperson handelt, die sich selbst und
der blanden Borderlinemajorität ein bleibendes Denkmal gesetzt hat in
Gestalt ihrer Analyse der Als-Ob-Persönlichkeit und ihres eigenen Lebens,
das sich weitgehend darin erschöpft, das authentische „Vakuum" mit einer
psychoanalytischen Prothese aufzufüllen. Freud selbst attestierte seiner Patientin und „inoffiziellen Assistentin" Liebesfähigkeit und schloß eine Neurose
aus: Ersteres darf bezweifelt werden, letzteres ist wohl zutreffend, H. Deutsch
war, ebenso wie Freuds langjähriger bester Freund W. Fließ, tatsächlich nicht
neurotisch, sondern vermutlich ... psychotisch, eben eine Borderlineautistin.
Das borderlinespezifische konkretistische Denken ist ihm (S. Freud) bei
H. Deutsch allerdings schon aufgefallen. Die autistische und mithin psychotische Persönlichkeitsstruktur seiner „inoffiziellen Assistentin" scheint ihm
jedoch entgangen zu sein, obwohl simulationsfähige Autisten beim authentischen Gegenüber eine wahrhaftige Kakophonie von subliminalen Mißempfindungen und Irritationen auslösen müssen, allerdings nur unter authentischen
Nähebedingungen, d. h. einem einseitig eröffneten Nähefeld.

Haß, Apathie und „intellektuelles Training"

Zurück zu R. Schneiders Frau K. und deren Borderlinekind: „Das ständige
Sich-kümmern erfüllte sie (Frau K., J.E.M.) mit Haß und Ablehnung, sie empfand es als Last und Bürde und nicht ertragbare Zumutung. Sie wußte nicht,
was sie mit dem Kind anfangen sollte und war deshalb erleichtert, als sie es im
Alter von drei Monaten in eine Kinderkrippe bringen konnte ... Anni, die bisher ein stilles, ängstliches Baby gewesen war, reagierte auf die Umstellung mit
einer schweren Ernährungsstörung, die sie so elend machte, daß sie vorübergehend in ein Kinderkrankenhaus gebracht werden mußte ... Der Begegnung
mit ihrer Tochter abends wich sie aus ... Schon in dieser Zeit fiel auf, daß Anni
oft sehr still und apathisch wirkte und mit dem Kopf schaukelte. Als Anni

ungefähr ein Jahr alt war, konnte Frau K. schließlich mit ihrer Tochter auf der ihr möglichen intellektuellen Ebene kommunizieren. Sie übte mit ihr das Sprechen, erfand für sie Geschichten, las ihr vor und entwickelte Geschicklichkeitsspiele mit ihr, die später in logische Denkspiele übergingen. Anni zeigte auf sprachlichem wie intellektuellem Gebiet sehr frühzeitig erstaunliche Fähigkeiten ...".

Das Kind als dauerhaft fremdes, bedrohliches Wesen

„Immer wieder aber überfiel Frau K. das Gefühl, daß ihre Tochter schuld daran sei, daß sie an ihrem eigenen Leben gehindert würde ... Als sie begriff, daß zwischen ihrer Theorie über Kindererziehung, zwischen dem, was sie gelesen und viel mit Bekannten diskutiert hatte und weshalb sie im Ruf stand, eine gute Mutter zu sein, ein himmelweiter Gegensatz bestand zu dem, was sie wirklich fühlte, entwickelte sie starke Schuldgefühle und fühlte sich noch überforderter und bedrängter. Unklar wurde ihr bewußt, daß sich ihre Zuwendung gegenüber Anni darauf beschränkte, sie gut zu ernähren. Sie erlebte ihre Tochter, wenn sie sie vor sich sah, oft als ein fremdes bedrohliches Wesen, das gar nicht zu ihr gehörte und das sie gar nicht kannte ... Anni klammerte sich ... an ihre Mutter, die sie kalt abwies".

Das Umfeld merkt nichts

Das paranoide Verfolgungsszenario bleibt uneingeschränkt wirksam und die mitmenschliche Umwelt merkt angeblich nichts, obwohl sich die superreale Leistung der borderlinekranken Mutter auf verbale Produktionen beschränkt, die keinerlei authentische Eigenerfahrung enthalten. Blande Borderlinekranke sind selbst für Borderlineexperten nicht leicht zu identifizieren, denn die Mehrheit der Experten weiß gar nicht, daß es so etwas überhaupt gibt, und viele Experten wären auch dann, wenn sie es wüßten, von ihrer persönlich-authentischen Wahrnehmungsfähigkeit her überfordert und auf objektivierende Prothesen angewiesen, die allerdings bislang noch nicht zur Verfügung stehen. Frau K. jedoch zeigt eine derart auffällige simulative Ungeschicklichkeit (im Widerspruch zur verbalen Geschicklichkeit), daß es sich bei jenen Menschen, die Frau K. für eine ausgesprochen „gute Mutter" halten, überwiegend selbst um Borderlinekranke handeln dürfte. Nicht weiter verwunderlich, wenn wir die Tatsache berücksichtigen, daß sich Borderlinekranke leicht und gerne mit anderen Borderlinekranken assoziieren.

Das blande Borderlinekind entwickelt massive Symptome

Das Borderlinekind dieser Borderlinemutter jedenfalls entwickelt sich spätestens im Kindergarten zu dem massiv „verhaltensgestörten" Borderlinekind, das wir schon aus der Studie von Everett et. al. kennen, charakterisiert durch „Anklammerung und verfolgende Kontrolle" (R. Schneider), „destruktiv-chaotisches und bizarres" Verhalten, Hyperaktivität, impulshafte Haßreaktionen („... ihre unberechenbare Aggressivität war ... eine Bedrohung für alle") und autodestruktive Tendenzen („fiel oft hin und verletzte sich, so daß sie dauernd beaufsichtigt werden mußte") sowie „typische Ich-Zustandswechsel", einschließlich psychotischer Episoden mit „sekundärem Autismus" und objektiven Realitätsverlusten. Die beherrschende und beziehungssimulativ kaum maskierte, gegenstandsmanipulative Strategie des Borderlinekindes wird wie folgt geschildert: „Sie kontrollierte die Spielsituation total ... Wenn es ihr nicht gelang, das Spiel nach ihren Vorstellungen zu gestalten, zerstörte sie jede gemeinsame Spielsituation". Inwiefern ist eine Spielsituation, die von einer einzelnen Person „total" kontrolliert wird, tatsächlich noch eine „gemeinsame" Spielsituation (Pseudo-Gemeinsamkeit)? Dem blanden Borderlinekind, das keine derartigen Symptome produziert, ergeht es genauso wie dem blanden Borderline-Erwachsenen, es fällt einfach unter den Tisch. Die zunächst eher blande Borderlinemutter übrigens, Frau K., liefert im Lauf der Zeit ein eher symptomatisches Bild („chaotische Lebensumstände").

Borderlinemütter: Von Generation zu Generation

Interessant, wie R. Schneider wesentliche Elemente des symptomatischen Borderlinebildes, d. h. das Borderlinesyndrom, aus der frühen Interaktion mit einer ebenfalls borderlinekranken Mutter ableitet, die ihrerseits wahrscheinlich einer borderlinekranken Mutter ausgesetzt war. Diese Ableitung, zusammen mit der eher impliziten Herleitung des Borderlinesyndroms aus der blanden Als-Ob-Grundform (H. Deutsch bzw. Rohde-Dachser), gehört sicher zu den unverzichtbaren Bausteinen einer zukünftigen Theorie des Borderlinephänomens. R. Schneider meint zu Recht, „daß die borderlinemachende Mutter bisher in der psychoanalytischen Literatur kaum Beachtung gefunden hat. Es ist so, als wenn sich die psychoanalytische Forschung ebenso desinteressiert und abwehrend ihr gegenüber verhält, sie ebenso übersieht, wie sie selbst ihr eigenes Kind". R. Schneider: „Betrachte ich die Symptome, die die Mütter meiner in Therapie stehenden Borderline-Kinder boten, so fiel ihre unendliche Verschiedenheit und Buntheit auf, und die Auffindung gemeinsamer Merkmale war zunächst schwierig. Es handelt sich durchweg ebenfalls um Borderline-kranke Erwachsene, die in der Beziehung zu ihrer eigenen Mutter dasselbe ... Defizit erfahren hatten, welches sie an ihre eigenen Kinder weitergaben."

Dissimulationen: Perfekte, angespannte Hausfrauen

Zu den „Ersatzaktivitäten", die wir besser als Simulationen bzw. Dissimulationen bezeichnen sollten, schreibt die Autorin folgendes: „Borderline-Mütter sind die perfekten, angespannten Hausfrauen, die sich tagein tagaus schwer arbeitend für ihre Familie aufopfern, die ihren Kindern alle Schwierigkeiten abnehmen und sie mit übermächtiger Fürsorge umgeben ... Borderline-Mütter sind Mütter, die, wie Frau K. (oder wie H. Deutsch, J.E.M.), alles über Kinder lesen und wissen, darüber theoretisieren und diskutieren, aber nichts von dem Gewußten verwirklichen können", was tatsächlich, mehr oder weniger, für die große blande Borderlinemajorität zutrifft. „Andere Borderline-Mütter wiederum projizieren ihre eigene Feindseligkeit auf ihr Kind und fühlen sich selbst als gute bedauernswerte, mit einem so bösen Kind belastete Mütter. Diese Strategie der Abwehr der Schuldgefühle mit dem Verbleib des Bildes der 'guten Mutter' hat die psychoanalytische Forschung wie auch unsere Gesellschaft kritiklos akzeptiert". Die Autorin steht hier kurz vor der Entdeckung, daß wir eine andere, neue Psychopathologie brauchen, die ganz konsequent zwischen authentischen und simulativen Lebensäußerungen unterscheidet und auf dieser Fundamentaldifferenz aufbaut. Die Autorin ist aber diesen Weg nicht weitergegangen. Das wichtigste Resultat dieser recht ungewöhnlichen Arbeit: Die Borderlinekrankheit wird durch den Einfluß borderlinekranker Mütter erzeugt und durch die Mütter von Generation zu Generation weitergegeben. Ein Volltreffer ... aus dem Jahr 1975! Wann und wie wird der authentische Totaldefekt (Liebes- und Beziehungsunfähigkeit) der Mutter an den Nachwuchs weitergegeben? Das ist die Frage nach dem kritischen Zeitraum der Vermittlung und dem Vermittlungsprozeß selbst. Da es sich bei der Borderlinekrankheit um eine tiefgreifende, umfassende und, trotz aller Beweglichkeit, letztendlich stabile Persönlichkeitsstörung handelt, dürfte zwischen der Entwicklungsphase, in der sich das designierte Borderlinekind befindet, und der spezifischen Qualität des Vermittlungsprozesses ein systematischer Zusammenhang bestehen. M.a.W.: Vieles spricht dafür, daß wir es hier mit einer Art Prägung zu tun haben, die in einer formativen Entwicklungsphase stattfindet und deshalb eine radikale Umstellung im Fundament des personalen Funktionsganzen bewirkt, die wir an anderer Stelle als Umprogrammierung beschrieben haben.

Kleine Hölle: Der autistische Fremdkörper als Lebensumwelt des pränatalen Menschen

Pränatal, postnatal

Es ist eher unwahrscheinlich, daß die monolithische Qualität des authentischen Totaldefekts, der allem Anschein nach eine ganz eigenständige und überlebensfähige Seinsweise konstituiert, durch ein multifaktorielles postnatales Bedingungsgeflecht erzeugt wird oder das Endresultat eines mehrere Generationen umfassenden kumulativen Prozesses darstellt. Monolithisch heißt: Der authentische Defekt gehorcht einem Alles-oder-Nichts-Prinzip, der Defekt ist ein ganzer oder er ist gar nicht, und wenn er einmal installiert ist, dann scheint er endgültig und unheilbar einzurasten. Der Defekt rastet als Ganzes ein. Der authentische Totaldefekt weist keine Variationen auf, es gibt hier keine unterscheidbaren Defektvarianten, keine Abstufungen, keine mehr oder weniger beeinträchtigten Teilfunktionen, der Defekt ist fundamental und umfassend, eben total. Lediglich die Kompensationsformen variieren erheblich und ergeben das bunte, unüberschaubar chaotische Gesamtbild, das der Borderlineforschung als Orakel dient, aus dem sie ihre zeitgeistgemäßen psychopathologischen Fiktionen, die sie zuvor hineinprojiziert hat, wieder herausliest.

Der monolithische Defekt und die unendliche Vielfalt der Kompensationen

Die scheinbaren (authentischen) Defektabstufungen innerhalb des Borderlinespektrums, wie sie von der Fachliteratur allenthalben suggeriert werden (z. B. neurotische und psychotische „Anteile"), sind ganz und gar artefaktischer bzw. wissenschafts-immanenter Natur, d. h. unmittelbares Resultat massiver Theorie- und Methodendefekte (falscher Psychosebegriff, extrem pathomorphe Ichmodelle, falsche Dualismen, systematische Entdifferenzierungsprozesse, prothetisch bedingte Wahrnehmungsdefizite usw.). Beseitigt man die Theorie- und Methodenmängel, so bleibt immer nur ein authentischer Totaldefekt übrig, eine Art Humankonstante, nämlich der strukturelle Autismus als eigenständige Lebensform (egal ob simulationsfähig oder nicht).

Monolithische Qualität und monokausale Hypothese

Dieses sozusagen monolithische Argument spricht eher für eine einfache, monokausale Verursachung, etwa nach dem Motto: Totaldefekt erzeugt Totaldefekt, Borderline erzeugt Borderline, die Borderlinemutter verwandelt ihr Kind in ein Borderlinekind. Die (explizit oder implizit) authentizitäts-orientierten Analysen laufen immer wieder auf einen einzigen Punkt zu, die Borderlinemutter, die borderlinemachende Mutter. Das entspricht auch meiner Erfahrung: Die Spur vom Borderlinekranken führt immer zu einer Borderlinemutter und von dieser Borderlinemutter wieder zu ihren leiblichen Kindern, die sich, unter Berücksichtigung der blanden Borderlineform, allesamt als Borderlinekranke erweisen. Borderlinemütter geben ihren authentischen Totaldefekt an alle leiblichen Kinder weiter, die Töchter wiederum geben den Defekt an ihre eigenen Kinder weiter, und das alles unabhängig von allem, was außerdem noch der Fall sein mag. Ein pseudogenetischer Effekt, vermittelt über die leibliche Mutterschaft, eine weibliche Vermittlungsschiene also. Das gesamte postnatale Bedingungsgeflecht mag ja die Herausbildung individueller Kompensationsformen massiv beeinflussen, nicht aber den authentischen Totaldefekt selbst, denn der scheint immer schon dagewesen zu sein, lange bevor die postnatalen Interaktionen ihre Wirkung entfalten.

„Schicksalhaftigkeit"? Die leibliche Mutter als Bindungsschicksal

Es sind offenbar nicht die gängigen Komplexitäten der postnatalen Konstellation, also Mütter, Väter und sonstige Familienmitglieder oder professionelle Primärversorger usw., die einen authentischen Totaldefekt fabrizieren, sondern ein weit vorgelagerter, „schicksalhafter" Prozeß. Das Schicksal ist aber nichts anderes als die leibliche Mutter selbst, die eine wirklich schicksalhafte Rolle im Leben aller Menschen spielt, nämlich als erste Bezugsperson, wobei diese prägende Bindung, jedenfalls im authentischen Kontext, lange vor der Geburt beginnt und durch den Geburtsvorgang nicht unterbrochen wird. Die tatsächlichen postnatalen Beziehungen von Borderlinekranken zu ihren leiblichen Müttern haben jedoch durch die Bank den Charakter einer chronischen Nicht- bzw. Pseudobeziehung, die sich in Pseudoabhängigkeiten und Pseudoautonomie manifestieren, ohne den gegenstandsmanipulativen Rahmen (Kontrolle und Gegenkontrolle) jemals zu überschreiten. D.h., auch die postnatale Beziehung zur leiblichen Mutter scheint im Borderlinefall pathogenetisch irrelevant zu sein, wie überhaupt alle postnatalen Nicht- und Pseudobeziehungen des Kranken.

Das pränatale Gefängnis:
Der Körper der Schwangeren als Schicksal der werdenden Person

Die „schicksalhafte" Rolle der leiblichen Mutter fällt aus dem Spektrum aller bekannten oder denkbaren Beziehungsereignisse heraus: Die pränatale Konstellation wird tatsächlich von der leiblichen Mutter völlig beherrscht, signifikante Andere können in der Regel nur durch die Mutter hindurch mit der werdenden Person interagieren. Die leibliche Mutter beherrscht sozusagen den Zutritt zur werdenden Person und schirmt sie vor den Komplexitäten der postnatalen Welt weitgehend ab. Die leibliche Mutter ist für die werdende Person alles, die ganze Welt: Die leibliche Mutter befindet sich hier in einer psycho- und pathogenetisch relevanten Monopolposition. Wenn wir also nach einer Situation suchen, die von der leiblichen Mutter regelmäßig dominiert wird, wobei gleichzeitig alle anderen bekannten bzw. denkbaren soziogenetischen Einflußfaktoren weitgehend ausgeschaltet sind, dann liegen wir hier wahrscheinlich richtig: Die pränatale Konstellation erfüllt diese Bedingungen. Die monolithische Qualität des Totaldefekts „paßt" einfach nicht zu dem komplexen, insgesamt (über alle Fälle) ziemlich reichhaltigen und vielfältigen postnatalen Bedingungsfeld, dessen Komplexität sich ja im immergleichen Defekt selbst in keiner Wiese widerspiegelt. Das monolithische Endprodukt „paßt" dagegen ausgezeichnet zur pränatalen Konstellation, wo die leibliche Mutter ganz unbestreitbar ein einmaliges, massives Beeinflussungsmonopol besitzt. Wenn die Borderlinegenese, wie es den Anschein hat, einzig und allein durch die leibliche Mutter in Gang gesetzt wird, dann haben wir es hier, in Gestalt der pränatalen Konstellation, tatsächlich mit einem Bedingungsgefüge zu tun, das den vermuteten monokausalen Vermittlungsprozeß nicht nur zuläßt, sondern gar keine alternativen Vermittlungsvarianten enthält. Das ist natürlich „intuitiv" argumentiert. Es gibt aber noch einen anderen Argumentationsstrang, der von der Verfassung der Schwangeren ausgeht und uns, zumindest ansatzweise, eine analytische Entschlüsselung der pränatalen Konstellation ermöglicht: Der (autistische) Fremdkörper bleibt nämlich ein Fremdkörper, auch wenn es sich bei der primärpsychotischen Person um eine Frau handelt, die schwanger ist. Wie soll man sich also das Interaktionsgeschehen zwischen Mutter und werdender Person im Falle einer Schwangerschaft vorstellen, die in einem autistischen Fremdkörper abläuft?

Die Perspektive der primärpsychotischen Schwangeren

Das neue Leben wird im gesunden Fall zunächst erfahren als sich veränderndes Real-Ich, d. h. Körper-Ich, dann, vielleicht mit erfahrungsmäßig fließenden Übergängen, als ein eigenständiges, werdendes Ich innerhalb des Körper-Ich (definiert durch die Hautgrenze): Ein ichhafter Körper im ichhaften Körper, ein Ich im Ich, Subjekt im Subjekt, eine Person in der Person. Innerhalb der mütterlichen Hautgrenze bildet sich sozusagen eine neue Hautgrenze heraus. Bei der Schwangeren, die sich in einem psychotischen Zustand befindet (funktioneller Autismus) oder eine Borderlinekrankheit aufweist (struktureller Autismus), stellt sich diese Erfahrung ganz anders dar: Die mit der beginnenden Schwangerschaft einhergehenden Veränderungen werden nicht als Körper-Ich-Veränderungen erfahren, sondern als Veränderungen eines Fremdkörpers, wobei das, was da heranwächst, nicht als eigenständiges, werdendes Ich (werdende Person) erlebt werden kann, weil die dazu erforderliche Erfahrungsoption aktuell aus dem ichhaften Erfahrungsspektrum ausgeschlossen oder auf Dauer erloschen ist. Anstelle eines Ich-im-Ich wird ein Objekt-im-Objekt, ein Fremdkörper-im-Fremdkörper erfahren, etwa so, wie wir eine schnell wachsende Geschwulst aus der Perspektive unseres objektiven Kontrollbewußtseins erleben. Die primärpsychotische Schwangere kann nun dieser „Geschwulst" prinzipiell beliebige, auch schnell wechselnde und miteinander unvereinbare ichkonstruktive Bedeutungen zuweisen: Borderlinekranke, die beispielsweise ihren unerbittlichen, typisch anorektischen Kampf um die objektive Kontrolle ihres Fremdkörpers auch auf diese „Geschwulst" übertragen, werden vermutlich durch das ebenfalls weitgehend unkontrollierbare Eigenleben des „Geschwulstes" herausgefordert und zu destruktiven Aktionen provoziert. Die Autodestruktivität des Borderlinekranken ist ja eigentlich, d. h. (subjektiv) erfahrungsmäßig und funktional gar keine „Auto"-Destruktivität im eigentlichen Sinne, denn sie gilt dem Fremdkörper, d. h. einem subjektiv-erfahrungsmäßigen und funktionalen Nicht-Ich-Außenweltobjekt. Borderlinekranke Frauen, die erhebliche Defizite in der ichkonstruktiven Parallelisierung des Fremdkörpergeschehens und in der Simulation authentisch-interpersonaler Interaktionen aufweisen, können ihre Basisparanoia und den Haß auf die „Tücke des Subjekts" durchaus auch auf die im Fremdkörper heranwachsende Fremdkörper-„Geschwulst" ausdehnen: Die

Betroffenen wissen bzw. ahnen manchmal sehr wohl, daß dieses bedrohlich eigenständige Gebilde sie endgültig mit ihrem authentischen Totaldefekt konfrontieren und für alle Welt sichtbar als Autist „auffliegen" lassen könnte. Dieses wuchernde Objekt wird dann erst recht als bösartiger Verfolger gedeutet und erlebt, das allein schon aus prophylaktischen Gründen verfolgt werden muß (Verfolgung-und-Gegenverfolgung). Egal wie die ichkonstruktive Projektion ausfällt, mit der die Geschwulst quasi „kognitiv abgedeckt" wird, das, was da heranwächst, bleibt unweigerlich, aus der Erfahrungsperspektive der borderlinekranken Schwangeren, immer ein funktionaler Fremdkörper-im-Fremdkörper, ein Außenweltobjekt in einem Außenweltobjekt.

Spekulationen über das pränatale Geschehen

Wir stellen uns also den intakten Menschen, auch den pränatalen Menschen, von vornherein und grundsätzlich als Gesamt-Ich im Sinne eines Körper-Ich vor, dessen Lebenswelt auf körperlich fundierter, primärsinnlicher Erfahrung basiert, die ihrerseits einen ganz ausgezeichneten und stabilen Realitätskontakt garantiert. Wir gehen weiterhin davon aus, daß diese Realität im Regelfall eine primär interpersonale Realität ist, daß die werdende Person also nicht in einem Tier-Körper, einem toten Ding oder einer Maschine, auch nicht in einer vergeistigten Gespensterwelt heranwächst, sondern in einem anderem Körper-Ich, d. h. in der leiblichen Mutter, die selbst Person ist. Wir stellen uns weiterhin vor, daß beide an dieser pränatalen Konstellation beteiligten Personen, die werdende Person und die mütterliche Person, wirklich Personen sind und als solche funktionieren, daß es sich also bei der werdenden Person nicht um eine Art „Geschwulst" handelt, die sich in einer hochorganisierten Zellkultur ausbreitet, wobei diese anonyme und deshalb beliebig austauschbare Zellkultur in einen weiblichen Körper montiert ist, der von einem psychotischen Gespenster-Ich regiert wird. Die werdende Person hat es immer nur mit einer anderen Person zu tun und nicht mit mütterlichen Einzelorganen, die als solche nur in einer pathomorphen, d. h. sadistisch-amputativen Denkwelt existieren. Es steckt also zunächst eine Person in einer anderen Person und sonst nichts. Zwischen beiden Personen ist nichts, was nicht Ich, Körper-Ich bzw. Person wäre: Es ist, angesichts dieses einmaligen und in seiner Unmittelbarkeit und Dichte nicht mehr steigerbaren Kontakts, nicht vorstellbar, wie und warum die beteiligten Menschen wechselseitig in ihrem jeweiligen Eigenleben vom Eigenleben des anderen nicht massiv beeinflußt werden sollten. Daß dieses Spiel von Abhängigkeit und Autonomie, das ja allen lebenden Subjekten zukommt, im Verlauf der pränatalen Situation erst gelernt, erfunden oder konstruiert werden müßte, ist, nach allem was wir wissen können, eher unwahrscheinlich: Beide Personen, gesunde Menschen jeden Alters, Menschen überhaupt, sind auf dieses Spiel bestens vorbereitet, endogen vorprogrammiert, sie können sich aufeinander „abstimmen", ohne sich ständig mittels diskreter Aktionen wechselseitig kontrollieren zu müssen. Wie sollte auch der eine den anderen kontrollieren können, wo doch nicht einmal der gesunde Erwachsene sich selbst kontrollieren kann (totale Kontrolle ist lediglich eine gegenstandsmanipulative Fiktion). Dieses Sich-Abstimmen-Können unter Bedingungen existentieller Abhängigkeit und Autonomie ist nichts anderes als die Basis der körperlich-fundierten, primärsinnlichen Fähigkeit zur (authentischen) Beziehung bzw. Bindung. Dort, wo dieser autonome Abstimmungsprozeß erfolgt, kann (interpersonale) Beziehung stattfinden, findet dieser Abstimmungsprozeß außerhalb der operativen Ichsphäre (z. B. autistisches

Ich) statt, kann auch keine authentische Beziehung stattfinden. Dieses endogene Integrationsprogramm, das das (authentische) Beziehungsgeschehen regiert, folgt der gleichen Logik, die auch den kontinuierlichen Körperprozeß beherrscht. Das, was wir im Kontext des subliminalen Prozesses den Großen Körperordner genannt haben, beherrscht die Gesamtentwicklung und den untrennbar damit verbundenen Beziehungsprozeß: Der Körperprozeß (des Beziehungswesens) und der Beziehungsprozeß (zweier Körperwesen) sind je in sich und aufeinander, in zumindest strukturverwandter Weise, d. h. „integrativ", abgestimmt. Der primärfiktive Prozeß (Bewußtsein usw.) spielt hier zunächst eine untergeordnete Rolle, selbst noch beim (intakten) Erwachsenen. Die werdende Person sucht (wie alle lebenden Subjekte) eigenaktiv diese „Abstimmung" mit dem mütterlichen Körper-Ich, in das sie eingebettet ist, und dieses mütterliche Körper-Ich sucht dieselbe Abstimmung ebenfalls aktiv: Diese (integrativ) abgestimmte Beziehungsaktivität setzt sich jedoch nicht aus diskreten Operationen zusammen, wie sich das die interventionistisch-manipulative Denkwelt ausmalt. Die Schwangere „nimmt" auch zu keinem Zeitpunkt irgendeine Beziehung zu ihrem Kind „auf", denn die Schwangere und ihr Kind befinden sich ganz unweigerlich in einem ununterbrechbaren Beziehungprozeß, und zwar von Anfang an. Die Nichtbeziehung ist nur als Fiktion möglich, etwa als Artefakt des gewöhnlichen Bewußtseinsprozesses (objektives Kontrollbewußtsein) oder als Ausgangslage des autistischen Ich (fiktive Ichformation). Die Beziehung funktioniert als kontinuierliches, körperlichsinnliches Basisgeschehen (Hintergrund), das seinerseits diskrete und kontrollierende Einzelaktionen und Fiktionen (Figur) trägt.

Erwartungen

Dieses aktive Suchen nach Integration und Beziehung kann auf eine körperlich-sinnlich codierte (nicht-fiktive) „Erwartung" zurückgeführt werden, so wie (bildlich) der lebendige Körper eine angemessene Betätigung „erwartet" oder die Lunge ein Minimum an Sauerstoff. Diese „Erwartung" scheint sehr flexibel organisiert und mit erheblichen Kompensations-Reserven ausgestattet zu sein: Der Mensch ist nicht nur grundsätzlich unvollkommen, er „erwartet" auch keine vollkommenen Lebensbedingungen, auch keinen vollkommenen Beziehungsprozeß. Wir haben also ein endogenes Integrationsprogramm, in dem die integrativen Abstimmungsprozesse innerhalb der eigenen Hautgrenze und die interpersonale Abstimmung mit der anderen Person funktional voneinander abhängen und analog (nicht identisch) ablaufen, so daß erhebliche Abstimmungsmängel, egal wie und wo sie entstehen, immer im gesamten Beziehungsgeschehen primärsinnlich (analog) resonieren. Diese primärsinnlich analoge Resonanz kann z. B., ausgehend von einer massiven Angstattacke der Mutter und unabhängig von Interaktionen des biographischen Typs, schon beim Säugling einen phobischen Basiskomplex produzieren, der später aktualisiert und in einem pseudobiographischen Schema vergesellschaftet, interagiert wird. Dabei ist der anhaltende Schrecken der Mutter immer auch mit einem Abstimmungdefizit oder -defekt verbunden (plötzliche Unzugänglichkeit). Die alles entscheidende Frage lautet nun: Was passiert, wenn jene Erwartung, die auf einen integrativen Abstimmungsprozeß mit der anderen, mütterlichen Person abzielt, und sei diese Erwartung auf einer noch so „primitiven" körperlichen Funktionsebene organisiert, wenn also diese integrative Abstimmungs- oder Beziehungserwartung nicht auf ein intaktes mütterliches Körper-Ich, sondern ein autistischen Fremdkörperobjekt trifft? Macht das, erstens, überhaupt einen Unterschied, und zweitens, schlägt die defizitäre Abstimmung oder Nichtabstimmung (gemessen am gesunden Standard) im Beziehungsfeld auf die Binnenabstimmung innerhalb des kindlichen Funktionsganzen durch, drittens, muß man hier nicht mit besonders tiefgreifenden und prägenden Effekten rechnen, weil sich die werdende Person in einer formativen Phase befindet und bestimmte Wirkungen derart in ihr funktionales Fundament einbaut, daß diese Wirkungen später nicht mehr korrigiert werden können ohne die Person selbst aufzulösen bzw. zu zerstören (siehe: die Personwerdung eines Traumas, die traumatische Person)? Die werdende Person befindet sich jedenfalls innerhalb eines abgeschlossenen Interaktionsfeldes und kann die Konfrontation mit dem mütterlichen Fremdkörper nicht vermeiden. Was könnte im Verlauf dieser Konfrontation passieren?

Lebendig und zugleich unbeseelt? Disharmonische Hybridwelt

Die werdende Person steckt also im mütterlichen Fremdkörper fest und entwickelt sich von ersten Anbeginn an in Interaktion mit diesem Fremdkörper, der wahrscheinlich einer ganz anderen nicht-integrativen „psychosomatischen Logik" unterworfen ist. Genauer: Die werdende Person ist zunächst mit subpersonalen Integrationen konfrontiert, d. h. mit einem funktional ent-ichten, anonymisierten Prozeß, der die authentischen Beziehungserfahrungen und alles, was damit assoziiert ist „nicht kennt", d. h. durch diese authentischen Erfahrungen nicht geprägt wurde und aktuell auch durch diese Erfahrungen in keiner Weise moduliert wird. Prägung und aktuelle Modulation des Fremdkörpergeschehens sind durchgängig simulativer Natur, was (unter Ausblendung des subliminalen Körperordners) zu eher fragilen und tendenziell integrationsfeindlichen (mechanistischen) Prozeßstrukturen führt, die mit den autonomen subpersonalen Integrationen in Konkurrenz treten (siehe z. B.: Borderlineemotionalität und -impuls, spezifische Borderline-Psychosomatik): Der Fremdkörperprozeß ist ein tendenziell disharmonisches Hybridereignis. Durch dieses integrativ-mechanistische Hybridereignis „hindurch", im Medium bzw. in der „Körpersprache" dieses ohnehin disharmonischen Geschehens, wird die werdende Person mit den Auswirkungen bzw. „Fernwirkungen" diskreter, fragmentativ-konstruktiver Aktionen z. B. des „bizarren" Typs konfrontiert, die von der werdenden Person nicht integriert werden können. Diese „bizarren" Aktionen (Handlungsskulpturen) des Borderlinekranken (oder Autisten oder akut psychotischen Menschen) lösen ja als extreme Verstöße gegen den subliminalen Körperordner schon beim authentischen Außenbeobachter erhebliche Irritationen und eigentlich unerträgliche primärsinnlich-subliminale Mißempfindungen aus: Die werdende Person wird mit den körperlich-materiellen Fernwirkungen dieser diskreten (autistischen) Aktionen geradezu bombardiert.

Gefangen im autistischen Dilemma

Die werdende Person steckt also in einem autistischen Fremdkörper fest, einem „bloßen", funktional quasi „entseelten" Körper, dessen subpersonale Integrationen durch ältere Einwirkungen des entsinnlichten (als ob körperlos) autistischen Ichprozesses schon tlw. strukturell deformiert wurden (nämlich mechanistisch) und fortlaufend funktionell deformiert werden (nicht-integrative, falsche Modulation). Diese Deformationen manifestieren sich insbesondere in Gestalt von bizarren psychosomatischen Skulpturen. Das existentielle Dilemma des strukturellen Autisten wird hier, vermittelt durch den Fremdkörperprozeß, zur exklusiven materiellen Entwicklungsumwelt der werdenden Person. Die werdende Person findet exakt das vor, was der Autist ist, sie steckt mitten in diesem unauflösbaren Dilemma fest und wird von diesem Dilemma mit körperlich-materieller Gewalt umschlossen: Leben ohne Ich (subpersonale Integrationen: „bloßer, ent-seelter Körper") oder Ich ohne Leben (entsinnlichtes autistisches Gespenster-Ich: mechanistische bzw. nicht-integrative Ordnung). Die ichlose Lebendigkeit der subpersonalen Integrationen wird zudem mehr oder weniger deformiert durch die unaufhörlichen Einwirkungen des leblosen Ichprozesses. Das Kind kann dieses Dilemma nicht abschalten und diese Hölle nicht verlassen, es muß ständig mit dieser Umwelt interagieren, das Kind wird also kompatibel gemacht und muß sich selbst kompatibel machen, es wird umprogrammiert: Ein Einbahnprozeß ohne alternative (körperlich-sinnliche) Gestaltungschancen für das Kind. Das endogene Integrationsprogramm, d. h. der authentische Beziehungsmodus funktioniert nicht, wird nicht bzw. falsch (gegensinnig und unvorhersehbar) beantwortet, läuft ins Leere. Eine Abstimmung findet nicht statt. Wie sollte sie auch stattfinden können, wo wir uns nicht einmal als intakte Erwachsene, ausgestattet mit erheblichen Kompensationsreserven, mit dem erwachsenen Autisten bzw. Borderlineautisten integrativ abstimmen können.

Umschalten: Das autistische Notprogramm

Etwas „im Kind" schaltet um, besser gesagt: Das Kind stellt sich insgesamt um. Das gegenstandsmanipulative Subprogramm des intakten Menschen schaltet sich im Sinne eines Notprogramms ein, übernimmt als Monopolmodus die Gesamtregie und verwaltet das autistische Gesamtdesaster. Das ist die Geburtsstunde des Autisten: Dieses Notprogramm schreibt sich nun in das funktionale Fundament der werdenden Person ein und deformiert dieses Fundament umfassend und endgültig. Der Autist kann später dieses Notprogramm nicht mehr loswerden, ohne sich selbst loszuwerden, er selbst, der Autist, ist dann dieses Notprogramm, das er als Existenzform auf Dauer leben muß. Dieses Notprogramm ist weitgehend identisch mit dem objektiven Kontrollbewußtsein: Wo Beziehung scheitert oder unmöglich wird, schalten wir auf den Alternativmodus der reinen, „bloßen" Kontrolle um. Was uns jetzt noch interessieren muß, sind die körperlich-sinnlich codierten Vorläufer bzw. Frühformen dieses (entsinnlichten) objektiven Kontrollbewußtseins, das sich vermutlich nicht in einem Vakuum bzw. aus einem Vakuum heraus entwickelt.

Der Vorläufer des objektiven Kontrollbewußtseins

Der körperlich-sinnliche Vorläufer- oder Begleitprozeß des objektiven Kontrollbewußtseins dürfte weitgehend übereinstimmen mit jenem Vorgang, der vom Paradigma des operanten Konditionierens erfaßt wird. Dabei handelt es sich um eine primitive Pseudopsychologie, aufbauend auf einer pathomorphen, psychotischen Grundidee, die quasi eine anonymisierte, jedoch körperlich-sinnliche Entsprechung zum gegenstandsmanipulativen Schema und dem dazugehörigen Wirkungs- oder Effektdenken des Autisten darstellt. Das objektive Kontrollbewußtsein dürfte in einem sehr engen Zusammenhang stehen mit jener Ebene von körperlich-sinnlichen Austausch- bzw. Erfahrungsprozessen, die vom operanten Paradigma korrekt erfaßt wird. Der Beginn des Bewußtseins ist wohl identisch mit dem Beginn des fiktiven Prozesses an sich, der sich allerspätestens in Gestalt von Traumaktivitäten (subliminales Bewußtsein) nachweisen lassen müßte: Wo geträumt wird, ist auch Bewußtsein. Die operanten Angebote jedenfalls, die vom autistischen Fremdkörper der Schwangeren ausgehen, dürften aufgrund ihres Hybridcharakters („Disharmonie") ziemlich unübersichtlich und schwer vorhersagbar sein. Die werdende Person wird deshalb womöglich schon pränatal, nach dem Scheitern einer verläßlichen interaktiven Ordnung vom Typus des operanten Konditionierens, „auf sich selbst" (Individuation) bzw. (sofern vorhanden) auf den rein fiktiven Prozeß „zurückgeworfen" (fiktives Universum): Der autistische Säugling scheint routinemäßig über eine elaborierte Ichposition zu verfügen, in der alle expansiven Kontrollprojekte (Außenwelt incl. Fremdkörper) auf allen Ebenen stillgelegt sind. Er braucht diese extrem autistische Position offenbar nicht mehr zu entwickeln, etwa im Kontext peri- oder postnataler traumatischer Erfahrungen, und kann auf der Basis dieser offenbar schon pränatal voll entwickelten Position sein Leben gestalten. Das klassisch autistische Kind (simulationsunfähig) scheint, was seine Umwelt-Interaktionen anbelangt, noch unterhalb jener Ebene zu funktionieren, die durch das operante Konditionierungs-Paradigma definiert wird. Bildlich: Die schönste Belohnung für den simulations-unfähigen Autisten scheint zunächst die Nichtbelohnung zu sein, die Abwesenheit aller operanten Interventionen, die nicht selbst-generiert sind. Die Manipulation am „eigenen" Fremdkörper (das erste und primäre Objekt) ist vermutlich der Komplementär zum extrem autistischen Rückzug auf das fiktive Universum, beide zusammen können als Anpassungsleistungen gedeutet werden, die uns womöglich Rückschlüsse auf das pränatale Milieu erlauben, dem diese Anpassungen galten. Der klassisch autistische Säugling scheint als Neugeborenes aus einem pränatalen Milieu hervorgegangen zu sein, das nicht einmal eine gegenstandsmanipulative Interaktion auf dem Niveau der operanten Konditionierung zugelassen hat (die primitivste Form der aktiven Anpassung).

Der gemeinsame Nenner: Gegenstandsmanipulative Programmatik

Beide Ereignisse, objektives Kontrollbewußtsein und operanter Erfahrungsmodus, repräsentieren für sich genommen eindeutig autistische (psychotische) Funktionskomplexe, die von einem gegenstandsmanipulativen Grundschema vollständig beherrscht werden. Das pränatale Kind schaltet also um, und zwar von einem umfassenden (authentischen) Beziehungsmodus, der den autistischen Nichtbeziehungsmodus als Sekundäroption enthält, in ein operantes Konditionierungsschema, das (wie auch immer) mit einem schon vorhandenen oder sich herausbildenden objektiven Kontrollbewußtsein interagiert. Weder das operante Austausch- bzw. Erfahrungsgeschehen noch das objektive Kontrollbewußtsein noch die Kombination beider Komplexe enthalten die (authentische) Beziehungsoption: Die gegenstandsmanipulative Programmatik läßt keine (authentische) Beziehung zu, schließt sie völlig aus und kann keine Beziehung generieren, allenfalls in anderweitig generierte Beziehungen eingreifen, vorhandene Beziehungsprozesse deformieren und zerstören. Das wäre also ein einfaches Konzept als allererste Annäherung an die pränatale Genese des authentischen Totaldefekts.

Beziehung vs Kontrolle

Ist eine authentische Beziehung unmöglich, so schaltet das menschliche Subjekt zunächst auf einen alternativen Interaktionsmodus um, auf den Modus von Kontrolle und Gegenkontrolle. Auch das intakte Subjekt wechselt in den Kontrollmodus, wenn die (authentisch) beziehungsmäßige Abstimmung nicht funktioniert. Die diskreten Kontrollaktionen des intakten Menschen fungieren hauptsächlich als Steuerungsinstrumente des nicht-integrativen Typs, die einen (wie und warum auch immer) ungenügenden Abstimmungsprozeß wieder ins (subjektiv) richtige, „integrative Gleis" manövrieren oder einen derartigen Abstimmungsprozeß anbahnen oder vorbereiten sollen. Ist die authentische Beziehungsaufnahme vom ersten Anbeginn an blockiert, so wird das pränatale Kind, das ja weiterhin (aktiv und passiv) in Kontakt mit seiner Umwelt bleiben muß und „will" (lebendige Subjektivität), dauerhaft auf den Kontrollmodus zurückgeworfen: Der Kontrollmodus hypertrophiert, während der (authentische) Beziehungsmodus chronisch blockiert und wahrscheinlich gelöscht wird. Ist der authentische Beziehungsmodus blockiert, so schaltet das pränatale Kind auf den operanten Konditionierungsmodus um. Was passiert wenn das operante Kontrollparadigma scheitert, weil keine vorhersagbaren Anpassungs- bzw. (aktiven) Kontrolloperationen mehr möglich sind?

Gelernte Hilflosigkeit, Rückzug, Devitalisierung, organismische Lähmung und Tod

Diese existentielle Situation, nämlich das totale Scheitern des operanten Konditionierungsprogramms und jedes sonstigen ichhaft-umfassenden Kontrollprojekts, wird meist unter dem Begriff der Gelernten Hilflosigkeit abgehandelt: Wenn sogar der Kontrollmodus scheitert, bleibt nur noch ein „organismischer Elendszustand", die Lähmung des Subjekts, Apathie. Das objektive Kontrollbewußtsein, sofern vorhanden bzw. in Aktion, bietet eine Alternative: Es zieht sich von der Welt, die sich nicht vorhersagbar kontrollieren läßt, zurück und nimmt sich selbst zum Objekt (untersucht seine eigenen Instrumente und spielt mit ihnen), verliert sich in sich selbst, d. h. im primärfiktiven Universum. Die defensive Variante dieses Vorgangs, wenn sich die autistische Ichformation vor überwältigenden ichhaften Primärfiktionen in den sicheren Hafen des objektiven Homunculus oder auf den autistischen Nullpunkt zurückzieht, wird als Ich-Anachorese bezeichnet (M. Bauer et al. 1980). Die Arbeitsergebnisse dieses primärfiktiven Binnenprozesses können dann auch wieder nachträglich, in einem zweiten expansiven Schritt, auf die Außenwelt incl. Fremdkörper projiziert werden. Der durch Kontrollverlust erzeugte „organismische Elendszustand" kann, wie wir noch sehen werden, für das vital gelähmte Subjekt tödlich enden, insbesondere dann, wenn sich aufgrund erfolgreicher Kontrollaktivitäten des pränatalen Kindes oder Säuglings bereits (wie auch immer codierte) existentielle Kontroll-Erwartungen bzw. die entsprechenden Erwartungshaltungen etabliert haben. Der tödliche Ausgang dieses interaktiven Dramas, wir kommen später darauf zurück, ist fester Bestandteil des Borderlinezyklus, d. h. der borderlineautistischen Welt. Das expansive Kontrollprojekt des Primärpsychotikers kann als Überwindung des extrem autistischen Rückzugs verstanden werden, der autistische Rückzug ins fiktive Universum als Überwindung der tendenziell tödlichen Lähmung, der apathische Zustand als relativ ökonomische Verwaltung der operanten Ineffektivität, das operante Programm als Überwindung der authentischen Beziehungsblockade, die pränatale Beziehungsblockade selbst wäre schließlich das unmittelbare und unvermeidliche Resultat des autistischen Fremdkörperstatus der Schwangeren. Ist der (authentische) Beziehungsmodus in einer existentiell brisanten Situation anhaltend blockiert, so gerät der Mensch als Beziehungswesen, egal ob als pränatales Kind oder als Erwachsener, auf eine Art schiefe Ebene mit den Stationen Kontrolle und Rückzug (fiktives Universum), Apathie, vitale Lähmung und Tod. Der autistische Mensch scheint alle Stationen, vielleicht sogar bis an den Rand des Todes, durchlaufen zu haben und bewegt sich dann in die entgegengesetzte Richtung, ohne jemals den Kontrollmodus in Richtung (authentische) Beziehung überschreiten zu können. Der Fremdkörper der strukturell oder funktionell autistischen Schwangeren verhindert jede authentische Beziehungsaufnahme und die Entfaltung all jener Fähigkeiten, die damit assoziiert sind (diese Fähigkeiten sind unter Fremdkörperbedingungen funktional wertlos, stören den Anpassungsprozeß eher): Die große Mehrheit aller leiblichen Kinder überlebt im operanten Kontrollmodus und entwickelt ein hypertrophiertes objektives Kontrollbewußtsein. Der authentische Totaldefekt erzeugt per Fremdkörper immer einen identischen Totaldefekt beim pränatalen Kind, das Endergebnis ist ein hochgradig vorhersagbarer pseudogenetischer Effekt, der sich als eine Art interaktives Klonierungsverfahren beschreiben läßt (identische Verdoppelung des Defekts). Das läßt sich verifizieren, sobald man eine systematische Unterscheidung zwischen authentischen und simulativen Lebensäußerungen praktiziert, die Möglichkeit eines authentischen Totaldefekts anerkennt und die blande Borderlinediagnose beherrscht.

Die Unberührbaren berühren niemanden

Die menschliche Dimension des Berührens und Berührtwerdens

Um uns das, was im Verlauf der Konfrontation des pränatalen Kindes mit der mütterlichen Fremdkörperumwelt geschieht, besser nachvollziehen zu können, greifen wir auf eine ganz einfache, gewöhnliche Erfahrung zurück, auf die Erfahrung der Berührung, d. h. des Berührens und Berührtwerdens, etwa im Kontext eines freundschaftlich liebevollen zwischenmenschlichen Austausches. Zärtlichkeit zwischen zwei Menschen ist gewiß kein biologisches Ereignis, das zwischen zwei Organismen stattfindet, weil es, erstens, „den" universellen Organismus nicht gibt (irreführende wissenschaftliche Fiktion), und zweitens, weil die biologistische Sichtweise das spezifisch Humane verleugnet (die quasievolutionäre Logik entmenschlicht den Menschen). Auch die zärtliche Berührung ist ein Humanphänomen, das wie alle menschlichen Lebensäußerungen der immergleichen humanspezifischen Dynamik von körperlich-sinnlicher und fiktiver Erfahrung unterworfen ist.

Fernsteuerung: Stellvertretende Berührung durch den „eigenen" Fremdkörper

Im autistischen und damit psychotischen Modus wird ein (ent-ichter) Fremdkörper von einem Gespenster-Ich gesteuert, wobei dieses Gespenster-Ich „sein" Fremdkörperobjekt von einer fiktiv-exzentrischen Position aus steuert. Die autistische Person, die eine andere Person berührt, tut dies immer und unvermeidliche mit Hilfe „ihres" (mehr oder weniger „eigenen") Fremdkörperobjekts, das trotz seines Eigenlebens wie ein Instrument, eine Körper-Totalprothese eingesetzt und ferngesteuert wird. Die primärsinnliche Berührungserfahrung als Teil des Fremdkörpergeschehens bleibt immer Objekt. Die Steuerungszentrale sitzt im Zentrum der autistischen Ichformation, die von einem objektiven Homunculus dirigiert wird, der sich wiederum um einen (rein fiktiven) autistischen Nullpunkt zentriert. Das mag seltsam klingen, aber in der Welt der Primärfiktion ist (beinahe) alles möglich.

Der Autist berührt niemanden, niemals

Die berührte Person wird also, und das ist entscheidend, gar nicht von der primärpsychotischen Person, d. h. dem autistischen Ich berührt, das ja auf ein fiktiv-exzentrisches Gespenster-Ich reduziert ist, sondern von der lebendigen Fremdkörperprothese, die vom psychotischen Gespenster-Ich quasi ferngesteuert wird. Das autistische Ich „läßt" berühren, es delegiert die Berührung an ein einigermaßen kognitiv parallelisiertes und kontrolliertes Außenweltsegment und beobachtet dann (objektiv) den Berührungsvorgang, der dort draußen zwischen zwei Außenweltobjekten abläuft. Entsinnlichte Fiktionen können nichts berühren. Ein fiktives Ich berührt nichts. Fiktionen „berühren" immer nur andere Fiktionen. Unser primärfiktives Ich (objektives Kontrollbewußtsein) berührt ebenfalls nichts. Im Unterschied zum Autisten sind wir aber nicht identisch mit diesem bewußten Ich, für uns ist das nur eine offensichtlich nützliche Sonderfunktion.

Der Autist wird von niemandem berührt, niemals

Die Steuerungszentrale, das psychotische Ich, kann dank seiner primärfiktiven Qualität beliebig disloziert werden und irgendwo innerhalb des konstruierten Körper-und-Welt-Schemas plaziert werden und von dort aus „seinen" Fremdkörper und andere Fragmente des Außenweltobjekts regieren. Das autistische Ich ist ein völlig entsinnlichtes, bloß fiktives Ich, und ganz egal, wie seine Grenzen verlaufen und wo sein punktförmiges Zentrum oder seine Zentren gerade plaziert sind, es kann nicht berührt werden. Entsinnlichte Fiktionen können nicht berührt werden. Und wenn man die Fabrikationsstätte des fiktiven Prozesses „berührt"? Auch dann wird der fiktive Prozeß nicht berührt: Der fiktive Prozeß wird sich durch diese Intervention von außen vielleicht verändern und trotzdem kann er nicht berührt werden. Es ist genau diese Unberührbarkeit, die dem fiktiven Prozeß und seinem „Besitzer" schier grenzenlose (fiktive) Freiräume und offensichtliche überlebenstechnische Vorteile verschafft. Was dem intakten Menschen zum Vorteil gereicht, wird dem Autisten zur Falle, er steckt in dieser grenzenlosen Freiheit fest: Die fiktive, irreale Qualität dieser Freiheit wird uns vom Autisten, ob simulationsfähig oder nicht, ständig vorgelebt.

Ohne intakte (ichhafte) Hautgrenze keine Berührung

Die authentische Hautgrenze ist beim Primärpsychotiker auf der ichhaften Funktions- und Erfahrungsebene lediglich ichkonstruktiv, d. h. bloß-„kognitiv" präsent und spielt deshalb immer nur eine nachgeordnete, schwache Rolle: Die Hautgrenze ist nur eine unter vielen anderen Grenzen innerhalb der nicht-ichhaften Außenwelt. Zwischen „eigenem" Fremdkörperobjekt und dem Fremdkörperobjekt des Anderen besteht eine subjektiv-erfahrungsmäßige Äquidistanz, beide sind, in der Perspektive des Gespenster-Ich, Elemente einer funktionalen Außenwelt. Die Grenzen des autistischen Ich als einer primärfiktiven Veranstaltung sind naturgemäß fiktiver Art. Das „eigene" Fremdkörperobjekt fungiert meist als ständiger, einigermaßen vertrauter (ichfremder) Begleiter des psychotischen Ich, kann aber u.U., weil sich dieses eigenwillige Außenweltsegment nicht so leicht beherrschen und abschütteln läßt, zum Verfolger werden. Berührt der „eigene" Fremdkörper den Körper des Anderen, so berührt ein Objekt ein anderes Objekt. Die Privatanthropologie des Primärpsychotikers gehorcht dem gleichen Prinzip wie diejenige der authentischen Person: alle Menschen erwarten grundsätzlich, daß alle anderen Menschen im wesentlichen so sind wie sie selbst, sie erwarten eine Interaktion von Gleich zu Gleich.

Der Autist in der Zweierkonstellation: Ein erfahrungsmäßiges und funktionales Quartett

Die autistische Person, die eine andere Person berührt, befindet sich also grundsätzlich, subjektiv-erfahrungsmäßig und funktional, in einem Szenario mit vier Agenten: Das Gespenster-Ich kontrolliert „seinen" Fremdkörper, der den Körper eines anderen Menschen berührt. „Hinter" oder „in" dem anderen Körper vermutet der naive Autist immer ein autistisches Ich, das er gemäß seiner autistischen Privatanthropologie auch dort projektiv deponiert. Der Primärpsychotiker, der Körperkontakt hat, befindet sich also keineswegs in einer Zweiersituation, er bewegt sich subjektiv-erfahrungsmäßig und funktional in einer Gesamtkonstellation, deren Dynamik aus den Einzel-Beiträgen von vier prinzipiell eigenständigen Agenten bzw. Funktionseinheiten resultiert (Fragmentmontage). Der Primärpsychotiker „unter vier Augen" ist also immer, wenn man so will, „zu viert", agiert also ein Quartett, bestehend aus zwei autistischen Ichformationen und zwei Fremdkörpern, letztere als analog kontrollierte Außenweltobjekte. Aktives Berühren bedeutet im autistischen Kontext, übersetzt in subjektiv-erfahrungsmäßige und funktionale Kategorien: Das psychotische Ich gibt „seinem" Fremdkörper-Instrument den Befehl, ein anderes Fremdkörperobjekt zu berühren, dabei fungiert der „eigene" Fremdkörper als Nicht-Ich-Prothese, quasi als „ferngesteuerter Stellvertreter".

Delegation: Der Körper des Anderen als ferngesteuerte Prothese

Dieser Vorgang, übersetzt in die Logik der authentischen Erfahrungswelt, wäre am ehesten noch vergleichbar mit folgender Praxis: Ich beauftrage z. B. den Leser, irgendeinen anderen Menschen genau so zu berühren, wie ich es vorschreibe, und wenn der Leser diesen Dritten tatsächlich berührt, so beobachte ich den Berührungsvorgang oder lasse mir über diese Berührung berichten, wobei ich diese Beobachtungen und Berichte fiktiv in mir rekonstruiere, als ob ich selbst die Berührung vollzogen hätte. Die daraus resultierenden (primärfiktiv ausgelösten) sekundärsinnlichen Effekte interpretiere ich dahingehend, daß ich die fiktiv repräsentierte Berührung nunmehr selbst „spüre" und deshalb die berührten Drittpersonen tatsächlich selbst berührt habe. Dieses Delegationsverfahren ändert am Charakter des autistischen „Spürens" nichts; es macht grundsätzlich keinen Unterschied, welches Außenweltobjekt etwas „spürt", ob es nun der „eigene" Fremdkörper oder der des Anderen ist (funktionale Äquidistanz): Der Unterschied zwischen beiden Quellen und den von ihnen jeweils ausgehenden Erfahrungen („Spüren") wird auf rein primärfiktivem, d. h. objektivem Wege ermittelt (sekundäre Attribuierung) und kann auch auf primärfiktivem Wege leicht wieder aufgehoben werden. T. Grandin als Autistin „spürt" ja auch die von ihr ferngesteuerten Bewegungen eines Apparats exakt so wie sie die Bewegungen ihres eigenen Fremdkörpers „spürt", auch wenn sie beide Außenweltobjekte, d. h. den „eigenen" Fremdkörper und den Apparat objektiv voneinander unterscheiden kann. Ich könnte die objektiven Beobachtungen, die sich aus der Berührungspraxis des Lesers ergeben, in mein objektives Kontrollprojekt einbauen und das ganze Delegationssystem derart perfektionieren, daß der Leser schließlich so funktioniert, als ob er „meine" Fremdkörperprothese wäre, eine zombieartige psychotische

Verlängerung meiner eigenen Person. Die entscheidende Frage: Kann ich auf diese Weise, d. h. durch einen ferngesteuerten Stellvertreter, eine andere Person oder überhaupt irgendetwas wirklich berühren? Natürlich nicht. Die Konsequenz aus unseren Überlegungen beschreibt den Kern der voll ausgebildeten autistischen, borderlineautistischen bzw. funktionell autistischen (psychotischen) Erfahrungswelt sehr genau: Der Autist bzw. Borderlinekranke hat aufgehört, die Welt zu berühren oder von ihr berührt zu werden, die Berührung wird vom Stellvertreter, dem „eigenen" Fremdkörper erledigt und bleibt dort, in der subjektiv-erfahrungsmäßigen und funktionalen Nicht-Ich-Sphäre quasi stecken. Diese psychotische Welt der absoluten Nichtberührung, die sich in der stellvertretenden Berührung durch den prothetischen Fremdkörper erschöpft, ist im Falle des strukturellen Autismus (klassischer Autismus und Borderlineautismus) eine ganz und gar exklusive Welt: Andere Formen der Berührung sind hier nicht möglich.

Sehen ohne Berührung: Das Sichtfeld als photographische Fläche

Das autistische Ich berührt nichts und wird von nichts berührt, es bewegt sich vollständig außerhalb des körperlich-sinnlichen Erfahrungskontinuums und der darin enthaltenen Realität, z. B. der Realität der liebevollen Beziehung und des Genießens. Das Berühren steht hier stellvertretend für das ganze primärsinnliche Erfahrungsspektrum: Der primärsinnliche Prozeß ist immer Außenweltereignis und niemals Bestandteil des autistischen Ichprozesses. Dies mag dem Außenstehenden oder dem Betroffenen selbst am allerwenigsten auffallen im Bereich der visuellen Sensorik, denn der primärfiktive Apparat arbeitet selbst bevorzugt mit visuell-konstruktiven Mitteln z. B. räumlicher Art (mechanistisches Raum-Zeitraster), die sich insbesondere zur Verarbeitung von visuellem Material eignen, das sich dem Autisten ohnehin in Gestalt von quasi photographischen Wahrnehmungen anbietet. Die photographische Qualität der visuellen Wahrnehmung verdankt sich der Ausblendung des subliminalen Körperordners (primärsinnlich, propriozeptiv): Vor allem die propriozeptive Modulation entfällt gänzlich, das Bild wird flach (körperlos), die Räumlichkeitseffekte (Körperlichkeit) müssen dann rekonstruiert werden durch die Projektion mechanistisch-konstruktiver Surrogatfiktionen (dreidimensionale Gerüste) auf diese photographischen Flächen. Unserer eigenes lebendiges Körper-Ich verleiht, über subliminale Vermittlungen, unserer Erfahrungswelt jene körperliche Fülle, die sie tatsächlich besitzt: Die Realität ist eine körperlich-materielle und keine flache Photographie, der mittels dreidimensionaler Raum-Gestelle lediglich eine gewisse leere Tiefe beigebracht wird.

Erotische Gemenge-Lage: Kein Duett. Quartett vs Trio

Ein andere, ebenfalls indirekte Annäherung an diesen Aspekt der primärpsychotischen Erfahrungswelt liefern subtile und nicht einfach faßbare Erfahrungswerte aus der erotischen Konfrontation, wie sie gelegentlich von intakten, d. h. authentizitätsfähigen Partnern primärpsychotischer Patienten berichtet werden: Der authentische Partner des Borderlinekranken erwartet in der erotischen Situation eine Begegnung mit Seinesgleichen, also ein Zwei-Personen-Stück, sozusagen ein Duett, wird aber tatsächlich mit einem Partner konfrontiert, der ein funktionales Quartett agiert (2 Gespenster-Ich plus 2 Fremdkörper = 4 dynamische Einheiten). Gewohnt an allerlei Entfremdung und geübt in Simulation und Selbsttäuschung, wird der durchschnittliche authentische Partner die Diskrepanz von „Quartett" und selbstverständlich erwartetem „Duett" zunächst in Richtung Duett umdeuten, d. h. die inkommensurable Erfahrung in ein Duett-Schema hineinpressen und als „un-typische" Variante des Duetts klassifizieren. Trotz dieser Selbsttäuschung bleiben Restbestände jener diffusen Irritationen und Mißempfindung bestehen, die alleine schon durch die (verleugnete) Abwesenheit einer authentischen Beziehung hervorgerufen und sich auf dieser eher allgemeinen Beziehungsebene nicht so einfach entschlüsseln lassen: Dort, wo es zu regelmäßigen Sexualkontakten kommt, bietet sich ein Projektsfeld an, an dem die diffusen Irritationen festgemacht, konkretisiert und bis zu einem gewissen Grad abgewickelt werden können. Die subtile, gleichzeitig sehr tiefgreifende und, wie wir inzwischen wissen, durchaus begründete Verunsicherung bzw. Beziehungsunsicherheit des authentischen Partners konzentiert sich hier evtl. auf die Erfahrung des Fremdkörpers des borderlinekranken Sexualpartners. Die erotische Erfahrung, die der authentische Sexualpartner mit dem Fremdkörperobjekt des Anderen macht, ist in Wirklichkeit immer nur die eines bloßen Objektbenutzers und entspricht weitgehend der erotischen Erfahrung, die der autistische „Besitzer" selbst mit seinem „eigenen" Fremdkörperobjekt macht, denn auch das autistische Ich benutzt bzw. instrumentalisiert ja „sein" Fremdkörperobjekt. Der authentische Sexualpartner benutzt also gemeinsam und zeitgleich mit dem autistischen Ich des Borderlinekranken „dessen" Fremdkörperobjekt. Der authentische Partner dagegen befindet sich, bedingt durch den Fremdkörper des borderlinekranken Partners, automatisch in der subjektiv-erfahrungsmäßigen und funktionalen Konstellation eines „Trio", auch wenn er sich in einem Duett wähnt: Die primärsinnliche (authentische) Erwartung wird vollständig widerlegt, die entsprechende Fiktion wird jedoch aufrechterhalten und fungiert nun als psychosenförmige Projektion. Fazit: Der intakte Partner geht von einem Duett aus, muß aber de facto ein Trio praktizieren, während der borderlinekranke Partner immer nur ein Quartett agiert, wobei die zwei dynamischen Fragmente, die der authentische Partner aus der Sicht des Borderlineautisten beisteuert, sich immer wieder etwas „seltsam" (authentisch) verhalten mögen.

Der Fremdkörper liefert nicht

Der Fremdkörper kann aber die erwarteten authentisch-erotischen Beziehungserfahrungen nicht liefern, denn trotz der objektiven Funktionstüchtigkeit bleiben die „authentischen Bestätigungen" aus: Dieses meist nur subtil wahrgenommene Defizit, in Verbindung mit der allgemeinen Beziehungsunsicherheit, wird häufig, auch wenn das objektive Tatsachenmaterial eine andere Sprache spricht, diffus als mangelnde oder fehlende Zuneigung empfunden und auf eine ziemlich „verrückte" Weise, d. h. innerhalb der authentischen Erfahrungslogik verarbeitet, etwa als Zweifel an der eigenen Person oder, damit zusammenhängend und sehr naheliegend, als Anlaß für „eifersüchtige" Spekulationen. Selbstzweifel und Eifersucht fungieren als Platzhalter, jedenfalls solange, wie der authentische Totaldefekt des primärpsychotischen Partners und die Realität der Nichtbeziehung, warum und wie auch immer, noch verleugnet wird bzw. werden muß. Die „Überzeugungskraft" der objektiven Funktionstüchtigkeit im Erotischen steht in direktem Zusammenhang mit der besonderen Rolle von Objektivierungs-Prozessen in der gewöhnlichen, intakten sexuellen Erfahrung: Das „Benutzen" und „Besitzen" (exklusive Benutzung) spielt traditionell eine herausragende Rolle auch in der gewöhnlichen, authentischen Sexualpraxis der modernen Kultur, wobei die

Fremdkörper-Perspektive bzw. die entsprechende Erfahrungsebene als eher nachrangiges Stimulans fungiert. Dieses Stimulans wird, krankheitsbedingt, vom primärpsychotischen Sexualpartner in Reinkultur, d. h. ohne authentische Beziehungskontaminationen angeboten: Der Borderlinekranke bietet qua Fremdkörper-Konstellation einen an sich schon ganz und gar objektiven Körper an, den objektivierten Körper schlechthin, der nicht erst durch irgendwelche psychische Verrenkungen des authentischen Partners („erotisch") objektiviert werden muß. Es ist diese objektive Qualität, die dem Borderline-Fremdkörper auch außerhalb des intimen Kontextes eine seltsame, schwer zu beschreibende Präsenz verleiht: Es scheint manchmal so, als wäre der Borderlinekranke irgendwie „körperlicher" als andere Menschen, ein diffuser Effekt, der sich der exzentrischen Position des autistischen Ich verdankt, wobei die Person, d. h. das Ich in gewisser Weise neben dem bzw. außerhalb des Körpers steht, der alleine, d. h. als „bloßer Körper" zurückbleibt (superreale Körperlichkeit). Der authentische Sexualpartner jedenfalls erlebt dieses Angebot meist sehr zwiespältig: Er ist, vielleicht sogar objektiv verifizierbar, im exklusiven „Besitz" des Extrastimulans (objektiver superrealer Körper), aber „irgendetwas stimmt nicht". Die authentische Beziehungserfahrung fehlt nämlich komplett. Um diesen subtil gegenwärtigen Mangel zu kompensieren, mag der naive Konsument des autistischen Fremdkörpers verstärkt auf objektive Besitz- und Kontrollstrategien ausweichen, was aber letztendlich auch nicht weiterhilft: Trotz aller Kontrolle und sonstiger Bemühungen findet eine authentische Beziehung nicht statt. Bleibt der Konsument in dieser Position stecken, so wird er im Rahmen der (nicht nur kognitiven) Dissonanzreduktion seine authentischen Erfahrungsstandards relativieren, bekämpfen und teilweise auflösen, um sich selbst eigenaktiv in einen effizienten Co-Borderline umzuarbeiten und weiterhin „eine Beziehung zu haben". Wer möchte schon sich selbst und aller Welt eingestehen, daß er in einer „intensiven Nicht- oder Pseudobeziehung" zu einem beziehungsunfähigen Gespenster-Ich steht, „dessen" Fremdkörperobjekt regelmäßig benutzt, unter anderem auch zur Produktion von Nachwuchs, und dabei vollkommen zufrieden und glücklich ist?

Der fehlende Beitrag der Sexualwissenschaft

Eine intelligente und investigative Sexualforschung könnte fundamentale Beiträge zur Psychopathologie der Borderlinekrankheit und funktionell autistischer Zustände liefern. Sie könnte ganz wesentliche Erkenntnisse aus der Analyse von Tiefeninterviews mit Borderlinekranken und ihren authentischen Sexualpartnern ziehen. Wahrscheinlich ist exakt diese Konstellationen schon zigtausendmal in der Sexualberatung bzw. Sexualtherapie vorstellig geworden, ohne daß den Spezialisten unbedingt etwas aufgefallen sein müßte. Eine realistische Sexualwissenschaft bzw. Sexualtherapie läßt sich ohne hieb- und stichfeste Borderlinediagnostik wohl nicht mehr betreiben. Das speziell mit dem Borderlinephänomen befaßte Segment der modernen Psychopathologie hat sich, getreu ihrer traditionellen Körperfeindlichkeit, zu einer tiefgreifenden Analyse des Sexuallebens des Borderlinekranken noch nicht aufraffen können: Das Sexualverhalten des Borderlinepatienten wird durch die Mühle des „auto"-destruktiven Impuls-Schemas gedreht, authentische Partner fungieren als Komparsen und werden ohnehin kaum gezielt befragt. Das Sexualverhalten des Borderlinekranken jedenfalls dürfte sich als wahre psychopathologische Fundgrube erweisen. Zwei, drei gut geführte Tiefeninterviews zum Sexualleben des Borderlinekranken, der mit einem authentischen Partner liiert ist, und ein einfacher Abgleich von borderlineautistischen und authentischen Erfahrungswerten reichen womöglich aus, um sämtliche Borderlinetheorien der letzten hundert Jahre zu widerlegen. Erste Andeutungen dieser Realität, die es hier zu entdecken gibt, liefert G. von Minden (1988) in seiner Borderlinemonographie.

Das Dritte Geschlecht. Pseudo-Androgynität

Die allgemeinen (sekundären) erotischen Objektivierungen und Simulationen, die auch im authentischen Spektrum praktiziert werden und den autistischen Fremdkörperstatus des Borderlinekranken so gründlich verschleiern, werden noch amplifiziert durch die auch unter spätmodernen Bedingungen weit verbreitete „Fremdkörper"-Subkultur vieler Frauen, die den „männlichen Blick", d. h. die männliche Außenperspektive ungefiltert übernehmen und internalisieren. Eine Fremdkörper-Politik ähnlichen Zuschnitts wird inzwischen, mit umgekehrten Vorzeichen, auch von Männern praktiziert. Beide Bewegungen werden jedoch von einem postmodernen, eher androgynen Fremdkörperkult unterspült, der sehr wahrscheinlich etwas mit der stetig wachsenden Borderline-Subpopulation und ihrem ebenfalls wachsenden Einfluß zu tun hat. Geschlechtsidentität ist natürlich nicht nur ein bloß „biologisch-genetisches" oder „normativ-fiktives" Ereignis, sondern in nicht unerheblichem Maße das Produkt authentischer Beziehungserfahrung, denn dort, wo sich keine authentische Person entwickeln kann, weil keine authentische Beziehung stattfindet, kann sich natürlich auch keine authentisch-männliche Person und keine authentisch-weibliche Person entwickeln. Weiblichkeit und Männlichkeit jenseits des Personalen sind immer nur als eindeutig pathologische Defektzustände denkbar, auch „Sexualität" jenseits der personalen Dimension bleibt als Dauerereignis ein Element der autistischen Fremdkörper-Konstellation. Die Vorstellung, daß „die (isoliert gedachte) Sexualität" durch (sekundäre) „kognitive Bedeutungszuweisungen" oder ein anderes Hinzukommendes eine personale Valenz bekommen könnte, ist eine ausgesprochen pathomorphe Vorstellung, so funktioniert nur der Autist, der sein Nicht-Ich-Fremdkörpergeschehen ichkonstruktiv, d. h. primärfiktiv parallelisiert (sekundäre Attribuierungen). Meine persönlichen Beobachtungen bzw. Erfahrungswerte mit Borderlinepatienten und borderlinekranken Personen überhaupt konvergieren immer wieder zu folgenden Erkenntnissen: Die primärpsychotische Subpopulation zeigt nicht nur eine ganz eigene Psychosomatik, die dem autistisch-psychotischen Schema des klassischen Dualismus gehorcht, sie weist auch durch die Bank eine oft nur diffus wahrnehmbare androgyne Grundstruktur auf. In Wirklichkeit handelt es sich hier keineswegs um einen echten androgynen Mix aus Männlichkeit und Weiblichkeit, sondern um eine Form der Un-Geschlechtlichkeit, ein Drittes, jenseits von authentischer Männlichkeit und Weiblichkeit, wobei dieses Dritte unmittelbar aus der Abwesenheit authentischer Personalität resultiert. Der „androgyne Effekt" wäre also ein Artefakt: Die Weigerung, konsequent zwischen authentischen und simulativen Lebensäußerungen zu unterscheiden, erzeugt allenthalben Chaos und Verwirrung, auch in der Diskussion der Geschlechtlichkeit, die nur innerhalb einer dezidiert personalen Logik stattfinden kann. „Geschlecht ohne Person" oder „Sexualität per se", das wären extrem pathomorphe (autistische) Denkfiguren, die als Arbeitsgrundlage immer nur extrem verzerrte Erkenntnisse hervorbringen können. Aus den Modellvorstellungen von autistischer Berührung und Sexualität lassen sich jedenfalls Modellvorstellungen extrahieren, die auch auf das pränatale Geschehen anwendbar sind.

Der Plötzliche Kindstod und die Borderline-Mutter

Arno Gruens Entdeckung

Da alles darauf hindeutet, daß es sich bei der Borderlinekrankheit um eine sehr frühe Störung mit destruktiver Aufladung (siehe: Borderlinewut, Autodestruktivität, Antisozialer Komplex usw.) handelt, wird man nach sehr frühen und zugleich sehr destruktiven Ereignissen Ausschau halten müssen. 1988 veröffentlichte der Psychoanalytiker Arno Gruen eine Studie zum Plötzlichen Kindstod (PKT oder SIDS, Sudden Infant Death Syndrome). Es geht hier um den „plötzlichen Tod eines Säuglings oder kleinen Kindes, der von der Krankengeschichte her nicht zu erwarten ist und dessen Ursache durch die Obduktion nicht geklärt werden konnte" (zit. nach A. Montagu in A. Gruen 1993), wobei „in den Vereinigten Staaten ... etwa einer von 500 lebend geborenen Säuglingen am Plötzlichen Kindstod" stirbt, was allein in den USA „über 10.000 Todesfälle" pro Jahr ausmacht (Montagu). Das Kind schläft, unterbricht seine Atemtätigkeit und nimmt sie nicht wieder auf, es erstickt ohne aufzuwachen, vielleicht im Traum. Ein stiller, unspektakulärer Tod. Das Kind erliegt anscheinend keiner chronischen Krankheit oder akuten Störung seiner Lebensvollzüge, es stirbt, wenn man so will, in einem atemlosen Traum, es hört einfach auf zu leben. Der PKT ereignet sich regelmäßig im zweiten bis neunten nachgeburtlichen Lebensmonat. A. Gruens Studie basiert auf Tiefeninterviews, die er mit kooperationsbereiten Eltern von PKT-Opfern durchgeführt hat. Die Opfer selbst entstammen einer vermutlich repräsentativen Stichprobe von PKT-Fällen, die zwischen 1973 und 1984 in einem Schweizer Kinderkrankenhaus registriert wurden.

Arno Gruen, Ausschnitte aus dem Interview-Protokoll Nr. 1

„Das Kind, ein Mädchen, starb im siebten Lebensmonat. Frau A. spricht von 'gewaltigen' Ängsten, die der Geburt vorausgingen. Während der ganzen Dauer der Schwangerschaft hatte sie das Gefühl, 'daß etwas nicht stimmt'. Als ihr unmittelbar nach der Geburt gesagt wurde, daß ihr Kind ein Mädchen sei, war das 'ein großer Schock' für sie. Sie wollte einen Jungen und fürchtete, daß sie das Kind aus Enttäuschung nicht würde annehmen können". Das erinnert uns an die Geschichte der Helene Deutsch, die dem Haß und den Schlägen ihrer eigenen Mutter ausgesetzt war, weil sie „nicht der Junge war, den sie sich gewünscht und erwartet hatte", und ihre Mutter dafür „haßte" (H. Deutsch 1975). Weiter im Protokoll: „ 'Sobald das Mädchen zu mir gebracht wurde, verschwanden all diese Gefühle'. Aber schon im nächsten Satz beschreibt sie ihr Kind als 'häßlich' und fährt fort: 'Es entwickelte sich zu schnell ... schlief nie ... hatte einen zu starken Willen'. Als sie über den fünften Lebensmonat des Kindes spricht, sagt sie: 'Sie war wie eine laufende Maschine, sie war einfach überall ... Ich verbot ihr, an den Vorhängen zu rütteln ... Ich sagte meiner Freundin: Wenn ich schon jetzt nichts mehr zu sagen habe, was wird dann später werden?'. Und weiter in vorwurfsvollem Ton: 'Sie brauchte meine Hilfe und Unterstützung ... Sie wollte alles anfassen, was sich bewegte, und stieß dann Freudeschreie aus ... Sie wollte nicht schlafen, nur in ihrem eigenen Zimmer' ". Das gegenstandsmanipulative Schema ist hier ein relativ primitives und kann das Eigenleben des Kindes (objektiv) nicht angemessen abbilden. Durch eine außerordentlich dünne und lückenhafte Schicht von beziehungssimulativen Produktionen erkennen wir ein paranoides Kampfszenario: Die Mutter bekämpft ihr Kind als gleichwertigen Gegner. Weiter im Interviewprotokoll: „Vor dem Morgen, an dem die Tochter starb, ging Frau A. etwa um Mitternacht in ihr Zimmer, um ein Fenster zu schließen. Dabei wachte die Tochter auf, und Frau A. steckte ihr den Schnuller in den Mund. Um acht Uhr früh (8 Stunden später! J.E.M.) fand Frau A. ihre Tochter 'ohne jede Reaktion. Sie war wie ein zugeschnürtes Bündel'. Sie brachte es nicht fertig, einen Arzt anzurufen ... oder Mund-zu-Mund-Beatmung zu versuchen. Berührung war ihr zuwider. Diese Information gab sie unaufgefordert." Natürlich ist es nicht „die Berührung", die der Mutter „zuwider" ist (konkretistische Dissimulation), sondern die vom Kind ausgehende und für Frau A. nicht zu bewältigende beziehungssimulative Aufgabe, die mit einem starren und überwertigen (ebenfalls simulativen) fiktiven Ichprojekt der Mutter konkurriert, wobei das Kind auch nachträglich nicht in dieses Ichprojekt eingebaut werden kann (erhebliche ichkonstruktive, d. h. tiefensimulative Defizite). Frau A. ist simulativ sehr ungeschickt und plaudert alles aus, ohne zu „spüren", was sie da eigentlich ausplaudert (keine authentischen Referenzen). „Frau A. machte den Eindruck einer intelligenten Frau, die völlig von ihren eigenen Problemen und ihrer Vergangenheit in Anspruch genommen ist. Sie bezeichnet es als Grundlage ihrer Ehe, daß ihr Mann bereit sei, sich auf all ihre Probleme einzulassen". Klartext: „Probleme" und „Vergangenheit" fungieren hier als dissimulative Figuren, die einen authentischen Defekt erklären und rechtfertigen sollen (Defizite im Bereich dissimulativer Strategien). Die eheliche Pseudobeziehung basiert eingestandenermaßen nicht auf Zuneigung, sondern auf der Bereitschaft des Ehemanns, die objektiven „Probleme" der Frau A. ihren Vorstellungen (Primärfiktionen) gemäß zu managen. A. Gruen: „Sie (die PKT-Mutter Frau A., J.E.M.) war durchaus in der Lage, zu beschreiben, was ihr Kind durchgemacht hat, zeigte aber kein Mitgefühl für dieses Leid und kein Gespür für das Wesen ihres Kindes". Das wäre, für's erste, eine recht brauchbare Umschreibung des authentischen Totaldefekts: Die Äußerungen der PKT-Mutter zeigen nicht die leiseste Andeutung einer authentischen Modulation, der Interviewer kann offenbar auch nichts dergleichen finden, expliziert aber seinen Befund nicht. Dieses Protokoll Nr. 1 deckt sich bis ins Detail mit der weiter oben referierten Fallgeschichte von R. Schneider: A. Gruen protokolliert hier die Selbstschilderung einer Borderlineautistin als leibliche Mutter und Primärversorgerin des PKT-Opfers, deren beziehungssimulative Leistungen des mütterlichen Typs in sehr grober Weise gegen die allgemeinen objektiven Standards verstoßen. Durch eine löchrige Decke von defizitären ichkonstruktiven (tiefensimulativen), beziehungssimulativen und dissimulativen Leistungen hindurch kommt die Basisdestruktivität und Basisparanoia dieser Borderlinemutter relativ ungeschminkt zum Vorschein. Die Borderlinemutter berichtet im Borderlinejargon, d. h. in durchgängig objektiver und konkretistischer Manier, ohne erkennbare authentische Modulation.

Interview-Protokoll Nr. 2 in Ausschnitten

„Frau B., 32 Jahre alt ... Ihr Kind ..., ein Junge, starb mit zweieinhalb Monaten. Mit dem Wachsen des Kindes in ihrem Bauch wuchsen auch die Gefühle der Mutter, das es sie 'erwürge'. 'Er war zu stark für mich. Seine Finger, Füße und Zehen fühlten sich wie Messer an, seine Finger wie Nadeln'. Während der letzten drei Schwangerschaftsmonate 'hatte ich das Gefühl, jemand würde seine Hände um meinen Hals legen ... Ich wurde durch seine Geburt sehr verletzt'. (Sie meint damit nicht körperliche Verletzung, sondern Schmerz.) ... Während der ganzen Schwangerschaft fühlte sich Frau B. von Ängsten verfolgt. Nach der Geburt dagegen schien ihr der Junge von Ängsten erfüllt. 'Er sah immer irgendetwas, seine Augen gingen unruhig hin und her, als wittere er Gefahr. Ich sagte meinem Mann, daß er immer Angst hätte'. Der Vater jedoch beschrieb ihn anders: 'Wenn er mich sah, und ich mit ihm sprach, antwortete er immer mit einem Lächeln'. Darauf die Mutter: 'Aber am Tag vor seinem Tod lächelte er nicht' ... Am Morgen, an dem ihr Sohn starb, träumte sie dreimal von einem Mädchen, das Jahre vorher bei einem Unfall ums Leben gekommen war. Am Tag vor seinem Tod spuckte das Baby immer wieder seine Nahrung aus und lächelte den ganzen Abend nicht. Um neun Uhr abends schlief es wie gewöhnlich ein. Normalerweise wachte es um vier Uhr früh auf; als es um fünf Uhr noch keinen Laut von sich gegeben hatte, ging Frau B. in sein Zimmer. 'Er war kalt'. Der Vater: 'Er sah aus, als hätte er vergessen zu niesen. Seine Backen waren aufgeblasen, als würde er im nächsten Moment niesen'. Frau B. ist eine einsame Frau, die sich von ihrer Umwelt isoliert fühlt. Das Haus ... und die ... Nachbarschaft flößten ihr Angst und Entfremdungsgefühle ein. Das in ihrem Bauch wachsende Kind war für sie ein Teil ihres Jammers. Es kamen Gefühle in ihr auf, als verfolge das Kind sie mit seinem Wachsen, ja mit seiner bloßen Existenz. Sie erlebt die Welt als feindselig, erkennt aber nicht, daß ihr Unbehagen und ihre Wut aus ihrem Inneren kommen. Diese Gespaltenheit und eine minimale Fähigkeit zur empathischen Verbundenheit scheinen die hervorstechenden Merkmale ihrer Persönlichkeit zu sein". Arno Gruen beschreibt hier ein borderlinetypisches Szenario, angefüllt bis zum Rand mit paranoid-psychotischem Material und borderline-konkretistischen Details, bei völliger Abwesenheit authentischer Erfahrungsmomente und Modulationen. Die Eltern benutzen durchgängig einen gegenstandsmanipulativen Jargon. Sie beherrschen zwar weitgehend die objektive Realitätsnorm (Anpassung, Effizienz), nicht aber die authentisch-subjektiven Realitäten. Diese irgendwie triste und seltsam kühle Erfahrungswelt durchzieht als signifikanter Standardsubtext die gesamte Borderlineliteratur, die PKT-Protokolle und die Selbstschilderungen der PKT-Mütter. Diese Borderline-Tristesse wird nur scheinbar verlebendigt durch die Verbalisierung idealisierender Primärfiktionen, durch katastrophische Selbstschilderungen der Betroffenen oder durch die objektive Dramatik impulshafter bzw. destruktiver Aktionen. Auch hier lautet der Befund wieder: Authentisches Totaldefizit seitens der Mutter, wegen der vollständigen Abwesenheit authentischer Modulationen vermutlich ein Totaldefekt. Auch der Kindsvater operiert offenbar im nicht-authentischen Modus, so daß wir einen gewissen Einblick in ein geschlossenes Borderline-„Familiensystem" bekommen. Protokoll Nr. 2 berichtet wieder, nicht anders als das Protokoll Nr. 1, von einer borderlinekranken Mutter und ihrem Kind, das dem Plötzlichen Kindstod zum Opfer fällt. Darüber hinaus exekutieren die borderlinekranken PKT-Mütter subtil vermittelte und trotzdem extreme, d. h. haßerfüllte und paranoide Formen zwischenmenschlicher Destruktivität an ihren Säuglingen, den designierten PKT-Opfern. Die borderlinekranken Mütter schildern selbst (keine Verdrängungsschranke) diese ihre eigene, extrem destruktive Praxis, und zwar in objektiver und konkretistischer Manier. Damit hätten wir als vorläufiges Zwischenergebnis drei einfache Gleichungen mit jeweils zwei Bekannten: Borderlinekrankheit und Borderline-

Destruktivität (1), Borderlinekrankheit und Säuglingstod (2) sowie Borderline-Destruktivität und Säuglingstod (3).

Usw. usf.: Alle PKT-Mütter sind Borderlines

Ich will den Leser nicht mit weiteren Gruen-Zitaten langweilen und ohne Umschweife zur Sache kommen: Arno Gruen beschreibt eine borderline-kranke Mutter nach der anderen, d. h. ausnahmslos alle Interviewprotokolle mit PKT-Müttern erweisen sich als lupenreine Borderlineminiaturen. Alle PKT-Mütter sind offenbar borderlinekranke und mithin (authentisch) beziehungs-unfähige Frauen, mehr oder weniger simulationsfähige, objektiv weitgehend realitätstüchtige Borderlineautisten. Der Psychoanalytiker Gruen hat mit sei-nen Interviewprotokollen einen entscheidenden und eigentlich sensationellen Beitrag zur Entschlüsselung des bislang rätselhaften Plötzlichen Kindstodes geliefert: Die massenhaft auftretenden, unheimlichen Sterbefälle im Säug-lingsalter, die in allen modernen Gesellschaften registriert werden, haben allem Anschein nach etwas zu tun mit der Borderlinekrankheit der Primärver-sorger, insbesondere der Mutter (siehe: Borderline Basisdestruktivität). Das Kuriose an der ganzen Angelegenheit: Weder Arno Gruen selbst noch irgend jemand sonst scheint dies bemerkt zu haben.

Das PKT-Opfer ist ein primärpsychotischer Säugling

Gehen wir von einer schon pränatal fertiggestellten frühen Umprogrammie-rung aus (wofür einiges spricht), so wären alle designierten PKT-Opfer aus-nahmslos schon kleine primärpsychotische Personen: Der Plötzliche Kindstod würde dann keineswegs durch ein postnatales authentisches Defizit (Bezie-hungs- oder Liebesunfähigkeit) seitens des Primärversorgers, meist die leibli-che Mutter, verursacht. Der PKT und seine Vorgeschichte fände komplett in einem (authentisch) beziehungsleeren Raum, d. h. in einem gegenstandsmani-pulativen Kontroll-und-Gegenkontroll-Szenario statt, also in einem Kampfsze-nario. Entfällt der authentische Beziehungsmodus, so schaltet das pränatale Kind ganz und endgültig auf den objektiven Kontrollmodus um. Ignoriert oder bekämpft der postnatale Primärversorger die objektiven Situations- und damit Realitäts-Kontrollaktivitäten des Kindes, so bleibt dem Kind nur noch der Rückzug, vielleicht „nach innen", in eine Traumwelt, begleitet von Apathie bezüglich der Kontrolle äußerer Realitäten und einem insgesamt vital redu-zierten Status (siehe: gelernte Hilflosigkeit).

Tödliche Enttäuschung einer existentiellen Erwartung

„Selbst bei einem Insekt kann eine unerfüllte Erwartung, die ihrerseits eine Funktion interaktiver Erfahrung ist, zu Lähmung und Tod führen; von Holst und Mittelstaedt haben das nachgewiesen" (A. Gruen). Ist die Erwartung einer integrativen Abstimmung, d. h. authentischen Beziehung erloschen, so tritt an deren Stelle die Erwartung einer objektiven Situationskontrolle, wird auch noch diese Surrogatoption durch den Primärversorger verunmöglicht und fru-striert, so befindet sich das betroffene Kind in einer völlig hoffnungs- und aus-weglosen, zutiefst traurigen Situation, es lebt zwar, kann aber keinen ausrei-chend sinnvollen, d. h. vorhersagbaren aktiven Kontakt zu seiner Umwelt her-stellen. Um ein Minimum an Selbst- und Weltkontrolle zu erzielen, bleibt auch der simulationsfähige autistische Säugling (Borderline) noch lange Zeit ange-wiesen auf entgegenkommende Primärversorger, die selbst dann, wenn keine authentische und mithin liebevolle Beziehung stattfindet, eine gewisse Situationskontrolle seitens des Säuglings zulassen, erleichtern und fördern oder zumindest ein einigermaßen überschaubares und vorhersagbares (objektives) Versorgungs- und Realitätsschema liefern müssen, welches wiederum dem Säugling zumindest eine indirekte Situationskontrolle durch aktive Selbstkontrolle ermöglicht (objektive Anpassung des passiven Typs). Dort wo nicht einmal eine aktive oder passive (indirekte) objektive Umweltkontrolle möglich ist, wird das Kind in eine extrem autistische Position, d. h. auf die primärfiktive Sphäre zurückgeworfen (fiktives Universum), die sich grundsätzlich vergleichsweise leicht aktiv gestalten bzw. beherrschen läßt. Der Säugling hat generell wenig Macht über sich selbst und seine Welt, gerät aber innerhalb einer integrativ-abgestimmten, authentisch-liebevollen Beziehung regelmäßig in eine ziemlich mächtige und anspruchlich-fordernde Position (gesunder Primärnarzißmus) und kann selbst dann, wenn dieser authentische Beziehungsmodus vollständig entfällt, auf dem Wege der objektiven Kontrolle noch recht gut überleben, vorausgesetzt, diese objektive Situationskontrolle seitens des Kindes wird vom Primärversorger zugelassen.

Subtile Gegenkontrolle des Primärversorgers: Endlose Sequenz von Mikromanövern

Der sehr spät eintretende PKT (8. oder 9. Lebensmonat?) scheint, nach A. Gruen, mit massiven Wutanfällen bzw. Haßattacken seitens des designierten PKT-Opfers einherzugehen, was uns einen wichtigen Hinweis auf die tödliche Dynamik des PKT liefert. Es ist nämlich sehr wahrscheinlich, daß ein zuvor schon erreichtes Niveau der objektiven Kontrolle seitens des Säuglings durch den Primärversorger willkürlich torpediert wird, z. B. mit Hilfe exzessiver Gegenkontroll-Manöver, die sehr subtile Formen annehmen können, etwa die einer objektiv annähernd perfekten, superrealen (simulativen) Fürsorge, die dem Säugling prinzipiell und durchgängig in winzigen Details „gegen den Strich" geht, d. h. die objektiven Selbst-und-Welt-Kontrollambitionen des Säuglings chronisch „widerlegt". Symptomatisch für derartige Gegenkontrollstrategien sind zum Beispiel winzige, willkürliche „Unzeitmäßigkeiten" in den „fürsorglichen" Aktionen der Mutter, die zwar die Kontrollambitionen des Säuglings objektiv registriert, aber immer nur im Rahmen und nach Maßgabe ihres eigenen fiktiven Kontrollprogramms beliebig bzw. willkürlich beantwortet und „überstimmt" („so wie ich will"). Symptomatisch für pathologische Gegenkontrollstrategien sind beispielsweise auch flächendeckende, pseudoempathische Reaktionen der Mutter, die unaufhörlich die Lebensäußerungen des Säuglings imitiert und kommentiert: Die kindlichen Kontrollambitionen finden keinen Widerstand, laufen ins Leere und werden durch diesen „mechanischen Spiegel" pseudoempathisch erstickt. Intakte Erwachsene, die sich irgendwelchen NLP-Pacing-Prozeduren unterwerfen, erleben exakt dieselben pseudoempathischen Prozeduren nur deshalb als tranceartig-angenehm, weil sie von der irrealen Primärfiktion („Glaube") geleitet werden, daß diese mechanische Imitation etwas mit authentischem Kontakt bzw. authentischer Beziehung zu tun hätte: In Abwesenheit dieser Primärfiktion erlebt man bzw. der „Ungläubige" die Pacingprozedur nur noch als außerordentlich lästige Nachäfferei. Beides, winzige Manipulationen im Timing und mechanische Pseudoempathie reichen schon aus, um einen primärpsychotischen Säugling vom Borderlinetypus (simulationsfähiger Autist) in seinen Kontrollambitionen massiv zu frustrieren. Auch geschlossene Interaktionsfelder des autistischen Typs (Kontrolle ohne Beziehung) enthalten Traumatisierungsoptionen, die sich jedoch von den Traumatisierungsoptionen des authentischen Feldes (Kontrolle innerhalb des Beziehungsmodus) deutlich unterscheiden: Die spezifisch autistische Traumatisierung stellt sich dar als Störung oder Verhinderung des kindlichen ichkonstruktiven Kontrollprojekts, mit dem das autistische, z. B. borderlineautistische Kind identisch ist. Bei den Kontrollkämpfen geht es also immer um die defektmäßig reduzierten Lebensrechte eines fiktiven Ich, um eine Identität, deren aktive Ich-Welt-Politik sich in objektiven Kontrollprojekten erschöpft.

Eine Frage der Macht: Basisvitalität und die Frustration eines bereits erarbeiteten Kontrollniveaus

In geschlossen autistischen bzw. Borderlinefeldern geht es nie um Beziehung, sondern immer nur um Macht. Das Problem der sog. Schrei-Kinder könnte sehr wohl, zumindest in der Mehrzahl aller Fälle, auf eine entgleiste, verselbständigte Kontrolltechnik des Kindes reduziert werden, man sollte deshalb den interaktiven Hintergrund daraufhin untersuchen, ob hier, wie das auch anderweitig häufig der Fall ist, ein gewöhnlicher borderlineautistischer Machtkampf stattfindet. Daß nur ein Bruchteil aller primärpsychotischen Säuglinge dem PKT zum Opfer fällt, könnte mit der vitalen Grundausstattung der designierten Opfer zusammenhängen: Einerseits nicht vital genug, um den Kampf um die Situationskontrolle langfristig durchzuhalten und die eigenen Kontrollanteile bis zum existentiell notwendigen Minimum auszudehnen und abzusichern, gleichzeitig aber doch zu vital, um eine glatte, nicht-frustrane Anpassung an widrigste Entwicklungsbedingungen zustande zu bringen. Aber das ist reine Spekulation. Entscheidend für den tödlichen Ausgang ist mit großer Wahrscheinlichkeit die Diskrepanz zwischen den schon erfolgreich erarbeiteten objektiven Kontrolloptionen des Säuglings und den flächendeckenden Gegenkontrollaktionen des borderlinekranken Primärversorgers (meist die leibliche Mutter): Der primärpsychotische Säugling „erwartet" für sich ein wesentlich höheres Ausmaß an Kontrolle, als es der Primärversorger zulassen will. Es ist auch nicht unwahrscheinlich, daß der borderlinekranke Primärversorger (aus beliebigen, primärfiktiven „Gründen") ein schon erreichtes, zuvor zugelassenes und möglicherweise aktiv gefördertes Niveau an objektiver Kontrolle seitens des Säuglings dauerhaft zu widerlegen versucht, d. h. dem Säugling keine eigenaktive Kontrolle mehr gestattet. Diese radikale Widerlegung sämtlicher kindlicher Kontrolloptionen kann durchaus im Rahmen einer maximalen simulativen „Fürsorge" exekutiert werden (siehe: Mikromanöver). Eine vergleichbare Technik wird gelegentlich auch von authentischen Personen exekutiert, die einen anderen Menschen „abwimmeln" oder verunsichern möchten: Die Betreffenden bemühen sich einerseits sehr demonstrativ (simulativ), den anderen zu „verstehen", versuchen anderseits aber (insgeheim) ganz gezielt, alle Äußerungen des anderen in sehr subtiler und systematischer Weise mißzuverstehen, inszenieren also eine Karikatur der gewöhnlichen, alltäglichen Kommunikation. Der Borderlineautist praktiziert diese Karikatur als existentielle Technik: Er bemüht sich ebenfalls, muß aber krankheitsbedingt alle authentischen Kommunikationen ständig mißverstehen.

Das autistische Refugium als ichkonstruktive Todeszone

Da nicht nur der primärpsychotische Erwachsene, sondern auch der primärpsychotische Säugling mit dem konstruktiven Ichprojekt identisch ist, wird der Säugling, dessen expansive Kontrolloptionen durch den Primärversorger ständig widerlegt werden, in eine extrem autistische Rückzugsposition (fiktives Universum) bzw. an den Rand eines konstruktiven „Ich-Todes" manövriert. Die totale Widerlegung expansiver Kontrolloptionen wird immer dann zu einem tendenziell tödlichen Angriff, wenn der Angegriffene über keine anderen Optionen verfügt, wenn also das Kontrollprojekt mit dem Lebensprojekt identisch ist: Lediglich der klassische (z. B. frühkindliche), simulations-unfähige Autist scheint gegen diesen Angriff immun zu sein, denn er hat, anders als sein simulationsfähiges Gegenstück (Borderline), diesen konstruktiven Ich-Tod anscheinend schon überlebt, kann auf die aktive, expansive Situationskontrolle prinzipiell verzichten und sich in sein extrem autistisches Refugium zurückziehen (fiktives Universum). Der expansivere simulationsfähige Autist dagegen wehrt sich, auch im Säuglingsalter, gegen diese „extrem autistische Zumutung", er kann die expansiven objektiven Kontrolloptionen (ichhaft), die er schon erfolgreich ausgeübt hat, nicht einfach „vergessen", d. h. erworbenes Ich-Territorium, einen Teil seines Ich und damit sich selbst opfern, und erst recht nicht in dieser ohnehin stürmischen Entwicklungsphase, die allerdings beim autistischen Säugling innerhalb einer andersartigen (autistischen) Superstruktur abläuft. Der Säugling wird bezüglich seiner aktiven Kontrollambitionen in eine subtil, d. h. prozessual vermittelte extrem autistische Position manövriert und muß sich zugleich passiv an die stets gegenläufigen Fremdkontroll-Aktivitäten des Primärversorgers anpassen. Der primärpsychotische Säugling hat hier als kranke, aber trotzdem aktive und expansive Person letztendlich keine Chance, er kann sich unter diesen Bedingungen nicht einmal als krankheitsbedingt massiv reduzierte Person aktiv entwickeln. Das, was die PKT-Mutter mit ihrem Säugling zu treiben scheint, kennt jeder authentische Therapeut aus eigener, schmerzhafter Erfahrung: Auch der erwachsene Borderlinepatient beherrscht die Totalnichtung seines Gegenübers, der als lebloses Objekt oder Nichtexistentes behandelt werden kann (der konkretistisch-expansiv umgesetzte, sozusagen inter-agierte Radarblick). Die gezielte Totalnichtung kann auch innerhalb einer fortlaufenden, womöglich (simulativ) „freundlichen" oder „fürsorglichen" Interaktion exekutiert werden. Diese Totalnichtung des Gegenübers wird vom Borderlinekranken routinemäßig praktiziert, gleichzeitig fürchtet er jedoch, selbst Objekt dieser Prozedur zu werden („Angst vor dem Verlassenwerden"). Diese Prozedur der Totalnichtung dürfte identisch sein mit dem strategischen Kern jener Mikromanöver, mit denen die PKT-Mutter ihren Säugling in eine extrem autistische Position treibt: Es handelt sich um eine konkretistisch vollzogene Totalnichtung des Säuglings, der hier tatsächlich „verlassen" (Borderlinejargon) wird, d. h. aller objektiven Kontrolloptionen beraubt wird, und später, sollte er dieses PKT-Regime oder funktional analoge Praktiken überleben, eine panische Angst vor dem „Verlassenwerden" beibehält (ewiges Borderline-Engramm). Der funktionale Beitrag des PKT-Opfers selbst zu seinem eigenen Tod könnte vielleicht näher bestimmt werden als spezifische Wechselwirkung von vitaler Grundausstattung und der „Unfähigkeit", sich in eine extrem autistische Position zurückdrängen zu lassen und in dieser Position längere Zeit auszuharren. Diese „Unfähigkeit" scheint auch den eher vitalen und expansiven Borderline-Erwachsenen anzutreiben, der um die Aufrechterhaltung seiner meist beziehungssimulativ verpackten, gegenstandsmanipulativen Kontrolloptionen kämpft und dafür allerhand destruktive und autodestruktive „Nebeneffekte" in Kauf nimmt.

Keine Frage der authentischen Deprivation

Der PKT-Säugling verfügt noch nicht über die Handlungsspielräume und Kampftechniken des Borderline-Erwachsenen, er gibt deshalb auf. Sein Leben ist anscheinend sinnlos geworden, und zwar nicht aufgrund einer authentischen Deprivation (fehlende Liebe usw.), sondern wegen der systematischen Frustration seiner schon teilweise elaborierten objektiven Kontrolloptionen. Der intakte Säugling leidet primär unter einer mangelhaften oder fehlenden authentischen „Versorgung", der borderlineautistische Säugling dagegen (unempfänglich für authentische Angebote) leidet primär an mangelhaften oder fehlenden objektiven Kontrollchancen, die sich ihm als eine Sache auf Leben und Tod darstellen. Der Borderline-Haß richtet sich gegen alles, was sich dieser ichhaften Kontrolle entgegenstellt: Die „archaische" Wucht des Haßaffekts resultiert unmittelbar aus der existentiellen Bedeutung der gegenstandsmanipulativen objektiven Situationskontrolle. Das Drama des Plötzlichen Kindstodes jedenfalls spielt sich wohl regelmäßig zwischen zwei simulationsfähigen Autisten ab, zwei konstruktive Ichprojekte prallen aufeinander. Die Prozedur der interaktiven Totalnichtung und das PKT-Regime zeigen sehr deutlich, daß der Borderlinekranke bzw. die borderlinekranke Mutter ein Engramm der extrem autistischen Rückzugposition „in sich trägt", der Kranke kann den Autismus konkretistisch inszenieren, und er tut dies unentwegt an beliebigen anderen Menschen. Das, was der Borderlinekranke hier an anderen konkretistisch abwickelt, kommt einer Selbstdiagnose gleich: Der Autismus, den er unentwegt in anderen Menschen projektiv deponiert, aus diesen Objekten simulativ hervor-skulpturiert und an ihnen konkretistisch re-inszeniert, dieser Autismus ist sein eigener Autismus. Der Borderlinekranke ist ein Autist, ein simulationsfähiger Autist, eben ein Borderlineautist. Man sollte diese in endlosen Variationen präsentierte Selbstdiagnose endlich akzeptieren.

Anatomie eines tödlichen Geschehens

Der Radarblick der designierten PKT-Opfer

A. Gruens Analyse des Plötzlichen Kindstodes, ein schmaler Band von knapp 150 Seiten, stellt eine echte Borderline-Fundgrube dar, wir bekommen hier einen höchst interessanten Einblick die ersten nachgeburtlichen Lebensmonate des Borderlinemenschen. A. Gruen ignoriert aber die gesamte Borderlineforschung der letzten hundert Jahre, so daß es sich um einem ganz und gar unfreiwilligen Beitrag zu unserem Thema handelt. Alle psychotischen Prozesse, wir sagten es schon, haben quasi einen autistischen Kern (authentisches Totaldefizit). Borderlinekranke können deshalb als simulationsfähige strukturelle Autisten und damit als Primärpsychotiker beschrieben werden. Weil es sich bei den PKT-Müttern um Borderlineautisten handelt, kommen deren leibliche Kinder aller Wahrscheinlichkeit nach ebenfalls, und zwar auf dem Wege der pränatalen Umprogrammierung, als fertige Autisten (überwiegend) vom Borderlinetypus zur Welt. Es überrascht deshalb nicht, wenn A. Gruen feststellt, daß „bei elf der 14 in unserer Studie untersuchten Fälle von Plötzlichem Kindstod dieser durchdringend starre Blick geschildert wird". Bei den designierten PKT-Opfern hat man also diesen besonderen Blick beobachtet. „Dieser starre Radar-Blick ist ein hindurchblicken durch den anderen, eine Art 'Röntgenblick', bei dem der, der angeschaut wird, sich garnicht im persönlichen Sinne angeschaut fühlt. Es ist also kein warmes, menschliches Anblik-ken; der Blick ist maschinenhaft, kalt und distanziert" (Gruen). Dieser Blick muß jedoch keineswegs immer ganz „starr" sein. Im Interviewprotokoll Nr. 2 beobachtet die PKT-Mutter eine nicht-starre Variante: „Er sah immer irgend etwas, seine Augen gingen unruhig hin und her, als wittere er Gefahr". Der Radarblick kann prinzipiell auch eine unruhig-ängstliche, panisch-paranoide, ungezielt-suchende oder interessiert-fokussierte Ausdrucksqualität aufwei-sen.

Der Radarblick ist der strikt objektive Blick

Am auffälligsten ist natürlich der ganz und gar erstarrte Blick, den man gar nicht übersehen kann, und weil man diesen Sonderfall gehäuft bei Autisten, die offiziell als solche identifiziert wurden, beobachtet hat, kam es zur festen Assoziation von (starrem) Radarblick und klassischem Autismus (simulations-unfähig). In Wirklichkeit verfügen alle strukturellen und funktionellen Auti-sten über eben diesen Radarblick. Die Psychose stellt nichts anderes dar als ein immer schon psychosenförmiges objektives Kontrollbewußtsein, das hier lediglich in einer Monopolposition (operatives Ich) eingerastet ist und die sub-jektive Erfahrungswelt beherrscht. Weil wir alle über dieses objektive Kon-trollbewußtsein verfügen (Standard-Ichmodus), verfügen wir alle auch über den angeblich spezifisch-autistischen Radarblick. Der strikt objektive Experte, der den Autisten beobachtet, spießt seinerseits den Radarblick des Autisten mit Hilfe seines eigenen wissenschaftlich-professionellen, strikt objektiven Radarblicks auf. Der Radarblick ist also der objektive bzw. objektivierende und damit dezidiert nicht-subjektive Blick. Das objektivierende Subjekt ver-schanzt sich hinter seinem Objektiv, das objektive Subjekt an sich (Autist) ist dann dauerhaft identisch mit diesem Objektiv. Beim simulations-unfähigen Autisten tritt die objektive Grundhaltung ungeschminkt an die Verhaltens- und Ausdrucksoberfläche, beim Borderlinekranken jedoch wird derselbe Radarblick durch beziehungssimulative Verhaltens- und Ausdrucksmomente (dissimulative Momente also) ein wenig überlagert: Wer gut wahrnehmen kann, entdeckt den Radarblick auch bei ausnahmslos allen Borderlinekran-ken, sogar borderlinekranke Primärversorger scheinen den von allen bezie-hungssimulativen Überlagerungen befreiten, nackten Radarblick bei ihren eigenen Kindern (objektiv) beobachten zu können. Auch funktionelle Auti-sten, z. B. Psychotiker vom Vulnerabilitätstypus, die sich im Spiegel anschauen, beschreiben ihren eigenen objektiven Blick als kalt und leer (sie haben sich also selbst schon einmal „anders angeschaut"). A. Gruen legt Wert auf die Feststellung, daß der autistische Radarblick bei den designierten PKT-Opfern beinahe regelmäßig auftritt bzw. berichtet wird, was zu unserer Hypo-these paßt, daß der Borderlinekranke tatsächlich ein Autist ist.

Todesnähe: Ein anderes Leben, ein anderer Tod

A. Gruen beschreibt die PKT-Mütter (bzw. diese beschreiben sich selbst) durchwegs als Borderlinekranke, d. h. als liebes- bzw. beziehungsunfähige und zutiefst destruktive Personen, wobei diese Destruktivität direkt und anhaltend gegen das eigene Kind ausgerichtet ist. Destruktivität bedeutet hier Feindseligkeit und tödlicher Haß, wie er etwa in Todesphantasien zum Aus-druck kommt, die den Tod des Kindes vorwegnehmen (borderline-konkretisti-sche „Ahnungen": die Verdrängungsschranke fehlt). Nicht nur der Prozeß der körperlichen Traumatisierung funktioniert bei der Borderlineperson deutlich anders (siehe: Selbstverletzung ohne Traumatisierung), sie verfügt auch über ein seltsam vertrautes Verhältnis zum Tod, zum eigenen Tod und zum Tod der Anderen: Beides erklärt sich aus dem autistischen Fremdkörperstatus, durch den der direkte ichhafte Zugang zum Lebendigen versperrt wird. Damit ist selbstverständlich auch der unmittelbare ichhafte Zugang zum Tod eben dieses Lebendigen versperrt. Im Extremfall ergibt sich in der authentischen Perspektive das nur scheinbare Paradox, daß der Primärpsychotiker immer wieder die „Todes"-Nähe sucht, um sich „lebendig" zu fühlen, insgesamt ein Standard-Motiv der Borderlineexistenz: Leben und Tod innerhalb der autistischen Welt sind etwas ganz anderes als in der authentischen Welt, sie haben subjektiv-erfahrungsmäßig und funktional eine andere „Bedeutung". Das, was wir unter Leben und Tod verstehen, fungiert hier in der autistischen Konstellation als Aspekt eines Fremdkörperobjekts, d.h. als Teil der nicht-ichhaften Außenwelt. Der Primärpsychotiker, der davon spricht, sich (ichhaft) „lebendig" zu „fühlen" oder sich lebendig fühlen zu wollen, benutzt eine falsche Sprache: Das lebendig Integrative bleibt immer außerhalb der Ichsphäre, immer nur Objekt, z. B. in Gestalt des „eigenen" Fremdkörperobjekts und der darin enthaltenen Gefühls- und Impuls-Objekte. Zahlreiche impulsive und autodestruktive Manöver des Borderlinekranken lassen sich als Versuche entschlüsseln, dieses Dilemma aufzuheben oder diesem existentiellen Problem experimentell auf die Spur zu kommen.

Autistische Psychosomatik und Basisdestruktivität

Die Beschädigung bzw. Zerstörung des „eigenen" Fremdkörperobjekts oder des Fremdkörperobjekts des Anderen bedeutet für den Primärpsychotiker subjektiv-erfahrungsmäßig und funktional etwas ganz anderes als im authentischen Kontext die Beschädigung bzw. Zerstörung jenes Körper-Ichs, das Ich bin bzw. (analog) ein Anderer wohl sein muß (so-wie-Ich). Die autistische Konstellation an sich konstituiert unweigerlich eine tendenziell destruktive Grundhaltung in allen Fragen von Leben und Tod und zudem eine eigenständige, mit besonderen destruktiven Optionen und Wirkungen assoziierte Psychosomatik. Diese autistische Psychosomatik beeinflußt nicht nur, quasi aus der Distanz, den authentischen Interaktionspartner auf einer eher subtilen Ebene, sondern auch das Schwangerschaftsgeschehen, d.h. die pränatalen Entwicklungsbedingungen der werdenden Person und damit die werdende Person selbst, und zwar sehr direkt und massiv. Die werdende Person ist als Fremdkörper-im-Fremdkörper den zunächst gleichen Bedingungen unterworfen, denen der mütterliche Fremdkörper schon immer unterworfen war. Die genannten elementar destruktiven Ausgangsbedingungen werden auch in der Schwangerschaft wirksam. Insbesondere die impulsivere und expansivere Borderlineperson muß zunächst, um sozial unbehelligt zu bleiben, diese in unterschiedlichem Ausmaß vital aufgeladene destruktive Ausgangslage ständig kontrollieren und im sozialen Feld dissimulieren, um nicht in ein offen antisoziales Muster zu verfallen und die entsprechenden gesellschaftlichen Gegenreaktionen auf sich zu ziehen.

Die autistische Zumutung. Destruktive Instrumentalisierung des Pflegeschemas

A. Gruen beschreibt die PKT-Mutter bzw. diese sich selbst als elementar antisoziale Person. Das, was der frühkindliche Autist seinem Primärversorger „zumutet" (Verweigerung der Beziehungssimulation), deckt sich mit dem, was die PKT-Mutter ihrem Kind „zumutet": Die Zumutung ist in beiden Fällen eine extrem autistische Zumutung. Die PKT-Mutter verhält sich also in gewisser Weise, aus der Sicht des designierten Opfers, wie eine Autistin im klassischen Sinne, als ob sie eine simulations-unfähige Autistin wäre, und zwingt dabei ihr eigenes Kind auf eine autistische Funktionsstufe zurück. Die PKT-Mutter simuliert also ein klassisches, extrem autistisches Muster (weitgehende Blokkade der Beziehungssimulation), und sie tut dies mit beziehungssimulativen Mitteln, die in einer Weise zur Anwendung kommen, daß sich kein beziehungssimulativer Austauschprozeß ergibt, was unter dem Strich eine konkretistische Nichtbeziehungspraxis ergibt. Das ohnehin schwach ausgebildete beziehungssimulative Korsett der borderline-autistischen Mutter bricht in jenem schmalen Segment, das auf das eigene Kind gerichtet ist, weitgehend zusammen oder wird abgeschaltet: Der nackte autistische Kern tritt an die Oberfläche, das designierte PKT-Opfer interagiert also mit einer Mutter, die wie eine klassische Autistin funktioniert, weil ihre beziehungssimulativen Angebote vom Kind nicht im Sinne des eigenaktiven ichkonstruktiven Projekts verwertet werden können (Unberechenbarkeit, direkte Widerlegung). Dieser „autistische Effekt" wird verschleiert durch Pflegehandlungen, die objektiv einigermaßen angemessen erscheinen. Bei näherer Betrachtung wird sich jedoch regelmäßig herausstellen, daß diese Versorgungsaktionen von einem Programm gesteuert werden, das auf destruktive Gegenkontrolle abzielt: Der Säugling wird zwar in gewisser Weise objektiv-korrekt versorgt, aber diese objektiv-korrekte Versorgung ist grundsätzlich und immer gegen die Kontrollaspirationen des Säuglings selbst gerichtet. Das Versorgungsschema kann durchaus objektiv perfekt und trotzdem so angelegt sein, daß der Säugling in seinen expansiven Kontrollaspirationen in jedem Detail fortlaufend widerlegt wird (Mikromanöver). Die PKT-Mutter instrumentalisiert also das objektive Pflegeschema, um die Kontrollaspirationen des Säuglings ins Leere laufen zu lassen (Unberechenbarkeit) und direkt zu widerlegen, sie eröffnet damit ein Interaktions- bzw. Kampffeld, das ausschließlich von ihr selbst beherrscht wird, etwa nach dem Motto: Nur einer (von uns beiden) hat die Kontrolle, und das bin ich, und wenn einer überlebt, dann bin ich es. Die PKT-Mutter wiederholt vermutlich ein Kampfschema: Als Säugling wurde sie in ähnliche Kampfhandlungen verwickelt und hat überlebt, jetzt inter-agiert sie dieses ewige Borderline-Engramm konkretistisch, mit vertauschten Rollen und aus einer stärkeren Position. Die Betroffene kämpft hier, aus ihrer psychotischen Perspektive, tatsächlich um ihr Leben. Sie zeigt, wie das Borderlinekranke sehr häufig tun, was ihr selbst geschehen ist, und zwar relativ unverzerrt in Gestalt einer konkretistischen Skulptur. Dieser Kampf hat derartig früh stattgefunden, daß das entsprechende Erfahrungsengramm in das Fundament der Person eingegangen ist: Die PKT-Mutter zeigt also nicht nur, was ihr geschehen ist, sondern auch, was sie ist. Ein Säugling männlichen Geschlechts, der in dieser Weise geprägt wurde, trägt einen extrem destruktiven, antisozialen Basiskomplex in sich, auch er wird u.U. diese Kampferfahrung mit vertauschten Rollen und aus einer stärkeren Position heraus als Erwachsener wiederholen.

Kampferfahrung: Die kontrollierte Katastrophe

Ein psychotischer Überlebenskampf findet statt, ein Kampf auf Leben und Tod: Die meisten Säuglinge überleben diesen Kampf, der jedoch deutliche Spuren hinterläßt, die sich späterhin als seltsam intime Vertrautheit mit dem

Tod, dem eigenen und dem der anderen, bemerkbar machen kann (Gleichgültigkeit) sowie in diffusen und ungewöhnlich extremen, eben tendenziell tödlichen Formen des Hasses. Zahlreiche Borderlinekranke haben solche Kampfphasen überlebt, andere nicht. Diejenigen, die nicht überlebt haben, werden in einem ganz anderen, organmedizinisch dominierten Forschungsfeld, nämlich dem des Plötzlichen Kindstodes als Todesfälle registriert. Wir müssen uns mit dem Gedanken vertraut machen, daß es relativ subtile Formen der zwischenmenschlichen Destruktivität geben könnte, die tatsächlich tödlich enden. Neben dem aktiven Suizid, der jenseits des Handlungsspektrums eines Säuglings liegen dürfte, kennen wir auch andere, eher passive Formen des Suizids aus dem authentischen Spektrum, etwa beim gemeinsam alt gewordenen Paar: Beim Tod des einen verliert der jeweils Überlebende Lebenssinn und -willen, gibt sich also auf und folgt seinem Partner sehr bald in den Tod. Der Plötzliche Kindstod jedenfalls erfüllt alle Merkmale eines derartigen passiven Suizids und muß wohl als psychosomatischer Ausdruck einer blockierten und gelähmten (primärpsychotischen) Vitalität interpretiert werden. Auch später, beim erwachsenen Borderlinepatienten, finden sich jene mit existentieller Dringlichkeit vorgetragene Versuche, vor allem die mitmenschliche Umwelt zu kontrollieren, um nicht selbst in die extrem autistische Rückzugsposition abgedrängt zu werden (siehe „panische Angst vor dem Verlassenwerden"). Nichts fürchtet der Borderlinekranke so sehr wie die Konfrontation mit seinem authentischen Totaldefekt. Er will nicht als Autist „auffliegen" und, seiner expansiven Kontrolloptionen beraubt, vollständig gelähmt und hilflos aus der sozialen Welt herausfallen. Der klassische, simulations-unfähige Autist (siehe T. Grandin) mag die Entwicklung beziehungssimulativer Optionen als experimentelles Abenteuer oder wissenschaftliche Entdeckungsreise erleben, der Borderlineautist erlebt die entgegengesetzte Bewegung, d. h. die Widerlegung seiner Beziehungssimulationen, meist als ultimative Katastrophe. Der Primärpsychotiker artikuliert seinen Lebenswillen ausschließlich im Rahmen eines primären gegenstandsmanipulativen Kontrollschemas, das ein sekundäres beziehungssimulatives Programm antreibt (Borderline) oder auch nicht (simulations-unfähiger Autist). Der Tod des PKT-Säuglings scheint das Resultat eines extrem destruktiven Prozesses zu sein. Trotz der Subtilität dieser Destruktivität (Subtilität aus der Sicht des wahrnehmungsschwachen, verblendeten Grobpositivisten) bleibt diese krankheitsbedingte Destruktivität genau das was sie ist, nämlich eine möglicherweise tödliche Form der Destruktivität.

Gibt es den PKT außerhalb des autistischen Kontextes?

Gefährdet sind also die schon pränatal umprogrammierten Borderlinekinder von Borderlinemüttern. Als einzig denkbare und vermutlich relativ selten vorkommende Alternative kommen eigentlich nur Mütter in Frage, die im borderlineäquivalenten Modus funktionieren, d. h. Mütter, die in einer (noch zu ermittelnden) kritischen Phase der Schwangerschaft eine voll ausgebildete Psychose aufweisen, so daß es zu einer pränatalen Umprogrammierung kommt, wobei das postnatale (borderlinekranke) Kind anschließend in der oben beschriebenen PKT-typischen Weise bekämpft wird (was voraussetzt, daß die voll ausgebildete Psychose dieser Mutter auch noch postnatal weiterbesteht). Die PKT-typische postnatale Paralysierung des kindlichen Kontrollprojekts kann natürlich auch durch Dritte, d. h. beliebige Andere vollzogen werden, etwa durch professionelles Pflegepersonal, auch in der institutionellen Versorgung. Zwei interessante Fragen in diesem Zusammenhang: Tritt der PKT auch unter Bedingungen einer dauerhaften globalen Vernachlässigung auf (Hospitalismus) oder beschränkt er sich auf die systematisch aufgebaute Kontrollerwartung seitens des Kindes, die durch den Primärversorger im Kontrastverfahren und innerhalb eines relativ dichten Interaktionsfeldes ebenso systematisch „widerlegt" (frustriert) wird? Was passiert mit einem intakten Säugling, der diesem PKT-Regime unterworfen wird, der also im ersten postnatalen Lebensjahr von einer primärpsychotischen Person (Pflegemutter usw.) versorgt wird, die ihrerseits den PKT-Mechanismus exekutiert?

Den PKT-Prozeß überleben: Kontrollbesessenheit und Todesnähe beim Borderline-Erwachsenen

Die systematische Verkennung der PKT-Realität verdunkelt auch den Zusammenhang von prägenden frühkindlichen Erfahrungen und späteren Erfahrungsmustern des Borderline-Erwachsenen. Die existentielle Dringlichkeit beispielsweise, mit der viele erwachsene Borderlinepatienten insbesondere des eher „hyperaktiven", d. h. vitaleren und expansiveren Typs die therapeutische Situation und den Therapeuten zu kontrollieren versuchen, läßt sich anhand dieser PKT-Konstellation vielleicht besser erklären: Wenn die reale Situationskontrolle scheitert, droht der Patient in einen PKT-ähnlichen Lähmungszustand zurückzufallen, den er nur noch durch (meist destruktive) Manipulationen am „eigenen" Fremdkörper, phantastische Kontrollfiktionen des klassisch-psychotischen Typs oder ähnliche Manöver bekämpfen kann. Zahlreiche erwachsene Borderlinepatienten, die einst ein PKT-artiges Szenario durch- und überlebt haben, befanden sich tatsächlich (nicht nur „symbolisch", „subjektiv" oder „psychologisch") in einer todesnahen Situation, und da der Borderlinekranke alle signifikanten Erfahrungen in ewige Engramme umarbeitet und unbeschädigt in sich aufbewahrt, wird die scheiternde objektive Situationskontrolle immer wieder jene uralte tödliche Gefahr heraufbeschwören. Diese objektive Kontrollbesessenheit zielt in erster Linie vielleicht gar nicht auf die Beherrschung der Außenwelt ab, sondern auf die Kontrolle der tödlichen Gefahr, die dem objektiven Kontrollverlust auf dem Fuße folgt. Ichkonstruktiv starke Borderlines können sogar zwischen beiden Polen systematisch hin und her oszillieren und daraus einen eigenen, umfassenden Lebensstil kreieren: Der situative Kontrollverlust wird zunächst immer wieder zugelassen und aktiv herbeigeführt, die Katastrophe dann in einer „heroischen" Anstrengung wieder überwunden. Dieses Borderline-Binnendrama kann ungewöhnliche Dimensionen annehmen, wenn es der Borderlinekranke, was häufiger vorkommt, zu Macht und Einfluß gebracht hat: Die Verschaltung von innerer (primär) und äußerer historischer Katastrophe (sekundär-instrumentell) erzeugt bisweilen seltsam unverständliche weltgeschichtliche Nebeneffekte katastrophalen Zuschnitts, die nicht mehr aus dem geschichtlichen Prozeß selbst erklärt werden können, weil der geschichtliche Prozeß nur als Medium, Material und Instrument der gesellschaftlich mächtigen Borderlinefigur fungiert. Liebes- und Beziehungsunfähigkeit, die Hypertrophie des objektiven Kontrollmodus, eine katastrophische Basisstruktur und die frühe Erfahrung der Todesnähe ergeben einen Komplex, ohne den sich beispielsweise die Grund-Idee des Genozids und die konsequente Realisierung des genozidalen Projekts nicht vernünftig erklären lassen. Der Zusammenhang zwischen den Ereignissen um den Plötzlichen Kindstod einerseits und unserem

20. Jahrhundert anderseits, könnte ein sehr viel direkterer sein, als es zunächst den Anschein hat.

Borderline-psychotische Mutterschafts-Fiktionen

Manche borderlinekranke Frauen glauben (Primärfiktion) in ganz konkretistischer Manier, daß der objektive Tatbestand der Mutterschaft ein „Beweis" für ihre authentische Weiblichkeit und damit auch für Liebes- und Beziehungsfähigkeit (siehe: Borderlinesehnsucht) bzw. authentische Personalität wäre. Da ist natürlich etwas Wahres dran, aber dieses Wahre gilt nur im authentischen Kontext und nicht mehr in der autistischen Lebenswelt: Die borderlinekranke Mutter reproduziert nämlich auf dem Wege der pränatalen Umprogrammierung, unwillentlich und unvermeidlich, immer nur sich selbst, d. h. ihre Kinder sind ebenfalls borderlinekrank oder erliegen in relativ seltenen Ausnahmefällen dem Plötzlichen Kindstod. Der objektive Tatbestand der Mutterschaft per se hat mit authentischer Weiblichkeit absolut nichts zu tun: Der Borderlineautist verwechselt die objektive Konkretion mit der subjektiven Realität, alle subjektiven Realitäten erscheinen ihm immer nur als objektive Konkretionen. Der Faktor, der den PKT verursacht, könnte übrigens durchaus auch viel früher greifen und für gewisse Fertilitätsstörungen und Fehlgeburten verantwortlich sein.

Schrei-Kinder und ergänzender Widerstand: Plötzliche Gegenkontroll-Lücken

Das Schreien ist, ganz nebenbei bemerkt, eine zentrale Kontrolltechnik des Säuglings: Gut möglich, daß es sich bei den in letzter Zeit zunehmend diskutierten Schrei-Kindern, für die stellenweise eigene Ambulanzen aufgemacht werden, überwiegend um Borderlinekinder handelt, die zwar genügend situative, d. h. interaktive Kontrolle erreicht haben, um nicht in die PKT-typische Apathie zu verfallen, aber letztendlich doch, warum und wie auch immer, über zu wenig Kontrolle verfügen. Ein „Zuwenig" an Kontrolle seitens des Kindes kann u. a. auch dadurch entstehen, daß der borderlinekranke Primärversorger seine Gegenkontrollpraktiken verändert oder gar weitgehend zurücknimmt, so daß dem Kind der vorhandene Orientierungsrahmen für eigene Kontrollaktivitäten entzogen wird. In einem geschlossenen Kontroll-Gegenkontroll-Szenario bedeutet etwa die Zurücknahme der Gegenkontrolle und die plötzliche Willfährigkeit (Sich-kontrollieren-Lassen) gegenüber den Kontrollambitionen des Kindes, daß das Kind als objektiv kontrollierendes Wesen quasi ins Leere läuft und in gewisser Weise, nämlich innerhalb der borderlineautistischen Erfahrungswelt, allein gelassen wird. Das Borderlinekind kann hier nicht kämpfen, weil es über keinen adäquaten Gegner verfügt, der einen angemessenen Widerstand bieten würde. Auch das Borderlinekind benötigt anfangs äußere Ordnungshilfen, Ergänzungen und Widerstände, die es allerdings immer nur im gegenstandsmanipulativen Schema benutzen und verarbeiten kann.

Bauchlage

Inzwischen hat sich herausgestellt, daß die konsequente Vermeidung der Bauchlage als Schlafhaltung des Säuglings die Zahl der tatsächlichen Todesfälle vom PKT-Typus beachtlich verringert. Also hat der PKT aller Wahrscheinlichkeit nach etwas mit der Atemtätigkeit des Säuglings zu tun. Da zahllose Eltern seit Jahrzehnten ihre Säuglinge zum Schlafen auf den Bauch gelegt haben, ohne daß dies zum PKT geführt hätte, reicht die Bauchlage aber als Erklärung nicht aus. Es hat eher den Anschein, als würde man mit der konsequent praktizierten Rückenlage einem Suizidgefährdeten das psychosomatische Selbsttötungs-Instrument wegnehmen oder zumindest depotenzieren. Das suizidale bzw. quasi-suizidale Geschehen ist damit, d. h. mit der Depotenzierung eines Vollzugsinstruments oder begünstigenden Faktors, der hier, beim Säugling, notgedrungen eine eher körperlich-sinnliche Form annehmen muß, noch keineswegs gut erklärt. Das Suizidgeschehen läßt sich ja auch nicht aus den Methoden und Mitteln der Selbsttötung erklären. Neben der organmedizinisch orientierten Spekulation, die trotz intensiver Bemühungen über viele Jahrzehnte hin anscheinend noch keine einigermaßen akzeptable Erklärung für das PKT-Geschehen finden konnte, weil sie sich ausschließlich auf die quasi-suizidalen Instrumente (siehe: Bauchlage usw.) konzentriert, sollte man sich vor allem auf leicht zugängliche, tlw. längst vorhandene und ziemlich prägnante Ereignismuster konzentrieren, wie sie insbesondere aus den eher deskriptiven, d. h. nur geringfügig theorie-kontaminierten Interviewprotokollen A. Gruens hervorgehen. Wir finden hier Berichte über Interaktionsprozesse, die in der authentischen Perspektive als äußerst suspekt erscheinen müssen, nämlich als lieblos, empathielos und überwiegend destruktiv, wobei dieses Muster von Primärversorgern produziert wird, die sich auf der Basis einer korrekten Borderlinediagnostik als mehr oder weniger blande Borderlines identifizieren lassen. Ohne korrekte Borderlinediagnostik wird auch der Plötzliche Kindstod auf unabsehbare Zeit ein Rätsel bleiben.

Pseudogenetische Effekte durch interaktive Klonierung

Mütter und Töchter: Die weibliche Vermittlungsschiene

Destruktive familiäre oder gesellschaftliche Faktoren erzeugen in aller Regel keine primärpsychotischen Erkrankungen, es ist immer die leibliche Mutter, die ihren eigenen authentischen Totaldefekt an ihre Kinder weitergibt, wobei die Töchter den Defekt wiederum an ihre eigenen Kinder weitergeben. Biographische Theorien, die sich auf postnatale Prozesse konzentrieren, können diesen Vermittlungsvorgang niemals angemessen abbilden und erklären, sie kommen sozusagen zu spät.

Der funktionelle Autismus (Psychose) als Zulieferant

Als einzige nicht-primärpsychotische Ursache des primärpsychotischen Phänomens kommt wohl nur ein funktional äquivalenter Verursachungsfaktor in Frage, etwa eine Schwangere, die in einer noch näher zu bestimmenden, sensiblen oder kritischen Phase der Schwangerschaft eine voll ausgebildete Psychose nicht-primärpsychotischer Art (z. B. des traumatischen oder des Vulnerabilitätstypus) aufweist. Auch hier wird ein authentisches Totaldefizit wirksam, das defektartig, d. h. wie ein authentischer Totaldefekt funktionieren dürfte: Der funktionelle Autismus der Schwangeren erzeugt wahrscheinlich, und zwar auf dem Wege der pränatalen Umprogrammierung, ein strukturell autistisches Kind und damit ein festes Mitglied der primärpsychotischen Subkultur. Handelt es sich dabei um ein Mädchen, dann wird es später strukturelle Autisten erzeugen. Krankheiten jenseits der Beziehungskrankheiten sind in diesem Zusammenhang von Interesse, weil derartige Krankheiten in das pränatale Beziehungsgeschehen eingreifen und es stören oder blockieren können und damit eine (pseudo)autistische pränatale Konstellation herstellen und eine frühe Umprogrammierung auslösen können. Es wären also die klassischen „Körper"-Erkrankungen daraufhin zu untersuchen, ob und inwiefern sie das pränatale Beziehungsgeschehen beeinflussen. Ergänzend dazu und längst fällig wäre eine Untersuchung des Gehirns als Beziehungsorgan (im Beziehungskörper des Beziehungswesens Mensch), also eine Überwindung des autistischen Denkens in der „Körper"-Medizin und der entsprechenden Grundlagenforschung. Der Mensch wird immer nur so beforscht, als ob er ein Autist wäre, ein kategorialer Grundsatzfehler, der alle Analysen und Resultate zutiefst kontaminiert.

Die funktionell autistische Psychose als Nadelöhr zwischen strukturell autistischer Subpopulation und dem Rest

Der funktionelle Autismus fungiert also einerseits als Hauptzulieferer der primärpsychotischen Gemeinschaft (Autismus, Borderlineautismus), unterliegt anderseits gewissen gesellschaftlichen Einflüssen (Traumatisierung usw.): Über das Nadelöhr des funktionellen Autismus beeinflußt „die Gesellschaft" den Umfang der strukturell autistischen Subpopulation. Insgesamt jedoch verwaltet die strukturell autistische Subpopulation, die ja überwiegend von simulationsfähigen blanden Borderlineautisten gestellt wird, ihre ureigene psychopathologische Substanz weitgehend autonom und ungestört von wissenschaftlich-professionellen Interventionen oder sonstigen gesellschaftlichen Einflüssen. Wir haben es mit einer autistischen und damit psychotischen Subpopulation zu tun, die etwa 20% der Gesamtbevölkerung aller modernen Gesellschaften ausmacht. Ein geschlossene Gesellschaft von existentiellen Außenseitern also, mehr oder weniger simulationsfähig, mehr oder weniger intelligent, mehr oder weniger destruktiv und meistens bland (frei von massiven Symptomen).

Identische Reduplikation: Pseudogenetische Effekte durch interaktive Klonierung

Die borderlineautistische Subpopulation wird weiterhin wachsen, insbesondere relativ zur authentischen Subpopulation (ca. 80%), deren Reproduktionsrate aufgrund der unübersehbaren destruktiven Implikationen der spätmodernen Lebenswelt kontinuierlich abnehmen wird. Diese Entwicklung muß wohl im Kontext explodierender Anonymisierungsprozesse entschlüsselt werden, die regelmäßig mit der Konstruktion sekundär-narzißtisch überzogener, hochgradig fiktiver, überwiegend simulativer und hyper-individualisierter kompensatorischer Lebensentwürfe beantwortet wird. Der Widerspruch kann nicht mehr persönlich abgefedert werden, die lebendige Person gibt nach und verleiht dadurch der spätmodernen Welt den Anschein einer personalen Welt. Die elementare, d. h. realistische (authentische) „Beziehungsarbeit" steht dem Fortkommen bzw. Überleben innerhalb dieser anonymen Mechanismen zunehmend im Wege, bei Männern und Frauen, Jungen und Alten. Ganz anders die Situation des simulationsfähigen Autisten, der aufgrund seiner psychopathologisch ohnehin anonymisierten Ichformation in den explodierenden anonymen und simulativen Mechanismen der Spätmoderne erstmalig eine annähernd optimale Lebensumwelt vorfindet.

Kulturelle Selektionsvorteile und Reproduktionsfreudigkeit

Die Auftretenshäufigkeit, d. h. Zunahme oder Abnahme der Zahl der borderlineautistischen Persönlichkeiten wird keineswegs primär psycho- bzw. sozio-

gen (im üblichen Sinne) determiniert, d. h. durch postnatale Erfahrungen (Bio-
graphie), gesellschaftliche Einflüsse (Moderne) oder eine Kombination beider
Faktoren, sondern eher durch die Reproduktionsfreudigkeit der weiblichen
Mitglieder der strukturell autistischen Subpopulation und jene kulturellen
Selektionsvorteile, die sich insbesondere unter spätmodernen Bedingungen
für den Borderlineautisten ergeben. Der Borderlineautist männlichen
Geschlechts kann sich prinzipiell widerstandslos und ohne jegliche Energieverluste mit beliebigen Mechanismen der modernen Lebenswelt verschalten,
auf diese Weise auch seine materiellen Lebensbedingungen tlw. recht günstig
gestalten und wird sich überzufällig häufig mit einer ebenfalls borderlineautistischen Partnerin zusammentun.

Reproduktionsverzicht, borderline-psychotische Mutterschaftsfiktionen und „impulsartige" Schwangerschaft

Letztendlich entscheidend für die Borderlinequote ist allerdings das Fortpflan-
zungsverhalten der mehrheitlich blanden borderlinekranken Frau, wobei sich
zwei idealtypische Grundmuster erkennen lassen. Einerseits finden sich borderlinekranke Frauen im gebärfähigen Alter, die vor allem aufgrund massiver
zwischenmenschlicher Probleme lieber auf Nachwuchs verzichten oder sich
nach (simulativ) erfolgreicher Therapie zurückziehen und vollauf damit
beschäftigt sind, sich selbst und ihre Lebenssituation im Griff bzw. in Ordnung
zu halten. Anderseits finden sich auch zahlreiche borderlinekranke Frauen,
die es darauf angelegt haben, mehrere bzw. möglichst viele Kinder zu bekommen. Etwa um irgendwelchen sozialen Fremdanforderungen des weiblichen
bzw. familiären Typs konkretistisch zu genügen (z. B. Forderungen des Ehemanns und dessen Familie) oder als Bestandteil eines ichkonstruktiven „Weib-
lichkeits"- bzw. „Familien"-Projekts des dissimulativen Typs (konkretistischer
„Beweis" der eigenen Weiblichkeit, Mütterlichkeit, Lebendigkeit, Sinnlichkeit, Authentizität usw.) oder aber, im antisozialen Kontext, als eher sinnlose
Ereignisfolge der unkontrolliert-impulshaften Art (Gleichgültigkeit). Als spezifisch borderlineautistisches Motiv imponiert vor allem der eher verzweifelte
Versuch, jene quälende, aber unerfüllbare Borderlinesehnsucht nach einem
Zugriff auf die nur diffus geahnte authentische Erfahrungswelt sich mittels
eines eigenen Kindes zu erfüllen sowie das pseudoweibliche, quasi sportiv-
konkurrierende und irgendwie heroische, objektive Projekt der Kindsproduk-
tion und -aufzucht als ichkonstruktive Herausforderung, die man z. B. auch
ganz alleine „bewältigen" könne (psychotische Identitätsstiftung: „es" schaffen usw.).

Kleines Beispiel für ein gegenstandsmanipulatives Mutterschafts-Projekt

Das durchaus kuriose (bizarre) Motiv einer durchschnittlich intelligenten,
simulativ einigermaßen geschickten und sozial eingebundenen blanden Borderlinepatientin lautete so: Sie wolle ein Kind haben, um bei ihren Freundin-
nen weiterhin mithalten zu können, denn die hätten alle Kinder oder seien
schon schwanger, bei ihnen drehe sich alles um Kinder usw., irgendwann
werde sie wohl nicht mehr mitreden können und sei dann ausgeschlossen. Ihre
Überlegungen in dieser Sache drehten sich dann ausschließlich und unentwegt um technische Fragen wie Zeit- und Geldaufwand, Einschränkung bis-
heriger Aktivitäten usw., ein Partner war nicht in Sicht und die mit der Mutterschaft eigentlich verknüpfte personale Ebene blieb in diesem seltsamen Pla-
nungsstadium völlig ausgespart. Der gegenstandsmanipulative Charakter des

Gesamtprojekts war evident, das geplante Kind ein multifunktionales Objekt, vergleichbar dem Spielgeld, das benötigt wird, um weiterhin „mitspielen" zu können. Auf die Frage, wie sie sich denn den Beziehungsalltag mit ihrem geplanten Kind vorstelle, konnte sie nach langem Nachdenken nur ein Sammelsurium von Allgemeinplätzen (gängige Objektivierungen und Abstraktionen) aufzählen. Die Patientin hatte nicht die leiseste Ahnung, was sie selbst mit dem geplanten „Spielgeld" anfangen sollte. Sie wußte lediglich sehr genau, daß sie irgend etwas mit dem Objekt machen mußte, um „mitreden" zu können. Dieses Irgendetwas war ihr jedoch absolut gleichgültig.

Der wissenschaftlich-professionelle Apparat betreibt exzessive Anti-Prävention

Zu den Bedingungen, die eine Entscheidung zugunsten einer Mutterschaft beeinflussen, gehört auch das authentische Niveau der unmittelbaren mitmenschlichen Umwelt der borderlinekranken Frau, wozu wir auch die professionellen Behandler zählen müssen: Therapeuten, die zuweilen sehr genau merken, daß sie zur erwachsenen Borderlinepatientin keine authentische Beziehung aufnehmen können, sind durchaus imstande, trotz aller Kontraindikationen auf eine gezielte Beratung zu verzichten, um stattdessen den Kinderwunsch ihrer Patientin zu unterstützen und bei der Produktion eines neuen, weiteren (strukturell autistischen) Borderlinemenschen Pate zu stehen.

Heimlicher Mutterschaftskult, vermeintliches Schicksal und katastrophale Beratungsdefizite

Nicht selten geht diese professionelle Patenschaft einher mit diffusen, uralten und halboffiziellen (nicht öffentlich eingestandenen) Hintergrundvorstellungen, die sich von der Mutterschaftserfahrung einen heilsamen Effekt auf die Entwicklung der Persönlichkeit der potentiellen Mutter im allgemeinen und ihrer psychischen Krankheit im besonderen versprechen. Im Falle eines authentischen Totaldefekts oder eines funktional äquivalenten Totaldefizits seitens der Mutter läuft diese an sich freundlich wohlwollende Unterstützung des Mutterschaftsprojekts auf etwas ganz anderes hinaus: Der Behandler, der nicht so recht weiß, was er da tut, unterstützt aktiv die Produktion von primärpsychotischem Nachwuchs. Und so nimmt das Unglück seinen Lauf und die primärpsychotische Gemeinde wächst und wächst, sozusagen mit wissenschaftlicher Begleitung. Daß es tatsächlich ein rechtes Unglück ist, dieses Borderlineschicksal, das da teilweise mit professioneller Unterstützung in Gang gesetzt wird, läßt sich umstandslos der gängigen Borderlineliteratur entnehmen. Die Lebenswelt des Borderlineautisten kann mit Fug und Recht eine subtile Hölle genannt werden, die jedoch oft gut ausgehalten wird, weil der Betroffene nichts anderes kennt.

6 Die Postmoderne, der Totalsimulant und der Tod

Die Postmoderne als konkretes Projekt des Totalsimulanten

Zwei Rätsel enträtseln sich wechselseitig

Die Borderlinekrankheit als Massenphänomen und der Plötzliche Kindstod sind rätselhafte Parallelereignisse, die sich bis zu einem gewissen Grad gegenseitig enträtseln. Die Geschichte des PKT ist ein aufschlußreiches Kapitel aus der Geschichte des Borderlinephänomens, aber die Geschichte des PKT wird wohl nicht allzutief in die Vergangenheit zurück verfolgt werden können, allein schon deshalb, weil der frühe Kindstod noch im ersten Lebensjahr, sowie das Sterbenlassen und Töten von Säuglingen, vollzogen auch durch die leibliche Mutter, etwa durch „versehentliches" Erdrücken des Kindes im gemeinsamen Bett (M. Harris 1995), bis ins 19. Jahrhundert hinein zu den gängigen, halboffiziellen und inzwischen gründlich vergessenen Ereignissen bzw. Praktiken der europäischen Kultur gehören. Dieses große Sterben dürfte den stillen Tod, mit dem wir uns gerade beschäftigt haben, gründlich überlagert und zum Verschwinden gebracht haben. Die kollektiv praktizierte Primärversorgung durch Verwandte usw., bei der das Kind dem exklusiven Einfluß der destruktiven Mutter weitgehend entzogen ist, dürfte die PKT-Quote deutlich senken. Der PKT scheint ein reines Zwei-Personen-Drama zu sein, wäre allenfalls noch denkbar bei einer institutionellen Versorgung, die hinter die schon entwickelten Kontrollerwartungen eines borderlineautistischen Säuglings deutlich zurückfällt. Trotzdem gilt: Der Borderlineautismus stellt eine sehr elementare menschliche Möglichkeit dar, eine Humankonstante, die die Geschichte der Menschheit von Anbeginn an begleitet und zutiefst beeinflußt hat, und der Plötzliche Kindstod als integraler Bestandteil dieser separaten Borderline-Subkultur dürfte genauso alt sein.

Vorgeschichte

Die Tatsache, daß sich eine Gesellschaft intensiv mit seltsamen Todesfällen im Säuglingsalter beschäftigt, die sich ohne erkennbare Krankheitszeichen und ohne Spuren eines Todeskampfs ereignen, wäre historisch gesehen womöglich ein Zeichen dafür, daß sich die betreffende Gesellschaft mit dem Autismus bzw. dem Borderlineautismus auseinandergesetzt hat. Als Hinweis auf das Vorliegen einer relativ eigenständigen und starken Borderlinesubkultur könnte uns auch die beherrschende Präsenz gewisser meditativer und sonstiger Praktiken dienen, die durch extrem willkürliche und v.a. extrem destruktive Fremdkörper-Manipulationen des autistischen Typs imponieren. Die besonderen Erscheinungen der neuen Borderline-Psychosomatik, die aus der autistischen Fremdkörper-Konstellation resultieren, erinnern nämlich stark an Techniken und Resultate gewisser meditativer und ritueller Körperkontroll-Praktiken.

Megamaschine der Moderne als Megaprothese des Autisten

Die Primärpsychose hat vielleicht sogar sehr unmittelbar mit unserer Moderne zu tun: Das erste Exerzierfeld des Projekts der Moderne könnte der „eigene"

Körper bzw. Fremdkörper gewesen sein, im Sinne der ersten Maschine bzw. Als-ob-Maschine in einer ansonst relativ apparate-armen Vor-bzw. Frühmoderne (die fiktive Bewußtseinsmaschine und ihr Fremdkörper-Pseudorobot). Die Bedeutung der anonymen Mechanismen und mechanistischen Konkretionen wurde bislang im Selbstverständnis der Moderne vermutlich überschätzt. Im Kontext der allmählich expandierenden autistischen Subkultur könnte sich diese Überschätzung allmählich in eine durchaus realistische Einschätzung verwandeln: Der Autist als existentieller Außenseiter und ständiger Begleiter der Menschheitsgeschichte findet unter spätmodernen Bedingungen erstmals in der Geschichte annähernd optimale Lebensbedingungen vor, und zwar ein immer dichter werdendes System symbolischer und konkreter Mechanismen, die immer tiefer in die alltägliche Lebenswelt eingreifen und diese (mechanistisch) deformieren. Der Autist bzw. Borderlineautist kann sich selbst (als ichkonstruktives Projekt) mit diesen Mechanismen widerstandslos und ohne Energieverluste verschalten, er muß dabei keine authentischen Ausgleichsbewegungen machen oder authentische Opfer bringen. Für Autisten hat dieses Gesamtsystem von explodierenden, (in die Beziehungswelt) implodierenden, sich zunehmend verdichtenden und konvergierenden mechanistischen Hervorbringungen abstrakter, symbolischer und materieller Art, diese Megamaschine also, tatsächlich eine ganz außerordentliche existentielle Bedeutung, die sie für den authentischen Mehrheitsmenschen eben nicht hat. Die Geschichte bzw. Analyse der Moderne wird, sieht man einmal von nostalgischen Mystifikationen ab, letztendlich aus einer dezidiert autistischen, d. h. krankhaften und tendenziell destruktiven Perspektive betrieben. Die parasitäre Megamaschine, die ja auf einer Beziehungskultur aufsitzt und auf deren Kosten expandiert, wird zunehmend zum Gehäuse, Vehikel und Angriffswerkzeug einer stetig wachsenden Subpopulation von existentiellen Außenseitern, die krankheitsbedingt keinen Beitrag zur Substanz unserer Beziehungskultur leisten können.

Der existentielle Außenseiter als Neuer Mensch

Die Megamaschine der Moderne, das Gesamtsystem mechanistischer und mechanischer Artefakte also, dient dem Autisten und Borderlineautisten als Megaprothese, d. h. als instrumentelle Prothese (Ich-Verlängerung) und zugleich als prothetische Lebensumwelt, die ihm eine schier unbegrenzte Expansion seiner autistischen und mithin elementar destruktiven Substanz ermöglicht und ihn zudem als existentiellen Außenseiter zum Verschwinden bringt. Hier fungiert die authentische Person als existentieller Außenseiter: Der Autist rehabilitiert sich mit Hilfe der prothetischen Megamaschine endgültig, der authentizitätsfähige Mensch dagegen verschwindet allmählich aus seiner eigenen Welt, die er ja eigentlich geschaffen hat, um sich selbst das (authentische) Leben zu erleichtern, und nicht, um einer authentizitäts-unfähigen Subpopulation eine glorreiche Zukunft zu sichern. Aufgrund der kulturellen Selektionsvorteile, die aus der strukturellen Identität von Megamaschine und Autismus resultieren (Verschaltung in beide Richtungen), kann sich der Autist nicht nur in den funktionalen Zentren dieser explodierenden und implodierenden Mechanismen positionieren, er streift zugleich sein existentielles Außenseitertum ab und wird zum Neuen Menschen, der sich über diese stetig expandierenden anonymen Mechanismen (z. B. Psychotherapie) einen streckenweise sehr unmittelbaren Zugriff (von außen) auf die Lebensbedingungen der authentischen Mehrheit und deren Kultur verschafft. Der authentische

Mensch macht sich über das Medium der objektiven Mechanismen selbst zum Objekt des Autisten, des objektiven Menschen schlechthin. Die Megamaschine der Moderne, einschließlich des wissenschaftlich-technologischen Apparats und seines „vergeistigten" Überbaus („Philosophie" usw.), verfolgt nicht nur eine objektive, d. h. anti-subjektive und mechanistische Politik, die Moderne ist insgesamt ein durch und durch autistisches Projekt, und zwar im strengen psychopathologischen Sinne und mit allen psychotischen und hochgradig destruktiven Implikationen. Die Moderne erscheint als der teilweise gewaltsame Versuch einer umfassenden und endgültigen „Rehabilitation" der autistischen Subpopulation, die in dieser Form nur auf Kosten der authentischen Mehrheitskultur gelingen kann bzw. durch Schwächung, Deformation und Zerstörung ihrer beziehungskulturellen Substanz. Die Postmoderne wäre dann nichts anderes als der tatsächliche Erfolg dieses Projekts, der im Prozeß der Moderne schon angelegt ist. Im ideologischen Zentrum der spätmodernen Gesellschaft hat sich das Projekt der Postmoderne schon durchgesetzt: Das Feld der Subjektwissenschaften wird von eindeutig autistischen, d. h. psychotischen und teilweise außerordentlich destruktiven Modellvorstellungen beherrscht und durchdrungen, diese autistische Politik wird aggressiv vermarktet und dort, wo sich keine (authentische) beziehungskulturelle Gegenwehr mehr regt, auch exzessiv praktiziert. Die authentische Mehrheitskultur hat ihr ureigenstes Feld den simulationsfähigen Autisten und dem autistischen Terror überlassen, sie ist auf dem besten Wege, sich selbst und ihre Zukunft aufzugeben.

Postmoderne als Siegeszug des Neuen Menschen

Es sind also nicht nur die mechanistischen Objektivierungen (Artefakte) selbst, die sich gegen den authentizitätsfähigen Menschen wenden, es ist der objektive Mensch (Autist), v.a. der simulationsfähige Borderlineautist als Massenphänomen, der in Ausübung seiner besonderen Existenzweise eben diese Objektivierungen gegen die authentische Mehrheit richtet. Dieser etwas verdeckte Prozeß der inneren Kolonisierung der schrumpfenden 80%-Mehrheitskultur durch eine wachsende autistische 20%-Minorität ist identisch mit dem Prozeß der Postmoderne. Die Postmoderne wäre also der Aufstieg der autistischen Subpopulation zum bestimmenden Faktor der fortgeschrittenen Gesellschaften. Das Problem sind dann nicht mehr die destruktiven Implikationen jener Megamaschine, die sich der Mehrheitsmensch geschaffen hat, sondern ein inkommensurabler Menschentypus, der sich weit außerhalb der authentischen Welt selbst unentwegt in identischen Duplikaten reproduziert. Die Mehrheitskultur hat in Gestalt der Megamaschine eine Lebenswelt kreiert, die für den Mehrheitsmenschen selbst zunehmend unbewohnbar wird, der stetig anwachsenden autistischen Subpopulation jedoch eine annähernd optimale prothetische Umwelt bietet. Der Mehrheitsmensch verabschiedet sich allmählich aus seinen eigenen kulturellen Hervorbringungen und seiner eigenen Geschichte, er überläßt die menschliche Welt seinem designierten Nachfolger, dem Autisten. Der simulationsfähige Autist scheint der rechtmäßige Erbe der Megamaschine zu sein. Die moderne Gesellschaft hat diese ihre innere Bestimmung konsequent und zügig verfolgt: Der simulationsfähige Autist findet schon jetzt insgesamt günstigere Lebensbedingungen vor als der authentische Mehrheitsmensch. Ganz erstaunlich auch die ideologische Kraft der autistischen Subkultur, die sich ganz besonders in den sog. Subjektwissenschaften Psychologie und Psychopathologie bemerkbar macht und sich vor allem dahingehend auswirkt, daß eine echte Subjektwissenschaft nicht entstehen kann. Eine echte Subjektwissenschaft würde nämlich sofort, schon im allerersten Arbeitsgang, auf das stoßen, was ihren regulären Fortgang schon immer verhindert: Die autistische Ideologie und der Terror der extrem pathomorphen und außerordentlich destruktiven mechanistisch-toten Modellvorstellungen. Eine echte Subjektwissenschaft würde auch sehr schnell herausfinden, wer ganz konkret ein existentielles Interesse (mit welchen Begründungen auch immer „legitimiert") an der Verewigung dieser wahnhaften und destruktiven Theorien und Praktiken hat und in gewisser Weise haben muß. Die einzige Gruppe von Bedeutung, die ein nachvollziehbares existentielles Interesse an der Fortsetzung des autistischen Terrors hat und davon tatsächlich profitieren könnte, ist jene Millionenmasse vom blanden Borderlineautisten, die selten in den heiligen Hallen der praktizierten Psychopathologie auftauchen und mit an Sicherheit grenzender Wahrscheinlichkeit in den Funktionseliten der spätmodernen Gesellschaft massiv überrepräsentiert sind.

Zweierlei Maß: Destruktive Toleranz

Die krankheitsbedingte Basisdestruktivität des simulationsfähigen Autisten (Borderline), egal wie sie sich artikuliert, ob eher subtil oder manifest, ob eher gegen sich selbst oder gegen andere gerichtet, ist allen (authentischen) Behandlern bekannt und unbestritten, trotzdem finden wir in der einschlägigen Literatur keine systematische Analyse der destruktiven Effekte, die der Borderlinekranke ganz unvermeidlich in seiner alltäglichen mitmenschlichen Umgebung setzt. Der Borderlineautist hört ja nicht auf zu existieren und die Destruktivität erlischt nicht, bloß weil der Kranke die heiligen Hallen der psychotherapeutischen bzw. psychiatrischen Institution verläßt. Die professionellen Behandler beschreiben sehr ausführlich die teilweise beinahe unerträglichen Belastungen, denen sie im Verlauf einer Borderlinetherapie ausgesetzt sind, gehen aber stillschweigend davon aus, daß die alltägliche Umwelt des Kranken diese Belastungen ganz gut aushalten kann. Immer wieder werden auch extrem destruktive Borderlineautisten von ihren Behandlern auf unbeteiligte ahnungslose Menschen angesetzt, die dann z. B. als Versuchskaninchen für seltsame „Beziehungs"-Experimente auch sexueller Art herhalten müssen, so etwa in der „Borderline-Therapie" von V.D. Volkan (1992), wobei der Behandler in diesem Fall sehr wohl weiß, daß die psychoanalytisch mißbrauchten Frauen als „Opferlamm" und „neues Spielzeug" fungieren, an denen der Patient „seine neu erworbene intrapsychische Organisation testet".

Borderlinealltag

Weit außerhalb des gängigen Denkhorizonts finden sich die wenig spektakulären Alltagskonstellationen, in denen beispielsweise eine authentische Frau und ihre ebenfalls authentischen (leiblichen) Kinder mit einem borderlineautistischen Familienvater zusammenleben, ohne daß dieser als authentische Person präsent wäre oder irgend jemand eine authentische Beziehung zu ihm aufnehmen könnte. Was läuft eigentlich in solchen Familien ab, wie verarbeiten die Kinder diese permanente Präsenz eines existentiellen Außenseiters, dessen Außenseitertum von der Mutter aktiv verleugnet wird? Und was geschieht, wenn sich ein authentischer Mann mit einer borderlineautistischen Frau zusammentut und es erleben muß, daß er zu seinen eigenen Kindern (den leiblichen Kindern der borderlineautistischen Mutter) keine authentische Beziehung aufnehmen kann, daß er immer ein Fremdling in einer borderlineautisti-

schen Restfamilie bleibt? Was ist mit den überwiegend subtil vermittelten und
trotzdem extrem destruktiven Effekten, die der simulationsfähige Autist in
zwischenmenschlich sensiblen Tätigkeitsfeldern setzt (Psychotherapie, Päd-
agogik, Medizin usw.)? Wir befragen die Fachliteratur und finden so gut wie
nichts. Die Destruktivität des Borderlinekranken konzentriert sich anscheinend auf die ach so empfindsamen Psychoprofis.

Hitlerismus ohne Hitler

Adolf Hitler als postmoderne Figur

Hitler war mit an Sicherheit grenzender Wahrscheinlichkeit ein simulationsfähiger Autist, d.h. ein Borderlinekranker, und damit ein existentieller Außenseiter:
Er war kein (authentischer) Sohn und Mann, kein (authentischer) Österreicher
oder Deutscher und kein (authentischer) Politiker, nicht einmal ein (authentischer) Antisemit. Er hat die biographischen und historischen Realitäten der
authentischen Mehrheitskultur seiner Zeit lediglich instrumentalisiert und in
eine welthistorische Borderlineskulptur umgearbeitet. Der Holocaust war nur
ein winziges Segment eines umfassenden und identitätsstiftenden Menschentö-
tungs-Projekts, das die gesamte Menschheit in zwei Gruppen aufspalten wollte,
in privilegierte Killer und Zu-Tötende. Der Neue Mensch des Hitlerschen Projekts war nach dem Borderlineautisten modelliert: Hitler wollte sich selbst vervielfältigen. In den „Deutschen", „nordischen Menschen" und „Ariern" vermutete er (psychotische Projektion) immer nur seinesgleichen, d.h. versteckte
extrem-destruktive Borderlineautisten, „geborene Killer", wie er selbst. Auch in
den „Juden" vermutete er seinesgleichen (psychotische Projektion), allerdings
besonders „raffinierte" und „heimtückische" Borderline-Konkurrenten, die
sich unter dem „Deckmantel" menschlich-moralischer, letztendlich authentischer Simulationen des begehrten Weltobjekts bemächtigen wollen. Hitler konkurriert direkt gegen die (simulativ) „raffinierten" Borderlines („Juden") um die
Welttrophäe und bedient sich dabei der „ehrlichen" Borderlines („Deutsche"
usw.), deren Borderline-Killeridentität allerdings erst mühsam „erweckt" werden muß, weil sie zu „gutmütig" und den menschlich-moralischen Täuschungs-
manövern der „raffinierteren" Borderline-Konkurrenz („Judentum" via „Chri-
stentum") verfallen sind. Die Hitlersche Denkwelt ist eine durch und durch borderline-autistische Welt, alles dreht sich darum, welche Borderline-Variante das
identitätsstiftende Tötungsprivileg in einer nachkatastrophischen Ära ausüben
wird: Um diese (psychotische) „Frage" zu „klären", muß der katastrophische
Endkampf in Gang gesetzt werden (II. Weltkrieg). Hitler hat es eilig, er will den
(projektiven) Borderline-Konkurrenten („Juden" und anderen) zuvorkommen.
Der „Vernichtungskrieg" im Osten ist als „günstige Gelegenheit" konzipiert:
Der erste, kleine Schritt des umfassenden Tötungsprojekts wird am historisch
„leichtesten" (authentischer Antisemitismus) Tötungsobjekt vollzogen. Es ist
aber offensichtlich, daß auch geistig Behinderte, schwerstverletzte Frontsolda-
ten und, nach dem „Endsieg", auch alle Christen und überhaupt alles Widerständige (Authentische) getötet werden müssen, daß also das Töten an sich eine
neue Weltordnung schaffen soll.

Der Neue Mensch als Hitler-Klon

Es ist auch offensichtlich, daß die Hitlersche Gesellschaftspolitik auf die
gewaltsame Schaffung eines Neuen Menschen hinausläuft, der ihm selbst,

Hitler, bis ins Letzte gleicht: Es geht um die Errichtung einer Borderline-Gesellschaft, in der alle in Hitler-Klons umgearbeitet (oder vernichtet) werden sollen, damit er, Hitler, nicht mehr als existentieller Außenseiter dasteht. Hitlers Attacke gilt der authentischen Mehrheitskultur und der authentischen Person an sich. Der existentielle Außenseiter versucht, zusammen mit anderen, überwiegend blanden Borderlinekranken (Himmler, Eichmann, Mengele usw.) die authentische Mehrheitskultur zu zertrümmern und aus den Fragmenten („Relikten") dieser Welt ein (nachkatastrophisches) Borderline-Paradies zu zimmern, was ihm fast gelungen wäre. Das war eine etwas grobschlächtige Variante des Projekts der Postmoderne, das nach der Niederschlagung des Hitlerismus (und dem Zerfall des Stalinismus: ebenfalls ein Borderline-Projekt, allerdings des petrifizierenden Typs), nur noch in „ausgereifteren" Nachfolgeprojekten fortgesetzt werden konnte, die sich durch eine hochgradig subtilisierte Destruktivität auszeichnen (die grobschlächtigen Varianten werden von der authentischen Mehrheitskultur nicht mehr akzeptiert). Das Personal des postmodernen Projekts hat sich dabei in seiner Grundstruktur nicht verändert. Wer glaubt, daß man dem Hitlerismus mit der Dämonisierung Hitlers beikommen könnte, der heute eine lächerliche Figur abgeben würde, weil die Gesellschaft keinen passenden allgemeinen Container mehr für einen Borderlineautisten dieses hysterischen Typs bereitstellt, täuscht sich gewaltig.

Historiker springen ein

Während die für Hitler eigentlich zuständige Fachwissenschaft, nämlich die Psychopathologie, diese Figur nicht als Borderlinekranken identifizieren kann und nicht einmal als Antisozialen einstufen will bzw. darf, übernehmen Historiker, die auf der Basis einer korrekten Anthropologie bzw. Psychologie analysieren und argumentieren, der eigentlich zuständigen Disziplin die ganze Arbeit ab. Die psychologisierenden Aspekte von J.C. Fests Hitler-„Biographie" (1973) etwa, die das Nichtbiographische an Hitlers Biographie und das Unpersönliche an Hitlers Person unentwegt umkreisen, sowie die b.a.w. beste Annäherung an die Binnenlogik des Hitlerschen Projekts, die von G. Heinsohn geliefert wurde („Warum Auschwitz?" 1995), stellen der aktuellen Psychopathologie ein Armutszeugnis aus. In beiden Arbeiten wird das totalsimulative Phänomen und seine radikale Gegenstellung zur authentischen Welt greifbar.

Was den Historikern fehlt ist ein Stück Psychopathologie

Was den beiden Autoren fehlt, ist ein kleines Stück Psychopathologie: Hitlers Verhältnis zum Tod und zum Töten läßt sich fast vollständig aus einer frühen Erfahrungskonstellation rekonstruieren, die wir im Kontext des Plötzlichen Kindstodes untersucht haben. Sieben Faktoren müssen gegeben sein, damit ein postmodernes Tötungsprojekt im Kopf eines Hitler entsteht. Ein Kampf auf Leben oder Tod zwischen Mutter und Kind (1). Ein mütterlicher Gegner, der sich und seinen tödlichen Angriff durch das angegriffene Kind kontrollieren läßt, z.B. im Rahmen eines „familiären Projekts" (2). Ein borderline-autistisches Kind, das sein ichkonstruktives Projekt und damit sich selbst als Kontrolle eines tödlichen Angriffs konstruiert, und zwar als ichkonstruktiv unvollständige Gestalt, der Gegner bleibt ja am Leben (3). Eine Persönlichkeitsstruktur, die diesen Triumph als ewiges Engramm in ihr Fundament versenkt und in unendlichen Variationen wiederholen, reinszenieren muß, womöglich als vervollständigte Gestalt (4). Ein disziplinierter (nicht-„impulsiver") Borderlineautist, der dieses Engramm in sich aufbewahren, auf Eis legen kann, um es bei Gelegenheit zu materialisieren und zu vervollständigen (5). Günstige historische Bedingungen, z. B. starke kollektive Fiktionen, die auf eine große, schnelle (gewaltsame) und endgültige Lösung anstehender Probleme hinauslaufen (6). Ein ichkonstruktiv und simulativ geschickter Borderlineautist, der sich selbst (fundamentales Engramm) mit analogen Fiktionen der Gesellschaft in der Weise verschalten kann, daß die Gesellschaft diesen Borderlineautisten für die Personifizierung und den Vollstrecker ihrer Fiktionen hält (7).

Die „Endlösung der Judenfrage" als winziges Segment einer Endlösung des autistischen Dilemmas

Hitler als Borderlinekranker hat die großen Lösungsfiktionen der deutschen Gesellschaft auf seine ganz besondere Weise realisiert: Die „Endlösung der Judenfrage" war nur der Einstieg zur Endlösung einer ganz anderen „Frage", nämlich der nach dem Nutzen des authentischen Menschen für den existentiellen Außenseiter. Der Nutzen beläuft sich auf Null: Die „Endlösung" wäre im Falle des „Endsiegs" auf die konsequente Herstellung eines Borderline-Universums hinausgelaufen. Das, wovon die Theoretiker der Postmoderne heutzutage nur zu träumen wagen, wäre Wirklichkeit geworden. Die Postmoderne als Projekt des Totalsimulanten hat eine lange Vorgeschichte, die weit hinter Hitler zurückreicht. Hoffentlich setzt sie sich nie durch. Das hängt auch von uns ab, von unserem Widerstand gegen den Terror der autistischen Perspektive. Wir sind und bleiben Beziehungswesen aus Fleisch und Blut: Die Verwalter der gesellschaftlichen Primärfiktionen liegen falsch, und die Subjektwissenschaften, so wie sie zur Zeit betrieben werden, nämlich als autistische Objektwissenschaften, sind gefährlich, sie verschleiern die Realität und machen gemeinsame Sache mit den autistischen Tätern.

Die allmähliche Auflösung der Beziehungskultur. Hilterismus ohne Hitler

Die beziehungskulturelle Substanz der spätmodernen Gesellschaften löst sich allmählich auf, trotz bester Voraussetzungen (Wohlstand, Sicherheit, Freiheit), und präsentiert sich in einem zunehmend verwahrlosten Zustand. Dieser Verwahrlosungsprozeß ist wenig spektakulär und dennoch verhängnisvoll, er bereitet den Boden für die Expansion des simulationsfähigen Autisten, einer zutiefst psychotischen und inhärent destruktiven Figur. Der Zusammenbruch der Beziehungskultur bedeutet, daß die authentische Existenz allmählich sinnlos wird: Wir alle leben zunehmend wie Borderlinekranke, als ob wir Borderlines wären. Es macht bald keinen Unterschied mehr, ob wir nun borderlinekrank sind oder nicht. Immer mehr Menschen bekommen einen leisen Vorgeschmack jener subtilen Hölle, die der Borderlinekranke bewohnt. Zur Sinnlosigkeit der autistischen Existenz gesellt sich nun die zunehmende Sinnlosigkeit der authentischen Existenz, die sich in hypertrophierenden Ichfiktionen und Simulationen vertändelt, verliert und erschöpft. Der Zeitpunkt mag nicht fern sein, wo eine Unterscheidung zwischen authentischen und simulativen Lebensäußerungen tatsächlich keine lebenspraktische Relevanz mehr hat und gesamtgesellschaftlich keinen Sinn mehr macht. Hitler und Stalin stehen für verfrühte postmoderne Exzesse, beide Modelle sind längst überholt, es braucht nämlich keinen großen mörderischen Krawall (oder eine flächendeckende Petrifikation), es geht auch ohne, und zwar auf die sanfte und wissenschaftliche Tour. Es läßt sich nicht nur buchstäblich alles simulieren, etwa Authentizität, auch Destruktivität läßt sich beliebig subtilisieren. Am Endresultat ändert sich nichts. Die Unantastbarkeit des blanden Borderlineautisten zeigt, daß die spätmoderne Gesellschaft schon ahnt, woran sie krankt.

Mentale Selbstversklavung: Der Terror des autistischen Objektivs

Wir blicken auf die Megamaschine der Moderne mit ihren explodierenden, implodierenden und zunehmend konvergierenden Mechanismen („Globalisierung"), also auf dieses ganz und gar Gemachte, Artefaktische, wie auf ein „Natur"-Ereignis, das mit der unberechenbaren Eigendynamik einer Urgewalt über uns hereinbricht und nur noch durch bedingungslose Unterwerfung einigermaßen „beherrscht" werden kann. Gleichzeitig verwandelt sich die ganze Welt der authentischen Person und ihrer Beziehungen in ein bewußt Gestaltbares, Machbares, Herstellbares: Wir kompensieren unsere sklavische Unterwerfung unter das Diktat der mechanistisch-toten Anonymität durch heroische Selbstgestaltungen, die in dieser Form gar nicht realisierbar sind. Auch wenn uns unsere Welt zunehmend entgleitet, und zwar in entwürdigender Weise, so versuchen wir doch alles, um wenigstens noch eine „gute Figur zu machen". Der spätmoderne Mensch präsentiert sich, auf allen Ebenen der Intellektualität, Weltmächtigkeit und auch im Privaten, als ziemlich lächerliche und realitätsflüchtige Figur: Die mentale Selbstversklavung des spätmodernen Typs in Gestalt der erniedrigenden und hoffnungsfrohen Unterwerfung unter den Terror der anonymen Mechanismen und des autistischen Objektivs kann durch nichts in der Welt kompensiert werden. Diese Unterwerfung ist kein symbolischer Spaß, sie ist gefährlich: Die zunehmend beschleunigten tektonischen Verschiebungen innerhalb der spätmodernen Gesellschaft zugunsten ihrer autistischen Subpopulation, einer wachsenden 20%-Minderheit von Totalsimulanten, kann nicht mehr wahrgenommen, nicht mehr beobachtet, nicht mehr gesagt, ja nicht einmal mehr gedacht werden. Die spätmoderne Gesellschaft, samt Wissenschaft, Intelligenz und Kunst, bemüht sich nach Kräften, diese Realität des Totalsimulanten als Massenphänomen zu relativieren, zu beschönigen, zu verleugnen oder in ihr Gegenteil umzumünzen. Die Verteidigung des Totalsimulanten ist der letztendlich vergebliche Versuch, die eigene simulative Praxis und den Irrwitz der gesellschaftstragenden Fiktionen zu verteidigen: Der Pseudoautismus, der mit sich selbst nichts zu tun haben will, „beweist" sich und uns allen, daß es den Autismus als Massenphänomen „nicht gibt". Es gibt ihn aber doch.

Unerwünschter Export: Änderung der Importbestimmungen

Die spätmoderne Gesellschaft hat ein Problem, das alle anderen Probleme und Destruktivitäten, mit denen sie ohnehin zu kämpfen hat durchdringt und in schwer faßbarer Weise deformiert: Die massenhafte Präsenz des Totalsimulanten. Der simulationsfähige Autist ist der Erfinder und Träger der aufziehenden Postmoderne, er ist der Neue Mensch und die Postmoderne sein ureigenstes Projekt. Wie diese Zukunft beschaffen ist, die im Schoß der Spätmoderne ausgebrütet wird, kann in der Literatur zum Borderlinephänomen nachgelesen werden: Es ist eine subtile Hölle, die bisweilen in eine manifeste Hölle umschlägt. Es ist jedoch eine deutlich andere Hölle als diejenige, die sich die Mitglieder der authentischen Mehrheitskultur selbst und anderen bereiten können. Der existentielle Außenseiter hat seine ganz eigene Hölle, es ist eine seltsam kalte Hölle, nur für ihn selbst bestimmt und nicht exporttauglich. Wir sollten die Einfuhrbestimmungen ändern.

Schlußwort

Unsere Erkundungsreise in die spätmoderne Lebenswelt begann mit banalen Alltagserfahrungen, seltsamen Begegnungen, diffusen Mißempfindungen und intellektuellen Irritationen und endet mit einem etwas beunruhigenden Ausblick auf unsere Zukunft, die heraufziehende Postmoderne. Ob unsere spätmoderne Gesellschaft die ohnehin schon verwahrlosten Restbestände ihrer beziehungskulturellen Substanz über die Runden retten kann, scheint mehr als fraglich. Die lebendige Person hat, so wie Dinge stehen, ausgedient. Die spätmoderne Gesellschaft scheint sich in ihr selbstgemachtes Schicksal ergeben zu haben und versinkt in einem zunehmend globalisierten Dämmerzustand. Ich wünschte, jemand würde kommen und die Hauptresultate der hier vorgelegten subjektwissenschaftlichen Analyse gründlich widerlegen, befürchte aber, daß dies nicht geschehen wird. Ich möchte dem Leser nicht verheimlichen, daß mir meine eigenen Analyseresultate eher unangenehm sind, ich hätte lieber etwas anderes entdeckt und eine frohe, gut verkäufliche Botschaft verkündet. Die Realitäten aber, subjektive wie objektive, waren einfach nicht danach. Wer seine eigenen subjektwissenschaftlichen Erkundungszüge veranstalten will, weiß jetzt wenigstens, wie das geht und auf was er sich gefaßt machen muß. Nachdem ich diese unsere gemeinsame Realität weder gemacht noch erfunden habe, darf ich mich jetzt in aller Unschuld und mit einer artigen Verbeugung aus der Affäre ziehen, um mich wieder der Pflege meiner beziehungskulturellen Substanz zu widmen, die unter diesem elenden Buchstabenkrieg ein wenig gelitten hat.

Literatur

S.M. Abend et al., Psychoanalyse von Borderline-Patienten. Göttingen 1994
L. Appignanesi & J. Forrester, Die Frauen Sigmund Freuds. München 1996
M. Bauer et al., Psychiatrie. Stuttgart 1980
T. Bauriedl, Beziehungsanalyse: Das dialektisch-emanzipatorische Prinzip der Psychoanalyse und seine Konsequenzen für die Familientherapie. Frankfurt a.M. 1980
G. Bittner, Das andere Ich: Rekonstruktionen zu Freud. München 1978
H. Deutsch, Some forms of emotional disturbance and their relationship to schizophrenia (1942) in: Neuroses and character types. London 1965
H. Deutsch, Selbstkonfrontation. München 1975
Diagnostisches und statistisches Manual psychischer Störungen DSM-IV. Göttingen 1996
R.B. Dilts, Identität, Glaubenssysteme und Gesundheit. Paderborn 1991
W.R. Dubin & K.J. Weiss, Handbuch der Notfall-Psychiatrie. Bern 1993
M. Ermann, Psychotherapeutische und psychosomatische Medizin. Stuttgart 1995
C. Everett et al., Treating the borderline family: A systemic approach. 1989
P. Federn, Ichpsychologie und die Psychosen. Frankfurt a.M. 1978
J.C. Fest, Hitler: Eine Biographie. Frankfurt a.M. 1993
S. Freud, Analyse der Phobie eines fünfjährigen Knaben in: Gesammelte Werke VII. Frankfurt a.M. 1966
H. Gess, Vom Faschismus zum Neuen Denken: C.G. Jungs Theorie im Wandel der Zeit. Lüneburg 1994
J. Glatzel, Angewandte Psychiatrie. München 1977
A. Gruen, Der frühe Abschied: Ein Deutung des Plötzlichen Kindstodes. München 1993
J.G. Gunderson, Borderline Personality Disorder. Washington D.C. 1984
T. Grandin, Ich bin die Anthropologin auf dem Mars: Mein Leben als Autistin. München 1997
M. Harris, Kannibalen und Könige: Die Wachstumsgrenzen der Hochkulturen. München 1995
G. Heinsohn, Warum Auschwitz? Hitlers Plan und die Ratlosigkeit der Nachwelt. Hamburg 1995
M. Hertl, Die Welt des ungeborenen Kindes. München 1994
R. Josselson, The embedded self: I and thou revisited in: D.K. Lapsley & F.C. Power; Self, ego, and identity (integrative approaches). Berlin 1988
S. Kaysen, Seelensprung: Bericht aus einer parallelen Welt. Hamburg 1994
G.A. Kelly, Der Motivationsbegriff als irreführendes Konstrukt (1958) in: H. Thomae, Die Motivation menschlichen Handelns. Köln 1971
O.F. Kernberg, Borderline-Störungen und pathologischer Narzißmus. Frankfurt a.M. 1993
H. Kind, Leitfaden für die psychiatrische Untersuchung. Berlin 1973
J.J. Kreisman & H. Straus, Ich hasse dich – verlaß' mich nicht: Die schwarzweiße Welt der Borderline-Persönlichkeit. München 1992
R.D. Laing, Das geteilte Selbst. Hamburg 1979

M.M. Linehan, Cognitive-behavioral treatment of borderline personality disorder. New York 1993

A. Lorenzer, Sprachzerstörung und Rekonstruktion. Frankfurt a.M. 1971

J.M. Masson, Was hat man Dir, Du armes Kind, getan? Freiburg i.Br. 1995

J.M. Masson, Die Abschaffung der Psychotherapie. München 1993

J.F. Masterson, Psychotherapie bei Borderline-Patienten. Stuttgart 1992

W.W. Meissner, Treatment of patients in the borderline spectrum. Northvale 1988

G. Mell, Mein Name ist Borderline. Hannover 1996

G. von Minden, Der Bruchstück-Mensch: Psychoanalyse des frühgestört-neurotischen Menschen der technokratischen Gesellschaft. München 1988

H.-J. Möller, Psychiatrie. Stuttgart 1997

H. Müller-Suur, Das Sinn-Problem in der Psychose. Göttingen 1980

L. Mumford, Mythos der Maschine (Kultur, Technik und Macht). Frankfurt a.M. 1978

B. Nitzschke, Die Liebe als Duell. Hamburg 1991

K.R. Popper & J.C. Eccles, Das Ich und sein Gehirn. München 1991

J. Rattner, Wirklichkeit und Wahn. Frankfurt a.M. 1976

U. Rauchfleisch, Dissozial: Entwicklung, Struktur und Psychodynamik dissozialer Persönlichkeiten. Göttingen 1981

N. Rescher, Die Grenzen der Wissenschaft. Stuttgart 1985

C. Rohde-Dachser, Das Borderline-Syndrom. Bern 1991

C. Rohde-Dachser, Expedition in den dunklen Kontinent: Weiblichkeit im Diskurs der Psychoanalyse. Berlin 1992

C. Rohde-Dachser, Im Schatten des Kirschbaums: Psychoanalytische Dialoge. Bern 1994

R. Schneider, Das Borderline-Syndrom des Kindes in: G. Ammon, Psychotherapie der Psychosen. München 1975

N. Schwartz-Salant, Die Borderline-Persönlichkeit: Vom Leben im Zwischenreich. Freiburg i.Br. 1991

H.F. Searles, Der psychoanalytische Beitrag zur Schizophrenieforschung. München 1974

T. Stahl, Neurolinguistisches Programmieren: NLP. Mannheim 1992

V.D. Volkan & G. Ast, Eine Borderline-Therapie. Göttingen 1992

D. Wyss, Lieben als Lernprozeß. Göttingen 1975

H.-M. Zöllner, Psychiatrie in Lebens- und Leidensgeschichten. Stuttgart 1997